药学（士）资格考试

高频考点串讲

（第二版）

卫生专业职称考试研究组　编写

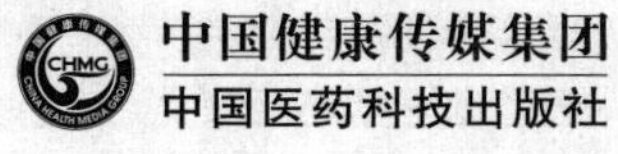
中国健康传媒集团
中国医药科技出版社

内容提要

本书是“全国卫生专业技术资格考试用书”系列之一，由多年从事考前辅导的专家老师依据最新版考试大纲要求，结合命题趋势及考生需求，对该考试的核心考点内容做了精炼总结归纳。书中特别设有考点梳理、考点集锦两个板块，全面覆盖高频考点，用星号标记各考点的重要程度，帮助考生更高效地进行系统复习。本书是参加药学（士）资格考试考生不可多得的考前复习参考书。

图书在版编目（CIP）数据

药学（士）资格考试高频考点串讲 / 卫生专业职称考试研究组编写. —2 版. —北京：中国医药科技出版社，2019.6

ISBN 978-7-5214-0564-4

Ⅰ. ①药… Ⅱ. ①卫… Ⅲ. ①药物学–资格考试–自学参考资料 Ⅳ. ①R9

中国版本图书馆 CIP 数据核字（2018）第 265201 号

美术编辑 陈君杞
版式设计 易维鑫

出版 **中国健康传媒集团** | 中国医药科技出版社
地址 北京市海淀区文慧园北路甲 22 号
邮编 100082
电话 发行：010-62227427 邮购：010-62236938
网址 www.cmstp.com
规格 787×1092mm 1/16
印张 27
字数 652 千字
初版 2018 年 1 月第 1 版
版次 2019 年 6 月第 2 版
印次 2020 年 4 月第 2 次印刷
印刷 北京市密东印刷有限公司
经销 全国各地新华书店
书号 ISBN 978-7-5214-0564-4
定价 69.00 元

获取新书信息、投稿、为图书纠错，请扫码联系我们。

前言

为适应我国人事制度的改革，做好卫生专业人才评价与资格评定，按照人力资源和社会保障部、国家卫生健康委员会相关文件的指示精神，自2001年全国卫生专业初、中级技术资格以考代评工作正式实施。通过考试取得的资格代表了相应级别技术职务要求的水平与能力，作为单位聘任相应技术职务的必要依据。

药学职称考试设置“基础知识”“相关专业知识”“专业知识”“专业实践能力”等4个科目。考试时间一般在每年的5月份。各科目以100分为满分计算，每科目成绩达到60分为合格，考试成绩有效期为2年。

目前药学专业人才需求量大，资格证书的含金量也相应增大，但考试难度增加，内容繁琐，知识点范围广，且知识点的考核更趋向专业性和灵活性，要求更高，导致通过率始终处于很低的水平。

为了帮助考生更好地适应职称考试，提高应试者的考试成绩，我们严格遵照最新版大纲要求，分析历年考试内容，总结命题规律，精心编写了本书。

本书按照考试“四科目”编排内容，包含4篇13个学科内容，覆盖重点难点，去粗取精，精讲高频考点，帮助考生高效复习。

本书分为“考点梳理”和“考点集锦”两部分。

◆**考点梳理** 本部分按照最新大纲要求，以细目做考点，详细记录考点数量，并根据大纲要求的掌握程度分别在各考点或各小点后面标“★★★”“★★”“★☆”“★”，分别对应熟练掌握、掌握、熟悉与了解，对近年来出现的重要考点以下波浪线的形式标出，让考生一目了然，帮助考生快速掌握常考点和必考点。书中配有表格总结，通过对比让考生加强记忆。

◆**考点集锦** 本部分采用框架图的形式，结构上层层递进，干支分明，可以很直观地展现出整个章节的知识体系，更有助于考生通过分析本节知识架构，明确复习方向，抓准复习要点，提高复习效率。

告别盲目备考，跟着本书系统复习，是为没有时间和精力进行书山题海备考的考生精心准备的。通过本书让大家用最短的时间，掌握最多的考点，选择本书一定是你最佳的选择，让你一年过4科的梦想成为现实。绝对靠谱！

最后祝大家顺利通过考试！

目录

第一篇　基础知识　/1

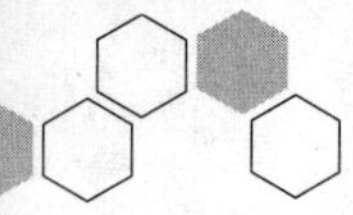

第三篇 专业知识 / 181

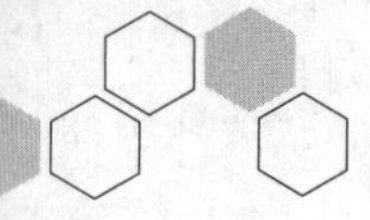

第一篇

基础知识

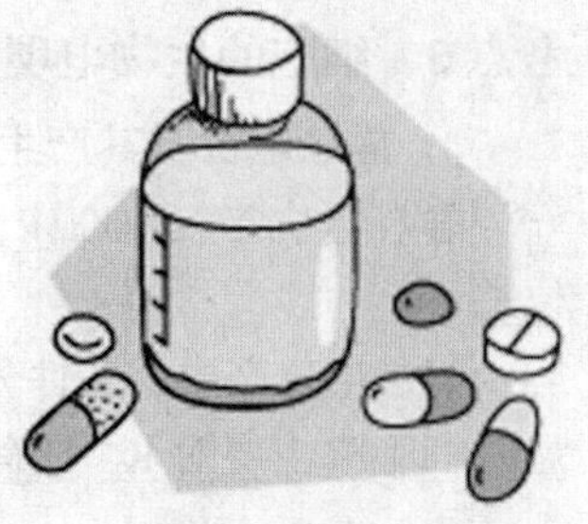

第一章　生理学

第一节　细胞的基本功能

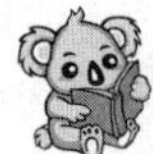

考点梳理

细胞的基本功能包括：细胞膜的物质转运、细胞的信号转导、细胞膜的生物电现象和肌细胞的收缩。

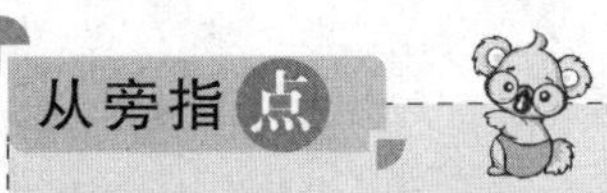

细胞的四项基本功能需要考生掌握，考试时可能列举其他物质的功能来混淆考生。

考点 1　细胞膜的结构和物质转运功能（★★★）

1. 膜结构的液态镶嵌模型

认为膜是以液态的脂质双分子层为基架，其间镶嵌着许多具有不同结构和功能的蛋白质。大部分物质的跨膜转运都与镶嵌在膜上的这些特殊蛋白质有关。

2. 细胞膜的物质转运功能

物质跨膜转运的途径、定义及其基本原理：

途　径	定　义	基本原理
单纯扩散	脂溶性高和分子量小的物质从膜的高浓度一侧向低浓度一侧跨膜运动	简单的物理扩散，扩散的方向和速度取决于物质在膜两侧的浓度差和膜对该物质的通透性
经载体和通道膜蛋白介导的易化扩散	带电离子和水溶性分子的跨膜转运需要膜蛋白的介导，是物质顺浓度梯度或电位梯度进行的跨膜转运，不需要消耗能量	经载体蛋白的易化扩散是葡萄糖、氨基酸等重要营养物质借助载体蛋白顺浓度梯度跨膜转运的过程
		经通道蛋白的易化扩散是溶液中的带电离子，借助通道蛋白的介导，顺浓度梯度或电位梯度跨膜转运
主动转运	由离子泵和转运体膜蛋白介导的消耗能量、逆浓度梯度和电位梯度的跨膜转运	原发性主动转运是细胞直接利用代谢产生的能量将物质（带电离子）逆电化学梯度进行的跨膜转运
		继发性主动转运是许多物质逆浓度梯度或电位梯度跨膜转运时，所需能量不直接来自 ATP 分解，而是来自由 Na^+ 泵利用分解 ATP 释放的能量，在膜两侧建立的 Na+浓度势能差

考点 2　细胞的跨膜信号转导（★）

根据细胞膜感受信号物质受体蛋白结构和功能特性，跨膜信号转导的路径大致分为 G-蛋白耦联受体介导的信号转导、离子通道受体介导的信号转导和酶耦联受体介导的信号转导三类。

从旁指点

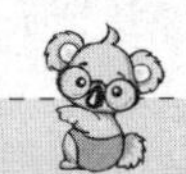

考生应掌握物质跨膜转运的三种途径及其基本原理，区分好哪种途径需要借助载体，哪种途径需要消耗能量。

考点 3　细胞的生物电现象（★★）

1. 静息电位及其产生机制

静息电位指细胞在未受刺激时存在于细胞膜内、外两侧的电位差。

静息电位产生的条件分别是：①钠泵活动造成的细胞膜内、外 Na^+ 和 K^+ 的不均匀分布；②静息时细胞膜主要对 K^+ 具有一定的通透性，K^+ 通道开放。K^+ 受浓度差的驱动由膜内向膜外扩散，

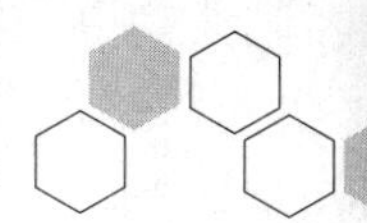

形成膜外为正、膜内为负的跨膜电位差。

2. 动作电位及其产生机制

在静息电位基础上，如果给可兴奋细胞一个适当的刺激，能触发膜电位发生可传播的迅速波动，称为动作电位。动作电位产生机制如下：

（1）动作电位上升支形成：细胞受到阈刺激→先引起少量 Na^+ 通道开放→Na^+ 内流→膜去极化达阈电位→大量 Na^+ 通道开放→膜快速去极化→膜内电位迅速升高。当 Na^+ 内流的动力与阻力达到平衡时，Na^+ 内流停止，此时存在于膜内外的电位差即是 Na^+ 的平衡电位。动作电位的去极相主要是 Na^+ 的平衡电位。

（2）动作电位下降支的形成：钠通道为快反应通道，激活后很快失活→膜上的电压门控 K^+ 通道开放→K^+ 顺浓度梯度快速外流→膜内电位由正变负，迅速恢复到静息电位水平。

> **从旁指点**
>
> 考生注意静息电位、动作电位两者的异同点：异——是否受到刺激；同——都是膜内、外两侧的电位差。

考点 4　肌细胞的收缩（★★）

1. 神经 – 骨骼肌接头的兴奋传递

运动神经末梢与肌细胞特殊分化的终板膜构成神经 – 肌接头。当动作电位传到运动神经末梢，接头前膜去极化，电压门控 Ca^{2+} 通道开放，末梢内 Ca^{2+} 浓度升高触发突触小泡的出胞机制，小泡中的 ACh 以量子式方式释放到间隙，ACh 与终板膜上的 N_2 型胆碱受体结合并使之激活，Na^+ 内流，终板膜去极化产生终板电位。终板电位是局部电位，通过电紧张活动使邻近肌细胞膜去极化，达阈电位而暴发动作电位，表现为肌细胞的兴奋。

2. 骨骼肌的收缩

（1）肌肉收缩的机制：胞质内 Ca^{2+} 浓度升高→细肌丝上肌钙蛋白与 Ca^{2+} 结合→原肌凝蛋白发生构型变化→暴露出细肌丝肌动蛋白与横桥结合的活化位点→肌动蛋白与粗肌丝肌球蛋白的横桥头部结合→横桥头部构象的改变→横桥摆动，拖动细肌丝向肌小节中间滑行→肌节缩短→肌肉收缩。

（2）肌肉舒张的机制：胞质内 Ca^{2+} 浓度升高→激活肌质网膜上的钙泵→钙泵将 Ca^{2+} 回收入肌质网→胞质中钙浓度降低→肌肉舒张。

3. 骨骼肌兴奋 – 收缩耦联的基本过程

肌细胞膜动作电位通过横管系统传向肌细胞深处，激活横管膜上的 L 型 Ca^{2+} 通道使其变构，释放 Ca^{2+} 入胞质；胞质内 Ca^{2+} 浓度升高促使细肌丝上肌钙蛋白与 Ca^{2+} 结合，使原肌凝蛋白发生构型变化，暴露出细肌丝肌动蛋白与横桥结合活化位点，肌动蛋白与粗肌丝肌球蛋白的横桥头部结合，引起肌肉收缩。

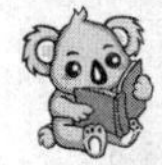

考点集锦

细胞的基本功能
- 细胞膜的物质转运
  - 单纯扩散：物理扩散，顺浓度梯度
  - 经载体和通道膜蛋白介导的易化扩散：膜蛋白介导，顺浓度梯度，不耗能
  - 主动转运：膜蛋白介导，耗能，逆浓度梯度和电位梯度
- 细胞膜的生物电现象
  - 静息电位：未受刺激，膜内、外两侧电位差
  - 动作电位：适当的刺激，由上升支和下降支组成
- 神经–骨骼肌接头：运动神经末梢与肌细胞特殊分化的终板膜构成

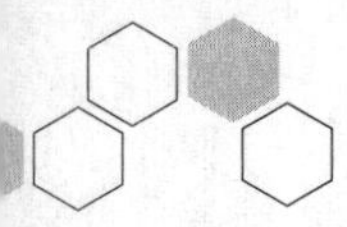

第二节　血　液

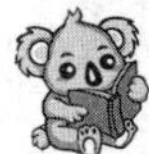

考点梳理

考点1　血细胞的组成（★★）

1. 血细胞的组成、数量、生理特性和功能

组成	数　量	生理特性	功　能
红细胞	成年男性：(4.5～5.5)×10^{12}/L 成年女性：(3.5～5.0)×10^{12}/L	可塑变形性、悬浮稳定性和渗透脆性	①主要功能是运输 O_2 和 CO_2，运输 O_2 的功能是靠细胞内的血红蛋白实现的 ②对血液中的酸、碱物质有一定的缓冲作用
白细胞	正常成年人：(4.0～10.0)×10^9/L	/	中性粒细胞和单核细胞：吞噬细菌、清除异物、衰老红细胞和抗原－抗体复合物
			嗜酸性粒细胞：限制嗜碱性粒细胞和肥大细胞在速发型过敏反应中的作用，参与对蠕虫的免疫反应
			嗜碱性粒细胞：释放的肝素具有抗凝作用，内含组胺和过敏性慢反应物质可使毛细血管壁通透性增加，并可使支气管平滑肌收缩，从而引起过敏反应
			淋巴细胞：参与免疫应答反应
血小板	正常成年人：(100～300)×10^9/L	黏附、释放、聚集、收缩、吸附	①有助于维持血管壁的完整性 ②促进血管内皮细胞、平滑肌细胞及成纤维细胞的增殖，以修复受损血管 ③生理性止血作用

2. 红细胞生成的调节

①合成血红蛋白的重要原料：蛋白质、铁；②红细胞成熟所必需的物质：叶酸和维生素 B_{12}；③红细胞生成的主要调节物：由肾脏产生的促红细胞生成素（EPO）。

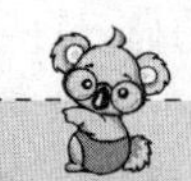

> **从旁指点**
> “血细胞各组成的数量”可能作为单选题的某个选项出现，考生在记忆几个数值时注意数量值的大小。

考点2　生理性止血（★★★）

1. 生理性止血的基本过程

正常情况下，小血管受损后引起的出血，在几分钟内就会自行停止，这种现象称生理性止血。

生理性止血主要包括血管收缩、血小板血栓形成和血液凝固三个过程。①生理性止血首先表现为受损血管局部及附近的小血管收缩，使局部血流减少；②血小板止血栓的形成达到初步止血；③血管受损也会启动凝血系统，在局部迅速发生血液凝固，形成血凝块，达到永久性止血。

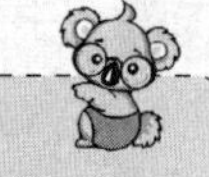

> **从旁指点**
> 掌握“三步止血法”：收缩—血栓形成—血液凝固。

2. 血液凝固的基本步骤

（1）血液凝固的定义：血液由流动的液体状态变成不能流动的凝胶状态的过程。

（2）血液凝固的实质：凝血因子按一定顺序相继激活而生成的凝血酶使可溶性纤维蛋白原转变成不溶性的纤维蛋白。

（3）血液凝固的基本步骤：可分为凝血酶原酶复合物的形成、凝血酶原的激活和纤维蛋白的生成三个基本步骤。

3. 生理性抗凝物质

体内生理性抗凝物质的分类及特点如下：

分类	特　点
丝氨酸蛋白酶抑制物	该类物质中最重要的是抗凝血酶Ⅲ，它由肝脏和血管内皮细胞产生，通过与凝血酶和凝血因子活性中心的丝氨酸残基结合而抑制酶的活性
蛋白质 C 系统	蛋白酶 C 由肝脏产生，其合成需要维生素 K 的参与，合成后以酶原形式存在于血浆中
组织因子途径抑制物	简写为 TFPT，是一种糖蛋白，主要由血管内皮细胞产生，是外源性凝血途径的特异性抑制剂

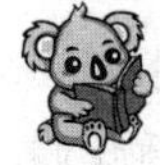

考点集锦

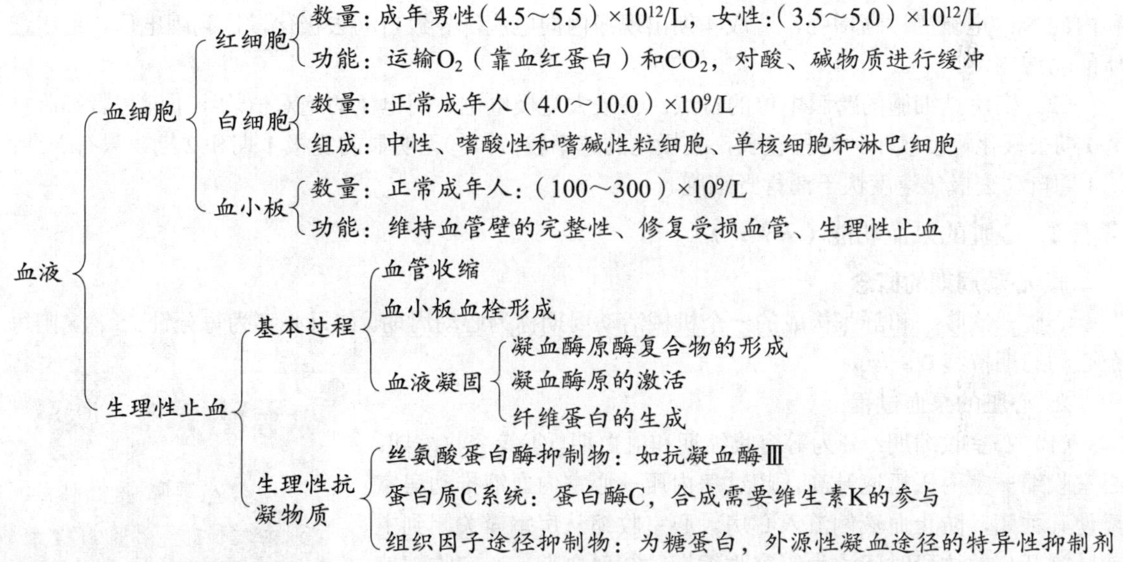
血液
血细胞
红细胞
数量：成年男性（4.5～5.5）×10¹²/L，女性：（3.5～5.0）×10¹²/L
功能：运输O₂（靠血红蛋白）和CO₂，对酸、碱物质进行缓冲
白细胞
数量：正常成年人（4.0～10.0）×10⁹/L
组成：中性、嗜酸性和嗜碱性粒细胞、单核细胞和淋巴细胞
血小板
数量：正常成年人：（100～300）×10⁹/L
功能：维持血管壁的完整性、修复受损血管、生理性止血
生理性止血
基本过程
血管收缩
血小板血栓形成
血液凝固
凝血酶原酶复合物的形成
凝血酶原的激活
纤维蛋白的生成
生理性抗凝物质
丝氨酸蛋白酶抑制物：如抗凝血酶Ⅲ
蛋白质C系统：蛋白酶C，合成需要维生素K的参与
组织因子途径抑制物：为糖蛋白，外源性凝血途径的特异性抑制剂

第三节　循　环

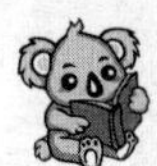

考点梳理

考点 1　心脏的生物电活动（★）

1. 心肌工作细胞的动作电位及其形成机制

心肌工作细胞包括心房肌和心室肌细胞。通常将心室肌细胞动作电位分为 0 期、1 期、2 期、3 期和 4 期五个时相。

（1）去极化过程：又称动作电位的 0 期。在适宜的外来刺激作用下，心室肌细胞发生兴奋，膜内电位由静息时的 −90 mV 迅速上升到 +30 mV 左右，形成动作电位的升支。0 期去极化是由 Na^+ 通道开放和 Na^+ 内流所引起的。

（2）复极化过程：当心室肌细胞去极化达到顶峰时，由于 Na^+ 通道的失活关闭，立即开始复极化。包括动作电位的 1 期、2 期和 3 期三个阶段。

①复极 1 期：又称为快速复极初期，0 期和 1 期构成锋电位。K^+一过性外流是心室肌细胞 1 期复极化的主要原因。

②复极 2 期：动作电位比较平坦，称为平台期。平台期的形成是由于该期间 Ca^{2+}通道被激活，K^+外流和 Ca^{2+}内流同时存在，两者所负载的跨膜正电荷量相当，膜电位稳定于 1 期复极所达到的电位水平。

③复极 3 期：又称快速复极末期，是由于 Ca^{2+}通道关闭，内向离子流终止，而 K^+外流进一步增加，直到复极化完成。

（3）静息期：又称复极 4 期，膜电位恢复并稳定在静息电位水平（－90 mV），但由于动作电位期间 Na^+及 Ca^{2+}进细胞和 K^+出细胞，造成了细胞内外离子分布的改变。

2. 心肌自律细胞动作电位及其形成机制

心肌自律细胞是具有自动发生节律性兴奋特性的细胞，包括窦房结细胞和浦肯野细胞。

（1）浦肯野细胞动作电位及其形成机制：浦肯野细胞动作电位分为 0 期、1 期、2 期、3 期和 4 期，与心室肌细胞相似。其不同点是 4 期存在缓慢自动去极化，是由于外向 K^+电流的逐渐减弱和内向 Na^+电流的逐渐增强，造成 4 期出现净内向电流，导致自动去极化，达到阈电位，便引起新的动作电位。

（2）窦房结细胞的跨膜电位的特点：①最大复极电位、阈电位的绝对值均小于浦肯野细胞；②0 期去极化幅度较小，时程较长，去极化的速率较慢；③无明显的复极 1 期和 2 期，只有 3 期；④4 期自动去极化速度快于浦肯野细胞。

考点 2　心脏的泵血功能（★★★）

1. 心动周期的概念

心脏一次收缩和舒张构成的一个机械活动周期称为心动周期。如果心率为每分钟 75 次，则每个心动周期持续 0.8 s。

2. 心脏的泵血过程

（1）心室收缩期：分为等容收缩期和射血期。①等容收缩期：心室收缩→室内压迅速升高，超过房内压→心室内血液推动房室瓣使其关闭，防止血液倒流入心房。心室收缩从房室瓣关闭到主动脉瓣开启的这段时间称为等容收缩期。②射血期：心室收缩使室内压升高超过主动脉压→动脉瓣打开→血液由心室射入动脉，进入射血期。

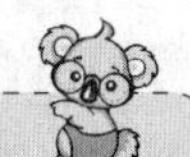

> **从旁指点**
>
> 考生要掌握心脏的泵血过程：等容收缩期→射血期→等容舒张期→心室充盈期，掌握各期作用机制。

（2）心室舒张期：分为等容舒张期和心室充盈期。①等容舒张期：射血后，心室肌开始舒张→室内压下降→主动脉的血液向心室方向反流→推动动脉瓣关闭。心室舒张从动脉瓣关闭至房室瓣开启的这段时间称为等容舒张期。②心室充盈期：心室肌进一步舒张→室内压低于房内压→血液冲开房室瓣快速进入心室→心室容积迅速增大，称快速充盈期。之后血液进入心室的速度减慢，称减慢充盈期。

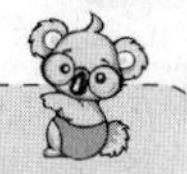

> **从旁指点**
>
> 评定心脏泵血功能的主要指标为每搏输出量与每分心排血量，考生在复习时要掌握两指标的定义并了解两指标的数值，注意记忆时不要把两指标混淆。

3. 心脏的输出量

心脏的输出量为评定心脏泵血功能的主要指标。包括：①每搏输出量：指一侧心室在一次心搏中射出的血液量。正常成年人安静状态下每搏出量平均约 70 ml（60～80 ml）。②每分心排血量：

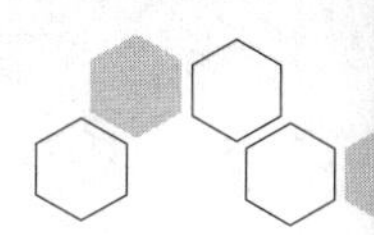

指一侧心室每分钟射出的血液量，等于搏出量与心率的乘积。一般健康成年男性安静状态下的心排血量约 4.5～6.0 L/min，女性的心排血量比同体重男性低 10%左右。

考点 3　心血管活动的调节（★★★）

1. 心脏和血管的神经支配及其作用

（1）心脏的神经支配：心脏主要受心交感神经和心迷走神经支配。①心交感神经及其作用：心交感神经兴奋时，节后纤维末梢释放去甲肾上腺素，与心肌细胞膜 β_1 受体结合，使心率加快、房室交界处传导速度加速、心肌收缩力加强。②心迷走神经及其作用：心迷走神经兴奋时节后纤维释放递质 ACh，与心肌细胞膜上的 M 受体结合，使心肌细胞兴奋性降低、心率减慢、传导速度减慢、心肌收缩力减弱。

（2）血管的神经支配：支配血管平滑肌的神经纤维分为缩血管神经纤维和舒血管神经纤维。缩血管神经纤维都是交感神经纤维，称交感缩血管神经，其节后神经末梢释放的递质为去甲肾上腺素。舒血管神经纤维主要有交感舒血管神经纤维、副交感舒血管神经纤维。

2. 颈动脉窦和主动脉弓压力感受性反射的基本过程和意义

（1）基本过程：动脉血压升高→动脉管壁受牵张的程度增加→刺激颈动脉窦和主动脉弓压力感受器兴奋→心迷走神经紧张性活动加强，心交感和交感缩血管神经紧张性活动减弱→心肌收缩力减弱、心率减慢、心排血量减少、外周阻力下降→动脉血压回降至正常水平。反之，动脉血压降低→压力感受器传入冲动减少→迷走神经紧张减弱，交感紧张加强→心率加快、心排血量增加、外周血管阻力增加→血压回升。

（2）意义：①是一种负反馈调节，且具有双向调节能力；②在心排血量、外周血管阻力、血量等发生突然改变时，对动脉血压进行快速调节，维持人体正常动脉血压的相对稳定。

3. 肾上腺素和去甲肾上腺素的来源和作用

循环血液中的肾上腺素和去甲肾上腺素主要来自肾上腺髓质，作用为：①肾上腺素可与 α 和 β 两类肾上腺素受体结合；与 β_1 肾上腺素受体结合，使心排血量增加；小剂量的肾上腺素以兴奋 β_2 肾上腺素受体的效应为主，引起骨骼肌和肝脏血管舒张，大剂量的肾上腺素则引起体内大多数血管收缩；临床上常作为强心剂。②去甲肾上腺素主要与血管的 α 肾上腺素受体结合，也可与心肌 β_1 肾上腺素受体结合；临床用作升压药。

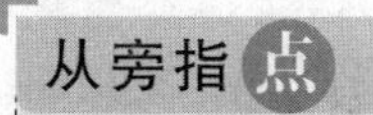

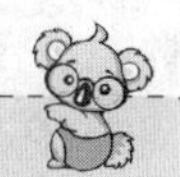

考生要注意掌握肾上腺素和去甲肾上腺素的异同点，同——来源相同，都是主要来自肾上腺髓质；异——作用不同，与不同类肾上腺素受体结合产生不同的作用。

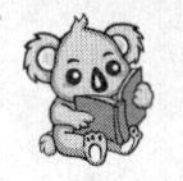

考点集锦

- 循环
  - 心脏的泵血功能
    - 泵血过程
      - 心室收缩期：等容收缩期、射血期
      - 心室舒张期：等容舒张期、心室充盈期
    - 输出量：每搏输出量、每分心排血量
  - 心血管活动的调节
    - 神经支配
      - 心脏：主要受心交感神经和心迷走神经支配
      - 血管：分为缩血管神经纤维和舒血管神经纤维
    - 压力感受性反射：负反馈调节，双向调节；维持人体正常动脉血压的相对稳定
    - 肾上腺素：主要来自肾上腺髓质，临床用作强心剂
    - 去甲肾上腺素：主要来自肾上腺髓质，临床用作升压药

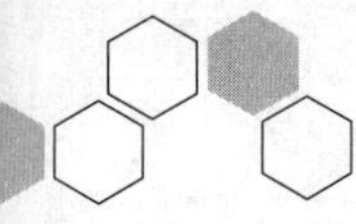

第四节　呼　吸

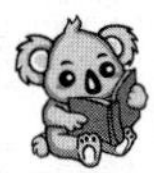

考点梳理

考点 1　肺通气（★★）

肺通气指肺与外界环境之间的气体交换过程。呼吸肌收缩和舒张引起胸廓节律性扩大和缩小是实现肺通气的原动力。

1. 呼吸运动的形式

根据参与呼吸运动的呼吸肌的主次、多少和用力程度，可将呼吸运动分为：①腹式呼吸和胸式呼吸；②平静呼吸和用力呼吸。

2. 反映肺通气功能的主要指标

指标	定　义
潮气量	每次呼吸时吸入或呼出的气体量，正常成年人平静呼吸时潮气量为 400～600 ml
肺活量	尽力吸气后，从肺内所呼出的最大气体量；正常成年男性平均约 3500 ml，女性约 2500 ml
用力肺活量（FVC）	一次最大吸气后，尽力尽快呼气所能呼出的最大气体量
用力呼气量（FEV）	一次最大吸气后再尽力尽快呼气时，在一定时间内所能呼出的气体量占用力肺活量的百分比
肺通气量	每分钟进肺或出肺的气体总量，等于潮气量与呼吸频率的乘积
肺泡通气量	每分钟吸入肺泡的新鲜空气量，等于潮气量和无效腔气量之差与呼吸频率的乘积

从旁指点

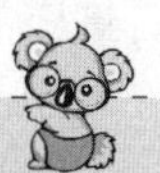

考试时可能会考查上述指标的概念。上述指标容易混淆，考生在复习时要灵活掌握，抓住各个指标的关键点进行记忆。

考点 2　肺换气（★）

肺换气是肺泡与肺毛细血管血液之间的气体交换过程，以扩散的方式进行。O_2 和 CO_2 在血液和肺泡间的扩散极为迅速，当血液流经肺毛细血管全长约 1/3 时，已基本完成肺换气过程。

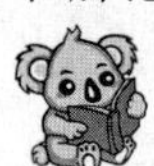

考点集锦

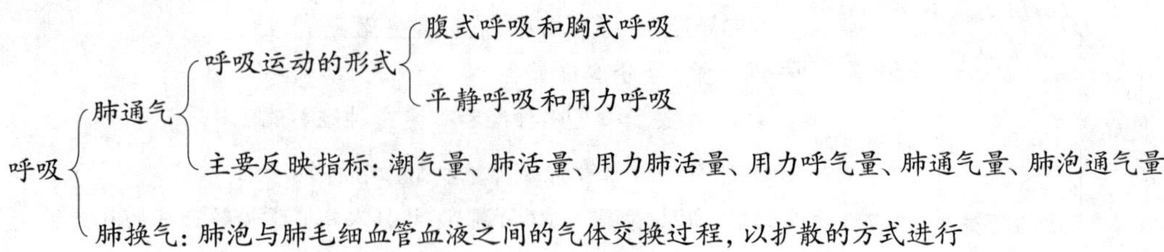
呼吸
肺通气
呼吸运动的形式
腹式呼吸和胸式呼吸
平静呼吸和用力呼吸
主要反映指标：潮气量、肺活量、用力肺活量、用力呼气量、肺通气量、肺泡通气量
肺换气：肺泡与肺毛细血管血液之间的气体交换过程，以扩散的方式进行

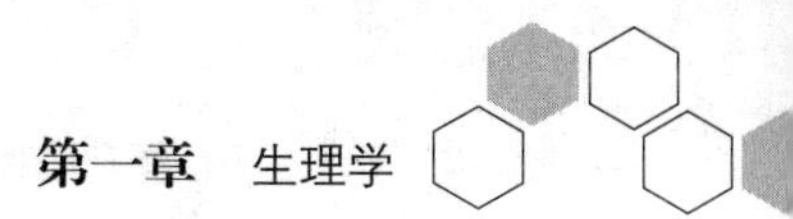

第五节 消 化

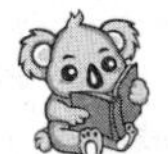

考点梳理

考点1 胃内消化（★★★）

1. 胃液的成分和作用

成分	作 用
水	/
胃酸	①激活胃蛋白酶原，并为胃蛋白酶提供适宜的酸性环境；②杀死随食物入胃的细菌；③使食物中的蛋白质变性，易于被消化；④与钙和铁结合，促进钙和铁的吸收；⑤促进胰液、胆汁和小肠液的分泌
内因子	①与食物中维生素 B_{12} 结合，易于被回肠主动吸收；②影响红细胞的生成
胃蛋白酶原	活化的胃蛋白酶水解食物中的蛋白质
黏液和 HCO_3^-	①可溶性黏液起润滑胃内食糜的作用；②保护胃黏膜免受食物的摩擦损伤，防止胃蛋白酶对胃黏膜的消化作用

2. 胃的容受性舒张和蠕动

（1）胃的容受性舒张：吞咽食物时，食团刺激咽和食管等处感受器，通过迷走－迷走反射引起胃底和胃体平滑肌紧张性降低和舒张，以容纳和暂时储存咽入的食物。

（2）胃的蠕动：始于胃体的中部，以一波未平，一波又起的形式，有节律地向幽门方向推进。生理意义在于使食物与胃液充分混合，有利于机械与化学性消化。

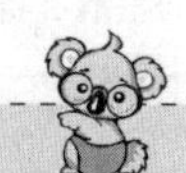

从旁指点

重点识记胃液的几大成分并掌握胃酸的作用，注意水也是胃液的主要成分，在考试时可能设置成干扰项。

考点2 小肠内消化（★）

1. 胰液的成分和作用

成分		作 用
水		/
无机物（Na^+、K^+、HCO_3^-、Cl^-）		HCO_3^- 中和进入十二指肠的盐酸，为小肠内消化酶提供最适 pH 环境
消化酶	蛋白水解酶	胰蛋白酶原被肠液中的肠肽酶激活为胰蛋白酶，胰蛋白酶又激活糜蛋白酶原，胰蛋白酶和糜蛋白酶共同分解蛋白质
	胰脂肪酶	与辅脂酶一起水解中性脂肪
	胰淀粉酶	分解淀粉、糖原等碳水化合物

2. 胆汁的成分和作用

胆汁中除97%的水外，还含胆盐、胆固醇、磷脂和胆色素等有机物及 Na^+、Cl^-、K^+、HCO_3^- 等无机物，不含消化酶。①弱碱性的胆汁能中和部分进入十二指肠内的胃酸；②胆盐在脂肪的消化和吸收中起重要作用。

3. 小肠的分节运动和蠕动

分节运动是一种以小肠环行肌为主的节律性收缩和舒张运动。蠕动发生在小肠的任何部位，传播速度较慢，作用是将分节运动的食糜向前推进。

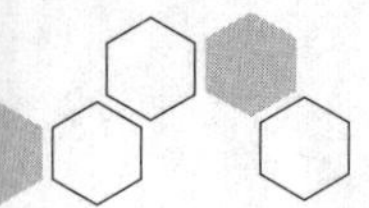

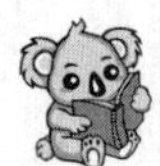

考点集锦

胃内消化
- 胃液成分：水、胃酸、内因子、胃蛋白酶原、黏液和HCO_3^-
- 胃酸作用：①激活胃蛋白酶原，提供适宜酸性环境；②杀死细菌；③使蛋白质易于被消化；④促进钙和铁的吸收；⑤促进胰液、胆汁和小肠液的分泌
- 胃的容受性舒张：食团刺激感受器，引起胃底和胃体平滑肌紧张性降低和舒张，以容纳食物
- 胃的蠕动：始于胃体中部，向幽门方向推进。使食物与胃液充分混合，利于机械与化学性消化

第六节 体温及其调节

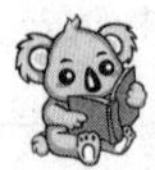

考点梳理

考点1 体温（★★）

1. 体温的定义

一般所说的体温是指身体深部的平均温度。临床常用腋窝、口腔和直肠的温度代表体温。

部位	正常值（℃）
腋窝	36.0～37.4
口腔	36.7～37.7
直肠	36.9～37.9

从旁指点

熟悉体温的定义以及能代表体温的部位，注意不要混淆各部位温度正常值。

2. 体温的正常生理性变异

正常生理变动	具体内容
昼夜变动	一般清晨2～6时体温最低，午后1～6时最高，每天波动不超过1 ℃
性别差异	成年女性的体温高于男性0.3 ℃
年龄差异	儿童体温较高，新生儿和老年人体温较低
其他	肌肉活动、精神紧张和进食等也影响体温

3. 产热和散热的基本过程

（1）产热过程：安静时肝脏是体内代谢最旺盛、产热量最大的主要产热器官；运动时骨骼肌紧张性增强，成为主要产热器官。人在寒冷环境中主要依靠寒战产热和代谢产热来维持体温。

（2）散热过程：人体的主要散热部位是皮肤。

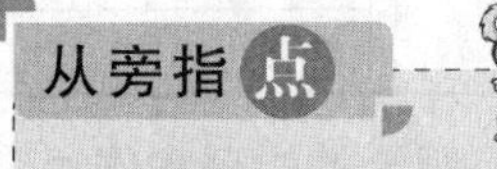

考生要掌握散热的四种方式，可利用“关键字”来进行记忆，分别为“辐射、传导、对流、蒸发”，根据关键字进行联想记忆。

散热方式	定 义
辐射散热	机体的热量以红外线的形式传给外界较冷的物体
传导散热	机体的热量直接传给同它接触的较冷物体
对流散热	通过气体流动来交换热量
蒸发散热	机体通过体表水分的蒸发而散失体热

考点 2　体温的调节（★）

1. 温度感受器的类型

温度感受器类型	具体内容
外周温度感受器	指皮肤、黏膜和内脏上感受温度变化的游离神经末梢，可分为冷感受器和热感受器
中枢温度感受器	指中枢神经系统内感受温度变化的神经元，包括冷敏神经元和热敏神经元

2. 体温调节中枢和调定点学说

（1）调节体温的重要中枢位于下丘脑。

（2）体温的调节类似于恒温器的调节。正常人一般为 37 ℃，称为体温稳定的调定点。当体温与调定点水平一致时，机体的产热和散热达到平衡；当中枢温度高于调定点，中枢的调节活动使产热降低，散热加强；中枢温度低于调定点，中枢调节活动加强产热，降低散热，直到体温回到调定点水平。

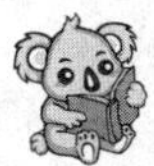

考点集锦

体温
- 定义：一般所说的体温指身体深部的平均温度
- 体温代表部位
  - 腋窝：36.0 ℃～37.4 ℃
  - 口腔：36.7 ℃～37.7 ℃
  - 直肠：36.9 ℃～37.9 ℃
- 正常生理性变异：昼夜变动、性别、年龄、肌肉活动、精神紧张和进食等
- 产热
  - 安静时：肝脏是主要产热器官
  - 运动时：骨骼肌紧张性增强
  - 寒冷环境中：主要依靠寒战产热和代谢产热
- 散热方式：辐射散热、传导散热、对流散热、蒸发散热

第七节　尿的生成和排出

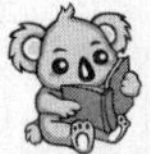

考点梳理

考点 1　肾小球的滤过功能（★★）

1. 肾小球滤过的定义

肾小球的滤过指血液流经肾小球毛细血管时，除蛋白分子外的血浆成分被滤过进入肾小囊腔而形成超滤液的过程。

2. 有效滤过压

肾小球滤过的动力是有效滤过压。有效滤过压 = 肾小球毛细血管血压 −（血浆胶体渗透压 + 肾小囊内压）。

3. 滤过分数

用肾小球滤过率和滤过分数反映肾小球滤过功能。肾小球的滤过率指单位时间内（每分钟）两肾生成的超滤液量。滤过分数指肾小球滤过率与肾血浆流量的比值。

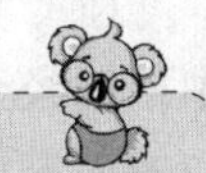

> **从旁指点**
>
> 考生在复习时要分清有效滤过压、肾小球滤过率和滤过分数。有效滤过压是动力，肾小球滤过率是单位时间内超滤液量，滤过分数是比值。

考点2　肾小管和集合管的物质转运功能（★）

1. Na^+、水和葡萄糖在肾小管的重吸收

正常情况下近端小管重吸收肾小球超滤液中65%～70%的Na^+、水和全部葡萄糖。近端小管对葡萄糖的重吸收有一定的限度。肾糖阈（180 mg/100 ml）为尿中能不出现葡萄糖的最高血糖浓度。远曲小管和集合管重吸收约12%滤过的Na^+和Cl^-，重吸收不同量的水。

2. 渗透性利尿和水利尿

（1）渗透性利尿：肾小管小管液中溶质浓度高，则渗透压高，妨碍肾小管对水的重吸收，尿量增多，这种利尿方式称为渗透性利尿。临床上糖尿病患者的多尿属于渗透性利尿。

（2）水利尿：大量饮清水后，血浆晶体渗透压降低，肾小管和集合管对水的重吸收减少，尿量增多，尿液稀释，称水利尿。

考点3　排尿反射（★）

排尿反射是在高级中枢控制下的脊髓反射。反射过程：膀胱内尿量达一定充盈度→膀胱壁感受器兴奋→冲动经盆神经传入到脊髓骶段排尿反射初级中枢，同时，冲动上传到脑干和大脑皮质排尿反射的高位中枢→产生尿意→脊髓骶段排尿中枢传出信号经盆神经传出→逼尿肌收缩，尿道内括约肌舒张→尿液排入后尿道→反射性的兴奋阴部神经→尿道外括约肌舒张，尿液排出体外。

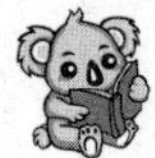

考点集锦

肾小球的滤过功能
- 肾小球滤过：血液中除蛋白分子外的血浆成分均被滤入肾小囊腔
- 有效滤过压：肾小球滤过的动力
- 滤过分数：反映肾小球滤过功能
- 肾小球滤过率：反映肾小球滤过功能

第八节　神　经

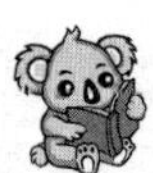

考点梳理

考点1　经典的突触传递（★★★）

1. 突触传递的基本过程

（1）突触的定义及经典突触：突触指反射弧的传入神经元与中枢神经元之间、中枢内神经元与神经元之间，以及传出神经元与效应器细胞之间的连接部位。经典突触为化学性突触，其信息传递媒介为神经递质。

（2）突触传递的过程：动作电位传到神经末梢→突触前膜去极化、电压门控Ca^{2+}通道开放→细胞外Ca^{2+}流入突触前末梢内并促进突触小泡与前膜融合和胞裂→引起突触小胞内递质的量子式释放。进入突触间隙的递质，经扩散到达突触后膜，产生突触后电位。

> **从旁指点**
>
> 考生在复习时要掌握突触传递的过程，记住Ca^{2+}内流引发突触小胞内递质的量子式释放。

2. 兴奋性突触后电位（EPSP）

（1）突触后电位的定义：进入突触间隙的递质，经扩散到达突触后膜，作用于后膜上的特异

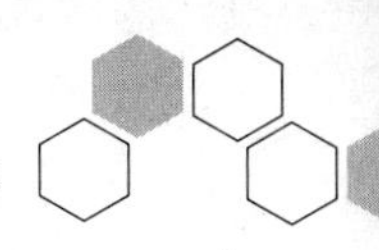

性受体，引起突触后膜上某些离子通道通透性改变，使带电离子进出后膜，结果在突触后膜上发生一定程度的去极化或超极化，即突触后电位。

（2）EPSP：突触前膜释放兴奋性神经递质，作用于突触后膜，使后膜主要对 Na^+ 通透性增大，Na^+ 内流在突触后膜上产生局部去极化电位（兴奋性突触后电位，EPSP）。当 EPSP 达阈电位，触发突触后神经元轴突始段暴发动作电位，即完成了突触传递的过程。

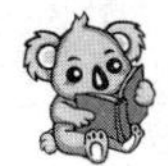

考点集锦

经典的突触传递：
- 经典突触：为化学性突触，其信息传递媒介为神经递质
- 突触传递：电压门控 Ca^{2+} 通道开放，细胞外 Ca^{2+} 内流并引发递质释放
- EPSP：为局部去极化电位，Na^+ 内流引起

第九节 内分泌

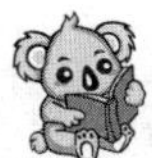

考点梳理

考点 1 概述（★★）

1. 激素的概念

激素是由内分泌腺或内分泌细胞分泌，在细胞与细胞间传递化学信息的高效能生物活性物质。

2. 激素的作用方式

激素作用方式	具体内容
远距分泌	指大多数激素由内分泌细胞分泌后，经血液运输至远距离的靶组织或靶细胞发挥作用
旁分泌	指有些内分泌细胞分泌的激素经组织液直接弥散至邻近靶细胞发挥作用
神经分泌	指下丘脑某些神经内分泌细胞分泌的神经激素经神经纤维轴浆运输至末梢释放入血
自分泌	指有些激素分泌后在局部扩散又反馈作用于产生该激素的内分泌细胞本身

3. 激素的分类

激素的化学性质	具体内容
蛋白质和肽类	由三个氨基酸到小分子蛋白质组成，包括下丘脑调节肽、胰岛素、降钙素、胃肠激素、腺垂体及神经垂体激素、甲状旁腺激素
胺类	主要为酪氨酸衍生物，甲状腺和肾上腺髓质激素
类固醇	主要为肾上腺皮质激素与性腺激素，1,25－二羟维生素 D_3 也归为固醇类激素
脂肪酸衍生物	前列腺素

考点 2 甲状腺激素（★）

1. 甲状腺激素产热效应

甲状腺激素显著地加速体内物质氧化，增加组织器官耗氧量和产热量。1 mg T_4 使机体产热量增加约 4200 kJ，基础代谢率提高 28%。

2. 对物质代谢和生长发育的影响

（1）糖代谢：呈双向性。既能促进小肠黏膜对糖的吸收，增强

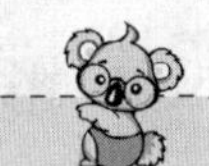

从旁指点

考生要注意辨别激素各作用方式的不同点，掌握常见激素的化学性质。

糖原分解，使血糖升高；又能增加胰岛素分泌，促进外周组织对糖的利用，使血糖降低。甲亢时常有血糖升高，有时伴糖尿。

（2）脂肪代谢：加速机体脂肪酸氧化供能，加速胆固醇降解并增强儿茶酚胺与胰高血糖素对脂肪的分解作用。

（3）蛋白质代谢：加速组织蛋白质的合成，尿氮减少，表现为正氮平衡，有利于幼年时期机体的生长发育。甲状腺激素分泌过多则又加速组织蛋白质分解，甲亢时出现肌肉消瘦乏力，生长发育停滞。

（4）生长发育：对儿童期脑和骨的生长发育尤为重要。在缺乏甲状腺激素分泌的情况下，可致呆小症。

3. 下丘脑－腺垂体对甲状腺激素的调节

下丘脑促甲状腺激素释放激素（TRH）引起腺垂体促甲状腺细胞分泌促甲状腺激素（TSH），TSH 促进甲状腺腺泡细胞的增生和甲状腺激素合成及释放。当血液中甲状腺激素浓度升高，可产生负反馈调节，TSH 分泌减少，最终使血液中 T_3、T_4 的浓度降至正常水平。

考点 3 下丘脑和脑垂体（★）

1. 主要下丘脑调节肽的种类和主要作用

种类	英文缩写	主要作用
促甲状腺激素释放激素	TRH	促进 TSH 和 PRL 释放
促肾上腺皮质激素释放激素	CRH	主要促进 ACTH 释放，也促进醛固酮分泌
促性腺激素释放激素	GnRH	促进 LH 和 FSH 释放
生长激素释放抑制激素	GHRIH	抑制 GH、LH、FSH、TSH、PRL、ACTH 等分泌
生长激素释放激素	GHRH	促进 GH 释放
催乳素释放因子	PRF	促进 PRL 释放
催乳素释放抑制因子	PIF	抑制 PRL 释放
促黑色素细胞激素释放因子	MRF	促进 MSH 释放
促黑色素细胞激素释放抑制因子	MIF	抑制 MSH 释放

2. 腺垂体激素的种类和主要作用

腺垂体主要分泌以下 7 种激素：

（1）TSH、促肾上腺皮质激素（ACTH）、促卵泡激素（FSH）、黄体生成素（LH）：均可直接作用于各自的靶腺（甲状腺、肾上腺和性腺）发挥调节作用，故称为促激素。

（2）生长激素（GH）、催乳素（PRL）和促黑色素细胞激素（MSH）：直接作用于靶组织或靶细胞，对物质代谢、个体生长、乳腺发育与泌乳及黑色素代谢等生理过程发挥调节作用。

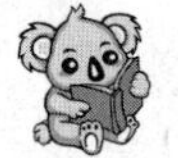

考点集锦

激素
- 分泌来源：内分泌腺或内分泌细胞
- 作用方式：远距分泌、旁分泌、神经分泌、自分泌
- 化学分类：蛋白质和肽类、胺类、类固醇、脂肪酸衍生物

第二章 生物化学

第一节 蛋白质结构和功能

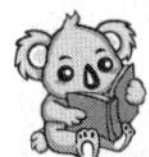

考点梳理

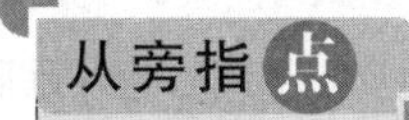

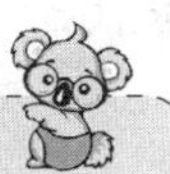

除蛋白质的结构与功能关系为需了解外，其余均为重点内容，考试题中多在氨基酸的分类部分。

考点1 蛋白质的分子组成（★★）

蛋白质的结构和功能包括：蛋白质的分子组成、蛋白质的分子结构、蛋白质的结构与功能关系和蛋白质的理化性质。

1. 蛋白质元素的组成特点

蛋白质主要由碳、氢、氧、氮等元素组成，有些蛋白质还含有硫、磷等。蛋白质元素组成的特点是各种蛋白质含氮量相近，平均为16%，每克样品含蛋白质的克数=每克样品含氮的克数×6.25（100/16）。

2. 蛋白质基本组成单位——氨基酸的种类及结构特点

（1）种类：组成人体（天然）蛋白质的氨基酸共有20种，均是由基因编码的。

（2）结构特点：除个别氨基酸外，均为L-α-氨基酸。两个特例分别是脯氨酸和甘氨酸。脯氨酸为α-亚氨基酸；甘氨酸不含手性碳原子，无D、L型之分。

3. 氨基酸的分类

20种天然氨基酸按侧链的理化性质分为4类：

分类	具体包含的氨基酸
非极性疏水性氨基酸	丙氨酸、缬氨酸、亮氨酸、异亮氨酸、甲硫氨酸、苯丙氨酸、脯氨酸和色氨酸8种氨基酸
极性中性氨基酸	甘氨酸、丝氨酸、酪氨酸、半胱氨酸、天冬酰胺、谷氨酰胺和苏氨酸7种氨基酸
酸性氨基酸	天冬氨酸和谷氨酸
碱性氨基酸	赖氨酸、精氨酸和组氨酸

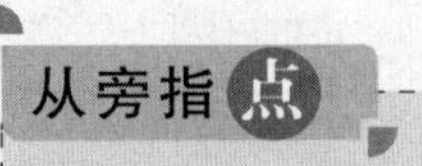

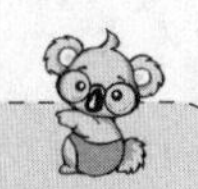

考生应掌握不同种类氨基酸的分类及每类氨基酸中具体包含的氨基酸，如酸性氨基酸有哪几种，具体是什么。

考点2 蛋白质的分子结构（★★）

蛋白质的分子结构常分成四级，一级结构又称为蛋白质的基本结构，二、三、四级结构统称为蛋白质的高级结构或称空间结构，也称构象。

1. 蛋白质的一级结构定义及化学键、二级结构形式及化学键

（1）一级结构指多肽链中氨基酸的排列顺序。主要的化学键是肽键。

（2）二级结构形式：α-螺旋、β-折叠、β-转角和无规则卷曲等。化学键是氢键。

2. 蛋白质的三级、四级结构概念及化学键

（1）蛋白质的三级结构指蛋白质分子在二级结构基础上进一步盘曲折叠所形成的空间结构，包括多肽链中所有基团的空间排布。三级结构的化学键主要是次级键，包括疏水作用力、离子键、氢键和范德华力等。

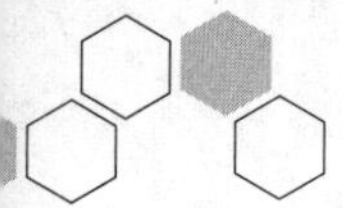

（2）蛋白质四级结构是两条或两条以上具有独立三级结构的多肽链通过非共价键缔合，在一起所形成的空间结构。四级结构的作用力主要是疏水作用力、离子键、氢键和范德华力等次级键。

从旁指点

考生应掌握蛋白质的一级结构、二级结构的定义及其化学键，对三级结构及四级结构的相关知识了解即可。

考点3　蛋白质结构与功能关系（★）

1. 蛋白质的一级结构与功能关系

一级结构是空间构象的基础。一级结构相似的蛋白质，其空间结构和功能也相似。但有时一级结构中关键氨基酸的改变或缺失会影响蛋白质的空间结构及功能。例如镰状细胞贫血是由于血红蛋白β链第6个氨基酸残基由正常的谷氨酸变为缬氨酸，从而导致血红蛋白的功能异常。

2. 蛋白质的空间结构与功能关系

蛋白质空间结构决定蛋白质功能，蛋白质构象的改变必然影响蛋白质的功能。

考点4　蛋白质的理化性质（★★）

1. 蛋白质变性的概念、因素、本质及医学应用

（1）概念：在某些物理和化学因素作用下，维持蛋白质空间结构的次级键断裂，空间构象被破坏，从而导致其理化性质的改变和生物活性的丧失，称为蛋白质的变性。

（2）因素：高温、高压、紫外线、超声波、X线、强酸、强碱、有机溶剂、重金属离子及生物碱试剂等。

（3）本质：实质是次级键断裂，空间构象破坏，但其一级结构未破坏。

（4）医学应用：高温、高压、紫外线消毒灭菌。

2. 两性电离、亲水胶体、紫外吸收等性质及电泳概念

（1）两性电离：蛋白质既可以解离成带正电的阳离子，也可解离成带负电的阴离子。蛋白质解离成正、负离子的趋势相等，所带的正、负电荷相同，净电荷为零，此时溶液的pH称为该蛋白质的等电点（pI）。

蛋白质在不同pH条件下，是以不同形式存在的：

pH条件	蛋白质存在形式
pH＞pI	阴离子
pH＝pI	兼性离子
pH＜pI	阳离子

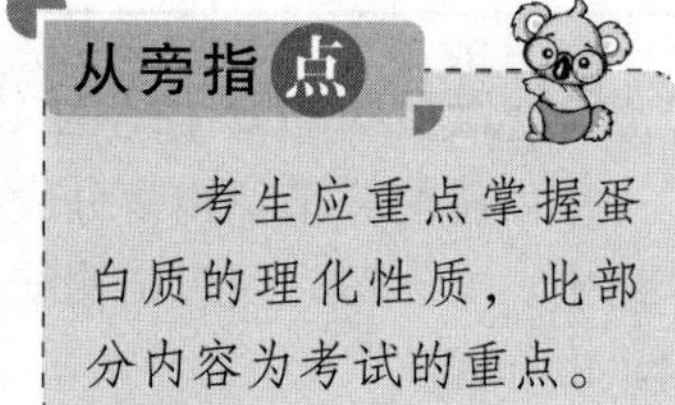

从旁指点

考生应重点掌握蛋白质的理化性质，此部分内容为考试的重点。

（2）亲水胶体：蛋白质分子颗粒大小在1～100 nm之间。维持蛋白质溶液稳定的因素有两个，即水化膜和表面的同种电荷。在pH＝pI的溶液中，蛋白质以兼性离子存在，此时溶液最不稳定，易发生沉淀。透析就是利用了蛋白质的胶体性质分离提纯蛋白质的方法。

（3）紫外吸收：在280 nm波长处有特征性吸收峰，可进行定量测定。

（4）电泳：指带电颗粒在电场中向电性相反一级移动的现象。

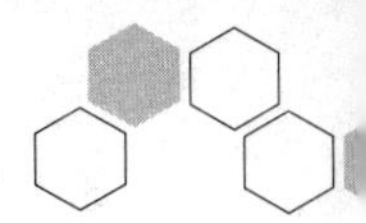

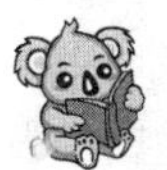

考点集锦

- 蛋白质的结构与功能
  - 蛋白质的分子组成
    - 元素组成：C、H、O、N、S、P
    - 除脯氨酸和甘氨酸是特例外，其余均为L–α–氨基酸
    - 根据侧链分为四类氨基酸
  - 蛋白质的分子结构
    - 蛋白质的各级结构定义及化学键
    - 蛋白质的二级结构：α–螺旋、β–折叠、β–转角和无规则卷曲
  - 蛋白质的结构与功能关系
    - 一级结构中关键氨基酸的改变或缺失会影响蛋白质的空间结构及功能；如镰状细胞贫血
    - 蛋白质空间结构决定蛋白质功能
  - 蛋白质的理化性质
    - 变性作用
    - 两性电离
    - 亲水胶体性质
    - 紫外吸收

第二节　核酸的结构和功能

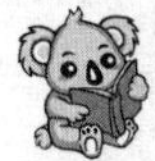

考点梳理

考点 1　核酸的化学组成及一级结构（★★）

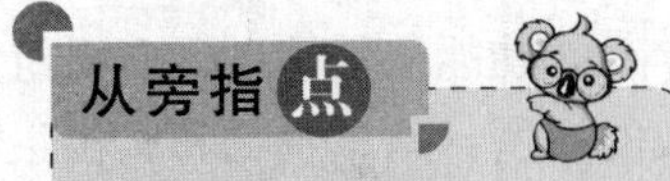

考生应掌握核糖核酸和脱氧核糖核酸的异同点，尤其是碱基的区分。

1. 核酸的组成成分及基本组成单位

（1）组成成分：核糖核酸（RNA）和脱氧核糖核酸（DNA）。mRNA、tRNA 和 rRNA 是人体内三种重要的 RNA。

（2）基本组成单位：核苷酸。核苷酸水解得到三种成分：碱基、戊糖和磷酸。

2. DNA、RNA 组成的异同

核酸类型	磷酸	戊糖	碱基
DNA	有	D–2–脱氧核糖	A、G、C、T
RNA	有	D–核糖	A、G、C、U

考点 2　DNA 的空间结构及功能（★★）

1. DNA 的二级结构

1953 年，Watson 和 Crick 提出 DNA 分子二级结构的双螺旋模型学说。称作 B–DNA（模型结构），为 DNA 的典型二级结构。现发现生物体内还有 Z–DNA 和 A–DNA，其中 Z–DNA 为左手螺旋。

（1）DNA 分子是由两条反向平行的多核苷酸链以右手螺旋的方式围绕同一个中心轴所形成的双螺旋结构。

（2）磷酸和戊糖位于双螺旋的外侧，碱基位于两条链的内侧并通过氢键按碱基互补规律配对

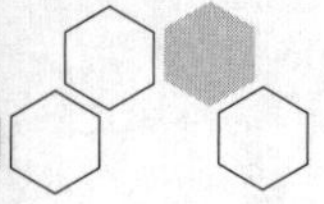

（A=T，G≡C），碱基平面与中心轴垂直。

（3）双螺旋每旋转一周包含 10 个碱基对（bp），螺旋直径为 2 nm，螺距为 3.4 nm，螺旋夹角为 36°。

（4）维持双螺旋稳定的主要力是碱基堆积力（纵向）和氢键（横向）。

2. DNA 的高级结构

DNA 在双螺旋二级结构基础上可盘曲成紧密的空间结构。

考点 3　RNA 的结构与功能（★★）

1. tRNA、mRNA、rRNA 结构特点及功能

（1）tRNA

①结构特点：种类较多，分子量最小，常含稀有碱基。常为单链结构，其 3′-末端最后三个核苷酸都是 CCA。

②功能：可作为蛋白质生物合成中转运氨基酸的工具。反密码环，能识别 tRNA 分子上的遗传密码。氨基酸臂可携带氨基酸。

（2）mRNA

①结构特点：含量仅占 RNA 总量的 3%，分子较小，常以单链形式存在。真核生物的 mRNA 分子在 5′-端有帽子结构，即 $^{m7}GpppN^{m}$（7-甲基鸟嘌呤核苷三磷酸）；3′-末端有数十个至上百个腺苷酸（polyA）结构，称多聚腺苷酸的尾巴。

②功能：可作为蛋白质生物合成的模板。

（3）rRNA

①结构特点：含量最多，约占 RNA 总量的 80%以上。

②功能：与多种蛋白质组成核蛋白体，作为蛋白质的生物合成的场所。原核生物和真核生物的核蛋白体均由大、小两个亚基组成。

2. tRNA 二级结构　三叶草型结构，含有“四臂三环一附叉”。

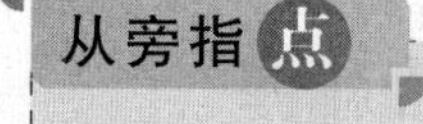

考生应掌握RNA的分类及其专属特征，此部分内容易混淆，考生记忆时注意区分，是重要的考点。

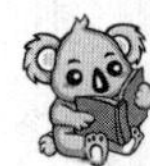

考点集锦

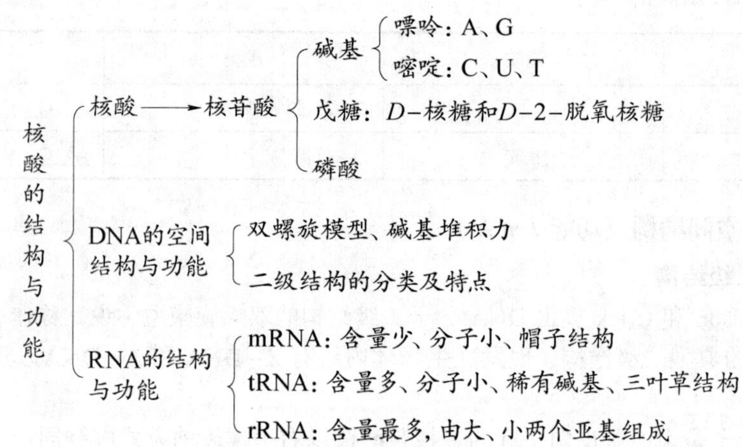

第三节　酶

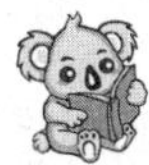

考点梳理

考点 1　酶的分子结构与功能

1. 酶、结合酶的概念（★★）

（1）酶（E）：活细胞合成的对特异底物具有高效催化能力的蛋白质。

（2）结合酶：由蛋白质部分（酶蛋白）和非蛋白质部分（辅助因子）组成。

2. 活性中心、必需基团、酶原、酶原激活、同工酶的概念（★）

（1）酶的活性中心：绝大部分必需基团在空间结构上彼此靠近，组成特定空间结构的区域，它能与底物结合，并将其转变为产物，该区域称酶的活性中心。活性中心内必需基团可分成两类：结合基团和催化基团。

（2）必需基团：指与酶活性密切相关的基团。

（3）酶原：在初合成或初分泌时没有活性的酶的前体称为酶原。

（4）酶原激活：酶原在一定条件下，转变成有活性的酶的过程称为酶原的激活。

（5）同工酶：指催化相同的化学反应，但酶的分子组成、结构、理化性质及免疫学性质等均不相同的一组酶。

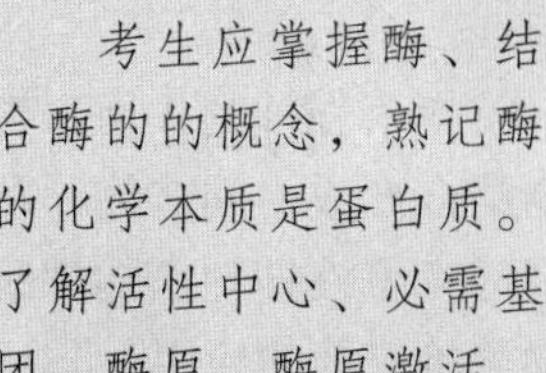

从旁指点

考生应掌握酶、结合酶的的概念，熟记酶的化学本质是蛋白质。了解活性中心、必需基团、酶原、酶原激活、同工酶的概念。

考点 2　酶促反应的特点（★★★）

酶促反应的特点主要有：高度的催化效率（高效性）；高度的特异性（专一性）；可调节性；不稳定性。

名称	特点
特异性	酶促反应的特异性是指酶对底物的选择性。主要有三个类型：相对特异性、绝对特异性、立体异构特异性
高效性	酶的催化效率是一般化学催化剂的 10^7～10^{13} 倍
不稳定性	酶促反应要求一定的 pH，温度和压力等条件，强酸、强碱、有机溶剂、重金属盐、高温、紫外线、剧烈振荡等可使酶蛋白变性，从而影响酶的催化作用
可调节性	催化各代谢过程中酶活性的调节作用是维持动态平衡的重要环节。通过各种调控方式，改变酶的催化活性，机体可以适应不断变化的内外环境和生命活动的需要

考点 3　影响酶促反应速度的因素

影响酶促反应速度的因素主要有以下六个方面：酶浓度、底物浓度、温度、pH、抑制剂和激活剂等。

1. 酶浓度、底物浓度、温度、pH 的影响（★）

（1）酶浓度：在一定温度、pH 条件下，当底物浓度≥酶浓度时，反应速度与浓度成正比。

（2）底物浓度：在一定温度、pH 条件下，酶浓度一定时，酶

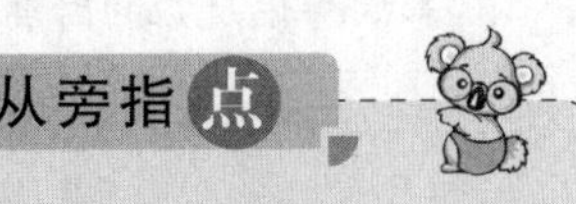

从旁指点

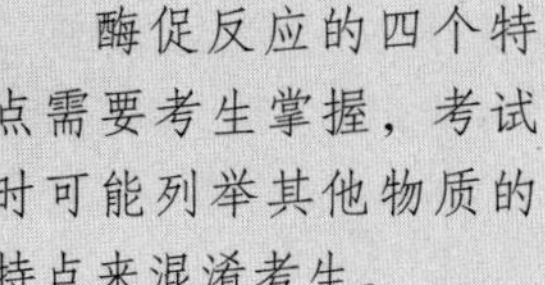

酶促反应的四个特点需要考生掌握，考试时可能列举其他物质的特点来混淆考生。

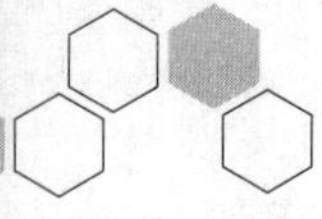

促反应速度与底物浓度的关系呈矩形双曲线。底物浓度很低时，反应速度成正比加快；随底物浓度增加，反应速度的增幅趋缓；当底物浓度增加到一定程度时，反应速度达到最大，再增加底物浓度，反应速度不再加快。

（3）温度：酶促反应速度达到最大时的环境温度称为酶的最适温度。高于或低于最适温度，酶促反应速度均降低。人体内各种酶的最适温度在 37 ℃左右。

（4）pH：酶促反应速度达到最大时的反应体系的 pH 称为酶的最适 pH。pH 低于或高于最适值，酶促反应速度均降低。人体内多数酶的最适 pH 接近于 7。

2. 竞争性抑制剂的作用特点及应用（★★）

根据抑制剂与酶结合牢固或疏松程度，分为可逆抑制与不可逆抑制。

（1）不可逆抑制：指抑制剂以共价键与酶活性中心的必需基团牢固结合，使酶失活，不能用透析超滤等方法消除。临床上可用碘解磷定解除胆碱酯酶的抑制。

（2）可逆抑制：指抑制剂以非共价键与酶或酶–底物复合物疏松结合，能用透析或超滤等除去。分为：竞争性抑制作用、非竞争性抑制作用和反竞争性抑制作用。

①竞争性抑制作用：可与底物竞争酶的活性中心，阻碍酶与底物结合形成中间产物，从而抑制酶的活性。可通过增加底物浓度降低竞争性抑制剂的抑制作用。临床上嘌呤、嘧啶或叶酸的类似物等抗癌药的应用。

②非竞争性抑制作用：与底物结构不相似，可结合于酶活性中心之外的部位，降低酶的活性。不能用增加底物浓度的方法除去。

从旁指点

考生要掌握影响酶促反应的几大因素；注意竞争性抑制和非竞争性抑制的不同点：结构是否相似，结合部位的差别。

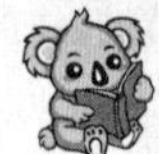

考点集锦

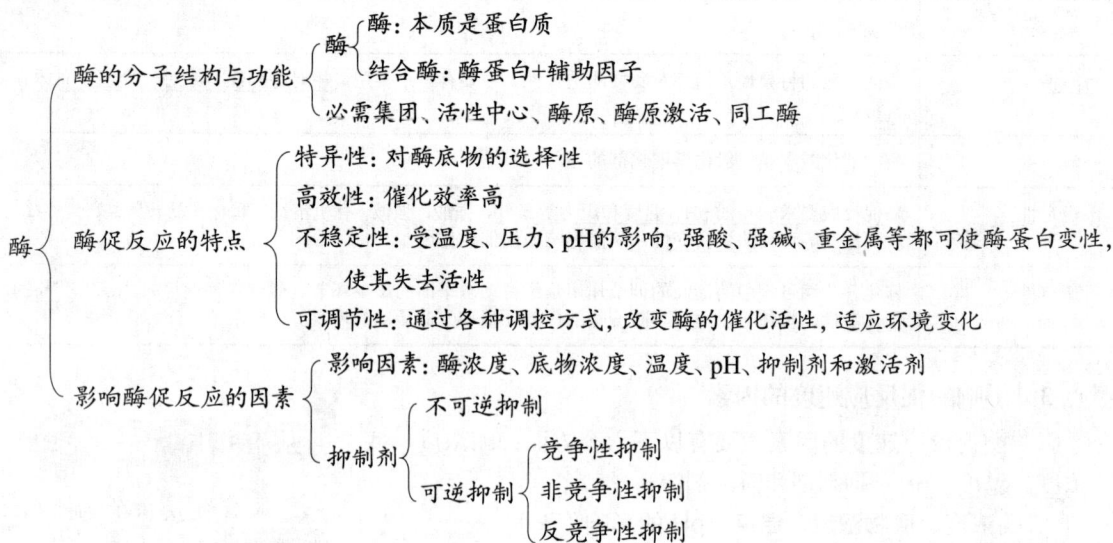

- 酶
  - 酶的分子结构与功能
    - 酶
      - 酶：本质是蛋白质
      - 结合酶：酶蛋白+辅助因子
    - 必需集团、活性中心、酶原、酶原激活、同工酶
  - 酶促反应的特点
    - 特异性：对酶底物的选择性
    - 高效性：催化效率高
    - 不稳定性：受温度、压力、pH的影响，强酸、强碱、重金属等都可使酶蛋白变性，使其失去活性
    - 可调节性：通过各种调控方式，改变酶的催化活性，适应环境变化
  - 影响酶促反应的因素
    - 影响因素：酶浓度、底物浓度、温度、pH、抑制剂和激活剂
    - 抑制剂
      - 不可逆抑制
      - 可逆抑制
        - 竞争性抑制
        - 非竞争性抑制
        - 反竞争性抑制

第四节　糖代谢

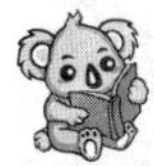

考点梳理

考点 1　糖的无氧氧化

1. 无氧氧化的概念、反应条件、部位、关键酶及生理意义（★★★）

概念	葡萄糖在无氧或缺氧条件下分解形成乳酸的过程，也称为糖酵解
反应条件	无氧或缺氧条件
部位	细胞液中
关键酶	已糖激酶、6-磷酸果糖激酶-1、丙酮酸激酶
生理意义	①最重要的生理意义是为机体迅速提供能量；②成熟的红细胞完全依靠糖酵解供应能量；③生成的乳酸还可以重新被利用

2. 无氧氧化的过程（★）

糖酵解由十几步连续的酶促反应构成，可分为两大阶段，均在胞液中进行。

（1）第一阶段：糖酵解的三个关键步骤依次为：①葡萄糖→6-磷酸葡萄糖；②6-磷酸果糖→1,6-二磷酸果糖；③磷酸烯醇式丙酮酸→丙酮酸。催化此三步反应的酶依次为：已糖激酶、6-磷酸果糖激酶-1和丙酮酸激酶。

（2）第二阶段：丙酮酸转变为乳酸，这是一步可逆反应，由乳酸脱氢酶催化。

1 mol 葡萄糖经糖酵解生成 2 mol 乳酸，净产成 2 mol ATP。

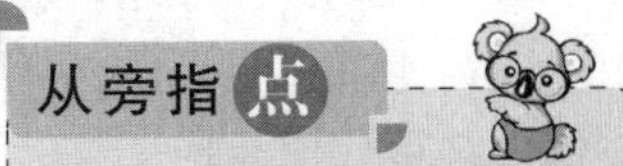

从旁指点

考生一定要熟记糖酵解的条件、部位、关键酶及其生理意义。关键酶在每个阶段都要熟记，不可混淆。

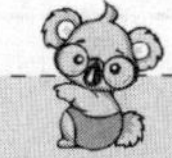

从旁指点

考生要了解糖酵解的两大阶段和三个关键步骤，在选择题中会涉及。

考点 2　糖的有氧氧化

1. 有氧氧化的概念、部位、产物及生理意义（★★）

概念	葡萄糖在有氧条件下彻底氧化成二氧化碳和水并释放大量能量的过程
反应条件	在有氧条件下进行
部位	细胞液和线粒体
产物	1 mol 葡萄糖经有氧氧化途径彻底氧化，生成 6 mol CO_2 和 6 mol H_2O，净产生 30 或 32 mol ATP
生理意义	①机体获得能量的主要方式；②三羧酸循环是糖、脂肪、氨基酸三大营养物质彻底氧化分解的共同途径；③三羧酸循环是三大营养物质代谢联系的枢纽

2. 三羧酸循环的关键酶及产物（★★）

（1）关键酶：柠檬酸合成酶、异柠檬酸脱氢酶和 α-酮戊二酸脱氢酶复合体。

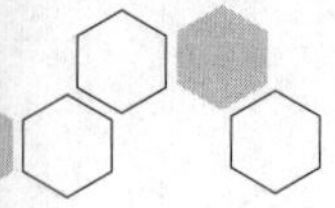
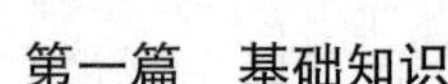

（2）产物：1 次 TAC 氧化 1 分子乙酰 CoA，有 2 次脱羧反应，生成 2 分子 $NADH+H^+$和 1 分子 $FADH_2$进入氧化磷酸化。一次 TAC 净产生 1 分子 H_2O，2 分子 CO_2，1 分子 ATP。

3. 有氧氧化的过程（★）

（1）第一阶段：糖酵解途径 1 分子葡萄糖转变成 2 分子丙酮酸，在细胞液中进行，不需要氧，此过程与无氧氧化第一阶段完全相同。

（2）第二阶段：丙酮酸转化为乙酰辅酶 A，在线粒体中进行，为关键步骤，由关键酶丙酮酸脱氢酶复合体催化。此复合体包含 3 种酶，5 种辅酶。

（3）第三阶段：三羧酸循环（TAC）亦称柠檬酸循环，是有氧氧化的重要阶段，在线粒体中进行。

从旁指点

考生要掌握有氧氧化的概念、部位、产物等，掌握三羧酸循环的关键酶和产物。注意区分无氧氧化与有氧氧化的过程。

考点 3　磷酸戊糖途径（★★★）

磷酸戊糖途径的产物和生理意义

（1）产物：5－磷酸核糖和 $NADPH+H^+$。关键酶是葡萄糖－6－磷酸脱氢酶。

（2）生理意义：①5－磷酸核糖可作为合成核苷酸的原料；②$NADPH+H^+$可作为供氢体，参与体内多种代谢反应。

考点 4　糖原合成与分解（★★）

糖原是体内糖的储存形式，主要有肝糖原和肌糖原两种。

过程	糖原合成	糖原分解
关键酶	糖原合酶	糖原磷酸化酶
供能物质	葡萄糖、ATP、UTP	/
产物	/	葡萄糖和乳酸

从旁指点

考生要熟练掌握磷酸戊糖的产物和生理意义；区分好糖原合成和糖原异生需要的关键酶、功能物质、产物等。

考点 5　糖异生

1. 糖异生的概念、原料、部位、生理意义（★★★）

概念	由非糖物质转变成葡萄糖或糖原的过程
原料	乳酸、丙酮酸、甘油、生糖氨基酸及三羧酸循环中的各酸等
部位	在肝或肾皮质的细胞液和线粒体
生理意义	①空腹或饥饿时维持血糖浓度相对恒定；②有利于乳酸的再利用；③有利于维持酸碱平衡；④协助氨基酸的代谢

2. 糖异生关键酶、过程（★）

（1）需要由 4 种关键酶：丙酮酸羧化酶、磷酸烯醇式丙酮酸羧激酶、果糖双磷酸酶－1 和葡萄糖－6－磷酸酶。

（2）过程：糖异生是沿糖酵解途径的逆过程进行的。仅糖酵解中 3 个限速步骤所对应的逆反应需要由糖异生特有的关键酶来催化。①丙酮酸转变为磷酸烯醇式丙酮酸；②1,6－双磷酸果糖转

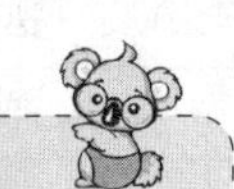
从旁指点

考生要熟练掌握糖异生需要的原料，发生部位。

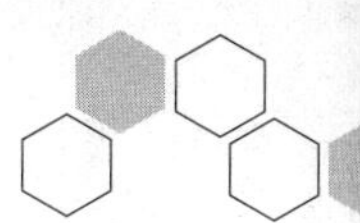

变为 6－磷酸果糖；③6－磷酸葡萄糖水解为葡萄糖。

考点 6　血糖及其调节

1. 血糖概念及正常值（★）

血液中的葡萄糖称为血糖。人在空腹时血糖水平相对恒定，约为 3.9～6.1 mmol/L。

2. 血糖的来源和去路（★）

（1）血糖的来源：①食物中淀粉的消化吸收；②肝糖原的分解；③糖异生。

（2）血糖的去路：①氧化供能（血糖的主要去路）；②合成糖原；③转变成脂肪、氨基酸等其他物质；④当血糖浓度超过肾糖阈（8.9 mmol/L）时，随尿排出是葡萄糖的非正常去路。

> **从旁指点**
>
> 考生需要了解血糖有三个来源，三条正常去路及一条非正常去路。掌握升高血糖、降低血糖的激素及其作用机制。

3. 升高和降低血糖的激素（★★）

激素类型	激素作用	主要机制
胰岛素	降低血糖	①促进葡萄糖通过葡萄糖载体进入肌肉、脂肪细胞；②促进糖原合成、抑制糖原分解；③加速糖的有氧氧化；④抑制肝内糖异生；⑤减少脂肪动员
胰高血糖素、肾上腺素、糖皮质激素和生长激素	升高血糖	①抑制糖原合成；②促进肝糖原分解产生葡萄糖；③促进肌糖原酵解为乳酸通过乳酸循环间接升高血糖

考点集锦

- 糖代谢
  - 糖的无氧氧化
    - 无氧氧化的条件、部位、关键酶
    - 无氧氧化的过程
  - 糖的有氧氧化
    - 有氧氧化的条件、部位、产物
    - 三羧酸循环的关键酶及产物
    - 有氧氧化的过程
  - 磷酸戊糖的途径
    - 产物：5－磷酸核糖和NADPH+H^+
    - 生理意义：①做原料；②供氢体
  - 糖合成与分解
    - 糖原合成
      - 关键酶：糖原合酶
      - 供能物质：葡萄糖、ATP、UTP
    - 糖原分解
      - 关键酶：糖原磷酸化酶
      - 产物：葡萄糖和乳酸
  - 糖异生
    - 糖异生的原料、部位、生理意义
    - 糖异生关键酶：丙酮酸化酶、磷酸烯醇式丙酮酸羧激酶、果糖双磷酸酶－1、葡萄糖－6－磷酸酶
  - 血糖及调节
    - 血糖正常值：空腹血糖在3.9～6.1 mmol/L
    - 血糖来源、去路
    - 升高、降低血糖的激素
      - 升高：胰高血糖素、肾上腺素、糖皮质激素和生长激素
      - 降低：胰岛素

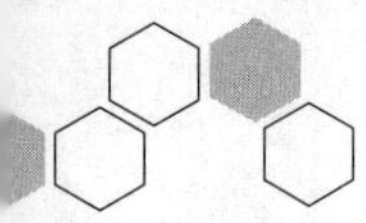

第五节　脂类代谢

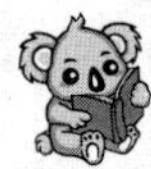

考点梳理

考点 1　三酰甘油代谢

三酰甘油的代谢分为分解代谢和合成。分解代谢主要分为：脂肪动员（三酰甘油的水解）、甘油和脂肪酸的分解、酮体的生成和利用。

1. 脂肪动员的概念、限速酶（★★）

（1）概念：脂肪动员是储存在脂肪细胞中的脂肪被脂肪酶逐步水解为游离脂肪酸和甘油并释放入血以供其他组织氧化利用的过程。

（2）限速酶：限速酶是三酰甘油脂肪酶。产物为甘油和脂肪酸。

2. 酮体的概念、合成及利用的部位和生理意义（★★）

概念	在肝细胞线粒体中，β-氧化生成的乙酰 CoA 经一系列酶促反应生成乙酰乙酸、β-羟丁酸和丙酮，这三者合称为酮体。
合成部位	肝脏
利用部位	心、肾、脑等肝外组织
生理意义	在长期饥饿或糖供应不足时，酮体能代替葡萄糖成为脑组织的主要能源

3. 脂肪酸合成的原料、关键酶（★）

（1）原料：线粒体中的乙酰 CoA。

（2）关键酶：乙酰辅酶 A 羧化酶。

> **从旁指点**
>
> 考生需要掌握脂肪动员的概念及限速酶三酰甘油脂肪酶；酮体的概念，合成及利用部位和生理意义。了解脂肪酸合成的原料等。

考点 2　胆固醇代谢

1. 胆固醇合成的原料、关键酶（★★）

（1）胆固醇合成的原料是乙酰 CoA，供氢体是 NADPH，供能物质是 ATP。

（2）HMG-CoA 还原酶是胆固醇合成的限速酶。

2. 胆固醇的转化（★★）

（1）在肝内转变为胆汁酸。

（2）肾上腺皮质可转变为类固醇激素。

（3）在皮肤，可转变为维生素 D_3。

（4）在肠道，转变为粪固醇而排出体外。

> **从旁指点**
>
> 胆固醇合成的原料和脂肪酸合成的原料相同，只是关键酶不同，所以考生可以比较两者进行记忆。

考点 3　血浆脂蛋白

1. 血浆脂蛋白组成及分类（★）

（1）血浆脂蛋白由载脂蛋白、三酰甘油（TG）、磷脂（PL）、胆固醇（Ch）及胆固醇酯（CE）等组成。载脂蛋白主要包括 Apo A、B、C、D、E 等。

（2）分类：血浆脂蛋白的分类方法有两种：电泳法和超速离心法（密度法）。电泳法可将血浆脂蛋白分为 α-脂蛋白、前 β-脂蛋白、β-脂蛋白以及乳糜微粒；超速离心法可将血浆脂蛋白分为高密度脂蛋白（HDL）、极低密度脂蛋白（VLDL）、低密度脂蛋白（LDL）以及乳糜微粒（CM）。

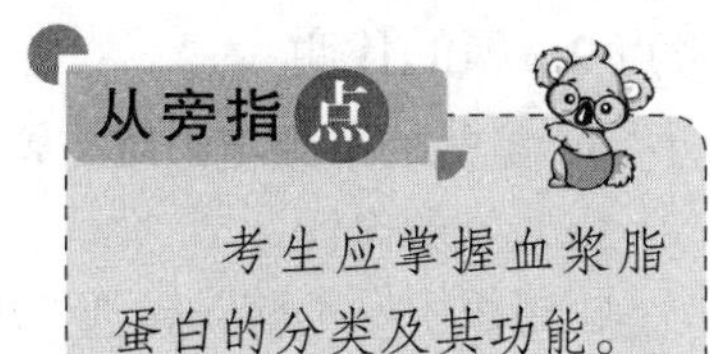
从旁指点
考生应掌握血浆脂蛋白的分类及其功能。

2. 血浆脂蛋白的功能（★★）

（1）高密度脂蛋白（HDL）：转运胆固醇从肝外组织至肝内。

（2）极低密度脂蛋白（VLDL）：转运内源性脂肪。

（3）低密度脂蛋白（LDL）：转运胆固醇从肝内至肝外组织。

（4）乳糜微粒（CM）：转运外源性脂肪。

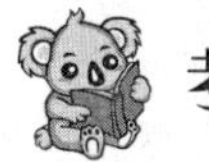

考点集锦

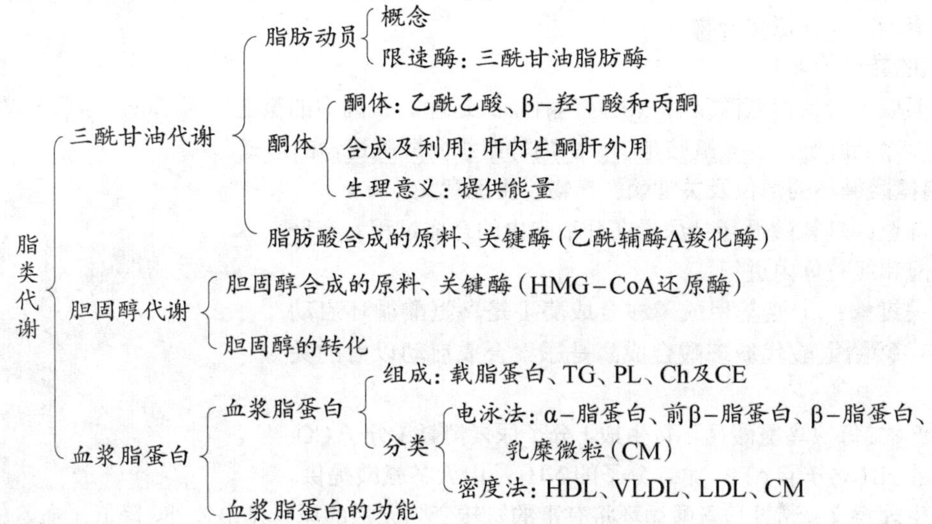

第六节　氨基酸代谢

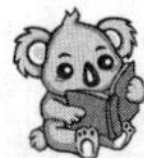

考点梳理

考点1　蛋白质的营养作用

1. 氮平衡及三种情况（★）

氮平衡：测定尿与粪中的含氮量（排出氮）及摄入食物的含氮量（摄入氮）来判断体内蛋白质代谢的概况。

三种情况	特点	人群
氮的总平衡	摄入氮=排出氮	正常人的蛋白情况
氮的正平衡	摄入氮＞排出氮	儿童、孕妇及恢复期患者
氮的负平衡	摄入氮＜排出氮	饥饿或消耗性疾病患者

2. 必需氨基酸（★★）

人体有8种必需氨基酸：缬氨酸、异亮氨酸、亮氨酸、苯丙氨酸、蛋氨酸、色氨酸、苏氨酸、赖氨酸。

考点 2　氨的代谢

1. 氨气的来源与去路（★）

（1）氨的来源

①组织中氨基酸脱氨基作用，这是氨的主要来源。

②肠道吸收的氨。主要来自于肠内菌群对肠中蛋白质及氨基酸的腐败作用及尿素的分解。

③肾小管上皮细胞分泌的氨。主要来自谷氨酰胺的水解。

（2）氨的去路

①在肝脏合成尿素。

②以谷氨酰胺的形式转运至肾脏，并以铵盐形式随尿排出。

③转变为其他含氮化合物。

2. 氨的转运（★）

氨主要以无毒的丙氨酸及谷氨酰胺两种形式运输。肌肉中的氨通过丙氨酸–葡萄糖循环以丙氨酸形式运输到肝脏；谷氨酰胺是脑、肌肉等组织向肝脏运输的形式。

3. 鸟氨酸循环的部位及关键酶、产物、生理意义（★★）

（1）部位：鸟氨酸循环是尿素在肝细胞内的合成过程。在肝细胞的胞液和线粒体内进行。

（2）关键酶：①氨基甲酰磷酸合成酶 I 是鸟氨酸循环启动的关键酶；②精氨酸代琥珀酸合成酶是尿素合成启动以后的关键酶。

（3）产物：每次鸟氨酸循环每生成 1 分子尿素消耗 1 分子 CO_2 和 2 分子的 NH_3，分子 ATP。第二分子的 NH_3 是由天冬氨酸提供。

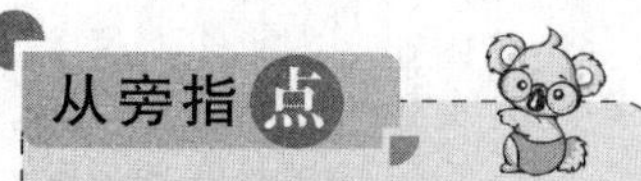
从旁指点

考生要熟记 8 种必需氨基酸；掌握鸟氨酸循环的部位、产物和生理意义。

（4）生理意义：通过鸟氨酸循环将有毒的氨转变为无毒的尿素排出体外，降低了血氨的浓度，防止氨中毒的发生。

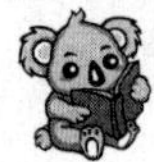

考点集锦

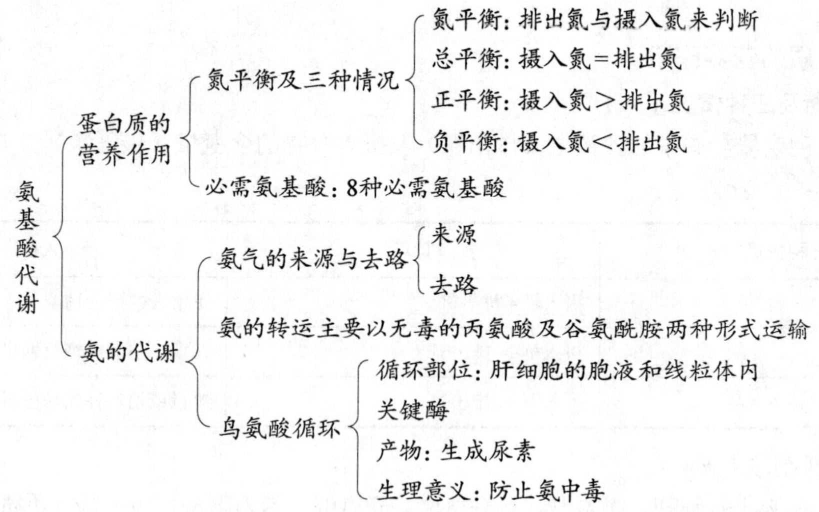
氨基酸代谢
蛋白质的营养作用
氮平衡及三种情况
氮平衡：排出氮与摄入氮来判断
总平衡：摄入氮=排出氮
正平衡：摄入氮＞排出氮
负平衡：摄入氮＜排出氮
必需氨基酸：8种必需氨基酸
氨的代谢
氨气的来源与去路
来源
去路
氨的转运主要以无毒的丙氨酸及谷氨酰胺两种形式运输
鸟氨酸循环
循环部位：肝细胞的胞液和线粒体内
关键酶
产物：生成尿素
生理意义：防止氨中毒

第七节　核苷酸的代谢

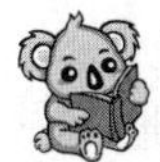

考点梳理

考点 1　嘌呤核苷酸的分解代谢

1. 嘌呤碱分解代谢的产物、关键酶（★★）

嘌呤核苷酸的分解代谢主要在肝、小肠及肾进行，代谢产物是尿酸。黄嘌呤氧化酶是嘌呤代谢中的关键酶。

2. 嘌呤治疗痛风症的机制（★）

若血中尿酸含量超过 8 mg/dl 时，尿酸盐结晶可沉积于关节、软组织、软骨及肾脏等处，导致痛风症。临床上常用别嘌醇治疗痛风症。别嘌醇与次黄嘌呤结构类似，可竞争性地抑制黄嘌呤氧化酶，从而减少体内尿酸的生成。

第三章　病原生物学与免疫学基础

第一节　总　论

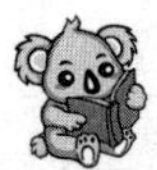

考点梳理

考点1　绪论

1. 病原生物与病原微生物学（★）

（1）病原生物：能引起人类、动物、植物发生疾病的微生物和寄生虫的总称。微生物引起的疾病：细菌、病毒等感染性疾病；寄生虫引起的疾病：寄生虫病。

（2）病原微生物学：研究病原生物的形态、结构、生命活动规律与人类健康及自然界相互关系的综合科学。

2. 医学微生物学概述（★）

（1）微生物：存在于自然界中一大群个体微小，结构简单、肉眼看不见、必须借助光学显微镜或电子显微镜放大数千倍、甚至数万倍才能观察到的微小生物。

（2）微生物的种类

①非细胞型微生物：无典型的细胞结构，仅由核心和蛋白质衣壳组成，核心中只有 RNA 或 DNA 一种核酸，只能在活细胞内生长繁殖，病毒属于此类。

②原核细胞型微生物：细胞的分化程度较低，仅有原始核质，呈环状裸 DNA 团块结构，无核膜和核仁。细胞质内细胞器不完善，只有核糖体，细菌属于此类。

③真核细胞型微生物：细胞核的分化程度高，有核膜、核质和核仁；细胞质内细胞器完整，真菌属于此类。

（3）病原微生物：能引起人类和动物发生疾病的微生物称为病原微生物。正常菌群只是在免疫力低下时才导致疾病，这类微生物又称为条件致病菌或机会致病菌。

（4）医学微生物学：研究病原微生物的形态、结构、生命活动规律以及与机体相互关系的一门科学。

考点2　细菌的基本形态和结构

1. 细菌的基本形态（★★）

（1）球菌：呈球形或近似球形，可分为双球菌、链球菌、葡萄球菌。

（2）杆菌：呈杆状，长约 4～10 μm，中等杆菌长约 2～3 μm，小杆菌长约 0.6～1.5 μm。球杆菌菌体较短。

（3）螺形菌：据菌体的弯曲分为两类，①弧菌：菌体只有一个弯曲，呈弧形或逗点状，如霍乱弧菌；②螺菌：菌体有数个弯曲，也有的菌体弯曲呈螺旋状，称为螺杆菌。

2. 细菌的基本结构及特殊结构（★★★）

细菌的基本结构：由外向内依次为细胞壁、细胞膜、细胞质及核质。细菌的特殊结构：荚膜、鞭毛、菌毛和芽孢。

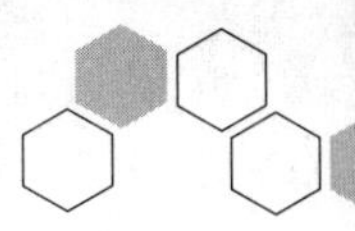

		主要化学成分	功能
基本结构	细胞壁	G^+细胞壁较厚，由两种物质构成：①肽聚糖：由聚糖骨架、四肽链、五肽桥组成三维结构；②大量的磷壁酸。G^-特点是肽聚糖结构少，在肽聚糖外还有三层结构，由内向外依次为脂蛋白、脂质双层和脂多糖，三层共同构成外膜	①维持细菌固有的形态；②参与菌体细胞内外物质交换；③细胞壁上还带有多种抗原决定簇，决定细菌的抗原性；④细胞壁上的脂多糖是具有致病作用的内毒素
	细胞膜	脂类、蛋白质及少量多糖	①渗透和运输作用，即物质转运；②细胞呼吸作用；③生物合成作用；④参与细菌分裂
	细胞质	水、无机盐、核酸、蛋白和脂类	细菌新陈代谢的主要场所，胞质内含有核酸和多种酶系统，参与菌体内物质的合成代谢和分解代谢
	核质	一条双股环状的DNA分子	DNA分子反复回旋盘绕成超螺旋结构，能控制细菌的各种遗传性状，亦称为细菌染色体
特殊结构	荚膜	包绕在细菌细胞壁外的一层较厚的黏性物质。多数细菌的荚膜是由多糖组成，少数细菌为多肽	荚膜具有抗原性；可帮助鉴别细菌以及作为分型的依据；抗吞噬作用、抗有害物质的损伤作用和黏附作用
	鞭毛	一种弹性纤维蛋白（鞭毛蛋白）	细菌的运动器官。具有特殊的抗原性
	菌毛	蛋白质（菌毛蛋白）	具有抗原性。普通菌毛与细菌的致病性有关。性菌毛参与F质粒的接合传递
	芽孢	某些细菌在一定的环境条件下，胞质脱水浓缩，在菌体内部形成一个圆形小体	①芽孢是细菌的休眠状态；②细菌形成芽孢后失去繁殖能力；芽孢不直接引起疾病；③当环境适宜时，芽孢又能发育成细菌的繁殖体，繁殖体大量繁殖而致病；④一个细菌只能形成一个芽孢，一个芽孢只能形成一个繁殖体；⑤芽孢的大小、形状和在菌体内的位置随菌种而异，对鉴别细菌有重要意义；⑥芽孢对外界抵抗力强，在自然界可存在几年或几十年

考点3　细菌的繁殖与代谢

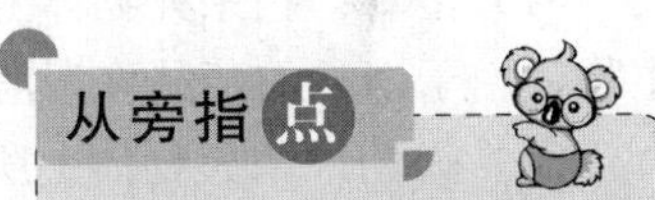

考生应掌握细胞的基本结构和特殊结构组成及各自的功能和特点。

1. 细菌的生长繁殖（★★）

（1）细菌生长繁殖的条件：①营养物质，包括水分、无机盐类、蛋白质和糖等；②酸碱度，大多数致病菌最适pH为7.2～7.6；③温度，大多数致病菌最适生长温度为37 ℃；④气体，细菌生长需要一定的气体环境，根据细菌对氧气的需要不同，分为专性需氧菌、微需氧菌、兼性厌氧菌、专性厌氧菌四大类。

（2）生长方式与速度：以简单的二分裂方式繁殖。生长曲线可分为4个期，即迟缓期、对数期、稳定期、衰退期。

2. 细菌的新陈代谢（★★）

（1）细菌的分解代谢产物：检测细菌对各种基质的代谢作用及代谢产物，借以区别和鉴别细菌种类的生化实验，称为细菌的生化反应。常见的生化反应有：糖发酵试验、吲哚试验、甲基红试验等。

（2）细菌的合成代谢产物：①与致病有关：热原质、毒素和侵袭酶类；②与鉴别细菌有关：色素；③与抑制或杀灭其他生物细胞有关：抗生素、细菌素；④与营养有关：维生素等。

3. 细菌的人工培养（★）

（1）培养基：按照其用途不同，可分为基础培养基、营养培养基、合成培养基、鉴别培养基、

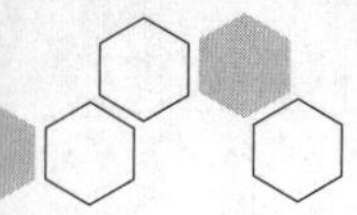

厌氧培养基等。按其物理性状不同，可分为液体培养基、半固体培养基和固体培养基。

（2）细菌在培养基上的生长现象

①在液体培养基上：细菌生长后，大多呈均匀混浊状态，少数出现沉淀和菌膜。

②在半固体培养基上：有鞭毛的细菌生长后出现混浊，无鞭毛的细菌沿穿刺线生长，主要用于检测细菌的动力和保存菌种。

③在固体培养基上：单个细菌生长后形成肉眼可见的细菌基团，称为菌落，不同的细菌其菌落大小、形态、颜色等不同，可用来鉴定细菌。

（3）细菌培养方法：需氧培养法（最常用）、微需氧培养法、二氧化碳培养法和厌氧培养法。

考点 4 细菌的变异

1. 细菌的变异现象及变异机制（★）

（1）细菌变异现象：①细菌的形态结构变异，包括 L 型变异、荚膜变异、鞭毛变异等；②抗原性变异；③毒力变异；④耐药性变异；⑤菌落变异等。

（2）细菌变异机制：决定细菌遗传与变异的是遗传物质。细菌变异的机制主要包括基因突变、基因的损伤后修复、基因的转移及重组。

2. 细菌变异的实际应用（★）

（1）影响细菌学诊断。

（2）预防耐药菌株扩散。

（3）制备疫苗。

（4）检测致癌物。

（5）基因工程方面的应用。

考点 5 消毒与灭菌

1. 消毒、灭菌、无菌、无菌操作（★★★）

（1）消毒：指杀死物体上或环境中的病原微生物的方法。并不一定杀死细菌芽孢或非病原微生物，用于消毒的药品称为消毒剂。

（2）灭菌：杀灭物体上所有微生物的方法。包括杀灭细菌芽孢在内的全部病原微生物和非病原微生物。

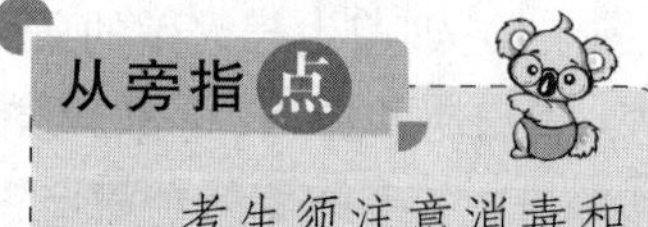

考生须注意消毒和灭菌的区别，分别能杀死何种微生物。

（3）无菌：体中无活的微生物存在，称为无菌。多是灭菌的结果。

（4）无菌操作：阻止微生物进入人体或其他物品的操作技术，称为无菌操作。

2. 物理消毒灭菌法（★★）

（1）热力灭菌法：高热可以使菌体蛋白质变性凝固，从而导致细菌死亡。主要的方法有两大类：①干热灭菌法：包括焚烧和干烤；②湿热消毒灭菌法：包括高压蒸汽灭菌法、煮沸法、流通蒸汽法等。

（2）紫外线消毒法：波长 265～266 nm 的紫外线最容易被细菌的 DNA 所吸收，干扰了 DNA 的碱基配对，导致细菌死亡或变性。由于紫外线的穿透力弱，因此紫外线只能用于物体表面和空气消毒。X 线和 γ 射线有较高的能量和穿透力，常用于大量一次性医用塑料制品的消毒。

（3）滤过除菌法：滤过除菌是利用滤菌器过滤液体和气体中的细菌，达到无菌的目的。主要用于不耐高热的血清、抗毒素、生物药品等的除菌。

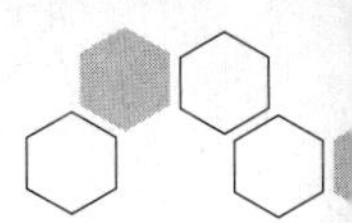

3. 化学消毒灭菌法（★★）

（1）促进菌体蛋白质变性或凝固的，如酚类、醇类、醛类等。

（2）干扰细菌酶系统和代谢、破坏菌体蛋白与核酸的，如氧化剂、重金属盐类等。

（3）损伤菌体细胞膜的，如酚类、脂溶剂等。

从旁指点

考生应掌握几种物理灭菌法在的实际应用。

考点 6　细菌的致病性和机体的抗菌免疫

1. 细菌的致病性（★★）

（1）细菌的毒力：构成细菌毒力的物质是侵袭力和毒素。

1）侵袭力：包括细菌的黏附与定植、侵入、繁殖与扩散的能力。①菌体表面结构：包括荚膜、菌毛和黏附素；②侵袭性酶：血浆凝固酶、透明质酸酶、链激酶、链道酶等。

2）毒素：细菌在生长繁殖中产生和释放的毒性物质。

①外毒素：主要是革兰阳性菌和部分革兰阴性菌产生并释放到菌体外的毒性蛋白质。其性质为蛋白质，毒性作用强，具有选择性；对理化因素不稳定，一般不耐热；其抗原性强。外毒素种类多，主要分为神经毒素、细胞毒素和肠毒素三大类。

②内毒素：革兰阴性菌细胞壁的成分，在菌体裂解后才能释放出来的毒性脂多糖，各种细菌的内毒素成分基本相同，其致病作用也相似，主要致病作用有发热反应、白细胞反应、弥散性血管内凝血和内毒素血症与休克。

（2）细菌数量：一次侵入机体的细菌数量越多，致病力越强。

（3）侵入途径：通过特定的门户侵入，才能致病。

2. 细菌感染的发生、发展和结局（★★）

（1）感染的来源：①外源性感染：由来自宿主体外病原体所引起的感染；②内源性感染：病原菌来自于自身体内或体表的微生物所引起的感染。

（2）感染途径：吸道感染、消化道感染、接触感染、创伤感染和虫媒感染。

（3）感染类型：①隐性感染；②显性感染；③带菌状态。

3. 机体的抗菌免疫（★）

抗菌免疫包括非特异性免疫和特异性免疫两大类。

（1）非特异性免疫：机体在发育过程中形成的，经遗传获得。非特异性免疫机制是由屏障结构、吞噬细胞、正常体液和组织的免疫成分等组成。

（2）特异性免疫：是个体在生活过程中接受病原微生物等抗原物质刺激后产生的，具有明显的针对性（特异性）和记忆性，当再次接受同种抗原刺激时，可使免疫效应增强，在抗感染免疫中占重要地位。特异性免疫包括两大类：①体液免疫；②细胞免疫。

考点 7　病毒学概述

病毒是一类体积微小、结构简单、严格细胞内寄生，以复制方式增殖的非细胞型微生物。

1. 病毒的形态与结构（★★）

（1）形态：完整成熟的病毒颗粒称为病毒体，大多数病毒呈球形或近似球形，少数呈杆状、丝状、弹头状、蝌蚪状等。绝大多数病毒的大小在 100 nm 左右。

（2）结构：基本结构有核心和衣壳，两者构成核衣壳。核心内含有一种核酸 DNA 或 RNA，为病毒的感染、复制、遗传和变异提供遗传信息；衣壳是包围在核酸外面的蛋白质外壳，衣壳具有：①抗原性；②参与病毒感染；③保护核酸。

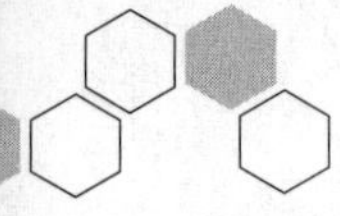

2. 病毒的繁殖方式（★）

病毒的繁殖方式是复制，必须在易感的活细胞内进行。复制周期：从病毒进入宿主细胞开始，经过基因组复制，到最后释放出子代病毒，即称为一个复制周期。可分为吸附→穿入→脱壳→生物合成→组装与释放子代病毒，五个步骤。

> **从旁指点**
>
> 考生须掌握病毒的繁殖方式（复制），结构及性质。

3. 病毒的感染与免疫（★）

（1）病毒的感染：病毒侵入机体在宿主细胞内以复制的方式增殖，并与机体相互作用的过程，称为病毒的感染。

1）病毒的传播方式：①水平传播：传播途径包括呼吸道、消化道、泌尿生殖道、皮肤和黏膜及医源性传播等；②垂直传播：传播途径包括胎盘传播、分娩传播、哺乳传播等。

2）病毒的致病机制：①细胞损伤：主要包括杀细胞作用、细胞膜损伤、包涵体形成、细胞畸变、细胞凋亡等；②免疫性损伤：包括体液免疫损伤和细胞免疫损伤。

3）病毒感染的类型：①隐形感染；②显性感染：可分为急性感染和持续感染，持续感染又分为慢性感染、潜伏感染和迟发感染等。

（2）病毒感染的免疫

1）非特异性免疫：主要是靠干扰素和NK细胞的作用。①干扰素具有抗病毒、抗肿瘤等多种生物学活性，其抗病毒感染的机制是通过诱导抗病毒蛋白产生，间接地抑制病毒的复制，激活细胞免疫应答；②NK细胞主要是与靶细胞接触裂解靶细胞。

2）特异性免疫：包括体液免疫和细胞免疫。体液免疫中起作用的主要是中和抗体。细胞免疫主要是通过细胞毒性T细胞来完成的。

考点8　真菌概述

1. 真菌的生物学特征及致病性（★）

（1）真菌的形态与结构：按形态结构可分为单细胞真菌和多细胞真菌两大类：①单细胞真菌呈圆形或椭圆形，以芽生方式繁殖；②多细胞真菌是由菌丝和孢子组成，菌丝的形态和分类复杂，有的呈螺旋状、球拍状、鹿角状等，可作为鉴别真菌的依据。孢子是真菌的生殖结构，是由生殖菌丝产生的，不同的真菌其孢子的大小和形态不同，也作为真菌鉴定和分类的主要依据。

（2）真菌的致病性：脚癣、皮肤癣、真菌性阴道炎、鹅口疮等。

2. 真菌与药学之间关系（药学领域的作用）（★★）

（1）可直接入药：如灵芝、冬虫夏草等。

（2）临床使用的许多抗生素来源于真菌的代谢产物：如青霉素等。

（3）真菌也是药物变质和污染的重要原因。

考点9　其他微生物

1. 支原体、衣原体、螺旋体、立克次氏体（★）

类型	形态结构	致病性
支原体	无细胞壁，呈高度多形态性，可用人工培养基培养，最小的原核细胞型微生物	肺炎支原体，引起支原体肺炎；溶脲脲原体通过性传播，可引起不孕症、流产、死胎等
衣原体	体积微小、专性活细胞寄生、有独特发育周期的原核细胞型微生物	沙眼衣原体引起沙眼病与泌尿道感染等

续表

类型	形态结构	致病性
螺旋体	细长、柔软、弯曲、运动活泼的原核细胞型微生物，有细胞壁、原始核质，以二分裂方式繁殖，对抗生素敏感	梅毒螺旋体，可引起梅毒；钩端螺旋体可引起钩端螺旋体病等
立克次体	体积微小、专性活细胞寄生的原核细胞型微生物	普氏立克次体（流行性斑疹伤寒）、羌虫热立克次体（羌虫病）等

考点 10　寄生虫学概述

1. 寄生虫与宿主（★）

（1）寄生虫：营寄生生活的低等小动物称寄生虫。

（2）宿主：在寄生生活中被寄生的生物称为宿主。①终宿主：寄生虫的成虫或有性生殖阶段寄生的宿主，如人是蛔虫的终宿主，蚊子是疟原虫的终宿主；②中间宿主：寄生虫的幼虫或无性生殖阶段寄生的宿主，如人是细粒棘球绦虫、疟原虫的中间宿主。

2. 寄生虫对宿主的作用（★★）

寄生虫对宿主的作用表现为寄生虫对宿主的致病能力。

（1）夺取营养：可导致营养不良、免疫力降低，引起疾病。如钩虫附着在肠壁上以血液为食，引起患者严重的贫血，营养不良、发育障碍。

（2）机械性损伤：可对局部组织造成机械损伤、梗阻、压迫等。如大量蛔虫寄生于肠道引起肠梗阻；猪囊尾蚴寄生于脑组织内引起癫痫等。

（3）毒性和抗原物质的作用：能产生毒性作用或超敏反应。如蛔虫移行至肺泡内产生的脱皮液引起蛔蚴性肺炎；血吸虫卵内的毛蚴分泌物引起周围组织肉芽肿等。

考点 11　免疫学基础

1. 免疫的概念及功能（★★）

（1）概念：机体免疫系统识别和排除抗原性异物，维持内环境相对稳定一种生理功能。

（2）免疫的功能：①免疫防御；②免疫稳定；③免疫监视。

2. 抗原、抗体的概念及种类（★★★）

（1）抗原

1）概念：凡能刺激机体使其产生特异性免疫应答的物质，称为抗原。具有异物性、特异性和大分子性质。

2）种类：①病原生物及其代谢产物：包括细菌、病毒、真菌、寄生虫等；②异种动物血清：如破伤风抗毒素等；③同种异型抗原：如 ABO 血型抗原、HLA 抗原等；④异嗜性抗原：是存在于不同种系生物间的共同抗原，如乙型溶血性链球菌的 M 蛋白，与人体心瓣膜、肾小球基底膜等有共同抗原性；⑤自身抗原：包括隐蔽抗原，如晶状体蛋白等；修饰抗原；⑥肿瘤抗原：包括肿瘤特异性抗原和肿瘤相关抗原；⑦某些药物、食物、花粉等。

（2）抗体

① 概念：原进入体内后，体内产生的一种能与相应抗原结合的球蛋白，称为免疫球蛋白。

② 种类：常见的有五种，即 IgG、IgA、IgM、IgE、IgD，其功能各有不同。

从旁指点

考生要掌握抗原的三种性质，并判断某种物质是否为抗原。

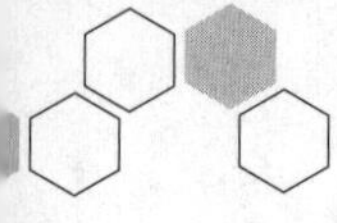

3. 免疫应答及特异性免疫应答基本过程和抗体产生的规律（★★）

（1）免疫应答：免疫应答是免疫细胞接受抗原刺激后活化、分化及产生免疫效应的过程。

（2）特异性免疫：具有高度的专一性、针对性强。特异性免疫主要包括两种，为细胞免疫和体液免疫。特异性免疫应答的基本过程：

① 抗原提呈与识别阶段：抗原提呈细胞摄取、加工、处理抗原信息并将抗原信息传递给抗原特异性淋巴细胞的过程。

② 免疫细胞活化、增殖、分化阶段：是指抗原特异性淋巴细胞受到相应抗原刺激后活化、增殖、分化的过程。

③ 效应阶段：效应细胞和效应细胞产生的细胞因子、抗体发挥免疫效应清除抗原性异物的过程。

（3）抗体产生的规律

① 初次应答：抗体产生的特点是潜伏期长、抗体浓度低、半衰期短、最先产生IgM、亲和力低。

② 再次应答：抗体产生的特点是潜伏期短、抗体浓度高、半衰期长、产生的抗体以IgG为主、亲和力高。

4. 变态反应的概念与分类（★★）

（1）概念：已致敏的机体再次接触相同抗原时，发生的一种以组织损伤或生理功能紊乱为主的特异性免疫应答，称为变态反应或超敏反应。它具有特异性和记忆性。常见的变应原有药物、花粉、油漆、动物皮毛等。

（2）分类

① 第Ⅰ型超敏反应（速发型）：常见的疾病为过敏性休克、过敏性鼻炎、过敏性哮喘、食物过敏、过敏性皮炎、荨麻疹等。

② 第Ⅱ型超敏反应：常见的疾病有输血反应、新生儿溶血症、药物性血细胞减少症。

③ 第Ⅲ型超敏反应：常见的疾病如急性肾小球肾炎、风湿病、过敏性肺炎等。

④ 第Ⅳ型超敏反应：常见的疾病为器官、组织移植过程中的排斥反应，接触性皮炎等。

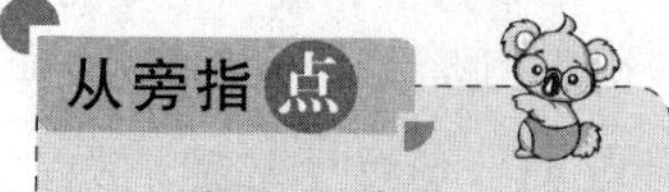

考生要掌握几种超敏反应的区别，区分反应类型。

5. 疫苗及其他生物制品（★）

（1）疫苗：用于人工主动免疫的细菌制剂、病毒制剂及类毒素制剂统称为疫苗。其种类主要有：

① 减毒活疫苗：卡介苗、脊髓灰质炎疫苗等。

② 灭活疫苗：狂犬病疫苗、乙脑疫苗等。

③ 联合疫苗：白百破三联疫苗。

④ 基因工程疫苗：乙型肝炎疫苗等。

⑤ 其他如亚单位疫苗、结核疫苗、合成肽疫苗等。

（2）其他生物制品：预防用生物制品、治疗用生物制品和诊断用生物制品。

① 预防用生物制品：包括疫苗、类毒素和γ-球蛋白（丙种球蛋白）三类。

② 治疗用生物制品：包括各种血液制品，如人白蛋白、球蛋白等，正在生产和正在研制的有数十种之多；免疫制剂，如干扰素、白细胞介素、转移因子、抗毒素、γ-球蛋白等。

③ 诊断用生物制品：包括体内实验诊断制剂类，如结核菌素等；一般传染病诊断制剂类，如各种诊断菌液、诊断血清等；诊断肿瘤制剂类，如癌胚抗原诊断试剂盒等；激素用诊断试剂，如妊娠诊断制剂等。

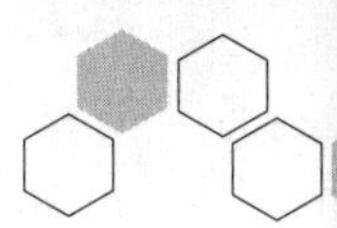

6. 免疫学诊断的基本概念（★）

免疫学检测技术被广泛用于与免疫相关疾病的诊断、发病机制研究、免疫状态检测及治疗效果评估。分类：①抗原或抗体的检测；②免疫细胞及其功能的检测。

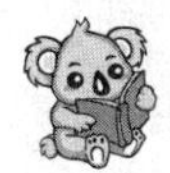

考点集锦

- 总论
  - 细菌
    - 形态和结构
      - 基本形态：球菌、杆菌、螺旋菌
      - 结构
        - 基本结构：细胞壁、细胞膜、细胞质及核质
        - 特殊结构：荚膜、鞭毛、菌毛和芽孢
    - 繁殖与代谢
      - 条件：①营养物质；②酸碱度；③温度；④气体
      - 方式：二分裂
    - 细菌变异
    - 消毒与灭菌
      - 消毒：并不一定杀死芽孢
      - 灭菌：杀灭芽孢
      - 物理消毒灭菌法与化学消毒灭菌法
    - 致病性：毒力（侵袭力、毒素）、侵入机体数量和侵入途径
  - 病毒
    - 病毒基本结构：核心和衣壳
    - 病毒增殖方式：复制
    - 病毒感染：隐性感染、显性感染；非特异性免疫、特异性免疫（体液和细胞免疫）
  - 真菌：真核细胞型微生物，芽生繁殖
  - 其他微生物：①支原体；②衣原体；③螺旋体；④立克次氏体
  - 寄生虫：夺取营养、机械性损伤、毒性和抗原物质的作用
  - 免疫学基础
    - 抗原：病原生物及其代谢产物、异种动物血清、同种异型抗原、异嗜性抗原、自身抗原、肿瘤抗原
    - 抗体：IgG、IgA、IgM、IgE、IgD
    - 免疫应答
    - Ⅳ型超敏反应
    - 疫苗及其他生物制品

第二节　各论

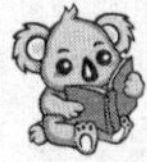

考点梳理

考点1　病原性球菌

病原性球菌按革兰染色性的不同可分为革兰阳性球菌，如葡萄球菌、链球菌、肺炎链球菌等；革兰阴性球菌，如脑膜炎球菌、淋球菌等。

类型	性状	抗原/A群链球菌分类	致病物质	所致疾病
葡萄球菌属（★★）	G^+球菌，无鞭毛，无芽孢，一般不形成荚膜。在无芽孢菌中抵抗力最强	结构复杂，其中最主要的是葡萄球菌A蛋白	金黄色葡萄球菌致病力最强。血浆凝固酶、葡萄球菌溶血毒素、杀白细胞素和肠毒素。	引起化脓性炎症、食物中毒和葡萄球菌性肠炎

续表

类型		性状	抗原/A群链球菌分类	致病物质	所致疾病
链球菌属（★）	A群链球菌	G^+球菌，链状排列	①甲型溶血性链球菌，产生α溶血，条件致病菌；②乙型溶血型链球菌，产生β溶血，致病力最强；③丙型链球菌，不产生溶血现象	①细胞表面物质：如荚膜、M蛋白等；②侵袭性酶类：如透明质酸酶、链激酶等；③外毒素：主要有致热外毒素、溶血毒素等	化脓性感染、猩红热、变态反应性疾病（如急性肾小球肾炎、风湿热）等
	肺炎链球菌	G^+菌，多呈双或短链排列	荚膜具有抗吞噬作用	荚膜、溶血素、神经氨酸酶等	人类大叶性肺炎
脑膜炎球菌（★）		G^-肾形双球菌	①荚膜多糖抗原；②外膜蛋白抗原；③脂多糖抗原；④核蛋白抗原。	荚膜、菌毛和内毒素	流行性脑脊髓膜炎

考点2　肠道杆菌

肠道杆菌是一群生物学性状相似的有动力或无动力的革兰阴性无芽孢杆菌。痢疾杆菌根据菌体群抗原的不同，可分为A群痢疾志贺菌、B群福氏志贺菌、C群鲍氏志贺菌、D群宋内志贺菌四个群。

类型	性状	致病物质	所致疾病
大肠埃希菌（★）	G^-杆菌，多数有周身鞭毛，有菌毛	黏附素、内毒素、外毒素（耐热肠毒素、不耐热肠毒素）	①肠道外感染，如败血症、泌尿道感染、胆囊炎等；②肠道内感染：主要以腹泻为主的疾病
伤寒杆菌（★）	G^-杆菌，多数有周身鞭毛，有菌毛。	内毒素、菌毛、Vi抗原，少数细菌产生肠毒素	伤寒病和甲、乙、丙副伤寒沙门菌引起的副伤寒。少数患者可出现肠出血、穿孔等并发症。沙门菌感染后，也常引起胃肠炎（食物中毒）和败血症。
痢疾杆菌（★★）	G^-杆菌，有菌毛，无鞭毛。	侵袭力和内毒素，少数能产生外毒素	细菌性痢疾

考点3　分枝杆菌和芽孢杆菌

1. 分枝杆菌（★★）

分枝杆菌是一类细长微弯曲有分枝生长趋势的杆菌，又称抗酸杆菌。对人致病的分枝杆菌主要是结核分枝杆菌，简称结核杆菌，是引起人类结核病的病原菌。

（1）结核杆菌的主要生物学性状：菌体细长微弯曲，有荚膜。细胞壁含有大量的分枝菌酸，影响染料的穿入，革兰染色不易着色。对湿热、紫外线、乙醇等敏感。对干燥、酸、碱染料有较强的抵抗力，在干燥的痰中可存活6～8个月。结核分枝杆菌可发生形态、菌落、毒力、免疫原性和耐药性变异。

（2）致病性：传染源来自于患者、病畜及带菌者。主要经呼吸道感染，也可经消化道、伤口感染。主要致病物质有荚膜、细胞壁成分脂质和蛋白质。所致疾病为结核病，最常见的为肺结核。

（3）防治原则：①预防：早期发现，积极治疗是重要的措施之一；接种卡介苗是非常有效的方法；②治疗：抗结核药物治疗，采取早治疗，联合用药、坚持正规治疗，彻底治愈。

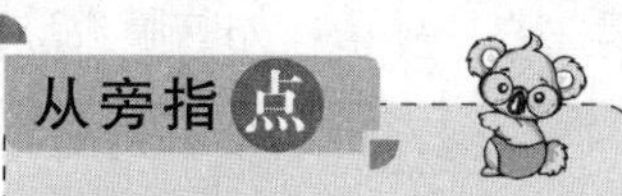

考生应掌握结核分歧杆菌的主要生物学性状及主要致病物质。

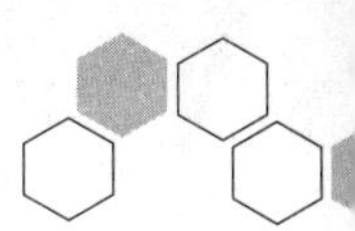

2. 厌氧芽孢杆菌（★）

G^+杆菌，菌体内能形成体积较大的芽孢。引起疾病有：破伤风梭菌导致破伤风；产气荚膜梭菌导致气性坏疽；内毒梭菌引起食物中毒。

3. 需氧芽孢杆菌（★）

需氧，能产生芽孢的G^+粗大杆菌，主要有炭疽杆菌（炭疽病）、枯草芽孢杆菌（污染实验室、引起输液反应）、蜡样芽孢杆菌（大量可引起食物中毒）等。

考点 4　弧菌属与弯曲菌属

弧菌属是一类菌体弯曲短小的 G^-菌，主要存在于水中。对人致病的主要有霍乱弧菌、副溶血弧菌。

1. 霍乱弧菌（★）

乱弧菌是引起烈性传染病霍乱（2 号病）的病原体，革兰阴性，菌体一端具有单鞭毛，有菌毛，少数有荚膜。致病物质有：①鞭毛与菌毛；②霍乱肠毒素：是最主要的致病物质。

2. 弯曲菌（★）

是一类引起人类肠道及肠外感染的逗点状或 S 形革兰阴性菌。传染源为禽畜，经口感染。主要致病物质为肠毒素。

考点 5　肠道病毒

1. 肠道病毒的特点（★）

微小 RNA 病毒科，经消化道传播，在肠道内增殖并从肠道排出。主要包括脊髓灰质炎病毒（有 1～3 型）、柯萨奇病毒（分为 A、B 两组）、埃可病毒及新型肠道病毒。共同特点为：①病毒球形：20 面对称体，无包膜；②核酸：单股正链 RNA，具有传染性；③在细胞质内增殖；④抵抗力强；⑤经粪－口途径感染。

2. 脊髓灰质炎病毒（★）

小球形病毒，无包膜。病毒主要侵犯婴幼儿的脊髓前角运动细胞体，导致下肢弛缓性麻痹症，即脊髓灰质炎。

考点 6　呼吸道病毒

1. 流行性感冒病毒（★★）

属于 RNA 病毒。病毒呈球形、椭圆形或线状，其结构自内向外依次为核心、基质蛋白和包膜。流感病毒主要有两种抗原：①核心抗原：位于病毒的核心，即核蛋白，根据核心抗原不同，将流感病毒分为甲、乙、丙三型；②表面抗原：位于病毒包膜上，即血凝素（HA）与神经氨酸酶（NA），抗原性不稳定经常发生变异。其中甲型流感病毒最容易发生变异，根据 HA 和 NA 不同又可分为亚甲型、香港甲型等若干亚型。乙型、丙型很少发生变异。

> **从旁指点**
>
> 考生应掌握流感病毒的分类和两种抗原的类型，以及两种抗原的分类及特性。

2. 风疹病毒（★）

风疹的病原体。病毒呈球形，核酸为单股正链 RNA，有包膜，病毒可在多种细胞内增殖。风疹病毒最严重的危害是感染孕妇后导致胎儿先天畸形。

3. 麻疹病毒（★）

麻疹病毒是引起麻疹的病原体。病毒呈球形，核酸为单股负链 RNA，有包膜。麻疹是儿童常见的急性传染病，患儿急性期为传染源，通过飞沫经呼吸道传播。

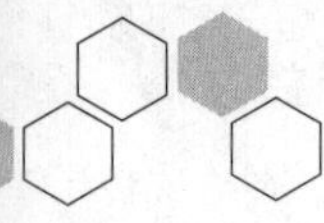

考点 7　肝炎病毒

肝炎病毒是一类主要感染肝细胞并引起病毒性肝炎的病原体。目前该病毒至少有甲型、乙型、丙型、丁型及戊型 5 种。

甲、乙、丙型肝炎病毒概述（★★）

病毒类型	传染源	传播途径	所致疾病	免疫性
甲型肝炎病毒（HAV）	带毒者和甲型肝炎患者	粪-口途径（多见）、血或血制品、母婴传染	甲型肝炎	病程 1 个月左右，一般不转为慢性肝炎或慢性携带者。接种甲肝疫苗是有效的预防措施，密切接触者也可注射丙种球蛋白，进行紧急预防。
乙型肝炎病毒（HBV）	患者和携带者	①血液及血液制品：如输血、手术、针刺、注射、伤口等均可传染；②母婴传播：通过胎盘、分娩、哺乳及密切接触感染	乙型肝炎	HBV 在肝细胞中增殖并不直接引起肝细胞损伤，而是通过机体的免疫病理反应导致肝细胞损伤而发病。
丙型肝炎病毒（HCV）	患者和无症状携带者	血液或血液制品、性接触和母婴传播	急性丙型肝炎	康复后可获得一定免疫力，但免疫力不强。目前尚无疫苗可预防。

（1）甲型肝炎病毒（HAV）生物学特性：小球状，核酸为单股正链 RNA，无包膜。衣壳蛋白抗原性稳定，仅有一个血清型。对外界有较强的抵抗力，污染的水源是暴发流行的主要载体，加热 100 ℃需 5 分钟才能灭活，对 5%的次氯酸、3%漂白粉等敏感。

（2）乙型肝炎病毒（HBV）生物学特性：血清中三种病毒颗粒分别是大球形颗粒（Dane 颗粒）、小球形颗粒和管形颗粒。大球形颗粒是完整的病毒，具有双层衣壳，核酸为双股闭合的 DNA。主要抗原组成有三种：表面抗原（HBsAg）、核心抗原（HBcAg）、e 抗原（HBeAg），分别位于外衣壳和内衣壳上；并能刺激机体产生相应的抗-HBs 抗体、抗-HBc 抗体、抗-HBe 抗体。

（3）丙型肝炎病毒（HCV）生物学特性：球形，有包膜，核酸为单股正链 RNA。按基因序列的差异可分为Ⅰ～Ⅵ型，我国以Ⅱ型为主。

考点 8　虫媒病毒

虫媒病毒是一大类通过吸血节肢动物叮咬人、家畜及野生动物传播的病毒。虫媒病毒的共同特征为：①病毒呈球形；②核酸为单股正链 RNA，有包膜，其表面有血凝素；③对热、脂溶剂敏感，不耐酸；④宿主范围广泛，通过节肢动物进行传播；⑤致病具有明显的季节性和地方性。在我国流行的主要有流行性乙型脑炎病毒、登革热病毒、出血热病毒、森林脑炎病毒等。

流行性乙型脑炎病毒（★）

引起流行性乙型脑炎（简称乙脑），此病毒呈球形，有包膜，其表面有血凝素，能凝集禽类的红细胞。抗原性稳定，只有一个血清型。传染源主要是家禽、家畜，其中幼猪是重要的传染源预防蚊虫叮咬是预防流行性乙型脑炎的关键措施，对易感人群接种乙脑疫苗可有效地预防此病。

考点 9　疱疹病毒

与人类感染有关的主要有单纯疱疹病毒 1 型（HBV-1）和 2 型（HBV-2）、EB 病毒、水痘-带状疱疹病毒和巨细胞病毒等。

1. 单纯疱疹病毒（★）

单纯疱疹病毒所致的主要疾病有唇疱疹、角膜结膜炎、咽炎等。目前研究认为 HBV-2 可能与宫颈癌发病有关。

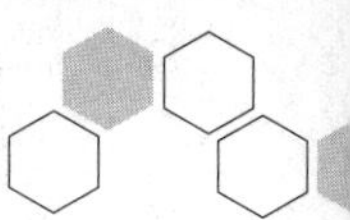

考点 10　其他病毒

1. 人乳头瘤病毒（★）

双股环状 DNA 病毒，主要侵犯人的皮肤和黏膜导致不同程度的增生性病变，引起良性疣和纤维乳头瘤，常见的寻常疣、扁平疣等。某些型别可引起宫颈癌变。

2. 人类微小病毒（★）

体积最小的 DNA 病毒，呈球形。主要通过呼吸道和密切接触传播。最常见的疾病为儿童的传染性红斑、成人的多发性关节病、慢性溶血性贫血等疾病。

3. 人类免疫缺陷病毒（★）

球形，有包膜，基因组为两条相同的单正链 RNA。该病毒可通过性接触、血液、母婴感染等途径传播，主要损伤免疫系统，引起致死性机会致病菌感染或引发肿瘤。

考点 11　医学原虫

1. 原虫概述（★）

单细胞动物，结构简单，包括：①细胞膜：由单位膜构成，参与虫体的摄食、运动、排泄、感觉、侵袭及逃避免疫等；②细胞质：由基质、细胞器和内含物组成；③ 细胞核：由核膜、核质、核仁组成。多数原虫借助运动细胞器运动。通过吞噬、吞饮或体表渗透方法获取营养物质。

2. 疟原虫主要特征（★★）

（1）寄生于人类的疟原虫有 4 种，即间日疟原虫、恶性疟原虫、三日疟原虫和卵形疟原虫，分别引起间日疟、恶性疟、三日疟和卵形疟。

（2）形态：疟原虫在红细胞内的发育，分为早期滋养体、晚期滋养体、裂殖体和配子体四个时期。

（3）生活史：疟原虫生活史包括在人体内和雌性按蚊体内两个发育时期。在人体内先后寄生于肝细胞和红细胞内进行裂体增殖，在蚊子体内寄生胃壁进行配子生殖和孢子生殖。疟原虫在人体内的发育包括：红细胞外期、红细胞内期。

（4）生活史特点：①感染阶段：子孢子；②传播媒介：按蚊；③终宿主：蚊子；④中间宿主：人；⑤感染途径：蚊子叮咬经皮肤感染，也可经输血感染。

3. 阿米巴原虫主要特征（★）

溶组织内阿米巴原虫会引发阿米巴痢疾和肝脓肿，耐格里属和棘阿米巴属主要引起脑膜炎、角膜炎、口腔感染和皮肤损伤等。生活史特点：①感染阶段：四核包囊；②感染途径：经口感染；③寄生部位：结肠，也可寄生于肝、肺、脑等；④基本生活史过程：包囊－小滋养体－包囊。

4. 阴道毛滴虫主要特征（★）

阴道毛滴虫是寄生在人体阴道和泌尿道、前列腺的鞭毛虫，主要引起滴虫阴道炎、尿道炎和前列腺炎，是以性传播为主的一种传染病。生活史中仅有滋养体阶段。滋养体既是繁殖阶段，也是感染和致病阶段。该虫通过直接或间接接触方式在人群中传播。

考点 12　医学蠕虫

1. 线虫概述及似蚓蛔线虫主要特征（★★）

（1）线虫概述：虫体呈线形或圆柱状，不分节，左右对称，雌雄异体。由体壁、消化系统、生殖系统和排泄系统组成。生活史一般经过虫卵、幼虫、成虫三个阶段。寄生于人体常见的线虫有 10 余种，主要有寄生于肠道的蛔虫、鞭虫、钩虫、蛲虫等；其次寄生于淋巴管的丝虫，寄生

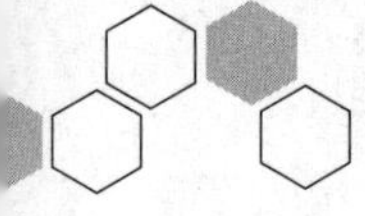

于横纹肌的旋毛虫等。

（2）似蚓蛔线虫主要特征：简称蛔虫，是人体内最常见的寄生虫之一。成虫寄生于小肠，可引起蛔虫病，以半消化的食物为食。蛔虫病的主要危害是并发症如胆道蛔虫症、阑尾炎、蛔虫性肠梗阻等。蛔虫的幼虫在体内移行中可导致蛔蚴性肺炎，严重者幼虫可侵入肝、脑、脾、肾等器官，也有通过胎盘侵入胎儿体内寄生的。

2. 吸虫概述及血吸虫主要特征（★）

（1）吸虫概述：大多数背腹扁平、两侧对称，呈叶状或长舌状。有口、腹吸盘，具有吸附作用。生殖系统发达，雌雄同体（除血吸虫外），可自体受精。虫卵必须入水才能发育。第一中间宿主都是淡水螺，第二中间宿主因种而异。吸虫病为人兽共患的疾病。

（2）血吸虫主要特征：日本血吸虫虫体圆柱状，雌雄异体。成虫寄生于人或其他哺乳动物的肠系膜静脉中。日本血吸虫的尾蚴、童虫、成虫、虫卵均可致病。

3. 绦虫概述及猪肉绦虫主要特征（★）

无消化道，靠体表吸收营养物质，生殖系统发达，孕节片内含充满虫卵的子宫。成虫寄生在脊椎动物的消化道中，人可充当它们的终宿主或中间宿主而患病。猪肉绦虫是中国主要的人体寄生绦虫。成虫寿命可达 25 年之久。人是猪带绦虫的终宿主，也可作为其中间宿主。人体感染虫卵的方式有三种：①自体内感染，如绦虫病患者反胃、呕吐时，肠道逆蠕动将孕节反入胃中引起感染；②自体外感染，患者误食自己排出的虫卵而引起再感染；③异体（外来）感染，误食他人排出的虫卵引起。

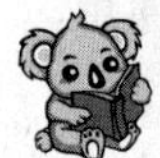

考点集锦

- 各论
  - 细菌
    - 球菌：革兰阳性球菌，如葡萄球菌、链球菌、肺炎链球菌等；革兰阴性球菌，如脑膜炎球菌、淋球菌等
    - 杆菌
      - 肠道杆菌：大肠埃希菌、伤寒杆菌、痢疾杆菌
      - 分枝杆菌：结核分枝杆菌，主要致病物质有荚膜、细胞壁成分脂质和蛋白质
      - 芽孢杆菌
        - 厌氧芽孢杆菌：破伤风梭菌、产气荚膜梭菌、肉毒梭菌
        - 需氧芽孢杆菌：炭疽杆菌、枯草芽孢杆菌、蜡样芽孢杆菌等
    - 弧菌：霍乱弧菌、弯曲菌属
  - 病毒
    - 肠道病毒：脊髓灰质炎病毒
    - 呼吸道病毒
      - 风疹病毒（风疹）、麻疹病毒（麻疹）
      - 流行性感冒病毒
        - 核心抗原：核蛋白
        - 表面抗原：血凝素（HA）与神经氨酸酶（NA）
    - 肝炎病毒
      - 甲型肝炎病毒（甲肝）：一个血清型，抵抗力强
      - 乙型肝炎病毒（乙肝）：HBsAg、HBcAg、HBeAg、抗－HBs抗体、抗－HBc抗体、抗－HBe抗体
      - 丙型肝炎病毒（丙肝）：我国以Ⅱ型为主
    - 虫媒病毒：流行性乙型脑炎病毒、登革热病毒、出血热病毒、森林脑炎病毒等
    - 疱疹病毒：单纯疱疹病毒1型（HBV－1）和2型（HBV－2）
  - 原虫：疟原虫、阿米巴原虫、阴道毛滴虫
  - 蠕虫：线虫、血吸虫、绦虫及棘头虫

第四章　天然药物化学

第一节　总　论

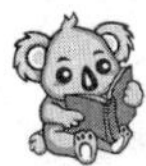

考点梳理

考点 1　绪论（★）

1. 天然药物化学研究内容

天然药物化学研究内容包括天然药物化学成分的结构特点、理化性质、提取分离方法及主要类型化学成分的结构鉴定知识等。

（1）有效成分：具有生理活性、能够防病治病的单体物质。

（2）有效部位：具有生理活性的多种成分的组合物。

2. 天然药物化学在药学事业中的地位

（1）提供化学药物的先导化合物。

（2）探讨中药治病的物质基础。

（3）为中药炮制的现代科学研究奠定基础。

（4）为中药、中药制剂的质量控制提供依据。

（5）开辟药源、创制新药。

考点 2　提取方法

提取方法有溶剂提取法、水蒸气蒸馏法、升华法。溶剂提取法最为常用。

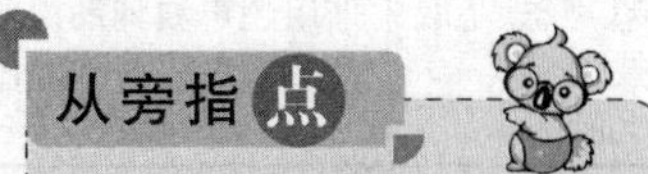

常用提取溶剂的极性大小顺序需要考生熟练掌握，考试时经常会列举几个提取溶剂来考查考生对其极性大小的区分。

1. 溶剂提取法（★★★）

依据天然产物中各种成分的溶解性能，选用对需要的成分溶解度大而对其他成分溶解度小的溶剂将所需要的成分从药材组织内溶解出来的一种方法。

（1）常用提取溶剂：亲脂性有机溶剂、亲水性有机溶剂和水。其极性由小到大的顺序为：石油醚＜苯＜三氯甲烷＜乙醚＜二氯甲烷＜乙酸乙酯＜正丁醇＜丙酮＜乙醇＜甲醇＜水。

（2）各类溶剂所能溶解的成分

溶剂类型	常用溶剂	用途
水	水	氨基酸、蛋白质、糖类、生物碱盐、有机酸盐、无机盐等可溶于水
亲水性有机溶剂	甲醇、乙醇（最常用）和丙酮	溶解苷类、生物碱、鞣质及极性大的苷元等大极性成分
亲脂性有机溶剂	石油醚、苯、三氯甲烷、正丁醇等	用于溶解游离生物碱、有机酸、蒽醌、黄酮、香豆素、强心苷等中等极性和小极性的化合物。石油醚常用于脱脂；正丁醇常用来从水溶液中萃取极性较大的化合物

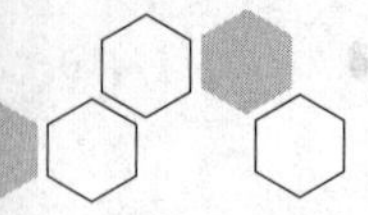

从旁指点

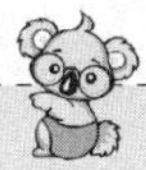

掌握水、亲水性有机溶剂和亲脂性有机溶剂所能溶解的成分，并熟悉一些常见的亲水性有机溶剂和亲脂性有机溶剂，记住某些特殊溶剂使用的特点。

（3）溶剂提取方法

方法	定义	特点
浸渍法	将药材用适当溶剂在常温或温热条件下浸泡提取有效成分的一种方法	适用于遇热不稳定有效成分的提取，但出膏率低；当以水为溶剂时易发霉变质，需加入适当的防腐剂
渗滤法	将药材装入渗滤筒中、不断向其上端添加新鲜浸出溶剂的一种动态浸提方法	能保持良好的浓度差，提取效率高于浸渍法，不足之处为溶剂消耗多，提取时间长
煎煮法	在药材中加入水后加热沸腾、使有效成分溶于水而提取出来的方法	只能用水作溶剂，操作简便，但含挥发性成分或遇热易分解的成分不宜用此法
回流提取法	使用低沸点有机溶剂加热提取天然药物中有效成分时，通过加热浸出液，使溶剂受热反复蒸发冷凝，提取浸出物的一种提取方法	加热时间长，对热不稳定的成分不宜用此法，且消耗溶剂量大，操作麻烦
连续回流提取法	常用索氏（沙氏）提取器来操作的方法	溶剂容量少，但耗时长，对受热易分解的成分不适用
超临界流体萃取技术	在超临界状态下，将超临界流体与待分离物质接触，通过控制不同温度、压力及不同种类和含量的夹带剂，使超临界流体有选择性地将极性大小、沸点高低和分子量大小不同的成分依次萃取出来	常用超临界流体物质是二氧化碳，常用的夹带剂是乙醇；此法优点是提取物中不残留溶剂，适于对热不稳定成分的提取
超声波提取技术	采用超声波辅助提取溶剂进行提取的方法；原理是利用超声波的空化作用	提取时间短、提取效率高、无需加热等优点，能避免高温高压对欲提取成分的破坏；此方法不仅适用于遇热不稳定成分的提取，也适用于各种溶剂的提取

2. 水蒸气蒸馏法（★★）

适用于具有挥发性、能随水蒸气蒸馏而不被破坏、在水中稳定且难溶或不溶于水的挥发性成分的提取，是提取挥发油最常用的方法，分为共水蒸馏法和通入水蒸气蒸馏法等。

3. 升华法（★）

用于中药中一些具有升华性成分的提取，如茶叶中的咖啡因、樟木中的樟脑。

从旁指点

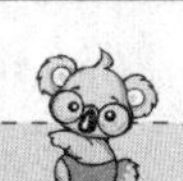

考生应掌握各种溶剂提取方法的特点，区分好各自方法的适用范围及优缺点。

考点3　分离与精制方法（★）

1. 溶剂萃取法的原理及应用

（1）原理：利用混合物中各成分在两种互不相溶的溶剂中分配系数的不同而达到分离。

（2）应用：以正丁醇－水萃取法使皂苷从水层转移至正丁醇层而与水溶性杂质分开。

2. 沉淀法的原理及应用

沉淀法是根据物质溶解度差异进行分离的方法。

方法	原理	应用
溶剂沉淀法	利用溶液中加入另一种溶剂使溶液极性改变，某些成分溶解度也随之改变而析出沉淀	水/醇法：药材水提取液加入数倍量乙醇，水溶性大分子被沉淀；醇/水法：药材醇提取液加入数倍量水，沉淀除去脂溶性杂质

续表

方法	原理	应用
酸碱沉淀法	加入酸或碱调节溶液 pH，分子的状态（游离型或解离型）发生变化，使溶解度改变	提取黄酮、蒽醌、有机酸等酸性成分，可采用碱提取酸沉淀法；一些生物碱提取可采用酸提取碱沉淀法
盐析法	酸性或碱性化合物加入某种试剂可使之生成在水中不溶的盐类而沉淀析出	从三颗针中提取小檗碱就是加入氯化钠使其生成盐酸小檗碱而析出沉淀

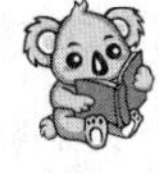

考点集锦

- 绪论
  - 溶剂提取法
    - 常用提取溶剂极性大小：石油醚＜苯＜三氯甲烷＜乙醚＜二氯甲烷＜乙酸乙酯＜正丁醇＜丙酮＜乙醇＜甲醇＜水
    - 各类溶剂
      - 水：最安全溶剂
      - 亲水性有机溶剂
      - 亲脂性有机溶剂
    - 溶剂提取方法：包括浸渍法、渗滤法、煎煮法、回流提取法、连续回流提取法、超临界流体萃取技术、超声波提取技术
  - 水蒸气蒸馏法：最常用于挥发油的提取
  - 升华法：茶叶中的咖啡因、樟木中的樟脑可用此法提取
  - 分离方法
    - 溶液萃取法：分配系数差异越大，分离越好
    - 沉淀法
      - 溶剂沉淀法
      - 酸碱沉淀法
      - 盐析法

第二节 苷 类

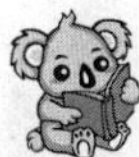

考点梳理

考点1 定义（★★★）

苷类是指糖或糖的衍生物端基碳原子上的羟基与非糖物质脱水缩合而形成的一类化合物；其中的非糖部分又称苷元；苷元与糖的连接键称为苷键，苷键上的原子称为苷键原子。

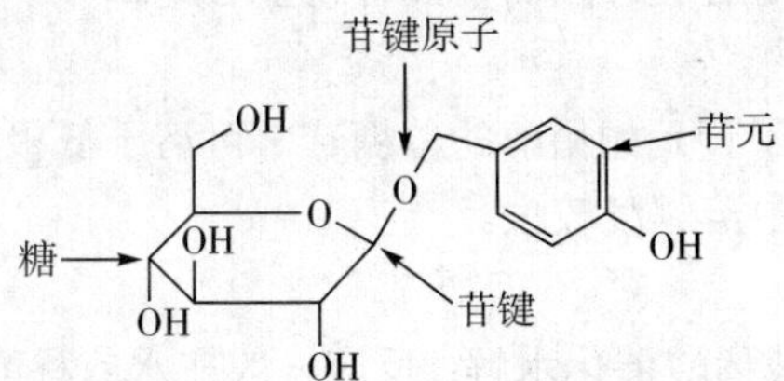

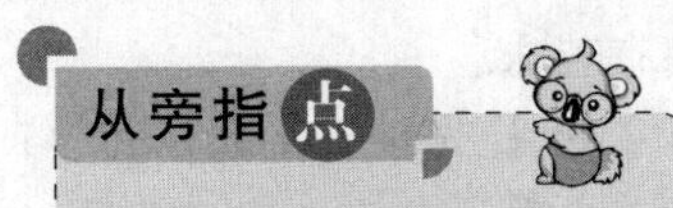

苷的定义是历年考试的重点，考生应理解苷类的定义，注意区分苷元、苷键、苷键原子。

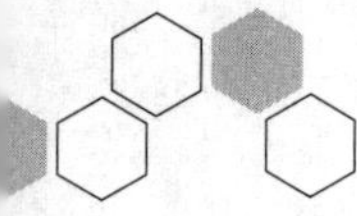

考点 2　结构与典型化合物植物来源、生物活性和用途

分类方式	典型化合物
按苷元结构分类	香豆素苷、皂苷、蒽醌苷、黄酮苷、强心苷等
按苷在植物体内存在状况分类	原生苷、次生苷
按成苷键的原子分类	O－苷（最常见）、N－苷、S－苷和C－苷

1. O－苷的结构特点及典型化合物（★★）

氧苷的苷键原子为氧，包括醇苷、酚苷、氰苷、酯苷等。

（1）醇苷：通过醇羟基与糖端基羟基脱水缩合而成的苷，如红景天苷可以改善心脏功能，治疗老年冠心病有良效。

（2）酚苷：通过酚羟基与糖端基羟基脱水缩合而成的苷，如天麻苷具有镇静催眠、镇痛作用，治疗眩晕症、神经性头痛、面瘫症有显著效果。

（3）氰苷：主要是指一类α－羟腈的苷，易水解，尤其在酸和酶催化时水解更快。如苦杏仁苷。

（4）酯苷：苷元以羧基和糖的端基碳相连接。这种苷的苷键既有缩醛性质又有酯的性质，易为稀酸和稀碱所水解。如具有抗真菌活性的山慈菇苷A。

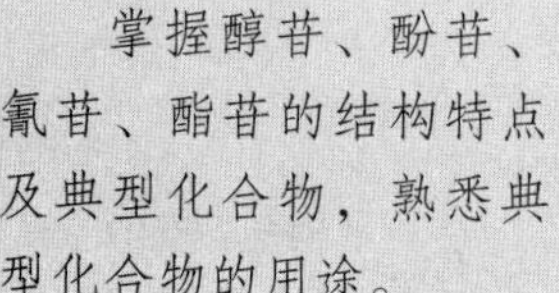

掌握醇苷、酚苷、氰苷、酯苷的结构特点及典型化合物，熟悉典型化合物的用途。

2. N－苷的结构特点及典型化合物（★）

苷元氮原子与糖或糖的衍生物的端基碳直接连接而成的苷。如巴豆苷有抗菌作用，对治疗肠梗阻、白喉和小儿腹泻有良效。

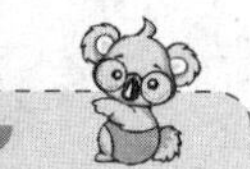

从旁指点

了解N－苷、S－苷、C－苷的结构特点及典型化合物即可。考试可能列出几个典型化合物的名称，让考生判断苷的类型。

3. S－苷的结构特点及典型化合物（★）

硫苷的苷键原子为硫。如黑芥子苷具有抗炎、止痛作用。

4. C－苷的结构特点及典型化合物（★）

苷元碳原子与糖或糖的衍生物端基碳直接连接而成的苷。如芦荟苷具有泻下作用。

考点 3　理化性质

1. 性状（★）

多为固体，糖基少的可结晶，糖基多的如皂苷，则多具有吸湿性，为无定形粉末。苷类一般稍有苦味。

2. 旋光性（★）

多数呈左旋，但水解后，由于生成的糖常是右旋，因而使混合物呈右旋。

3. 溶解性（★★）

苷类的亲水性随糖基的增多而增大，大分子苷元如甾醇的单糖苷常可溶于低极性有机溶剂，一般情况下，苷类在甲醇、乙醇、含水的丁醇中溶解度较大。

4. 苷键的裂解（★★）

（1）酸催化水解：苷键具有缩醛结构，易被稀酸催化水解；反应一般在水或稀醇溶液中进行。按苷键原子不同，酸水解的易难顺序为：N－苷＞O－苷＞S－苷＞C－苷。

（2）酶催化水解：具有专属性高、水解条件温和、可获知苷键的构型，并保持苷元结构不变

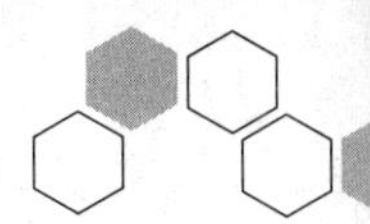

的特点；常用的酶及水解对象是：转化糖酶可水解β－果糖苷键；麦芽糖酶可水解α－葡萄糖苷键；杏仁苷酶专属性较低，水解一般β－葡萄糖苷；纤维素酶是β－葡萄糖苷水解酶。

（3）碱催化水解：稀碱催化水解多用于酯苷、酚苷的水解。

5. 苷的检识（Molisch 反应）（★）

于供试液中加入α－萘酚乙醇溶液后，滴加浓硫酸，使酸沉积于下层，在硫酸与供试液的界面处产生紫色环。糖类也有此反应，单糖反应较多糖、苷类更迅速。

从旁指点 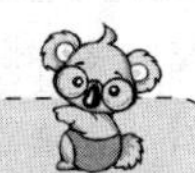

考生应掌握苷的亲水性随糖基的增多而增大，重点掌握苷键酸水解的规律，其他内容了解即可。

考点4　提取（★）

（1）原生苷的提取：提取时需要抑制或破坏酶的活性，一般需加入一定量无机盐（如碳酸钙），提取中尽量勿与酸碱接触，以免苷键水解。

（2）次生苷的提取：利用酶的活性，采取 30 ℃～40 ℃发酵的办法，根据苷类极性大小，选择合适的溶剂提取。

考点集锦

- 苷类
  - 定义：糖或糖的衍生物端基碳原子上的羟基与非糖物质脱水缩合而形成的一类化合物
  - O－苷
    - 醇苷：红景天苷
    - 酚苷：天麻苷
    - 氰苷：苦杏仁苷
    - 酯苷：山慈菇苷A
  - 性质
    - 混合物右旋
    - 苷类在甲醇、乙醇、含水的丁醇中溶解度较大
    - 苷键的裂解
      - 酸催化水解：酸水解易难顺序：N－苷＞O－苷＞S－苷＞C－苷
      - 酶催化水解
      - 碱催化水解：多用于酯苷、酚苷的水解
  - 提取：原生苷与次生苷

第三节　香豆素类

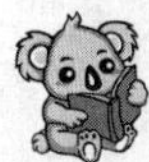

考点梳理

考点1　结构与典型化合物生物活性与用途（★★★）

1. 定义与基本结构

香豆素是一类具有苯骈 α－吡喃酮母核的天然产物的总称，从结构上看，是顺式邻羟基桂皮酸分子内脱水而成的内酯。

2. 典型化合物的植物来源、生物活性和用途

来源：高等植物中，如伞形科、豆科、芸香科、菊科、兰科、茄科、木犀科等，大多数存在于植物的花、叶、茎、果。

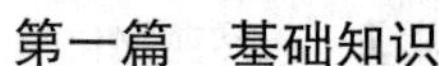

典型化合物	分类及结构特点	化学结构	生物活性和用途
七叶内酯和七叶苷	简单香豆素类；仅在苯环上有取代基在 C_7 位有含氧基团	RO HO　O　O R=H　七叶内酯 R=葡萄糖基　七叶苷	抗菌、消炎、止咳、平喘作用，是临床治疗痢疾的主要有效成分
补骨脂素	呋喃香豆素类；香豆素核上的异戊烯基与邻位酚羟基环合成呋喃环	O　O　O	是光敏物质，临床上与长波紫外线联用治疗银屑病和白癜风等皮肤病
花椒内酯	吡喃香豆素类；C_6 或 C_8 位上异戊烯基与邻位酚羟基环合成2,2－二甲基－α－吡喃环结构	O　O　O	具有细胞毒作用，用作抗菌和解痉

考点2　理化性质

1. 性状（★）

游离香豆素都有完好的结晶，大多具香味，小分子有挥发性，能随水蒸气蒸馏，并能升华。苷多数无香味和挥发性，也不能升华。

2. 溶解性（★★）

游离香豆素一般不溶或难溶于冷水，可溶于沸水，易溶于甲醇、乙醇、三氯甲烷、乙醚；香豆素苷能溶于水、甲醇、乙醇，难溶于乙醚、苯等极性小的有机溶剂。

3. 与碱的作用（★★）

香豆素及其苷因结构中具有内酯结构，在稀碱液中可水解开环，生成顺式邻羟基桂皮酸盐溶于水，酸化又可环合成游离香豆素而沉淀析出。

考点3　显色反应（★★）

1. 荧光

香豆素衍生物在紫外光下大多具有荧光，在碱液中荧光增强；香豆素母核无荧光，但羟基衍生物，如C－7位上引入羟基呈强烈的蓝色荧光。

2. 异羟肟酸铁反应

香豆素具有内酯结构，在碱性条件下，与盐酸羟胺缩合成异羟肟酸，再于酸性条件下与三价铁离子络合成盐而显红色。

考点4　提取（★）

（1）溶剂提取法：利用溶解性、极性不同。

（2）碱溶酸沉法：香豆素类结构中有内酯环，能在热碱液中开裂成羧酸盐溶于水，加酸又重新环合成内酯而析出。

（3）水蒸气蒸馏法：利用小分子游离香豆素有挥发性。

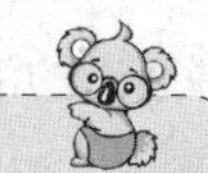

从旁指点

掌握香豆素类的定义与基本结构，牢记香豆素类的几个典型化合物，并熟悉它们的结构特点和生物活性、用途。

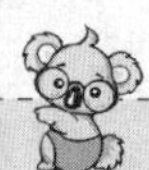

从旁指点

香豆素在稀碱液中开环水解，生成顺式邻羟基桂皮酸，酸化又可环合成游离香豆素，这一特性是考试常考点，考生务必理解牢记。

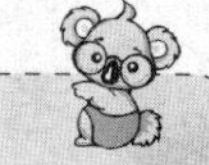

从旁指点

香豆素母核无荧光；碱液中、C－7位上引入羟基，荧光增强。香豆素有内酯结构，能发生异羟肟酸铁反应显红色。

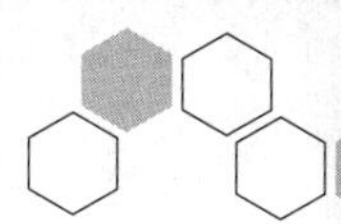

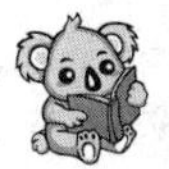

考点集锦

- 香豆素类
  - 基本结构：顺式邻羟基桂皮酸分子内脱水而成的内酯
  - 香豆素类典型化合物
    - 七叶内酯和七叶苷：治疗痢疾
    - 补骨脂素：治疗皮肤病
    - 花椒内酯：抗菌和解痉
  - 溶解性：游离香豆素溶于沸水；香豆素苷能溶于水，难溶于极性小的有机溶剂
  - 与碱的作用：在稀碱液中能水解开环
  - 荧光：衍生物大多具荧光，在碱液中增强；母核无荧光，在C_7位上引入羟基呈强烈蓝色荧光
  - 异羟肟酸铁反应：显红色
  - 提取方法
    - 溶剂提取法
    - 碱溶酸沉法
    - 水蒸气蒸馏法

第四节　蒽醌类化合物

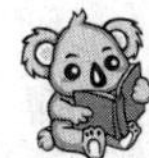

考点梳理

> **从旁指点**
>
> 考生应掌握蒽醌基本结构中的α、β位的编号，对后面知识点判断蒽醌的酸性强弱有帮助，熟悉蒽醌类的几个典型化合物及其分类、生物活性和用途。

考点1　结构与典型化合物生物活性与用途（★★★）

1. 定义与基本结构

天然蒽醌类的基本母核是蒽的中位羰基衍生物。

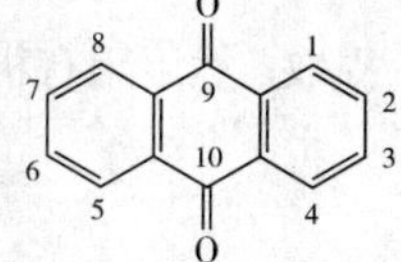

1、4、5、8位为α位
2、3、6、7位为β位
9、10位为meso位（又称中位）

2. 典型化合物的植物来源、生物活性和用途

典型化合物	植物来源	分类及结构特点	生物活性和用途
大黄素、大黄酸、大黄酚、大黄素甲醚、芦荟大黄素	大黄、虎杖	羟基蒽醌类	对多种细菌具有抗菌作用
柯桠素（以蒽酚或蒽酮形式存在）	新鲜植物	蒽酚或蒽酮类；蒽醌在酸性下易被还原成蒽酚及其互变异构体蒽酮	对真菌具较强的杀灭作用，是治疗疥癣等皮肤病有效的外用药
番泻苷A、B、C、D等	大黄及番泻叶	二蒽酮类；可看成是两分子蒽酮在$C_{10}-C_{10'}$位或其他位脱氢而形成的化合物，多以苷形式存在	可致泻

考点2　理化性质

1. 性状（★）

多为黄色至橙红色固体，游离蒽酮多有完好的结晶形状，多数蒽醌苷较难得到完好的结晶体。

2. 升华性（★★）

游离蒽醌具有升华性，常压下加热可升华而不分解。一般升华的温度随酸性的增强而升高，升华物常具一定的晶型，可用做蒽醌的鉴别，如大黄蒽醌的升华物为羽毛状结晶。

3. 溶解性（★★）

游离蒽醌类为亲脂性，微溶或不溶于水；结合成苷后极性增大，能溶于水。羟基蒽醌苷及苷元，具有酚羟基，可溶于碱液中，加酸酸化后又可析出沉淀，这一性质可用于提取分离。

4. 酸碱性（★★）

（1）酸性：蒽醌类化合物酸性强弱规律：含－COOH＞含2个以上β－OH＞含1个β－OH＞含2个α－OH＞含1个α－OH。根据蒽醌类化合物的酸性强弱不同，可用pH梯度萃取法进行提取与分离工作；酸性较强的醌类（含－COOH或2个以上β－OH）可溶于5% $NaHCO_3$，其余酸性较弱的蒽醌可依次溶于5% Na_2CO_3、1% NaOH、5% NaOH溶液。

（2）碱性：蒽醌类化合物羰基上的氧原子有微弱的碱性，能溶于浓硫酸中成盐，再转成阳碳离子。大黄酚为暗黄色，溶于浓硫酸中转为红色；大黄素由橙红变为红色；其他羟基蒽醌在浓硫酸中一般呈红至红紫色。

> **从旁指点**
>
> 考生应熟悉游离的蒽醌具有升华性，且为亲脂性；熟练掌握蒽醌类化合物的酸性强弱规律，应结合蒽醌的结构进行理解记忆，考试常给出几个蒽醌类化合物结构让考生判断酸性强弱。

考点3　显色反应（★★）

1. 碱显色反应（★★）

显色反应与羟基蒽醌的酚羟基和羰基在碱性条件下形成新的共轭关系有关。羟基蒽醌衍生物遇碱性溶液显红色或紫红色。

2. 醋酸镁显色反应（★）

羟基蒽醌类化合物能和0.5%醋酸镁甲醇或乙醇溶液生成络合物，显橙红色、紫红色或紫色。

考点4　提取（★）

提取方法多样。先用甲醇、乙醇把不同类型、性质互异的蒽醌类成分提取，然后用有机溶剂提取。

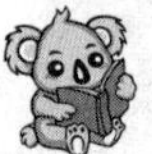

考点集锦

蒽醌类化合物
- 定义：天然蒽醌类基本母核是蒽的中位羰基衍生物
- 蒽醌类典型化合物
  - 羟基蒽醌类：大黄素、大黄酸、大黄酚、大黄素甲醚、芦荟大黄素、茜草素
  - 蒽酚或蒽酮类：柯桠素
  - 二蒽酮类：番泻苷A、B、C、D
- 理化性质
  - 升华性：游离蒽醌具有升华性
  - 溶解性
  - 酸性：含－COOH＞含2个以上β－OH＞含1个β－OH＞含2个α－OH＞含1个α－OH
- 碱显色反应：红色或紫红色

第五节　黄　酮

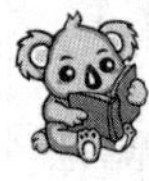

考点梳理

考点1　结构与典型化合物生物活性与用途（★★★）

1. 定义与基本结构

2-苯基色原酮

黄酮类化合物泛指两个苯环（A环与B环）通过中央三碳链相互连接而成的一系列化合物。

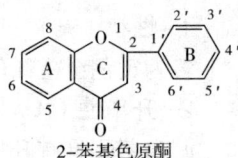

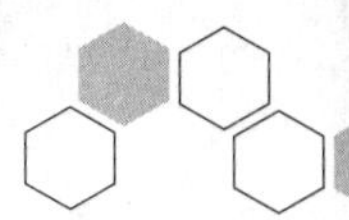

具有 $C_6-C_3-C_6$ 的基本骨架，大多数黄酮类化合物以2-苯基色原酮为基本母核。

2. 主要类别典型化合物的植物来源、生物活性和用途

化合物	植物来源	分类	结构特点	生物活性和用途
黄芩苷	黄芩	黄酮类	以2-苯基色原酮为基本母核，C-3位无氧取代基	具有抗菌、消炎作用，同时是中成药“双黄连注射液”主要活性成分
槲皮素及其苷（芦丁）	槐米	黄酮醇类	C-3位有氧取代基	芦丁具有维生素P样作用，用于治疗毛细血管变脆引起的出血症，并作高血压的辅助治疗剂
橙皮苷	陈皮	二氢黄酮（醇）类	C-2、C-3位双键被还原	维生素P样作用，多做成甲基橙皮苷供药用，用于治疗冠心病
葛根总异黄酮（主要成分有大豆素、大豆苷及葛根素等）	葛根	异黄酮类	B环连接在C-3位上	有增加冠状动脉血流量及降低心肌耗氧量等作用，能缓解高血压患者的头痛症状，其中大豆素还具有雌激素样作用
红花黄色素	红花	查耳酮类	两个苯环之间的三碳链为开链结构	有治疗心血管疾病的作用
花青素	/	花色素类	是一类水溶性色素，多以苷形式存在	/
儿茶素	儿茶	黄烷醇类	/	/

考点2 理化性质

1. 性状（★）

具有旋光性，多为左旋。黄酮、黄酮醇及其苷类多显灰黄至黄色，查耳酮为黄至橙黄色。二氢黄酮、异黄酮类，因不具有交叉共轭体系或共轭链短，故不显色（二氢黄酮）或显微黄色（异黄酮）。

2. 溶解性（★★）

游离苷元难溶或不溶于水；其中，黄酮、黄酮醇、查耳酮等为平面性分子，因分子与分子间排列紧密，分子间引力较大，更难溶于水；而二氢黄酮及二氢黄酮醇等，系非平面分子，故分子与分子间排列不紧密，分子间引力降低，有利于水分子进入，溶解度稍大。花色素苷元（花青素）类是以离子形式存在，具有盐的通性，故亲水性较强，水溶度较大。

3. 酸性（★★）

黄酮类化合物分子中多具有酚羟基，故显酸性，可溶于碱性水溶液、吡啶及甲酰胺中。酚羟基数目及位置不同，酸性强弱也不同，以黄酮为例，其酚羟基酸性强弱顺序为：7,4′-二羟基＞7或4′-羟基＞一般酚羟基＞5-羟基

考点3 显色反应

黄酮类化合物的颜色反应与分子中的酚羟基及γ-吡喃环有关。

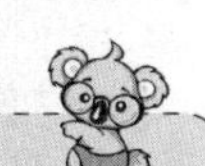

理解黄酮类化合物的定义，熟悉基本结构；黄酮类化合物主要分类、典型化合物植物来源及其生物活性和用途需要考生熟练掌握，该部分内容是考试的常考点。

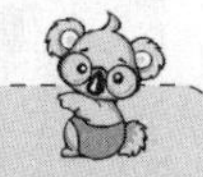

考生应注意黄酮类化合物的溶解性，黄酮、黄酮醇、查耳酮为平面性分子，难溶于水，二氢黄酮、二氢黄酮醇系非平面分子，溶解度稍大；重点掌握黄酮酚羟基酸性强弱顺序。

1. 盐酸镁粉反应（★★）

多数黄酮、黄酮醇、二氢黄酮和二氢黄酮醇类化合物显橙红至紫红色。但查耳酮、儿茶素类则无该显色反应。异黄酮类除少数例外，也不显色。

2. 其他（★）

（1）四氢硼钠（钾）反应：$NaBH_4$与二氢黄酮（醇）类化合物反应产生红色至紫色。其他黄酮类化合物均不显色，可与之区别。

（2）三氯化铝反应：加1%三氯化铝的甲醇液，显黄色并有荧光。

考点4　提取（★）

（1）溶剂提取法：利用黄酮类化合物与混入杂质极性不同，选用不同溶剂进行萃取可达到精制纯化的目的。乙醇和甲醇是最常用的提取溶剂。

（2）碱提酸沉法：黄酮类化合物大多具有酚羟基，易溶于碱水，故可用碱水提取，再将碱提取液调成酸性，黄酮苷类即可沉淀析出。

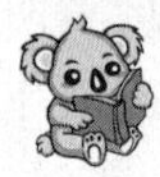

考点集锦

黄酮
- 定义：泛指两个苯环（A环与B环）通过中央三碳链相互连接而成
- 基本结构：$C_6-C_3-C_6$为基本骨架，以2-苯基色原酮为基本母核
- 主要类别
  - 黄酮类：黄芩苷
  - 黄酮醇类：槲皮素苷（芦丁）
  - 二氢黄酮（醇）类：橙皮苷
  - 异黄酮类：葛根总异黄酮
  - 查耳酮类：红花黄色素
  - 花色素类
  - 黄烷醇类
- 溶解性：多数难溶于水；花色素苷元亲水性较强
- 酸性：7,4′-二羟基＞7或4′-羟基＞一般酚羟基＞5-羟基
- 盐酸镁粉反应：鉴定黄酮类化合物最常用
- $NaBH_4$：主要用于鉴别二氢黄酮类化合物
- 溶剂提取法（乙醇和甲醇）、碱提酸沉法

第六节　萜类与挥发油

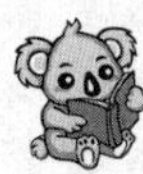

考点梳理

考点1　萜类化合物

1. 定义（★★）

萜类化合物是所有异戊二烯聚合物及其含氧衍生物的总称；开链萜烯一般符合$(C_5H_8)_n$通式。

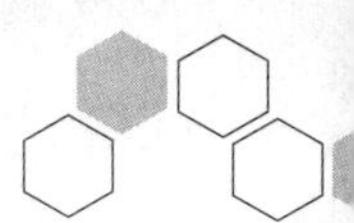

2. 主要类别典型化合物的植物来源、生物活性和用途（★★★）

类别	结构	典型化合物及其生物活性和用途
单萜	2 个异戊二烯单元聚合而成，是挥发油的主要组分	①单环单萜薄荷醇为薄荷油主要成分，具有镇痛、止痒、局部麻醉作用；②存在于芸香草的单环单萜辣薄荷酮，具有松弛平滑肌作用，是治疗支气管哮喘的有效成分；③双环单萜龙脑（俗名冰片）具有发汗、止痛、镇痉和防虫腐作用；④环烯醚萜类梓醇苷，是地黄中降血糖有效成分之一，并有利尿、缓泻作用
倍半萜	3 个异戊二烯单元聚合而成	①单环倍半萜内酯青蒿素具有抗恶性疟疾的作用；②双环倍半萜类莪术醇（莪术、郁金中的成分）具有抗肿瘤作用，由莪术中得到的莪术油还有抗病毒作用
二萜	4 个异戊二烯单元聚合而成	①双环二萜类穿心莲内酯具有抗菌、抗炎作用；②双环二萜类银杏内酯可治疗心血管疾病；③三环二萜类紫杉醇具有抗癌活性；④四环二萜类甜菊苷，可作为糖尿病患者用药与食品添加剂

考点 2　挥发油

1. 定义（★★）

存在于植物中的一类具有芳香气味、可随水蒸气蒸馏而又与水不相混溶的挥发性油状成分的总称。

2. 化学组成（★★）

（1）萜类成分：主要是单萜和倍半萜类化合物；是挥发油芳香气味的主要组成成分。如樟脑油中的樟脑，桉叶油中的桉油精。

（2）芳香族化合物：多为苯丙素类含氧衍生物；如丁香油中抑菌、镇静作用的丁香酚，桂皮油中的桂皮醛等。

（3）脂肪族成分：多为一些小分子化合物；鱼腥草挥发油中的癸酰乙醛，亦称鱼腥草素，具有抗菌活性鱼腥草注射液临床上曾出现过敏性休克、全身过敏反应和呼吸困难等反应。

3. 通性（★★）

（1）性状：常温下为透明液体，在低温放置其所含的主要成分可能析出结晶，这种析出物习称为“脑”，如薄荷脑（薄荷醇）、樟脑等；滤去析出物的油称“脱脑油”。具有特殊的气味，大多数为香味，少数有异味。

从旁指点

掌握单萜、倍半萜和二萜的结构组成单元及其典型化合物的生物活性和用途，考生在记忆典型化合物时注意它们的分类。

从旁指点

熟悉挥发油的定义，重点掌握挥发油的性状、挥发性、溶解性的特点。

（2）挥发性：均具有挥发性，可随水蒸气蒸馏，该性质不但用于区别脂肪油，还可以用于提取。

（3）溶解性：难溶于水，可溶于高浓度乙醇，易溶于亲脂性有机溶剂。

（4）物理常数

①比重：多数挥发油比水轻（“轻油”）；少数挥发油比水重（“重油”），如丁香油、桂皮油。

②不稳定性：长时间暴露颜色会加深，且将失去原有的香味；挥发油应置入棕色瓶内，密塞，低温保存。

③折光性：折光率为 1.43～1.61。

④旋光性：比旋度 +97°～+117°。

⑤沸点：70 ℃～300 ℃。

4. 检识（★）

（1）一般检查。

（2）物理常数的测定：常用折光率、比旋度、相对密度。

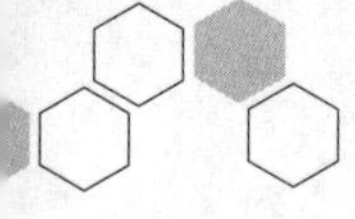
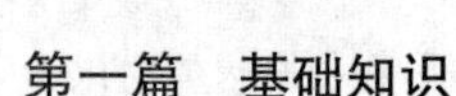

（3）化学检识：显色剂是香草醛－浓硫酸试剂或香草醛－浓盐酸试剂。

5. 提取方法（★）

可用水蒸气蒸馏法和超临界流体萃取法（CO_2超临界流体）进行挥发油的提取。

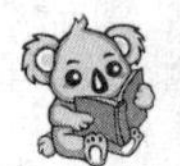

考点集锦

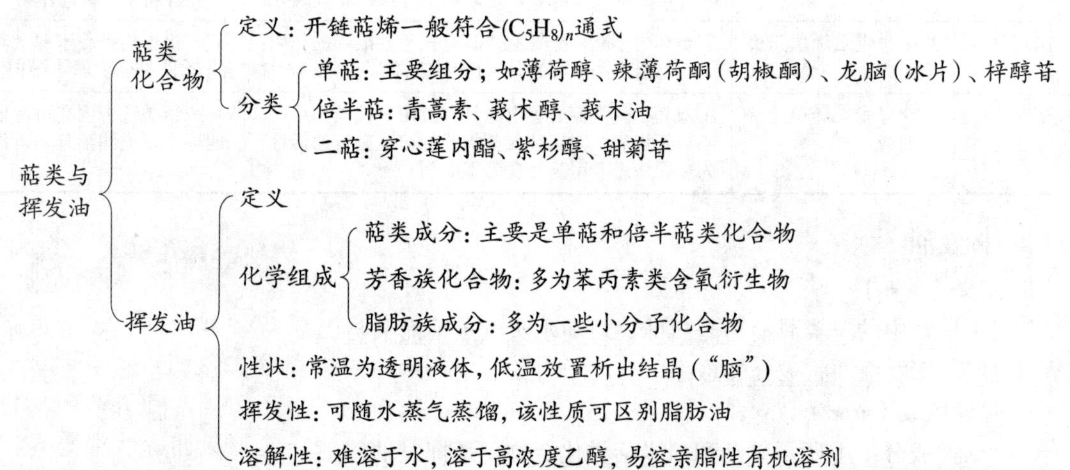
萜类与挥发油
萜类化合物
定义：开链萜烯一般符合$(C_5H_8)_n$通式
分类
单萜：主要组分；如薄荷醇、辣薄荷酮（胡椒酮）、龙脑（冰片）、梓醇苷
倍半萜：青蒿素、莪术醇、莪术油
二萜：穿心莲内酯、紫杉醇、甜菊苷
挥发油
定义
化学组成
萜类成分：主要是单萜和倍半萜类化合物
芳香族化合物：多为苯丙素类含氧衍生物
脂肪族成分：多为一些小分子化合物
性状：常温为透明液体，低温放置析出结晶（“脑”）
挥发性：可随水蒸气蒸馏，该性质可区别脂肪油
溶解性：难溶于水，溶于高浓度乙醇，易溶亲脂性有机溶剂

第七节　甾体及苷类

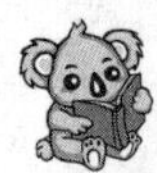

考点梳理

考点1　强心苷类

1. 定义与基本结构（★★★）

（1）定义：强心苷是天然界中存在一类对心脏具有显著生物活性的甾体苷类。

（2）基本结构：

①苷元：属于C_{17}侧链为不饱和内酯环的甾体化合物。甾体母核中C_3、C_{14}位常各有一个羟基，C_3位羟基与糖结合成苷；甾核C_{10}、C_{13}、C_{17}位上有三个侧链；C_{17}位侧链为不饱和内酯环。根据C_{17}位侧链内酯环不同，强心苷苷元分甲型强心苷元和乙型强心苷元。

②糖：强心苷中的糖均与苷元C_3-OH结合形成苷，除常见的葡萄糖，6－去氧糖外，还有2,6－去氧糖（如D－洋地黄毒糖、D－加拿大麻糖等）。这类特殊的糖只存在于强心苷中，以此可区别于其他苷类成分。

2. 典型化合物的植物来源、生物活性和用途（★★★）

（1）强心苷的主要分类、结构特点和典型化合物的植物来源

分类		结构	典型化合物
按苷元分类	甲型强心苷	苷元C_{17}位侧链为五元不饱和内酯环，又称强心甾烯型；天然强心苷类大多属此种类型	洋地黄毒苷
	乙型强心苷	苷元C_{17}位侧链为六元不饱和内酯环，又称海葱甾烯型或蟾酥甾烯型；此类只占极少数	/

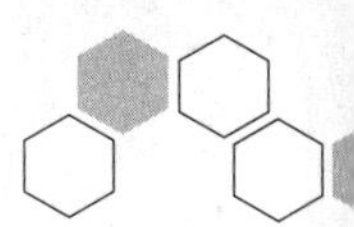

续表

分类		结构	典型化合物
按糖种类及与苷元连接方式分类	Ⅰ型	苷元（2,6－二去氧糖）$_x$－（D－葡萄糖）$_y$	毛花苷C
	Ⅱ型	苷元（6－去氧糖）$_x$－（13－葡萄糖）$_y$	真地吉他林
	Ⅲ型	苷元－（D－葡萄糖）$_y$	绿海葱苷

（2）强心苷的生物活性和用途：强心苷类化合物对人体心脏有显著的生物活性，适当剂量能使心肌收缩作用增强，心率减慢，用于治疗心力衰竭及心律失常。但强心苷存在治疗指数狭窄和不易控制等缺点。

从旁指点

熟练掌握强心苷的基本结构特点和分类，并了解不同类型强心苷的典型化合物。

3. 理化性质（★★）

（1）性状：强心苷大多是无色结晶或无定形粉末，具有旋光性，味苦；对黏膜有刺激性。

（2）溶解性：原生苷可溶于水、醇等溶剂，次生苷亲水性减弱。

（3）水解性：强心苷苷键可被酶、酸水解，不能被碱水解，但强心苷分子中有酰基、内酯环可受碱液作用而水解或裂解。若强心苷分子的苷元或糖部分有酰基，一般用稀碱可使酰基脱去而内酯环不受影响。

4. 显色反应（★）

（1）甾体母核的显色反应：①醋酐－浓硫酸反应；②三氯醋酸反应；③三氯化锑反应。

（2）五元不饱和内酯环的显色反应：亚硝酰铁氰化钠（Legal）反应。

（3）2－去氧糖鉴别反应：三氯化铁－冰醋酸（Keller－Kiliani）反应。

5. 提取（★）

从中药中提取分离单体强心苷有一定难度。主要因为中药中存在的强心苷类成分较复杂，且一般含量较低；另外，强心苷易受酸、碱和酶的作用，发生水解、脱水及异构化等反应。

考点2　皂苷

1. 定义（★★★）

水溶液振摇后能产生大量持久似肥皂样泡沫的苷类化合物，称为皂苷。

2. 典型化合物的植物来源、生物活性和用途（★★★）

分类	结构特点	典型化合物及其生物活性和用途
甾体皂苷	属于甾体化合物	①薯蓣皂苷与原薯蓣皂苷，二者是地奥心血康制剂中八种甾体皂苷的主要成分；②甾体皂苷具有降血脂、降血糖、抗菌、抗癌、杀灭钉螺及扩张冠状动脉等活性
三萜皂苷	三萜类衍生物	①黄芪具有滋补强壮作用；②人参皂苷Rg1有轻度中枢神经兴奋作用及抗疲劳作用；③甘草中的甘草酸（也称甘草皂苷），经酸水解，生成两分子D－葡萄糖醛酸和一分子甘草次酸；甘草酸、甘草次酸都具有促肾上腺皮质激素样活性；其铵盐甘草酸单铵、甘草酸二铵（甘利欣）可作为抗肝炎药

3. 理化性质（表面活性、溶血性）（★★）

（1）表面活性：皂苷水溶液经强烈振摇能产生持久性泡沫，且不因加热而消失，这是因为皂苷分子内亲水性的糖和亲脂性的苷元部分达到平衡状态，所显示的降低水溶液表面张力作用所致。

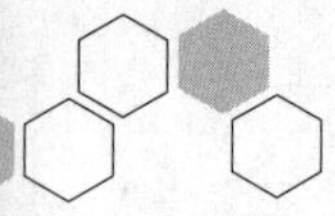

（2）溶血性：皂苷水溶液大多数能破坏红细胞而有溶血作用。各种皂苷的溶血作用强弱用溶血指数表示。

溶血指数：指在一定条件下（同一来源红细胞、等渗、恒温等）能使血液中红细胞完全溶解的最低皂苷溶液浓度。利用溶血现象可对皂苷成分进行定性检查，含皂苷的药物通常不能制作注射剂供静脉注射，以免发生溶血反应，但口服无溶血作用。

4. 显色反应（★）

甾体皂苷、三萜皂苷都具甾体母核的显色反应（醋酐－浓硫酸反应）：甾体皂苷反应液产生黄－红－紫－蓝－绿－污绿等颜色，最后逐渐褪色；三萜皂苷最终只能显示红紫色或蓝色，再逐渐褪色。

5. 提取（★）

酸性皂苷常采用碱提酸沉法，甾体皂苷元的提取多采用酸水解有机溶剂提取法。

从旁指点

皂苷的定义需要考生掌握，并熟悉甾体皂苷和三萜皂苷的典型化合物及其生物活性和用途。

从旁指点

熟悉皂苷的表面活性和溶血性特点，理解掌握溶血指数，学会比较两种不同溶血指数皂苷的溶血强弱大小。

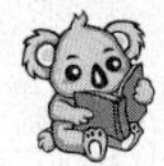

考点集锦

- 甾体及苷类
  - 强心苷类
    - 定义
    - 基本结构
      - 苷元：C_{17}位侧链为不饱和内酯环；根据内酯环不同，分甲型和乙型强心苷元
      - 糖：常见葡萄糖、6－去氧糖、2,6－去氧糖
    - 分类
      - 按苷元
        - 甲型强心苷：苷元C_{17}位为五元环，又称强心甾烯型；如洋地黄毒苷
        - 乙型强心苷：苷元C_{17}位为六元环，又称海葱甾烯型或蟾酥甾烯型
      - 按糖
        - Ⅰ型：苷元（2,6－二去氧糖）$_x$－（D－葡萄糖）$_y$；如毛花苷C
        - Ⅱ型：苷元（6－去氧糖）$_x$－（13－葡萄糖）$_y$；如真地吉他林
        - Ⅲ型：苷元－（D－葡萄糖）$_y$；如绿海葱苷
  - 皂苷
    - 定义
    - 分类
      - 甾体皂苷：薯蓣皂苷与原薯蓣皂苷、甾体皂苷
      - 三萜皂苷：黄芪（滋补强壮）、人参皂苷Rg1、甘草酸（甘草皂苷）
    - 表面活性：皂苷分子内亲水性糖和亲脂性的苷元部分达到平衡，降低水溶液表面张力作用所致
    - 溶血性：皂苷水溶液大多能破坏红细胞而有溶血作用；口服无溶血作用
    - 溶血指数：在一定条件下（同一来源红细胞、等渗、恒温等）能使血液中红细胞完全溶解的最低皂苷溶液浓度
    - 显色反应：（醋酐－浓硫酸反应）

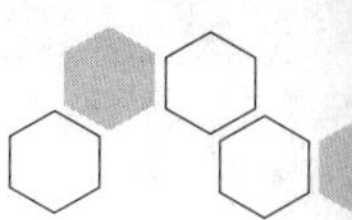

第八节　生物碱

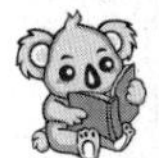

考点梳理

考点1　结构与典型化合物生物活性与用途（★★★）

1. 含义

指天然产的一类含氮有机化合物（低分子胺类、氨基酸、肽类、蛋白质等除外），多具有较复杂的氮杂环结构，多具碱性且能和酸结合生成盐。

2. 主要类别典型化合物的植物来源、生物活性和用途

分类	结构特点	典型化合物植物来源、生物活性和用途
有机胺类	氮原子结合在侧链上	麻黄碱有平喘、收缩血管、兴奋中枢神经的作用，临床用于平喘；伪麻黄碱能选择性收缩上呼吸道毛细血管，有解热镇痛作用；秋水仙碱中氮原子在侧链上成酰胺状态，碱性近中性，临床上用于治疗急性痛风，并有抑制癌细胞生长的作用
莨菪烷（颠茄烷类）衍生物	吡咯啶和哌啶骈合而成的杂环化合物	莨菪碱为左旋体，消旋后成阿托品，两者均有解痉镇痛和散瞳、解有机磷中毒作用；东莨菪碱常作为防晕和镇静药物用
异喹啉类衍生物	/	小檗碱具有抗菌作用；吗啡碱、可待因具有强镇痛作用
喹啉类生物碱	/	奎宁碱有抗疟作用；喜树碱、羟喜树碱具有很强的抗肿瘤作用
其他生物碱	/	乌头碱有镇痛作用；苦参碱有抗癌作用；利血平有降压作用；咖啡因有中枢兴奋作用

考点2　理化性质

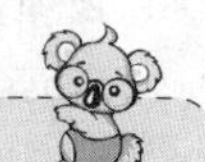

> **从旁指点**
>
> 了解生物碱的定义，考试常以低分子胺类、氨基酸、肽类作混淆考查对定义的理解，重点掌生物碱的几种分类及其典型化合物的生物活性和用途。

1. 性状（★）

大多数生物碱为结晶，极少分子量小生物碱呈液态（烟碱、槟榔碱）。少数分子中有长共轭体系及助色团的生物碱有颜色，如小檗碱等均呈黄色。生物碱多有苦味或辛辣感。

2. 旋光性（★）

多数生物碱具有旋光性，且多呈左旋，一般左旋体活性显著强于右旋体。

3. 碱性及其表示方法（★★）

（1）碱性来源：生物碱氮原子上有一孤对电子，能接受质子，因而表示出碱性，与酸结合成盐。

（2）表示方法：生物碱的碱性强弱一般用 pK_a 表示，K_a 指碱的共轭酸（即生物碱）的解离常数。K_a 值越大，表示生物碱的碱性越强。

碱性级别	解离常数	主要类型生物碱
强碱	$pK_a > 12$	胍类、季铵碱类
中强碱	pK_a 7～12	脂胺类、脂氮杂环类
弱碱	pK_a 2～7	芳胺类、六元芳氮杂环类
近中性碱（极弱碱）	$pK_a < 2$	酰胺类、五元芳氮杂环类生物碱

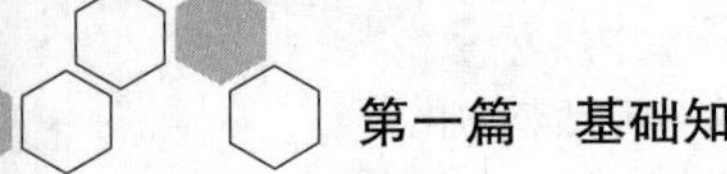

4. 溶解性（★★）

（1）脂溶性生物碱：该类生物碱难溶于水，易溶于乙醚、苯、三氯甲烷等脂性有机溶剂中。

（2）水溶性生物碱：该类生物碱易溶于水，难溶于亲脂性有机溶剂。主要是季铵类生物碱和少数叔胺类生物碱。

（3）两性生物碱：该类生物碱分子结构中既具有碱性氮原子又具有酸性的羧基或酚羟基，可溶于酸水和碱水，如吗啡。

（4）生物碱盐：生物碱盐类一般易溶于水，难溶于亲脂性有机溶剂。一般生物碱无机酸盐的水溶性大于有机酸盐；生物碱的无机含氧酸盐水溶性大于不含氧酸盐。季铵型生物碱在水中的溶解度较大，但与盐酸或氢碘酸成盐后，水溶性明显减小，如小檗碱。

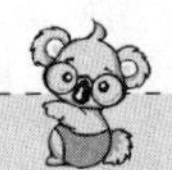

从旁指点

掌握生物碱碱性强弱的表示方法 pK_a，并记忆不同强弱类型的生物碱，考试可能以单选题出现。

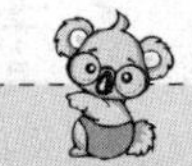

从旁指点

记住一般生物碱无机酸盐水溶性大于有机酸盐；无机含氧酸盐水溶性大于不含氧酸盐；季铵型生物碱易溶于水，但与盐酸或氢碘酸成盐后，水溶性减小。熟悉生物碱的碘化铋钾沉淀反应，考试经常考查。

考点3　鉴别反应（★★）

生物碱沉淀反应

（1）生物碱沉淀试剂：最常用碘化铋钾试剂，生成橘红色沉淀。

（2）反应条件：在酸水溶液或稀醇溶液中进行。

考点4　提取（★）

1. 酸水提取法　溶剂一般为1%～5%的硫酸、盐酸或醋酸。

2. 醇类溶剂提取法　溶剂常用甲醇或乙醇。

3. 亲脂性有机溶剂提取法　三氯甲烷。

考点集锦

生物碱
- 定义
- 主要类别
  - 有机胺类：麻黄碱、伪麻黄碱、秋水仙碱
  - 莨菪烷（颠茄烷类）：莨菪碱、东莨菪碱
  - 异喹啉类：小檗碱、吗啡碱、可待因
  - 喹啉类生物碱：奎宁碱、喜树碱、羟喜树碱
  - 其他类：乌头碱、苦参碱、利血平、咖啡因
- 碱性
  - 表示方法：用 pK_a 表示碱性强弱，K_a 指碱的共轭酸的解离常数，K_a 值越大，生物碱的碱性越强
  - 强碱：$pK_a>12$；如胍类、季铵碱类
  - 中强碱：pK_a 7～12；如脂胺类、脂氮杂环类
  - 弱碱：pK_a 2～7；如芳胺类、六元芳氮杂环类
  - 近中性碱（极弱碱）：$pK_a<2$；如酰胺类、五元芳氮杂环类生物碱
- 两性生物碱：吗啡
- 生物碱盐：小檗碱
- 生物碱沉淀反应：碘化铋钾试剂

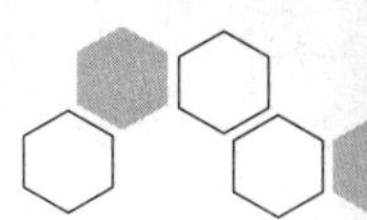

第九节　其他成分

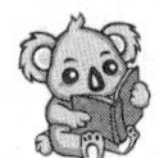

考点梳理

考点1　鞣质

1. 定义（★）

鞣质又称单宁，是存在于植物界的一类结构比较复杂的多元酚类化合物。鞣质能与蛋白质相结合形成不溶于水的沉淀，故能与生兽皮中的蛋白质结合形成致密、柔韧、不易腐败又难以透水的皮革，所以称为鞣质。

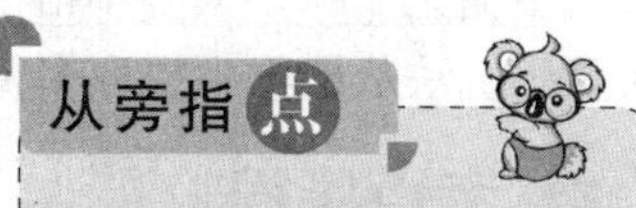

了解鞣质的定义，注意鞣质能与蛋白质相结合形成不溶于水的沉淀。

2. 结构与分类（★★）

分类	结构特点	性质	主要代表物
可水解鞣质	由酚酸与多元醇通过苷键和酯键形成的化合物，其组成的基本单位是没食子酸	可被酸、碱和酶催化水解	中药五倍子主要有效成分五倍子鞣质
缩合鞣质	组成的基本单元是黄烷-3-醇类，最常见的是儿茶素	不能被酸水解，经酸处理后反而缩合成不溶于水的高分子鞣酐，又称鞣红	在中药中分布广泛，结构复杂，如肉桂鞣质A

3. 除鞣质的方法（★★）

（1）热处理法：鞣质的水溶液是一种胶体溶液，高温处理可使胶粒聚集，沉淀析出达到除鞣质的目的。如天然药物注射剂，常采用两次灭菌法除去鞣质。

（2）石灰沉淀法：利用鞣质与钙离子结合生成不溶性沉淀，可在中药的水提取液中加入氢氧化钙，使鞣质沉淀析出。

（3）明胶沉淀法：在中药的水提取液中，加入适量4%明胶溶液，使鞣质沉淀完全。

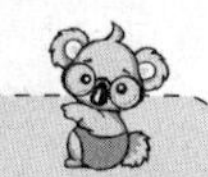
从旁指点

掌握可水解鞣质和缩合鞣质的结构特点、性质和典型化合物，考试偶有考点出现。

考点2　有机酸（★）

有机酸是一类含羧基的化合物（不包括氨基酸），多数与金属离子或生物碱结合成盐的形成存在，也有结合成酯的形式存在。

1. 结构与分类

（1）芳香族有机酸：苯丙酸及其衍生物。

（2）脂肪族有机酸：柠檬酸、苹果酸、酒石酸、琥珀酸。

（3）萜类有机酸：甘草次酸、齐墩果酸。

2. 提取　①有机溶剂提取法；②离子交换法。

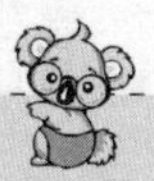
从旁指点

除鞣质的三种方法需要考生熟悉掌握，考试可能列出几种方法让考生排除不是除鞣质的方法。

考点3　氨基酸、蛋白质（★）

1. 氨基酸　氨酸碱两性化合物，一般能溶于水，易溶于酸水和碱水，难溶于亲脂性有机溶剂，可用茚三酮作为氨基酸检识的试剂。

2. 蛋白质　由氨基酸通过肽键聚合而成的高分子化合物。多数可溶于水，形成胶体溶液，加热煮沸则变性凝固而自水中沉淀析出。不溶于有机溶剂，中药制剂生产中常作为杂质，采用水煮醇沉法使蛋白质沉淀除去。

考点4　多糖（★）

多糖是由十个以上的单糖基通过苷键连接而成的聚糖。在许多天然药物中含有的多糖具有明显的生物活性，可作为药物主要有效成分。

多糖无甜味，大多不溶于水，也不溶于稀醇等有机溶剂。有的多糖可溶于热水或碱水，采用水提醇沉法从植物中提取多糖或除去多糖。

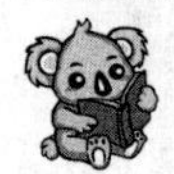

考点集锦

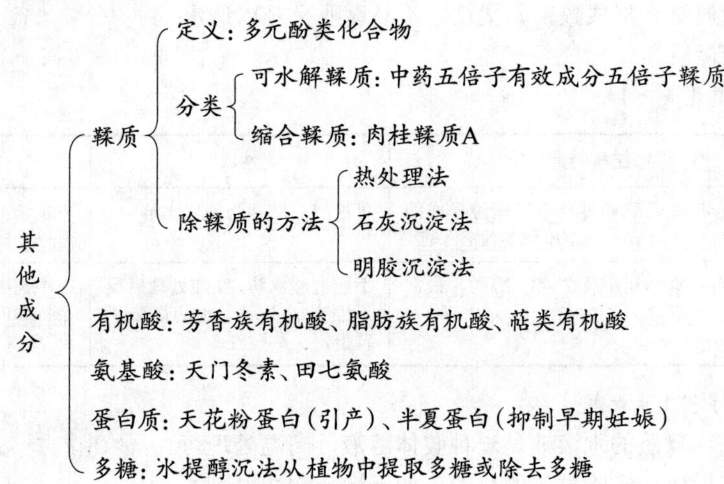
其他成分
鞣质
定义：多元酚类化合物
分类
可水解鞣质：中药五倍子有效成分五倍子鞣质
缩合鞣质：肉桂鞣质A
除鞣质的方法
热处理法
石灰沉淀法
明胶沉淀法
有机酸：芳香族有机酸、脂肪族有机酸、萜类有机酸
氨基酸：天门冬素、田七氨酸
蛋白质：天花粉蛋白（引产）、半夏蛋白（抑制早期妊娠）
多糖：水提醇沉法从植物中提取多糖或除去多糖

第五章　药物化学

第一节　绪　论

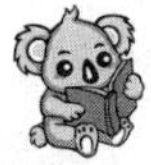

考点梳理

考点1　药物化学的研究内容（★）

化学药物的化学结构、理化性质、合成工艺、构效关系、体内代谢、作用机制以及寻找新药的途径与方法。

考点2　药物化学的任务（★）

（1）为有效利用现有化学药物提供理论基础。

（2）为生产化学药物提供先进、经济的方法和工艺。

（3）为创制新药探索新的途径和方法。

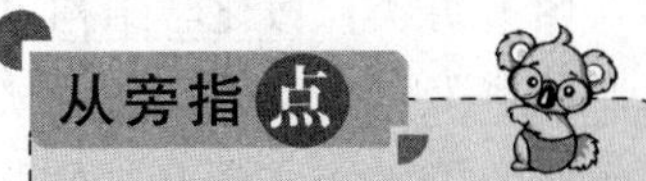

药物化学的研究内容和任务需要考生了解，考试时可能列举其他内容来混淆考生。

考点3　药物的名称（★）

药物的名称包括药物的通用（正式）名、化学名及商品名。

（1）药物的通用名：列入国家药品标准的药品名称为药品通用名称，又称为药品法定名称，中国药典收载的中文药品名称均为法定名称。不受专利和行政保护，也是文献、资料、教材以及药品说明书中标明有效成分的名称。

（2）药物的化学名：根据药物的化学结构进行命名而得。

考点集锦

绪论
- 药物化学的研究内容
- 药物化学的任务
  - 为有效利用现有化学药物提供理论基础
  - 为生产化学药物提供先进、经济的方法和工艺
  - 为创制新药探索新的途径和方法
- 药物的名称：包括药物的通用（正式）名、化学名及商品名

第二节　麻醉药

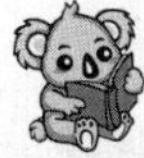

考点梳理

考点1　全身麻醉药（★）

1. 全身麻醉药分类　吸入麻醉药和静脉麻醉药。

2. 氟烷、羟丁酸钠的性质和用途

（1）氟烷的性质和用途：无色澄明易流动的液体，不易燃、易爆，遇光、热和湿空气能缓缓分解。用于全身麻醉和诱导麻醉。

（2）羟丁酸钠的性质和用途：白色结晶性粉末，有引湿性，极易溶于水。可配合其他麻醉药或安定药使用，用于诱导麻醉或维持麻醉。

3. 盐酸氯胺酮的结构特征、性质和用途

（1）结构特征：含有手性碳原子，具旋光性，右旋体的活性强，但常用其外消旋体。

（2）性质：白色结晶性粉末，易溶于水，10%的水溶液 pH 约 3.5。

（3）用途：静脉麻醉药，有镇痛作用，麻醉作用时间短，易产生幻觉，被滥用为毒品，目前按Ⅰ类精神药品管理。

考点 2　局部麻醉药

1. 局部麻醉药分类、构效关系（★）

（1）分类：按化学结构可分为芳酸酯类、酰胺类、氨基醚类、氨基酮类及其他类。芳酸酯类药物主要包括盐酸普鲁卡因、盐酸丁卡因；酰胺类主要有盐酸利多卡因、布比卡因；氨基酮类药物如达克罗宁等。

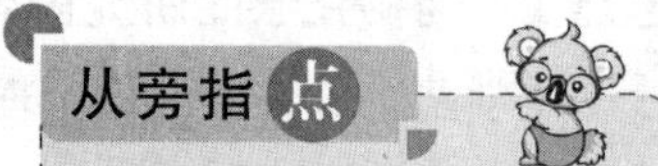

考生需了解局麻药的分类及各分类项下的具体药物名称，考试时可能列举具体的药物让考生进行分类。

（2）构效关系：基本骨架由三部分构成：即亲脂性部分、中间连接链和亲水性部分。

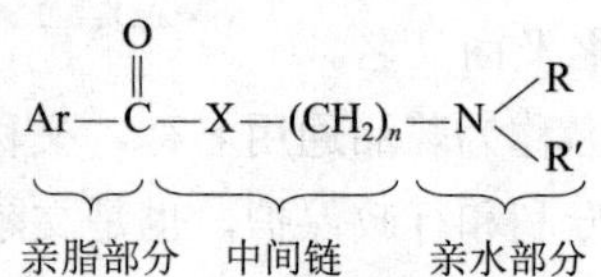

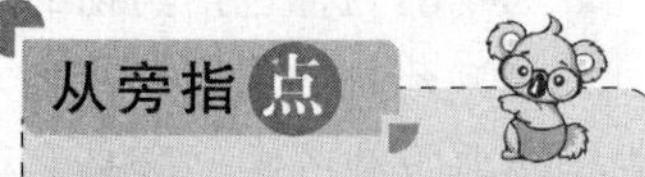

局麻药的基本骨架由亲脂性部分、中间连接链和亲水性部分组成。亲脂性部分为必须部分，中间连接链部分与麻醉药作用持续时间和强度有关。

①亲脂性部分：局部麻醉药物的必需部位，有效的局麻药多为带有不同取代基的苯环或芳杂环，但芳杂环取代的活性均小于苯环取代。

②中间连接链部分：与麻醉药作用持续时间及作用强度有关。

③亲水性部分：一般为氨基部分，以叔胺常见，易形成可溶性的盐类。氮原子上的取代基以碳原子总和为 3～5 时作用最强；亲水性部分如为杂环，以哌啶环作用最强。

2. 盐酸普鲁卡因、盐酸利多卡因结构特点、性质和用途（★★★）

药物名称	盐酸普鲁卡因	盐酸利多卡因
结构	H_2N、O、O、N、CH_2、CH_3 · HCl	CH_3、H、N、O、N、CH_3 · HCl · H_2O、CH_3、CH_3
结构特点	含有芳香第一胺、酯键、叔胺结构	含有酰胺键，其邻位有两个甲基产生空间位阻
物理性质	白色结晶或结晶性粉末，易溶于水，2%水溶液的 pH 为 5～5.6	白色结晶性粉末，易溶于水，pK_a 为 7.8，0.5%水溶液的 pH 为 4.0～5.5

续表

药物名称	盐酸普鲁卡因	盐酸利多卡因
化学性质	①含有酯键，易被水解 ②含有芳香第一胺，易被氧化变色。可发生重氮化-偶合反应，在稀盐酸中，与亚硝酸钠反应后，加碱性β-萘酚试液生成猩红色偶氮化合物沉淀 ③含有叔胺结构具有生物碱样性质，其水溶液遇碘试液、碘化汞钾试液或苦味酸试液可产生沉淀党内	含有酰胺键，但由于酰胺键的邻位有两个甲基，产生空间位阻作用，而阻碍其水解，故本品对酸和碱较稳定，一般较难水解
用途	临床上主要用于浸润麻醉和传导麻醉，一般不用于表面麻醉	麻醉作用为普鲁卡因的2倍，用于各种麻醉，又用于治疗心律失常

3. 盐酸丁卡因的性质和用途（★）

（1）性质：白色结晶或结晶性粉末，有吸湿性，易溶于水，可溶于乙醇。结构中不含芳伯氨基，一般不易氧化变色，亦不能采用重氮化-偶合反应鉴别。结构中存在酯基，水解性与普鲁卡因类似，但速度稍慢。

（2）用途：临床常用的局麻药，多用于黏膜麻醉和硬膜外麻醉。

> **从旁指点**
>
> 盐酸普鲁卡因、盐酸利多卡因结构特点、性质和用途需要熟练掌握，尤其是具有结构特异性的鉴别反应。利多卡因除用于麻醉药外，还可用于心律失常。

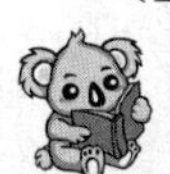

考点集锦

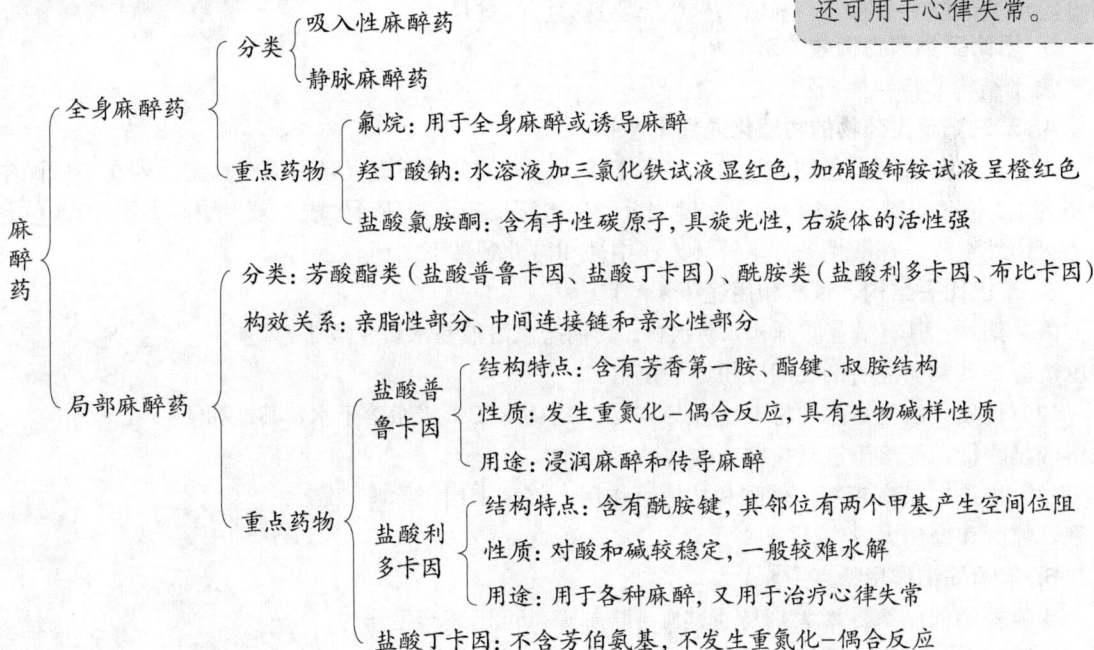

- 麻醉药
  - 全身麻醉药
    - 分类
      - 吸入性麻醉药
      - 静脉麻醉药
    - 重点药物
      - 氟烷：用于全身麻醉或诱导麻醉
      - 羟丁酸钠：水溶液加三氯化铁试液显红色，加硝酸铈铵试液呈橙红色
      - 盐酸氯胺酮：含有手性碳原子，具旋光性，右旋体的活性强
  - 局部麻醉药
    - 分类：芳酸酯类（盐酸普鲁卡因、盐酸丁卡因）、酰胺类（盐酸利多卡因、布比卡因）
    - 构效关系：亲脂性部分、中间连接链和亲水性部分
    - 重点药物
      - 盐酸普鲁卡因
        - 结构特点：含有芳香第一胺、酯键、叔胺结构
        - 性质：发生重氮化-偶合反应，具有生物碱样性质
        - 用途：浸润麻醉和传导麻醉
      - 盐酸利多卡因
        - 结构特点：含有酰胺键，其邻位有两个甲基产生空间位阻
        - 性质：对酸和碱较稳定，一般较难水解
        - 用途：用于各种麻醉，又用于治疗心律失常
      - 盐酸丁卡因：不含芳伯氨基，不发生重氮化-偶合反应

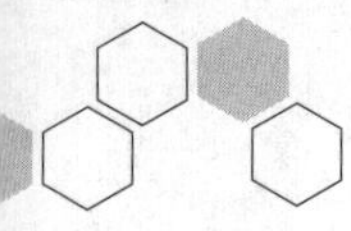

第三节　镇静催眠药、抗癫痫药和抗精神失常药

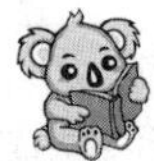

考点梳理

考点1　镇静催眠药

1. 镇静催眠药分类（★）

可分为巴比妥类、苯二氮䓬类、氨基甲酸酯类及其他类如醛类等。

2. 巴比妥类药物理化通性（★★）

（1）巴比妥类药物一般为白色结晶或结晶性粉末，加热都能升华，不溶于水，溶于有机溶剂，含硫巴比妥类药物有不适之臭。在通常情况下其环不会破裂。

（2）弱酸性：巴比妥类药物为丙二酰脲的衍生物，可发生酮式结构与烯醇式的互变异构，形成烯醇型，呈现弱酸性。该类药物的钠盐配制注射液时要注意密闭，防止长时间暴露于空气中。其注射液不能与酸性药物配伍使用。

（3）水解性：巴比妥类药物具有酰亚胺结构，易发生水解开环反应，所以其钠盐注射剂要配成粉针剂。

（4）成盐反应：巴比妥类药物的水溶性钠盐可与某些重金属离子形成难溶性盐类，可供鉴别用。如与硝酸银试液反应形成不溶性二银盐沉淀。与吡啶和硫酸铜反应生成紫色的配合物。

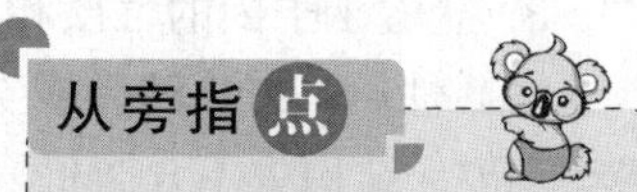

考生应掌握巴比妥类药物的理化通性，尤其是结构特异性的鉴别反应。通过记忆相应结构特点来掌握其理化性质，记忆更加牢固。

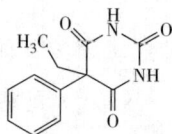

3. 巴比妥类药物构效关系（★）

属于结构非特异性药物。

4. 苯二氮䓬类药物的物理化通性（★）

为白色结晶或类白色结晶性粉末，不溶于水。一般条件下七元环系比较稳定，若在酸或碱中加热则1,2位酰胺键和4,5位的亚胺键均可发生水解反应而开环，生成二苯甲酮衍生物。4,5位开环为可逆性水解，在酸性条件下开环，在中性和碱性条件下闭环。

5. 苯巴比妥结构、性质和用途（★★）

（1）结构：具有酰亚胺结构，易水解。其钠盐水溶液易水解生成2-苯基丁酰脲沉淀。其钠盐注射剂要配成粉针剂使用。

（2）性质：白色结晶性粉末，熔点174.5 ℃～178 ℃，极微溶于水，其饱和水溶液显酸性，能溶于氢氧化钠或碳酸钠溶液。

（3）用途：具有镇静，催眠和抗惊厥作用，临床上用于治疗失眠、惊厥和癫痫大发作。

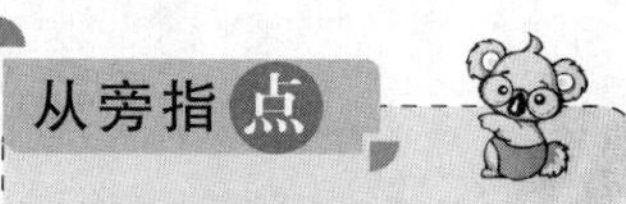

苯巴比妥具有酰亚胺结构，易水解。地西泮含有1,2位酰胺键和4,5位亚胺键。

6. 硫喷妥钠作用特点（★）

硫喷妥钠的脂溶性增大，易通过血－脑屏障，可迅速产生作用；但同时在体内也容易被脱硫代谢，生成戊巴比妥，为超短时作用的巴比妥类药物。

7. 地西泮的结构特点和用途（★★）

（1）结构特点：含有1,2位酰胺键和4,5位亚胺键，在酸性、碱性溶液、受热易发生1,2位和4,5位开环水解反应。但该药口服后，在胃酸作用下，水解反应在4,5位上进行所得的开环化合物

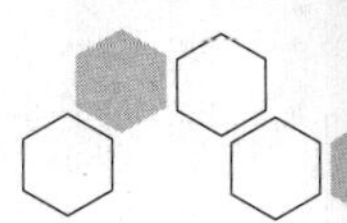

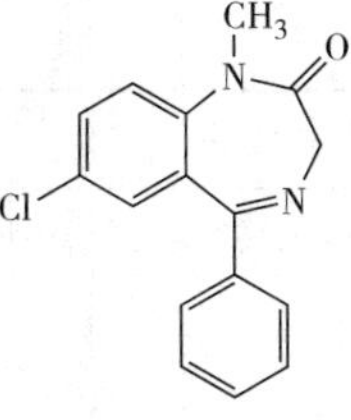

进入肠道，因 pH 升高，又闭环成原药。因此，4,5 位间开环，不影响药物的生物利用度。

（2）用途：主要用于治疗焦虑症、一般性失眠和神经官能症以及用于抗癫痫和抗惊厥。

考点 2 抗癫痫药

1. 抗癫痫药的分类（★）

可分为乙内酰脲类、巴比妥类、苯二氮䓬类、二苯并氮杂䓬类、脂肪羧酸类和其他类。

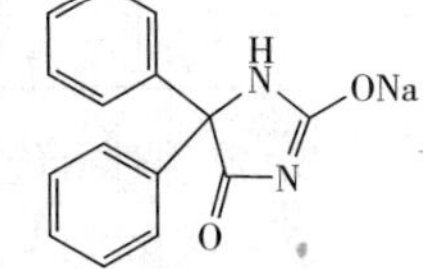

2. 苯妥英钠的结构、稳定性和用途（★★）

（1）结构：具有酰亚胺结构。

（2）稳定性：具有酰亚胺结构，易水解。故本品及其水溶液应密闭保存或新鲜配制。

（3）用途：本品适用于治疗癫痫的全身性和部分性发作，也用于控制癫痫持续状态。不能单独用于治疗失神小发作，需与其他药物合用。本品也可用于抗心律失常。

3. 卡马西平、丙戊酸钠性质和用途（★）

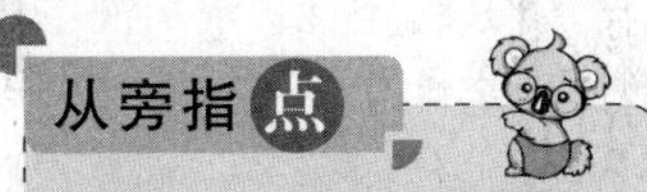

苯妥英钠与巴比妥类药物的鉴别常出现，考生需掌握。

（1）卡马西平性质和用途：在干燥状态及室温下较稳定。其片剂在潮湿环境中可硬化，降低药效。长时间光照固体表面可由白色变橙黄色，导致部分环化形成二聚体和氧化成 10,11 – 环氧化物，故需避光密闭保存。为广谱抗惊厥药，可用于三叉神经痛，对癫痫大发作最有效。

（2）丙戊酸钠性质和用途：为白色结晶性粉末或颗粒，易溶于水，吸湿性极强，通常在丙戊酸钠中加少量的有机酸，使两者形成复合物。为广谱抗癫痫药，多用于治疗其他抗癫痫药无效的各型癫痫。

考点 3 抗精神病药

1. 抗精神失常药分类（★）

（1）根据药物的主要适应证，抗精神失常药可分为抗精神病药、抗抑郁药、抗躁狂症和抗焦虑药四类。

（2）按结构可分为吩噻嗪类、二苯并氮䓬类和丁酰苯类等。

2. 盐酸氯丙嗪和氯氮平的结构、稳定性、代谢途径和用途（★★）

药物名称	盐酸氯丙嗪	氯氮平
结构	CH_3 N CH_3 N Cl S · HCl	N N CH_3 N Cl N H
稳定性	有引湿性；极易溶于水，易溶于醇。遇碱性药物可析出氯丙嗪的沉淀。具有吩噻嗪环结构，易被氧化，在空气或日光中放置，渐变为红棕色。为防止其变色，其注射液在生产中加入抗氧剂	淡黄色结晶性粉末，无臭，无味，易溶于三氯甲烷，溶于乙醇，几乎不溶于水

续表

药物名称	盐酸氯丙嗪	氯氮平
代谢途径	体内代谢极为复杂，代谢过程主要有硫原子氧化、苯环羟基化、侧链去N－甲基和侧链的氧化等	口服吸收良好，但存在首过效应，在体内几乎全部代谢，生物利用度在50%左右，且个体差异较大。主要代谢产物有N－去甲基氯氮平和氯氮平N－氧化物等
用途	主要用于治疗精神分裂症和躁狂症，亦可治疗神经官能症的焦虑和紧张状态，还可用于镇吐、低温麻醉和人工冬眠等	上市的第一个非经典抗精神病药，可用于治疗多种类型的精神分裂症。一般不宜作为首选药

3. 氟哌啶醇结构类型和用途（★）

氟哌啶醇为丁酰苯类药物，主要用于治疗急、慢性精神分裂症和躁狂症，反应性精神病及其他具有兴奋、躁动、幻觉和妄想等症状的重症精神病。

考点4　抗抑郁药

盐酸阿米替林的稳定性、代谢途径和用途（★）

（1）稳定性：水溶液不稳定，某些金属离子能催化本品降解，加入0.1%乙二胺四乙酸二钠可增加稳定性。

（2）代谢途径：主要在肝脏中进行代谢，代谢途径主要有去N－甲基、氮氧化和羟基化。

（3）用途：适用于治疗焦虑性或激动性抑郁症。

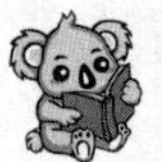

考点集锦

- 镇静催眠药
  - 苯巴比妥：治疗失眠、惊厥和癫痫大发作
  - 硫喷妥钠：超短时作用的巴比妥类药物
  - 地西泮：4,5位亚胺键开环，不影响药物的生物利用度
- 抗癫痫药
  - 苯妥英钠
    - 结构：具有酰亚胺结构
    - 性质：易水解，应密闭保存或新鲜配制
    - 用途：治疗癫痫的全身性和部分性发作，控制癫痫持续状态，抗心律失常
  - 卡马西平：避光密闭保存；为广谱抗惊厥药，抗癫痫及抗外周神经痛
  - 丙戊酸钠：多用于治疗其他抗癫痫药无效的各型癫痫
- 抗精神病药
  - 盐酸氯丙嗪
    - 结构：具有吩噻嗪环结构
    - 性质：易被氧化
    - 代谢途径：主要有硫原子氧化、苯环羟基化、侧链去N－甲基和侧链的氧化
    - 用途：精神分裂症、躁狂症、神经官能症的焦虑和紧张状态、镇吐、低温麻醉、人工冬眠
  - 氯氮平
    - 结构：二苯并氮䓬类
    - 性质：易溶于三氯甲烷，溶于乙醇，几乎不溶于水
    - 代谢途径：主要代谢产物有N－去甲基氯氮平和氯氮平N－氧化物
    - 用途：多种类型的精神分裂症
  - 氟哌啶醇：丁酰苯类药物；治疗急、慢性精神分裂症和躁狂症

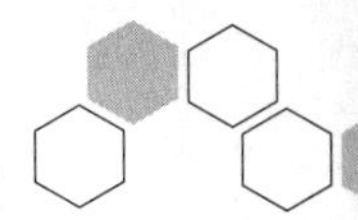

抗抑郁药：盐酸阿米替林
- 稳定性：水溶液不稳定
- 代谢途径：主要有去N–甲基、氮氧化和羟基化
- 用途：治疗焦虑性或激动性抑郁症

第四节　解热镇痛药、非甾体抗炎药和抗痛风药

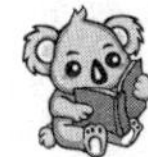

考点梳理

考点1　解热镇痛药

1. 解热镇痛药分类（★）

可分为水杨酸类、乙酰苯胺类和吡唑酮类。

2. 阿司匹林结构、性质和用途（★★★）

（1）结构：含有游离的羧基，含有酯键。

（2）性质：含有游离羧基易溶于氢氧化钠或碳酸钠溶液。含有酯键，易水解，生成水杨酸和醋酸，故应在干燥处保存。其片剂在空气中放置一段时间后，呈现黄–红棕色等。

（3）用途：临床上用于治疗感冒发热，头痛、牙痛、神经痛和肌肉痛等，具有抗炎、抗风湿，抑制血小板聚集，预防血栓形成的作用。

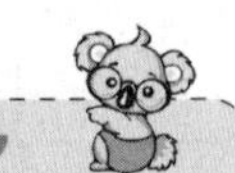

> **从旁指点**
>
> 阿司匹林的结构、性质和用途是历年考试的重点，考生一定要熟练掌握。

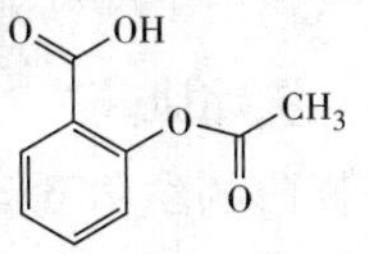

3. 对乙酰氨基酚结构、性质、代谢和用途（★★★）

（1）结构：含有酰胺键、酚羟基。水解产物对氨基酚含有游离的芳伯氨基。

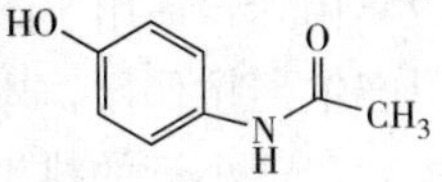

（2）性质：易水解。微溶于冷水，可溶于热水，易溶于氢氧化钠溶液。

（3）代谢：主要在肝脏代谢，大部分与葡萄糖醛酸及硫酸结合，从尿中排泄。少量生成有毒的N–羟基乙酰氨基酚，进一步转化成毒性代谢物N–乙酰亚胺醌。在正常情况下，它可与肝内谷胱甘肽结合而解毒。若应用过量可引起肝组织坏死，因此本品不宜大量或长期服用。

（4）用途：解热镇痛药，可用于治疗发热疼痛等，但无抗炎、抗风湿作用。

> **从旁指点**
>
> 对乙酰氨基酚的结构、性质、代谢和用途也是历年考试的重点，尤其是代谢过程中毒性代谢物，考生一定要熟练掌握。可与阿司匹林对比记忆。

考点2　非甾体抗炎药

1. 非甾体抗炎药分类（★）

可分为吡唑酮类、芳基烷酸类、N–芳基邻氨基苯甲酸类（灭酸类）、1,2–苯并噻嗪类和其他类。

2. 吲哚美辛、双氯芬酸钠的结构特征和用途（★★）

（1）吲哚美辛结构特征和用途：含有酰胺键，可发生水解，水解产物可进一步脱羧；水解产物与脱羧产物均含有吲哚环，都可进一步氧化成有色物质。对炎症性疼痛作用显著，对痛风性关节炎疗效较好。

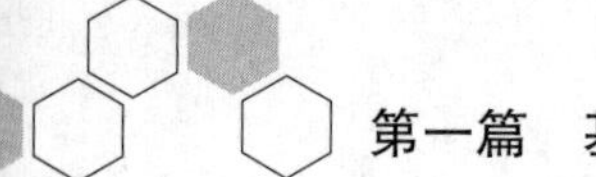

（2）双氯芬酸钠结构特征和用途：适用于治疗类风湿关节炎、神经炎及各种原因引起的发热。

3. 布洛芬、萘普生的性质、用途以及旋光异构体活性（★★）

药物名称	性质	用途	旋光异构体活性
布洛芬	白色结晶或结晶性粉末，不溶于水，可溶于氢氧化钠及碳酸钠溶液	用于风湿性及类风湿关节炎和骨性关节炎	消旋体给药，但其有效成分为 S－（+）－布洛芬，R－（－）－异构体无效，通常在消化道吸收过程中经酶作用转化成 S－（+）－异构体
萘普生	白色结晶性粉末，在甲醇、乙醇溶解，在水中几乎不溶，可溶于氢氧化钠及碳酸钠溶液	用于治疗风湿性和类风湿关节炎、痛风等疾病，也可用于缓解肌肉骨骼扭伤、挫伤和损伤等所致的疼痛	临床使用中应用其 S－（+）－异构体

4. 美洛昔康作用特点及用途（★）

（1）易溶于二甲基甲酰胺，几乎不溶于水。具有酰胺结构，可发生水解。

（2）长效抗风湿药，对慢性风湿性关节炎的抗感染、镇痛效果与吡罗昔康相同，但诱发胃及十二指肠溃疡的作用较吡罗昔康弱，可长期用于类风湿关节炎的治疗。

布洛芬的有效成分为 *S*－（+）－布洛芬，*R*－（－）－异构体无效。萘普生在临床使用中应用其 *S*－（+）异构体。

考点3　抗痛风药

丙磺舒的结构及用途（★）

（1）结构

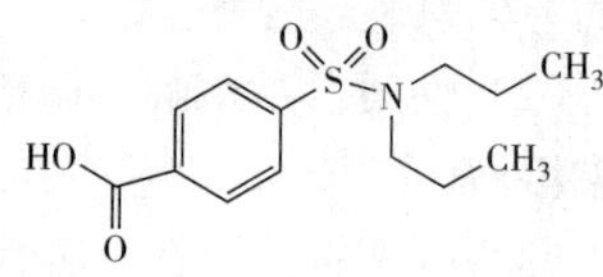

（2）用途：适用于治疗慢性痛风和痛风性关节炎等。与阿司匹林合用产生拮抗作用，本品能抑制弱有机酸药物（如青霉素、头孢菌素等）在肾小管的排泄，使其作用增强，毒性增加。

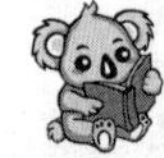

考点集锦

- 解热镇痛药分类
  - 阿司匹林
    - 结构：含有游离的羧基，酯键
    - 性质：易溶于氢氧化钠或碳酸钠溶液，易水解
    - 用途：感冒发热，头痛、牙痛、神经痛和肌肉痛
  - 对乙酰氨基酚
    - 结构：含有酰胺键、酚羟基，水解产物对氨基酚含有游离的芳伯氨基
    - 性质：可发生重氮化－偶合反应
    - 代谢：肝脏
    - 用途：感冒发热，头痛、牙痛、神经痛和肌肉痛
- 非甾类抗炎药
  - 吲哚美辛：含有酰胺键，易水解
  - 双氯芬酸钠：治疗类风湿关节炎、神经炎及各种原因引起的发热
  - 布洛芬
    - 用途：风湿性及类风湿关节炎和骨性关节炎
    - 旋光异构体活性：药效成分为S－(+)－布洛芬，R－(－)－异构体无效
  - 萘普生：S－(+)－异构体
  - 美洛昔康：长效抗风湿药
- 抗痛风药：丙磺舒适用于治疗慢性痛风和痛风性关节炎

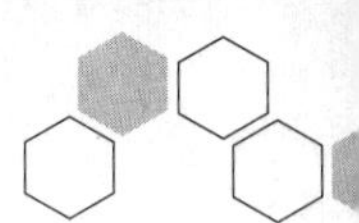

第五节　镇痛药

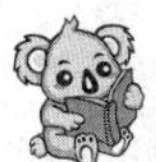

考点梳理

考点 1　镇痛药概述

镇痛药的结构特点（★）

（1）分子中具有一个平坦的芳环结构，与受体平坦区通过范德华力相互作用。

（2）有一个碱性中心，在生理 pH 下部分电离成阳离子，以便与受体表面的阴离子部位相结合。

（3）分子中的苯环以直立键与哌啶环相连接，使得碱性中心和苯环处于同一平面上，以便与受体结合；哌啶环的乙撑基突出于平面之前，与受体上一个方向适合的空穴相适应。

考点 2　天然生物碱类

盐酸吗啡结构特点、构效关系、性质、代谢和用途（★★★）

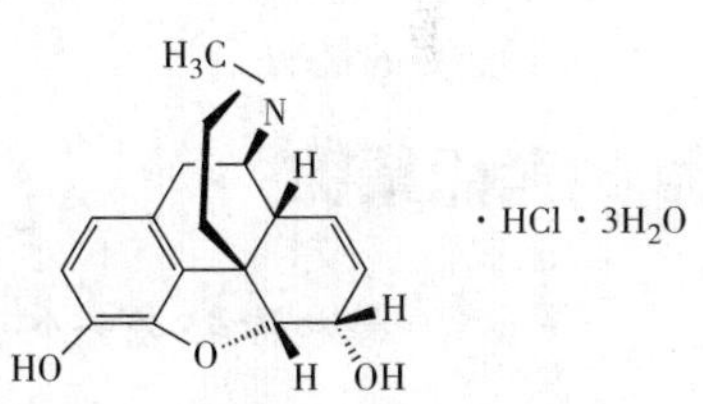

（1）结构特点：结构中有 5 个手性碳原子，具有旋光性。天然存在的吗啡为左旋体。结构中含有酚羟基和叔氮原子，显酸碱两性。含有酚羟基，性质不稳定，在空气中放置或遇日光可被氧化。

（2）构效关系：17 位的叔胺氮原子是影响镇痛活性的关键基团，不同取代基的引入，可使药物对阿片受体的作用发生逆转，由激动剂变为拮抗剂。修饰 3 位酚羟基、6 位醇羟基以及 7～8 位双键得到的化合物镇痛作用与成瘾性相平行，即镇痛作用提高，成瘾性也增强，反之亦然。

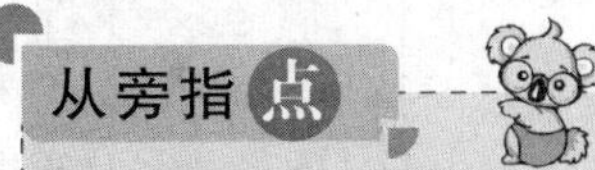

从旁指点

吗啡具有旋光性，显酸碱两性，性质不稳定，易被氧化。17 位的叔胺氮原子是影响镇痛活性的关键基团。熟练掌握吗啡的结构特点、构效关系等。

（3）性质：含有酚羟基，性质不稳定，易被氧化，生成伪吗啡，而使其毒性加大，水溶液 pH 增高、重金属离子和环境温度升高等均可加速其氧化变质。故应在其制剂过程中和储存时注意采取一些防氧化措施。

（4）代谢：在体内代谢，除生成少量较吗啡活性低、毒性大的去甲吗啡外，大部分在体内与硫酸或葡萄糖醛酸结合后随尿排出。

（5）用途：具有镇静、镇痛、镇咳及抑制肠蠕动的作用，临床上主要用作镇痛药，还可作麻醉辅助药。

考点 3　合成镇痛药

1. 盐酸哌替啶的结构、性质、代谢和用途（★★）

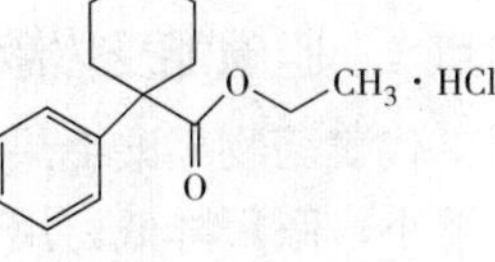

（1）结构：含有一个苯环和一个哌啶环、酯键。

（2）性质：易溶于水，易吸潮，遇光易变黄。与甲醛–硫酸试液反应显橙红色。

（3）代谢：在体内代谢迅速，代谢生成去甲哌替啶、哌替啶酸和去甲哌替啶酸等，去甲哌替啶有弱的镇痛活性。本品能透过胎盘，也能随乳汁分泌，故孕期和哺乳期妇女不宜使用。

（4）用途：临床上主要用于创伤、术后和癌症晚期等引起的剧烈疼痛，亦可麻醉前给药起镇静作用，有成瘾性，但较吗啡弱，不宜长期使用。

从旁指点

哌替啶的代谢物去甲哌替啶，有弱的镇痛活性，也是造成哌替啶中毒时可能出现惊厥的原因。

2. 盐酸美沙酮性质和用途（★）

（1）性质：易溶于水，有旋光性，仅左旋体有效，临床用其外消旋体。结构中含有羰基，但位阻较大，反应活性低，通常不发生一般羰基的反应。

（2）用途：镇痛作用为吗啡的2～3倍，适用于各种剧烈疼痛的治疗和吗啡、海洛因成瘾者的脱毒治疗。

考点4　半合成镇痛药

磷酸可待因性质和用途（★）

（1）性质：具左旋性。比吗啡稳定，遇光逐渐变质，需避光保存。镇痛作用比吗啡弱。

（2）用途：临床上用于中等疼痛的止痛，多用作中枢麻醉性镇咳药，适用于各种剧烈干咳的治疗，有轻度成瘾性。

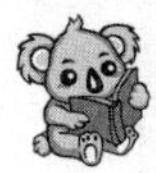

考点集锦

镇痛药
- 结构特点：有一个平坦的芳环结构、有一个碱性中心、碱性中心和苯环处于同一平面上
- 盐酸吗啡
  - 结构特点：含有酚羟基和叔氮原子
  - 构效关系：17位的叔胺氮原子
  - 性质：含有酚羟基，易被氧化，使其毒性加大
  - 代谢：除生成少量的去甲吗啡外，大部分在体内随尿排出
  - 用途：主要用作镇痛药，可作麻醉辅助药
- 盐酸哌替啶
  - 结构：苯环、哌啶环、酯键
  - 代谢：体内代谢迅速
  - 用途：创伤、术后和癌症晚期等引起的剧烈疼痛
- 盐酸美沙酮：仅左旋体有效；适用于各种剧烈疼痛的治疗，毒性大
- 磷酸可待因：半合成镇痛药，需避光保存；适用于各种剧烈干咳的治疗，有轻度成瘾性

第六节　胆碱能药物

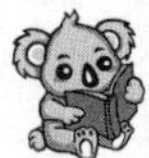

考点梳理

考点1　胆碱能受体激动剂（★★）

代表药物硝酸毛果芸香碱具有M胆碱能受体激动作用，对汗腺和唾液腺的作用较大，造成瞳孔缩小，眼压降低。用于治疗原发性青光眼。

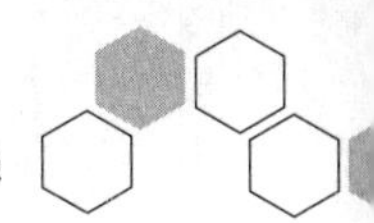

考点 2　胆碱酯酶复活剂（★★）

碘解磷定属于胆碱酯酶复活剂，水溶液不稳定。用于治疗有机磷中毒。

考点 3　胆碱酯酶抑制剂（★★）

1. 溴化新斯的明的用途

用于重症肌无力及手术后腹气胀、尿潴留。

2. 加兰他敏的用途

属于长效胆碱酯酶抑制剂。用于治疗小儿麻痹后遗症，重症肌无力及轻、中度阿尔茨海默病。

考点 4　胆碱能受体阻断药

1. 抗胆碱能药的分类、颠茄生物碱类构效关系（★）

（1）分类：分为 M 受体、N 受体阻断剂。

（2）颠茄生物碱类构效关系：化学结构类似，均为氨基醇的酯类化合物，区别只是 6,7 位氧桥和 6 位或莨菪酸 α 位羟基的有无。结构中氧桥和羟基的存在与否，对药物的中枢作用有很大影响。氧桥使分子亲脂性增大，中枢作用增强。而羟基使分子极性增强，中枢作用减弱。

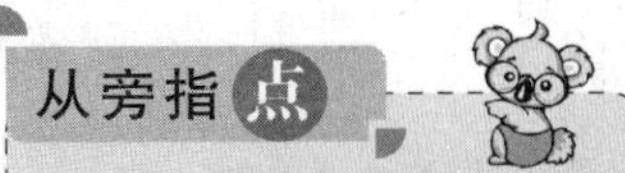

考生应熟练掌握硝酸毛果芸香碱、碘解磷定、溴化新斯的明和加兰他敏的作用与用途，考试时可能会列举其他作用混淆考生。

2. 硫酸阿托品结构特点、性质、Vitali 反应和用途（★★★）

（1）结构特点：无氧桥，无羟基，仅有兴奋呼吸中枢作用。有酯键，在碱性条件下易水解生成莨菪醇和消旋莨菪酸。

（2）性质：阿托品碱性较强，在水溶液中能使酚酞呈红色。

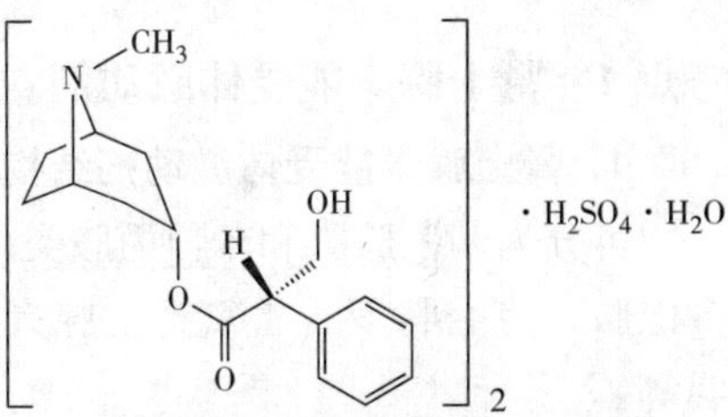

（3）Vitali 反应：阿托品经发烟硝酸加热处理后，再加入氢氧化钾醇液和一小粒固体氢氧化钾，初显紫堇色，继而变为暗红色，最后颜色消失。为托品酸的专属反应。

（4）用途：①可用于治疗各种类型的内脏绞痛、麻醉前给药及散瞳等；②可用于治疗盗汗；③临床用于治疗各种感染中毒性休克和心动过缓；④用于有机磷中毒时的解救。

从旁指点

阿托品的结构特点和特征性反应是考试重点，在记忆时，应结合颠茄生物碱类构效关系进行记忆。

3. 哌仑西平、泮库溴铵的用途（★）

（1）哌仑西平：治疗剂量时选择性地阻断黏膜上的 M 受体，控制胃酸分泌。对中枢神经系统副作用小。适用于治疗胃及十二指肠溃疡。

（2）泮库溴铵：用于外科手术时使肌肉松弛。

4. 氯化琥珀胆碱的稳定性及用途（★）

（1）稳定性：结构中有酯键，水溶液不稳定，易发生水解反应，pH 和温度是主要影响因素。pH 3～5 时较稳定，pH 7.4 时缓慢水解，碱性条件下迅速水解。温度升高，水解速率加快。

（2）用途：临床上用于需肌肉松弛的外科小手术和气管插管。

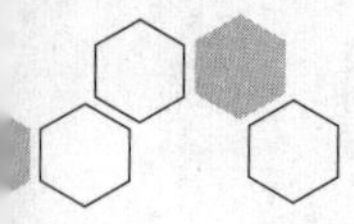

考点集锦

- 胆碱能药物
  - 分类：M胆碱能受体激动剂和乙酰胆碱酯酶抑制剂
  - 胆碱能受体激动剂
    - 硝酸毛果芸香碱：具有M胆碱能受体激动作用，瞳孔缩小，眼压降低
    - 治疗原发性青光眼
  - 胆碱酯酶复活剂　碘解磷定：有机磷中毒解毒剂
  - 胆碱酯酶抑制剂
    - 溴化新斯的明：抗胆碱酯酶抑制剂；用于重症肌无力及手术后腹气胀、尿潴留
    - 加兰他敏：长效胆碱酯酶抑制剂；治疗小儿麻痹后遗症及重症肌无力
  - 胆碱能受体阻断剂
    - 分类：M受体、N受体阻断剂
    - 构效关系：区别为6,7位氧桥和6位或莨菪酸α位羟基的有无
    - 硫酸阿托品
      - 结构特点及性质：无氧桥，无羟基，有酯键，碱性较强
      - Vitali反应：托品酸的专属反应
      - 用途：各种感染中毒性休克和心动过缓；有机磷中毒时解救

第七节　肾上腺素能药物

考点梳理

考点1　肾上腺素能受体激动剂

1. 肾上腺素能受体激动剂结构类型（★）

可分为苯乙胺类和苯异丙胺类。苯乙胺类主要有肾上腺素、去甲肾上腺素、异丙肾上腺素、多巴胺、克仑特罗、去氧肾上腺素、氯丙那林和特布他林等。苯异丙胺类主要有麻黄碱和甲氧明等。

2. 构效关系（★）

（1）苯环和氨基相隔两个碳原子，作用最强，碳链增长为三个碳原子，作用下降。

（2）氨基上的取代基显著影响α和β受体效应，无取代基的去甲肾上腺素主要为α受体效应，甲基取代的肾上腺素，兼有α和β受体效应；异丙基取代的异丙肾上腺素则主要为β受体效应。随取代基增大，α受体效应减弱，β受体效应增强。使β效应增强最有效的取代基为异丙基、叔丁基等。

（3）苯环上酚羟基的存在一般使作用增强，但可被儿茶酚-O-甲基转移酶甲基化而失活。苯环上无酚羟基，使时效延长，但作用减弱。

（4）多数药物在氨基的β位有羟基，产生光学异构体，活性有显著差别，一般*R*-构型光学异构体具有较大活性。

（5）在氨基的α位引入甲基，可使受β_2受体效应增强。

3. 肾上腺素的结构、性质及用途；盐酸异丙肾上腺素用途（★★★）

（1）肾上腺素

①结构：含有邻苯二酚结构。

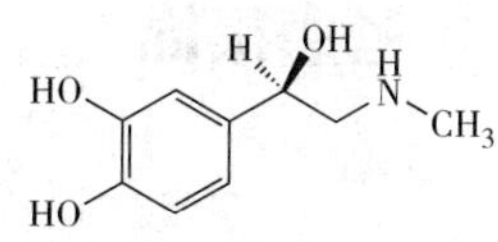

②性质：具有较强的还原性，在酸性介质中相对稳定，在中性或碱性溶液中不稳定，遇空气中的氧或弱氧化剂，生成醌型化合物肾上腺素红呈红色，并可进一步聚合成棕色多聚物。药用为左旋体，效力高于右旋体。溶液 pH 变化、加热或久置能加速消旋化反应，使药效降低。

③用途：对 α 和 β 受体都有激动作用，临床上用于急性心力衰竭，支气管哮喘的治疗及心脏骤停的抢救。

（2）盐酸异丙肾上腺素用途：为 β 受体激动药，用于支气管哮喘、过敏性哮喘、低血压及中毒性休克等。

从旁指点

考生应熟练掌握肾上腺素、异丙肾上腺素的结构特点、性质和用途。

4. 重酒石酸去甲肾上腺素、盐酸多巴胺、盐酸甲氧明用途（★★）

（1）重酒石酸去甲肾上腺素：主要兴奋 α 受体。临床上主要用其升压作用，静滴用于治疗各种休克，口服用于治疗消化道出血。

（2）盐酸多巴胺：多巴胺受体激动药。临床上用于治疗各种类型休克。

（3）盐酸甲氧明：α 受体激动剂，可用于外伤和周围循环功能不全时低血压的急救。

5. 盐酸麻黄碱、沙美特罗的性质和用途（★）

药物名称	盐酸麻黄碱	沙美特罗
性质	性质较稳定，遇空气、阳光和热均不易被破坏。与一般生物碱的性质不完全相同	新型选择性长效 β_2 受体激动剂，常用剂型为喷雾剂。同时具有强大的抑制肺肥大细胞释放过敏反应介质作用
用途	慢性轻度支气管哮喘，预防哮喘发作，治疗鼻塞等	哮喘（包括夜间哮喘和运动性哮喘）、喘息性支气管炎和可逆性气道阻塞

考点 2　肾上腺素能受体阻断剂（★★）

盐酸哌唑嗪、盐酸普萘洛尔和阿替洛尔的性质与用途

药物名称	性质	用途
盐酸哌唑嗪	在水中几乎不溶	轻、中度高血压或肾性高血压，也适用于治疗顽固性心功能不全
盐酸普萘洛尔	①易溶于水，含有手性碳原子，临床上用其外消旋体，其左旋体活性强。 ②遇光易氧化变质，主要发生异丙氨基侧链氧化分解反应	心绞痛、心房扑动及颤动
阿替洛尔	微溶于水	高血压、心绞痛及心律失常

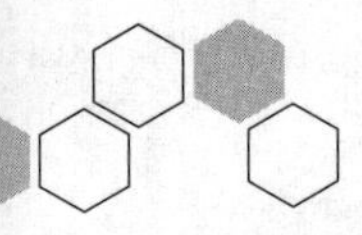

考点集锦

- 肾上腺素能药物
  - 肾上腺素能受体激动剂
    - 分类：苯乙胺类和苯异丙胺类
    - 构效关系
      - ①苯环和氨基相隔两个碳原子，作用最强
      - ②氨基上的取代基显著影响α和β受体效应
      - ③苯环上酚羟基的存在一般使作用增强
      - ④在氨基的β位有羟基，产生光学异构体，一般*R*-构型光学异构体具有较大活性
      - ⑤在氨基的α位引入甲基，可使受β_2受体效应增强
    - 肾上腺素
      - 结构及性质：含有邻苯二酚结构，具有较强的还原性；药用为左旋体
      - 用途：急性心力衰竭，支气管哮喘的治疗及心脏骤停的抢救
    - 盐酸异丙肾上腺素、重酒石酸去甲肾上腺素、盐酸多巴胺、盐酸甲氧明
  - 肾上腺素能受体阻断剂
    - 盐酸哌唑嗪
    - 盐酸普萘洛尔
      - 性质：含有手性碳原子，用其外消旋体（左旋体活性强）
      - 用途：心绞痛、心房扑动及颤动等的治疗；禁用于支气管哮喘患者
    - 阿替洛尔用于治疗高血压、心绞痛及心律失常

第八节 心血管系统药物

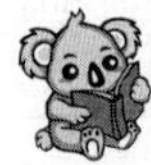

考点梳理

考点1 调血脂药

1. 调血脂药分类（★）

调血脂药目前主要是针对胆固醇和三酰甘油的合成和分解代谢而发挥作用。可分为：苯氧乙酸及其类似物；烟酸类；羟甲戊二酰辅酶 A（HMG－CoA）还原酶抑制剂；其他类。

2. 苯氧乙酸类药物的构效关系（★）

（1）羧基或易于水解的烷氧羰基的存在是这类降脂药物具有活性的必要条件。

（2）叔碳原子是必需的，决定其分子的亲脂性。

（3）分子中芳基部分保证了亲脂性，增加苯基数目，活性增强。

（4）芳环对位的其他取代基，特别是环烷基，能增强对乙酰辅酶 A 羧化酶的抑制作用。

3. 吉非贝齐、洛伐他汀性质和用途（★★）

药物名称	性质	用途
吉非贝齐	白色结晶性粉末，不溶于水	用于高胆固醇血症和混合型高脂血症的治疗
洛伐他汀	白色或类白色结晶或结晶性粉末，易溶于三氯甲烷，溶于丙酮，不溶于水	用于治疗高胆固醇血症和混合型高脂血症

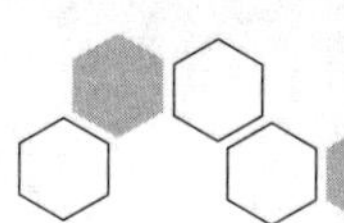

考点 2　抗心绞痛药

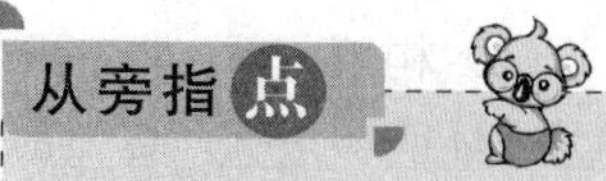

考生需掌握钙通道阻滞剂类药物的结构特征及性质。

1. 抗心绞痛药物分类（★）

可分为三类：硝酸酯和亚硝酸酯类、钙通道阻滞剂和 β-受体阻断剂。

2. 硝苯地平、尼群地平的结构、性质和用途（★★）

药物名称	结构	性质	用途
硝苯地平	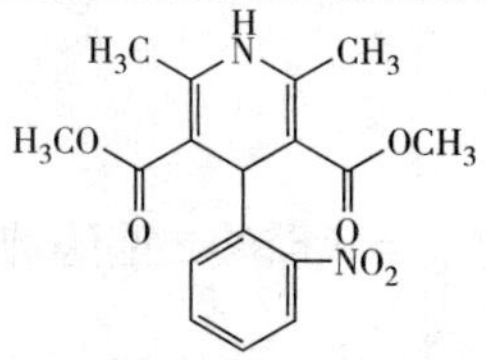	黄色结晶性粉末，几乎不溶于水。遇光极不稳定	用于预防和治疗冠心病、心绞痛，对顽固性、重度高血压也有疗效
尼群地平	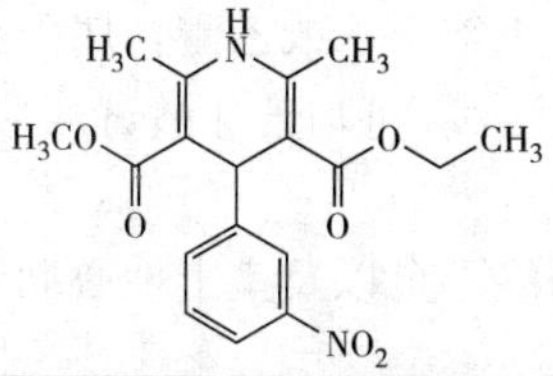	黄色结晶或结晶性粉末，几乎不溶于水，易溶于乙醇。避光保存	治疗冠心病及高血压，也可用于治疗充血性心力衰竭

3. 盐酸地尔硫䓬、硝酸异山梨酯的性质和用途（★★）

药物名称	性质	用途
盐酸地尔硫䓬	白色结晶性粉末，易溶于水	用于治疗冠心病中各型心绞痛，也有减缓心率的作用
硝酸异山梨酯	干燥品较稳定，但在酸和碱溶液中容易水解	用于心绞痛、冠状循环功能不全和心肌梗死等的预防

考点 3　抗高血压药

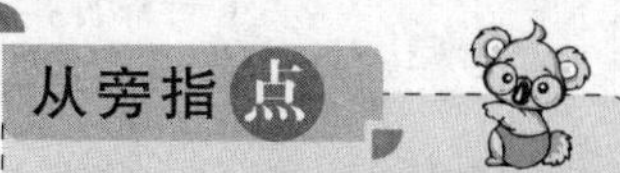

考生需掌握抗高血压药物的分类，代表药物及其稳点性。

1. 抗高血压药分类（★）

抗高血压药物可分为三大类：作用于自主神经系统的药物；作用于 RAS 系统的药物；作用于离子通道的药物。

2. 卡托普利、甲基多巴的稳定性和用途（★★）

药物名称	稳定性	用途
卡托普利	遇光或在水溶液中，可发生自动氧化生成二硫化合物，加入螯合物或抗氧剂可延缓氧化。结构中的-SH 有还原性，在碘化钾和硫酸中易被氧化	用于治疗高血压和充血性心力衰竭
甲基多巴	由于分子中有两个相邻的酚羟基，易氧化变色，因此，制剂中常加入亚硫酸氢钠或维生素 C 等还原剂以增加其稳定性，同时应避光保存	用于治疗轻度、中度原发性高血压，对严重高血压也有效；静脉滴注可控制高血压危象；与利尿药合用可增加降压效果

3. 氯沙坦的作用和用途（★★）

氯沙坦为第一个上市的血管紧张素Ⅱ受体阻断剂。疗效与常用的 ACE 抑制剂相似，具有良好的抗高血压、抗心衰和利尿作用，无 ACE 抑制剂的干咳副作用。临床用于治疗原发性高血压。

考点 4　抗心律失常药

1. 抗心律失常药物分类，非特异性抗心律失常药物的构效关系（★）

（1）分类：分为离子通道阻滞剂和 β 受体阻断剂两大类。

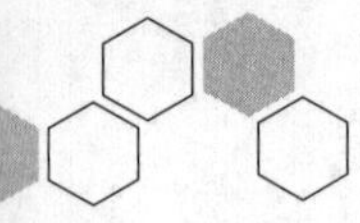

（2）构效关系：非特异性抗心律失常药物大多具有三个结构特征，分别与膜的三个部分作用：①芳香环或环系统，这一部分插入膜磷脂的烷基链中；②氨基（形成阳离子）与膜多肽的阴离子基结合；③具有极性的取代基与膜磷脂的极性端形成氢键。

2. 盐酸胺碘酮的性质和用途（★★）

（1）性质：白色至微带黄色结晶性粉末，易溶于三氯甲烷，而在水中几乎不溶。

（2）用途：属Ⅲ类抗心律失常药。最初用于治疗心绞痛，目前临床用于治疗其他药物无效的严重心律失常。

考点5 强心药（★）

1. 强心药的分类

强心药可分为：强心苷类、拟交感胺（β受体激动剂）类、磷酸二酯酶抑制剂和钙敏化剂。

2. 地高辛的性质及用途

（1）性质：易溶于吡啶，微溶于稀醇、三氯甲烷，不溶于水或乙醚。属于强心甾烯类，即甾核C_{17}位连接的是五元不饱和内酯环，其结构上α-氢很活泼，可与苦味酸试液形成有色的络合物，此性质可用于含量测定。

（2）用途：为强心药，适用于各种急性和慢性心功能不全以及室上性心动过速、心房颤动和扑动等，不宜与酸、碱类药物配伍。

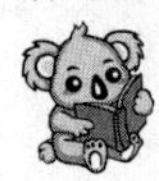

考点集锦

- 心血管系统药物
  - 调血脂药
    - 分类：苯氧乙酸及其类似物、烟酸类、HMG-CoA还原酶抑制剂、其他类
    - 构效关系
    - 吉非贝齐、洛伐他汀：高胆固醇血症和混合型高脂血症的治疗
  - 抗心绞痛药
    - 分类：硝酸酯和亚硝酸酯类、钙通道阻滞剂和β-受体阻断剂
    - 硝苯地平：遇光易分解，预防和治疗冠心病、心绞痛
    - 尼群地平：避光保存，治疗冠心病及高血压、充血性心力衰竭
    - 盐酸地尔硫䓬：各型心绞痛
    - 硝酸异山梨酯：预防心绞痛、冠状循环功能不全和心肌梗死
  - 抗高血压药
    - 分类
    - 卡托普利
      - 性质：结构中的-SH有还原性，在碘化钾和硫酸中易被氧化
      - 用途：高血压和充血性心力衰竭
    - 甲基多巴
      - 性质：由于分子中有两个相邻的酚羟基，易氧化变色，因此，制剂中常加入亚硫酸氢钠或维生素C等还原剂以增加其稳定性，同时应避光保存；在碱性溶液中更易氧化
      - 用途：轻度、中度原发性高血压
  - 抗心律失常药
    - 分为离子通道阻滞剂和β受体阻断剂
    - 盐酸胺碘酮目前临床用于治疗其他药物无效的严重心律失常
  - 强心药（地高辛）：各种急性和慢性心功能不全以及室上性心动过速、心房颤动和扑动

第九节　中枢兴奋药和利尿药

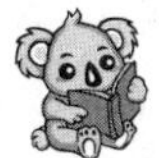

考点梳理

考点1　中枢兴奋药

1. 中枢兴奋药物的分类（★）

按其作用可分为大脑皮质兴奋药、延髓兴奋药、脊髓兴奋药、反射性兴奋药和用于治疗阿尔茨海默病的药物。

2. 咖啡因的结构、性质、代谢和用途，以及紫脲酸胺反应和安钠咖组成（★★★）

（1）咖啡因

①结构

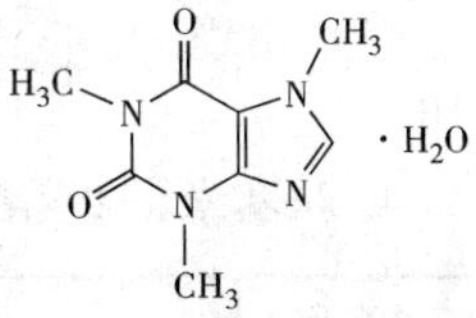

②性质：碱性极弱，与强酸如盐酸、氢溴酸等也不能形成稳定的盐，可用与有机酸或有机酸的碱金属盐（如苯甲酸钠，水杨酸钠）等形成电荷转移复合物，增加在水中的溶解度。

③代谢：主要在肝脏中代谢，分解产生三个初级代谢产物副黄嘌呤（84%），可可碱（12%）和茶碱（4%）。本品在摄取后45分钟内被胃和小肠完全吸收，吸收后它会分布于身体的所有器官之中。

④用途：用于对抗麻醉药、镇静催眠药的中毒和抢救各种疾病所引起的呼吸、循环衰竭，并可促进患者从昏迷中苏醒。若继续加大剂量则会产生惊厥作用。本品与麦角胺合用能使中枢血管收缩，用于治疗偏头痛。

⑤紫脲酸胺反应：加入盐酸和氯酸钾后，置于水浴上共热蒸干，残渣遇氨气，生成紫色的四甲基紫脲酸胺，再加入氢氧化钠试液数滴，紫色消失。

（2）安钠咖组成：是由苯甲酸钠和咖啡因以近似1∶1的比例配成。

> 从旁指点
>
> 考生需掌握咖啡因的结构、性质、代谢和用途，以及特殊反应。

3. 尼可刹米的结构、性质和用途（★★）

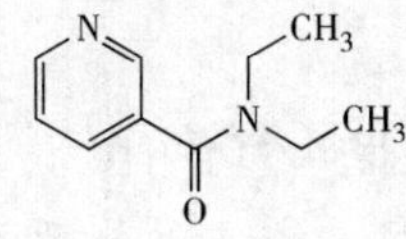

（1）结构：含酰胺结构。

（2）性质：为无色或淡黄色的澄明油状液体，有引湿性，能与水任意混合。一般条件下稳定。

（3）用途：中枢性呼吸及循环衰竭。

4. 吡拉西坦的性质和用途（★）

（1）性质：白色结晶性粉末，无臭，味苦，易溶于水，略溶于乙醇。本品具有五元杂环内酯胺类结构，为GABA的衍生物。

（2）用途：①可改善轻度及中度阿尔茨海默病患者的认知能力，但对重度患者无效；②可用于治疗脑外伤所致记忆障碍及儿童智力低下。

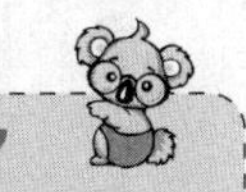

> 从旁指点
>
> 利尿药为考试的重点，考生需重点掌握氢氯噻嗪的结构、性质和用途。

考点2　利尿药

1. 利尿药的类型（★）

利尿药包括有机汞化合物、多羟基化合物、含氮杂环类、磺酰胺及苯并噻嗪类、苯氧乙酸类

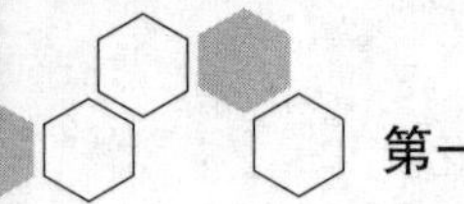

和醛固酮受体拮抗剂类六类。

2. 苯并噻嗪类利尿药的构效关系（★）

（1）环外磺酰胺基为利尿作用的必要基团，处于7位时疗效最好。

（2）6位引入 $-Cl$、$-CF_3$ 等吸电子基团，可增强疗效；引入 $-NH_2$，利尿作用丧失。

（3）3、4位为饱和键，较相应不饱和键化合物疗效显著提高。

3. 氢氯噻嗪的结构、性质和用途（★★★）

（1）结构

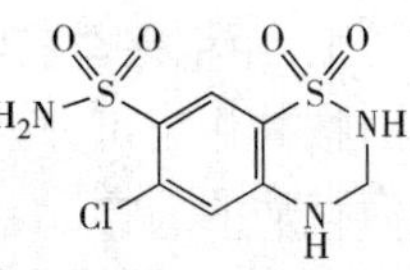

（2）性质：白色结晶，不溶于水，含磺酰基显弱酸性，在氢氧化钠溶液中溶解。在氢氧化钠溶液中，加热迅速水解，水解产物具有游离的芳伯氨基，可产生重氮化-偶合反应，用于鉴别。

（3）用途：临床上用于多种类型的水肿及高血压的治疗，大剂量或长期应用时应与氯化钾同服。

4. 呋塞米、甘露醇的性质和用途，螺内酯的代谢和用途（★）

药物名称	性质/代谢	用途
呋塞米	白色或类白色结晶粉末，不溶于水。具有酸性，可溶于氢氧化钠溶液	用于其他利尿药无效的严重病例；还可用于预防急性肾衰和药物中毒，可加速药物的排泄
甘露醇	白色结晶或结晶性粉末。易溶于水，略溶于乙醇，不溶于乙醚	用于渗透性利尿药、治疗组织脱水、降低眼内压等
螺内酯	口服后大约有70%立即被吸收，在肝脏极易被代谢，脱去乙酰巯基，生成坎利酮和坎利酮酸；坎利酮为活性代谢物，也是醛固酮受体拮抗剂	用于治疗与醛固酮升高有关的顽固性水肿，还可用于消除腹水和心脏性水肿等，与氢氯噻嗪合用效果好

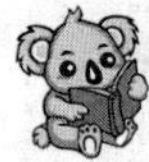

考点集锦

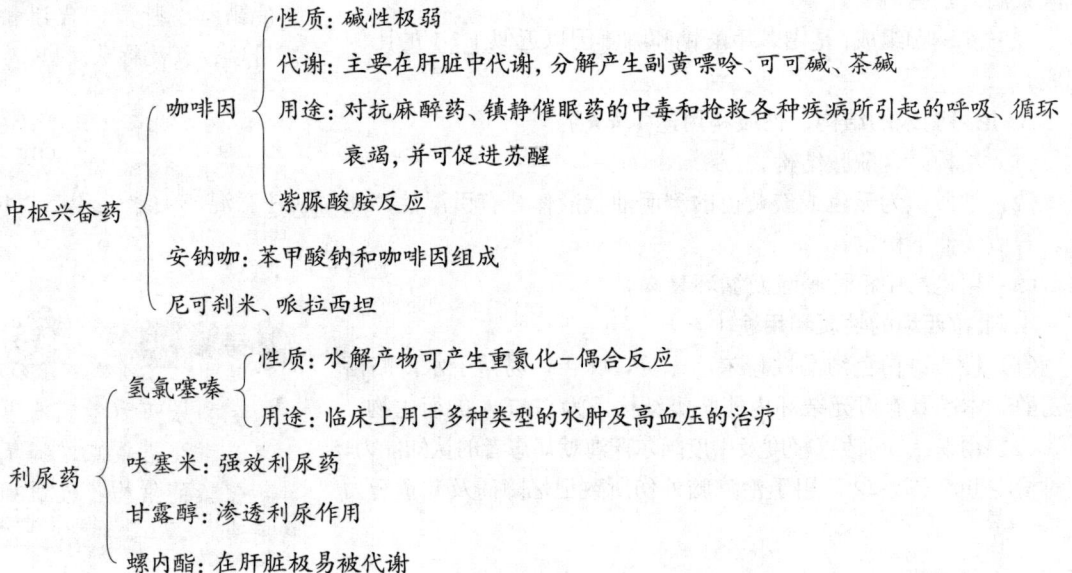

- 中枢兴奋药
  - 咖啡因
    - 性质：碱性极弱
    - 代谢：主要在肝脏中代谢，分解产生副黄嘌呤、可可碱、茶碱
    - 用途：对抗麻醉药、镇静催眠药的中毒和抢救各种疾病所引起的呼吸、循环衰竭，并可促进苏醒
    - 紫脲酸胺反应
  - 安钠咖：苯甲酸钠和咖啡因组成
  - 尼可刹米、哌拉西坦
- 利尿药
  - 氢氯噻嗪
    - 性质：水解产物可产生重氮化-偶合反应
    - 用途：临床上用于多种类型的水肿及高血压的治疗
  - 呋塞米：强效利尿药
  - 甘露醇：渗透利尿作用
  - 螺内酯：在肝脏极易被代谢

第十节　抗过敏药和抗溃疡药

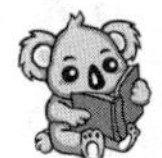

考点梳理

考点1　抗过敏药（★★）

1. 抗过敏药物的分类，H_1受体拮抗剂的结构类型（★）

抗过敏药物分为H_1受体拮抗剂、过敏介质释放抑制剂、白三烯受体拮抗剂和缓激肽拮抗剂。

其中，H_1受体拮抗剂的结构类型包括：①经典H_1受体拮抗剂：乙二胺类、氨基醚类、丙胺类、三环类；②非镇静性H_1受体拮抗剂。

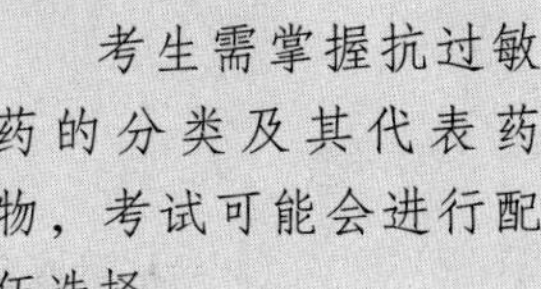

考生需掌握抗过敏药的分类及其代表药物，考试可能会进行配伍选择。

2. 盐酸西替利嗪的结构特点和用途（★★）

（1）结构特点：结构中存在一个手性中心，左旋体对H_1受体的拮抗活性强，临床用其消旋体。分子中存在羧基，易离子化。

（2）用途：无镇静作用，因而属于非镇静性H_1受体拮抗剂，为临床常用的抗过敏药。

3. 马来酸氯苯那敏、盐酸赛庚啶的性质和用途（★★）

药物名称	性质	用途
马来酸氯苯那敏	白色结晶性粉末易溶于水，溶液呈酸性；游离碱为油状物；氯苯那敏药用其消旋体，右旋体活性高于左旋体	主要用于治疗过敏性鼻炎、皮肤黏膜过敏和药物或食物引起的过敏性疾病
盐酸赛庚啶	白色至微黄色的结晶性粉末；易溶于甲醇，溶于三氯甲烷，微溶于水，不溶于乙醚；与组胺竞争H_1受体	用于过敏性疾病，如荨麻疹、丘疹性等麻疹、湿疹、皮肤瘙痒

考点2　抗溃疡药

1. 抗溃疡药物的分类（★）

主要包括H_2受体拮抗剂、质子泵抑制剂和前列腺素类。

2. 奥美拉唑的性质和用途（★★★）

（1）性质：本品为白色或类白色结晶，难溶于水。具有弱碱性和弱酸性，在水溶液中不稳定，对强酸也不稳定，应低温避光保存。本身是无活性的前药，口服后迅速吸收。

（2）用途：消化性溃疡。

3. 法莫替丁和米索前列醇的性质和用途（★★）

药物名称	性质	用途
法莫替丁	白色或略呈黄白色结晶，无臭，味略苦，本品易溶于冰醋酸，难溶于甲醇，极难溶于水	用于治疗十二指肠溃疡、良性胃溃疡和术后溃疡等
米索前列醇	本品是PGE_1衍生物，其稳定性能好	适用于胃及十二指肠溃疡

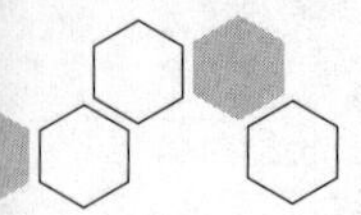

考点集锦

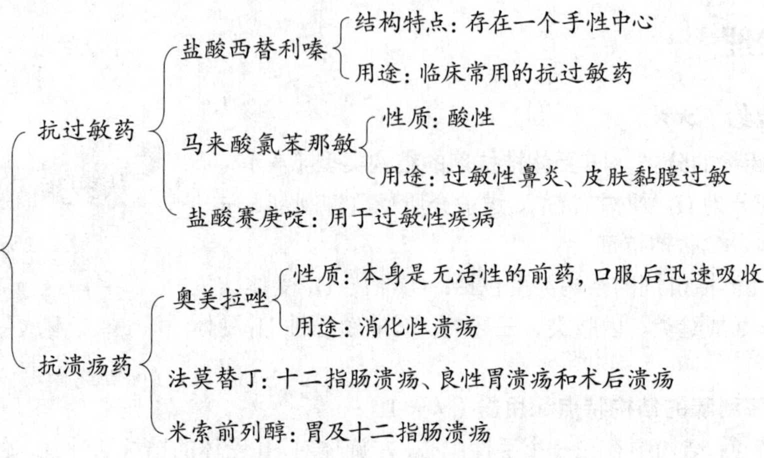
抗过敏药
盐酸西替利嗪
结构特点：存在一个手性中心
用途：临床常用的抗过敏药
马来酸氯苯那敏
性质：酸性
用途：过敏性鼻炎、皮肤黏膜过敏
盐酸赛庚啶：用于过敏性疾病
抗溃疡药
奥美拉唑
性质：本身是无活性的前药，口服后迅速吸收
用途：消化性溃疡
法莫替丁：十二指肠溃疡、良性胃溃疡和术后溃疡
米索前列醇：胃及十二指肠溃疡

第十一节 降血糖药

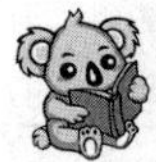

考点梳理

考点1 胰岛素（★★）

胰岛素的结构特征和用途

（1）结构特征：人胰岛素含有16种51个氨基酸，由21个氨基酸的A肽链与30个氨基酸的B肽链以2个二硫键联结而成。本品是蛋白质类药物，可被蛋白酶水解，因此易被消化液中的酶破坏，故口服无效，必须注射。

（2）用途：治疗糖尿病的有效药物。

考点2 口服降糖药

1. 口服降血糖药分类（★）

按其化学结构可分为磺酰脲类、双胍类、α-葡萄糖苷酶抑制剂和噻唑烷二酮类。

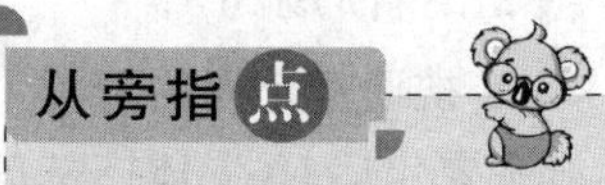
从旁指点

口服降糖药分类及对应作用机理需考生进行分辨记忆。

2. 口服降血糖药的性质和用途

药物名称	性质	用途
格列本脲（★★）	白色结晶粉末，不溶于水。对湿度比较敏感。其结构中脲部分不稳定，在酸性溶液中受热易水解，水解过程与其他磺酰脲类相似	用于治疗饮食不能控制的中、重度2型糖尿病
吡格列酮（★★）	可提高细胞对葡萄糖的利用而发挥降血糖作用	临床上用于2型糖尿病，可与饮食控制和体育锻炼联合以改善和控制血糖
二甲双胍（★★）	白色结晶或结晶性粉末；在水中易溶，在甲醇中溶解，在乙醇中微溶，在三氯甲烷或乙醚中不溶；口服后吸收率仅50%，在血浆中不与血浆蛋白结合；几乎全部由尿排泄，降糖作用可持续8小时	用于成人非胰岛素依赖型糖尿病及部分胰岛素依赖型糖尿病
增敏剂类降糖药（★）	通过激活肌肉组织中脂肪细胞核上靶受体，增加其对胰岛素的敏感性，使同样数量的胰岛素发挥更大的降糖作用，适用于长期治疗	临床上用于2型糖尿病

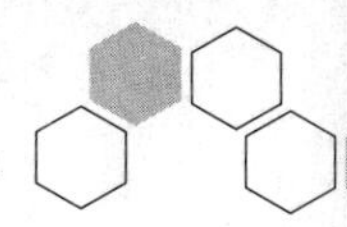

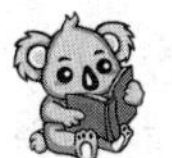

考点集锦

降血糖药
- 胰岛素
  - 结构特征：人胰岛素由21个氨基酸的A肽链与30个氨基酸的B肽链以2个二硫键联结而成
  - 用途：治疗糖尿病的有效药物
- 口服降糖药
  - 格列本脲：结构中脲部分不稳定，在酸性溶液中受热易水解。用于治疗饮食不能控制的中、重度2型糖尿病患者
  - 吡格列酮：用于2型糖尿病
  - 二甲双胍：不促进胰岛素分泌；用于成人非胰岛素依赖型糖尿病及部分胰岛素依赖型糖尿病

第十二节　甾体激素药物

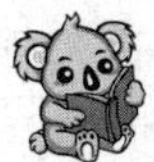

考点梳理

考点1　甾类激素概述（★）

甾类激素的基本母核和分类

（1）基本母核：甾体激素是一类四环脂烃化合物，具有环戊烷骈多氢菲的母核。

（2）分类：可分为雌甾烷类、雄甾烷类和孕甾烷类。

考点2　肾上腺皮质激素

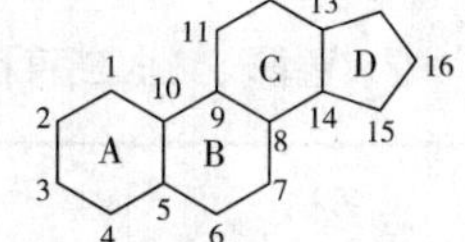

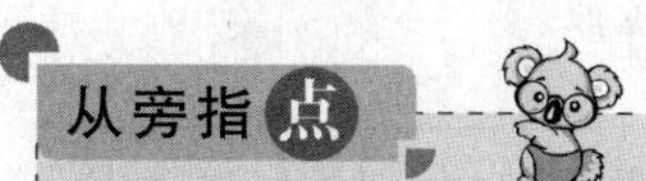

从旁指点

甾体激素药物分类及结构母核需考生掌握，并可进行辨别。

1. 肾上腺皮质激素结构特点和分类（★★）

（1）结构特点

①有孕甾烷母核，4-烯-3,20-二酮。

②糖皮质激素，C_{17}有α-羟基，C_{17}上有还原性的α-醇酮基，C_{11}有羰基或羟基。

③盐皮质激素，C_{17}无羟基，C_{11}上无羰基或有氧与C_{18}相连成环。

（2）分类：分为糖皮质激素和盐皮质激素。

2. 糖皮质激素的构效关系（★）

（1）引入双键：C_1上引入双键，使抗炎和抗风湿作用增强。

（2）引入卤素：9α、6α引入F原子，糖皮质激素活性增加，盐皮质激素活性也大大增强。

（3）引入羟基：16α引入羟基使钠排泄，其糖皮质激素作用保留，盐皮质激素作用明显降低；将16α与17α-OH与丙酮缩合，作用更强。

（4）引入甲基：16α、16β甲基的引入，增加稳定性，显著降低钠潴留。

（5）C_{21}-OH酯化：增强稳定性。

3. 醋酸地塞米松的结构、性质和用途（★★★）

（1）结构

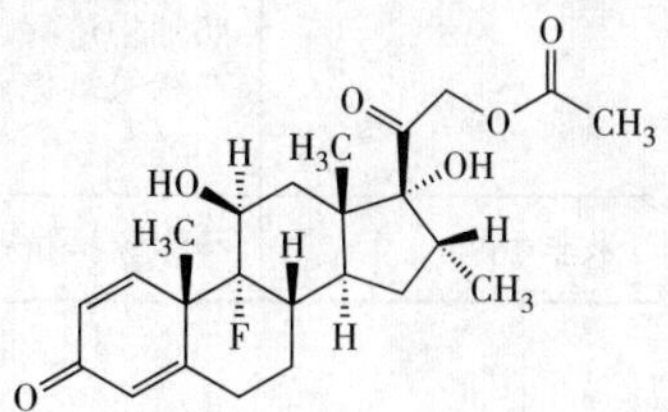

（2）性质：白色或类白色结晶性粉末，不溶于水。在空气中稳定，但需避光保存。

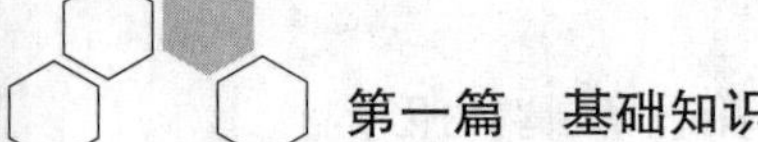

（3）用途：主要用于抗感染抗过敏，如活动性风湿病、类风湿关节炎和全身性红斑狼疮等胶原性疾病，严重支气管哮喘、皮炎等各种过敏性疾病，以及急性白血病等的治疗。用量大易引起糖尿病和类库欣综合征，长期应用可引起精神症状和精神病。

4. 醋酸氢化可的松的结构、性质和用途（★★）

（1）结构

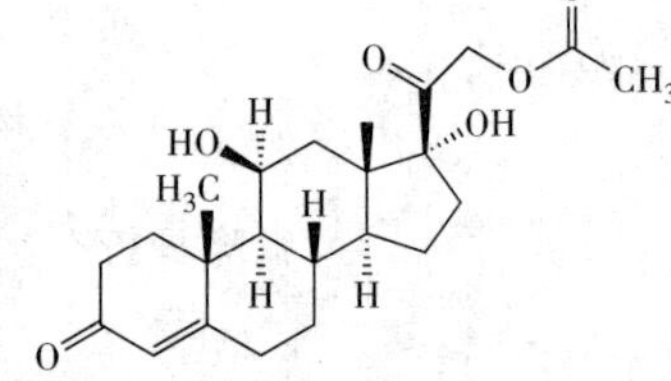

（2）性质：白色或几乎白色的结晶性粉末；无臭。微溶于乙醇或三氯甲烷，不溶于水。

（3）用途：用于肾上腺皮质功能不足的补充替代疗法及自身免疫性疾病和过敏性疾病。主要用于抢救危重中毒感染。

考点3　性激素

1. 雄激素、雌激素、孕激素的结构特点（★★）

名称	结构特点
雄激素	为雄甾烷；4－烯－3－酮；17β－烃基
雌激素	为雌甾烷；A环为芳环；C_3羟基；C_{19}无甲基；C_{17}β－羟基
孕激素	为孕甾烷；4－烯－3－酮；C_{17}位甲基酮

2. 睾酮、雌二醇和黄体酮的结构改造（★）

名称	结构改造
睾酮	①19－去甲基睾酮：雄性激素活性下降，同化作用不变；②A环修饰：可增加蛋白同化激素降低雄性化作用
雌二醇	①C_{17}－OH酯化延长作用时间，减慢代谢，但不能口服；②C_3－OH醚化后，代谢稳定，为长效制剂；③雌激素要求甾环两端的羟基之间的距离应在1.45 nm
黄体酮	①将黄体酮17α－OH酯化，得到的化合物口服有活性；②同时在C_6位引入甲基，活性增强

3. 炔雌醇、黄体酮、己烯雌酚、米非司酮的性质和用途（★★）

名称	性质	用途
炔雌醇	存在乙炔基，其乙醇溶液遇硝酸银试液产生白色炔雌醇银沉淀	与孕激素合用有抑制排卵协同作用，并可减轻突发性出血等副作用，可与炔诺酮或甲地孕酮配伍制成口服避孕药
黄体酮	C_{20}位上具有甲基酮结构，可与高铁离子络合	用于治疗黄体功能不全引起的先兆性流产和月经不调等
己烯雌酚	无色结晶，或白色结晶性粉末。在乙醇、乙醚或脂肪油中溶解，在三氯甲烷中微溶，在水中几乎不溶，在稀氢氧化钠溶液中溶解	主要用于雌激素低下或缺乏症及激素平衡紊乱引起的功能性出血、闭经，还可用于死胎引产前，以提高子宫肌层对催产素的敏感性，以及前列腺癌的姑息疗法
米非司酮	孕激素拮抗剂，能竞争性地作用于黄体酮受体	主要用于抗早孕

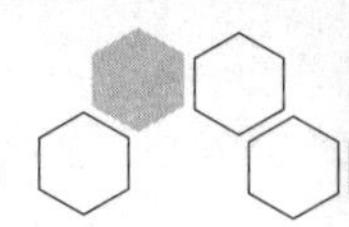

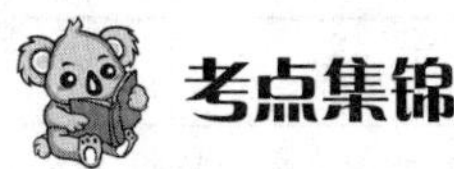

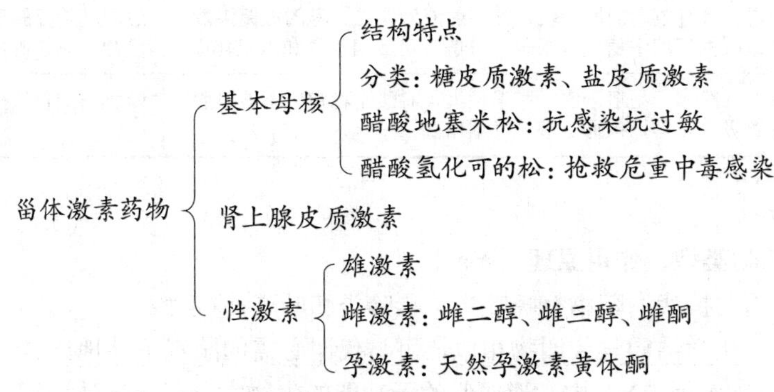

第十三节　抗恶性肿瘤药物

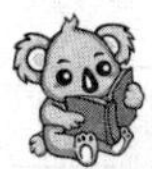

考点梳理

目前临床使用的抗肿瘤药可分为烷化剂、抗代谢物、天然抗肿瘤药、金属抗肿瘤药和其他类型的抗肿瘤药。

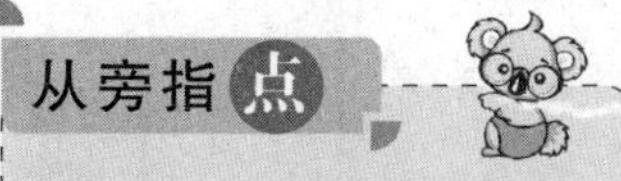

抗肿瘤药物分类及个代表药物需考生掌握。

考点1　烷化剂

1. 烷化剂药物类型（★）

可分为氮芥类、乙撑亚胺类、甲磺酸酯及多元醇类、亚硝基脲类等。

2. 氮芥类药物的结构特点和作用原理（★★）

（1）结构特点

①烷基化部分（氮芥基部分）：是抗肿瘤活性的功能基。

②载体部分：可以用以改善药物在体内的吸收、分布，提高选择性及抗肿瘤活性，但也会影响药物的毒性。

（2）作用原理

①脂肪氮芥的氮原子碱性比较强，在体内生成乙烯亚胺离子，具有强亲电性，极易与细胞中的亲核中心发生烷基化反应。

②芳香氮芥的氮原子碱性减弱，在体内仅失去氯原子形成碳正离子，再与细胞中的亲核中心发生烷基化反应。

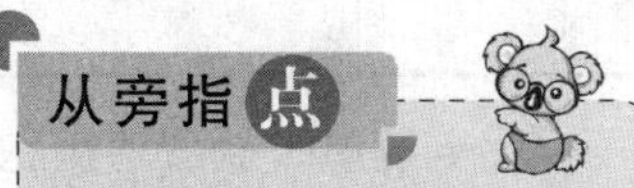

氮芥结构特点及功能基团需考生掌握，环磷酰胺体内作用机理需要考生掌握。

3. 环磷酰胺的性质、代谢和用途（★★★）

性质	白色晶体或结晶性粉末，失去结晶水即液化，可溶于水，水溶液不稳定，遇热易分解
代谢	①分子中氮芥基连在吸电子的磷酰基上，降低了氯原子的活性，在体外几乎无抗肿瘤活性。在体内正常组织中可经酶促反应转化为无毒的代谢物，故对正常组织一般无影响 ②在肿瘤细胞中因缺乏正常组织所具有的酶，故不能进行相应的代谢，而分解成有细胞毒的磷酰氮芥和丙烯醛，磷酰氮芥则可以进一步转化为去甲氮芥，以上这三种物质均是毒性较强的烷化剂
用途	用于恶性淋巴瘤、急性淋巴细胞白血病、多发性骨髓瘤、肺癌和神经细胞瘤等的治疗

4. 卡莫司汀、塞替派性质和用途（★）

药物名称	性质	用途
卡莫司汀	不溶于水，且有较高的脂溶性，其注射液为聚乙二醇的灭菌溶液；在酸性或碱性溶液中稳定性很差，分解时可放出氮气和二氧化碳	适用于治疗脑瘤、转移性脑瘤、中枢神经系统肿瘤及恶性淋巴瘤等
塞替派	白色结晶性粉末，易溶于水；脂溶性大，对酸不稳定，不能口服，在胃肠道吸收较差，须通过静脉注射给药	膀胱癌的首选药物

考点2　抗代谢药

1. 抗代谢类药物类型、作用原理（★★）

（1）类型：常用的抗代谢药物有嘧啶类、嘌呤类和叶酸拮抗物。

（2）作用原理：化学结构与代谢物相似，可与代谢必需的酶竞争性地结合，抑制酶功能，或作为伪代谢物掺入DNA或RNA中，形成假的无功能的生物大分子，导致所谓的致死合成，从而使肿瘤细胞丧失功能而死亡。

2. 氟尿嘧啶、硫嘌呤的结构、性质和用途（★★）

药物名称	结构	性质	用途
氟尿嘧啶	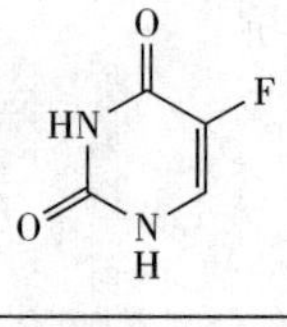 O, F, HN, O, N, H	白色或黄白色或结晶性粉末，略溶于水，在稀盐酸中或氢氧化钠溶液中溶解；在酸性溶液中稳定，在碱性溶液中易水解	实体肿瘤的首选药
巯嘌呤	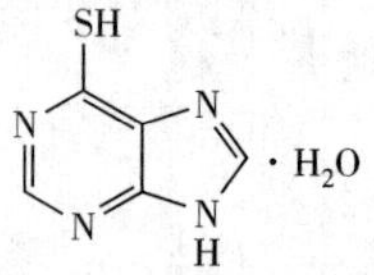 SH, N, N, N, N, H, $\cdot H_2O$	微溶于水，遇光易变色	用于急性淋巴细胞白血病

3. 卡莫氟、盐酸阿糖胞苷的代谢和用途（★）

药物名称	代谢	用途
卡莫氟	酰胺键在体内水解，释放出氟尿嘧啶	用于胃癌、结肠癌、直肠癌和乳腺癌等的治疗，特别是对结肠癌和直肠癌的疗效较高
盐酸阿糖胞苷	在体内转化为活性的三磷酸阿糖胞苷，发挥抗癌作用	用于治疗急性粒细胞白血病，与其他抗肿瘤药合用可提高疗效

考点3　金属铂配合物（★）

顺铂的性质和用途

（1）性质：亮黄色或橙黄色的结晶性粉末，无臭，微溶于水，不溶于乙醇。顺式有效，反式无效。水溶液不稳定，能逐渐水解和转化为反式，生成水合物，进一步水解生成无抗肿瘤活性却有剧毒的低聚物，但低聚物在0.9%氯化钠中不稳定，可迅速完全转化为顺铂。

（2）用途：临床用于治疗膀胱癌、前列腺癌、肺癌、头颈部癌、乳腺癌、恶性淋巴癌和白血病等。

考点4　天然抗肿瘤药（★）

博来霉素、阿霉素、硫酸长春新碱和紫杉醇的用途

（1）博来霉素：对宫颈癌、脑癌都有效。

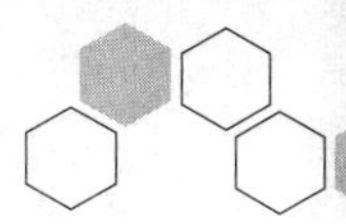

（2）多柔比星：广谱抗肿瘤药物。

（3）长春新碱：对淋巴白血病有较好的治疗作用。

（4）紫杉醇：对难治性卵巢癌及乳腺癌有效。

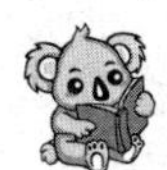

考点集锦

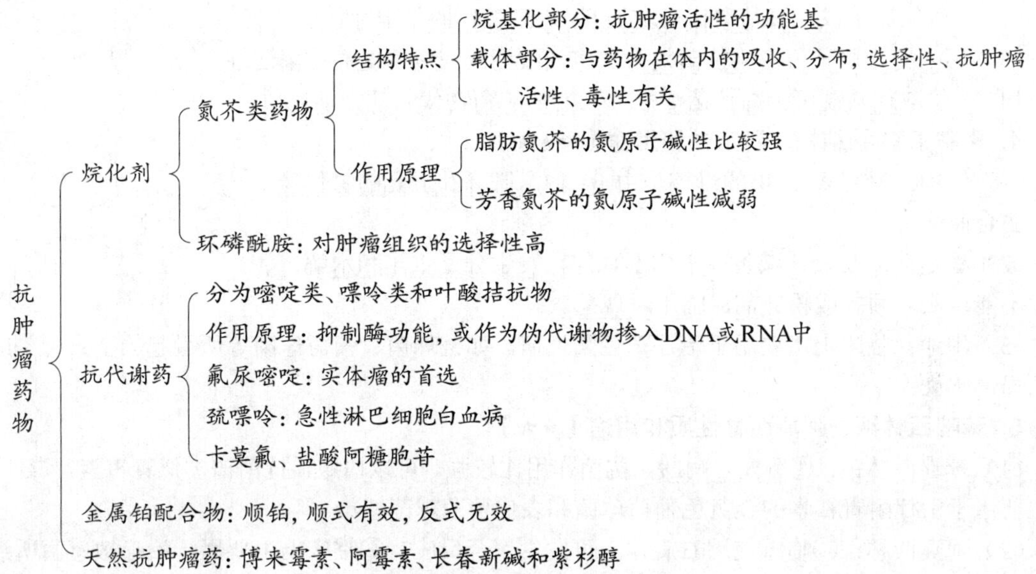
抗肿瘤药物
烷化剂
氮芥类药物
结构特点
烷基化部分：抗肿瘤活性的功能基
载体部分：与药物在体内的吸收、分布，选择性、抗肿瘤活性、毒性有关
作用原理
脂肪氮芥的氮原子碱性比较强
芳香氮芥的氮原子碱性减弱
环磷酰胺：对肿瘤组织的选择性高
抗代谢药
分为嘧啶类、嘌呤类和叶酸拮抗物
作用原理：抑制酶功能，或作为伪代谢物掺入DNA或RNA中
氟尿嘧啶：实体瘤的首选
巯嘌呤：急性淋巴细胞白血病
卡莫氟、盐酸阿糖胞苷
金属铂配合物：顺铂，顺式有效，反式无效
天然抗肿瘤药：博来霉素、阿霉素、长春新碱和紫杉醇

第十四节　抗感染药物

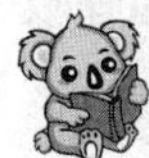

考点梳理

考点1　β-内酰胺类

1. β-内酰胺类分类，青霉素类、头孢菌素类的基本结构（★★）

（1）β-内酰胺类分类：主要包括青霉素类、头孢菌素类、碳青霉烯类、单环β-内酰胺类和β-内酰胺酶抑制剂。

（2）青霉素类的基本结构：母核为6-氨基青霉烷酸，β-内酰胺环通过N原子和邻近的第三碳原子与氢化噻唑环相稠合。

（3）头孢菌素类的基本结构：基本结构是7-氨基头孢烷酸，是抗菌活性的基本母核，由β-内酰胺环与氢化噻嗪环骈合而成。

2. 半合成青霉素类型、结构特点（★★）

半合成青霉素按性能大致可分为：耐酸青霉素、耐酶青霉素和广谱青霉素。

> **从旁指点**
>
> 抗感染药物的分类及其代表药物需要考生掌握，常考点为β-内酰胺类、喹诺酮类、抗结核病药等。

（1）耐酸青霉素：结构特点是6位侧链的α碳上都含有吸电子性的取代基。在青霉素6位侧链酰胺基α位引入吸电子基团，阻碍了青霉素在酸性条件下的电子转移重排，增加了对酸的稳定性。

（2）耐酶青霉素：在青霉素6位侧链酰胺侧链上引入立体障碍性基团，妨碍β-内酰胺酶的攻击，使酶难与之结合，保护青霉素免遭酶的分解。另外6α-位引入甲氧基，由于空间位阻，也可增加β-内酰胺环的稳定性而得到耐酶抗生素。

（3）广谱青霉素：在青霉素酰胺侧链的 α 位引入极性亲水性基团 $-NH_2$、$-COOH$、$-SO_3H$ 等，使药物容易透过细菌细胞膜，可扩大抗菌谱。

3. 半合成头孢菌素的构效关系（★）

（1）7 位酰胺基取代基是抗菌谱的决定性基团，对其进行结构修饰可扩大抗菌谱并可以提高抗菌活性，增加对 β-酰胺酶的稳定性。

（2）7 位氢原子以甲氧基取代可增加 β-内酰胺环的稳定性。

（3）环中的 S 原子可影响抗菌效力，将其改为碳或氧可提高抗菌活性。

（4）3 位取代基既可提高抗菌活性，又能影响药物代谢动力学性质。

4. 青霉素 G 钠结构、稳定性和用途（★★★）

（1）结构：青霉素 G 钠的母核是由 β-内酰胺环和五元的氢化噻唑环骈合而成。

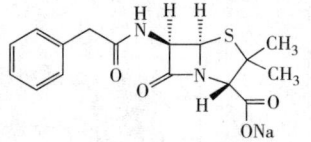

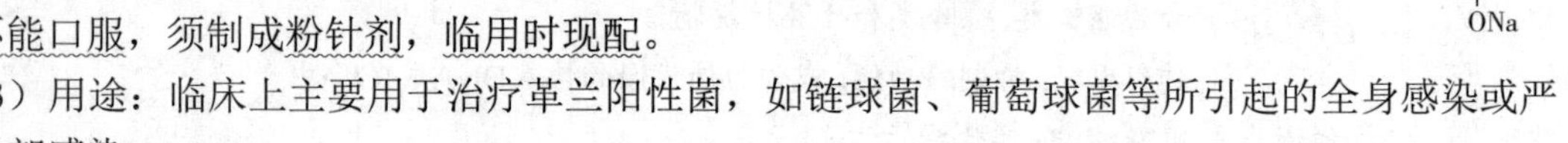

（2）稳定性：在酸、碱条件下均不稳定，发生分子重排和水解。因此不能口服，须制成粉针剂，临用时现配。

（3）用途：临床上主要用于治疗革兰阳性菌，如链球菌、葡萄球菌等所引起的全身感染或严重的局部感染。

5. 苯唑西林钠、阿莫西林性质和用途（★★）

（1）苯唑西林钠：①耐酶、耐酸，抗菌作用比较强。可以口服，抗菌谱类似青霉素，毒性低；②主要用于治疗耐青霉素的金黄色葡萄球菌和表皮葡萄球菌感染。

（2）阿莫西林：①临床使用右旋体，可发生聚合反应；②临床上主要用于治疗敏感菌所致泌尿系统、呼吸系统和胆道等感染，口服吸收较好。

6. 头孢哌酮、头孢曲松钠、头孢噻肟钠的性质和用途（★★）

（1）头孢哌酮：①第三代广谱抗生素，对 β-内酰胺酶稳定；②用于治疗敏感菌所致的呼吸道、尿路和肝胆系统感染。

（2）头孢曲松钠

①性质：蛋白结合率为 95%，在人体内不被代谢，约 40%以原形药物自胆道和肠道排出，60%自尿中排出。对肠杆菌科细菌有较好的活性，对铜绿假单胞菌活性差，对流感嗜血杆菌、淋病奈瑟菌和脑膜炎奈瑟菌有较强抗菌作用，对溶血性链球菌和肺炎链球菌亦有良好作用。耐甲氧西林葡萄球菌和肠球菌对本品耐药。

②用途：临床用于敏感致病菌所致的下呼吸道感染、尿路、胆道感染，以及腹腔感染、盆腔感染、皮肤软组织感染、骨和关节感染、败血症、脑膜炎等及手术期感染预防。单剂可治疗单纯性淋病。

（3）头孢噻肟钠

①性质：第三代头孢菌素。对革兰阴性菌的抗菌活性高于第一代和第二代头孢菌素，尤其对肠杆菌作用强，并对大多数厌氧菌有强效抑制作用。

②用途：用于治疗敏感菌引起的败血症、化脓性脑膜炎及呼吸道、泌尿道、胆道、骨和关节、皮肤和软组织、腹腔、消化道、五官、生殖器等部位的感染。

7. 亚胺培南、氨曲南、克拉维酸和舒巴坦的用途（★）

（1）亚胺培南：对革兰阳性菌、阴性菌、需氧菌和厌氧菌都有很强的抗菌活性。

（2）氨曲南：临床上用于治疗呼吸道感染、尿路感染、软组织感染和败血症等。

（3）克拉维酸：与 β-内酰胺类抗生素联合使用起协同作用。

（4）舒巴坦：舒巴坦是一种不可逆竞争性广谱的 β-内酰胺酶抑制剂，活性比克拉维酸稍差，常与β－内酰胺类抗生素制成复合剂型，可以克服耐药性。

考点2　四环素类

四环素类性质和用途（★）

（1）性质：本品分子中具有酚羟基、烯醇式羟基和二甲氨基，具酸碱两性，遇日光逐渐变色，应避光保存，酸碱条件下均不稳定。具有可以口服、抗菌谱广、毒性小和极少发生过敏反应的特点，但是目前耐药情况较为严重。

（2）用途：主要应用于立克次体、衣原体、支原体等非细菌性感染和布鲁菌病以及敏感菌所致的呼吸道、尿路及皮肤软组织等部位的感染。可出现四环素牙，儿童不宜服用。

考点3　氨基糖苷类

硫酸链霉素性质、用途，阿米卡星用途（★）

（1）硫酸链霉素：①干燥品室温下较稳定，水溶液在室温低于25℃及pH 3～7时较稳定，遇强酸、强碱或加温可促进水解；②主要用于治疗结核病及敏感革兰阴性杆菌感染。

（2）阿米卡星：临床主要用于对庆大霉素，卡那霉素耐药的革兰阴性杆菌如大肠埃希菌、变形杆菌和铜绿假单胞菌引起的各种感染。

考点4　大环内酯类

1. 红霉素性质、用途（★★）

（1）性质：为碱性化合物，易溶于有机溶剂，可与酸成盐，其盐易溶于水。其化学性质不稳定，在酸性条件下易发生苷键的水解，遇碱内酯环则易破裂。

（2）用途：对各种革兰阳性菌有很强的抗菌作用，对革兰阴性菌如百日咳杆菌、流感杆菌、淋球菌和脑膜炎球菌等亦有效。为耐药的金黄色葡萄球菌和溶血性链球菌感染的首选药物。

2. 红霉素的结构改造（★）

（1）为了增加红霉素的稳定性，将5位氨基糖的2′－羟基制成各种酯的衍生物。例如：①红霉素碳酸乙酯可配制混悬剂供儿童用；②红霉素硬脂酸酯和依托红霉素都不溶于水，在酸中较红霉素稳定，适合口服；③琥乙红霉素在水中几乎不溶，在胃中稳定，可制成不同的口服剂型，供儿童和成人使用。

（2）对红霉素分子内环合降解作用的抑制是提高红霉素稳定性和抗菌活性的关键问题。红霉素在酸催化的水解反应中，参与的基团有C_9位酮，C_6位羟基，C_8位氢，因此对这些部位进行结构改造，得到一系列新药物。如将红霉素9位羰基与羟胺反应形成肟，9位成肟衍生物与甲氧基乙氧氯甲烷反应得到罗红霉素；将6位羟基甲基化得到克拉霉素。

3. 阿奇霉素、克拉霉素的用途（★★）

（1）阿奇霉素：可用于治疗各种病原微生物所致的感染，特别是性传染疾病如淋球菌等的感染。

（2）克拉霉素：大环内酯类中的最强者。主要用于呼吸道感染、皮肤软组织感染、泌尿生殖系统感染的治疗。

考点5　其他类抗生素

1. 氯霉素的性质和用途（★★）

（1）性质：氯霉素易发生酰胺键的水解反应而使氯霉素含量下降，水解速度随温度升高而加快，因此有效期较短。

（2）用途：目前主要用来治疗严重的细菌性脑膜炎、立克次体感染及其他抗生素无效的革兰

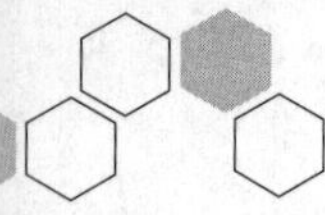

阴性杆菌感染，是控制伤寒、斑疹伤寒方面仍是首选药物之一。

2. 环孢素、林可霉素和万古霉素的用途（★）

（1）环孢素：用于预防和治疗艾滋病和糖尿病等严重疾病，并且对寄生虫也显示较好的治疗作用。

（2）林可霉素：临床上用于治疗葡萄球菌、溶血性链球菌和肺炎链球菌引起的皮肤软组织感染和上下呼吸道感染等。

（3）万古霉素：临床主要用于葡萄球菌（包括耐青霉素和耐新青霉素株）、艰难梭状芽孢杆菌等所致的系统感染和肠道感染，如心内膜炎、肺炎链球菌、败血症、假膜性肠炎等。

考点6 喹诺酮类抗菌药

1. 四代喹诺酮类抗菌药的特点（★）

（1）第一代：主要为萘啶酸和吡啶酸，仅对大多数革兰阴性菌有抗菌作用，而对革兰阳性菌和铜绿假单胞菌几乎无活性，现已少用。

（2）第二代：代表药有西诺沙星和吡哌酸，只对革兰阳性菌有作用，但却较第一代有明显的优点，吡哌酸对铜绿假单胞菌有抗菌活性。

（3）第三代：代表药有诺氟沙星、依诺沙星、环丙沙星等，抗菌谱更广，不仅对革兰阴性菌有较强的抑菌作用，而且对革兰阳性菌也显示出较强的活性。

（4）第四代：代表药物有莫西沙星、加替沙星和司帕沙星，对革兰阴性菌作用强大，对抗革兰阳性菌、支原体、衣原体、军团菌以及分枝杆菌作用增强，可称为超广谱抗感染药物。

2. 喹诺酮类抗菌药的作用机制和构效关系（★★）

（1）作用机制：在细胞体外能够选择性地抑制DNA合成中起作用的两种酶：拓扑异构酶（又称为DNA促旋酶）Ⅱ和Ⅳ从而干扰细胞DNA的复制、转录和修复重组，使细菌无法传代从而被抑制。

（2）构效关系

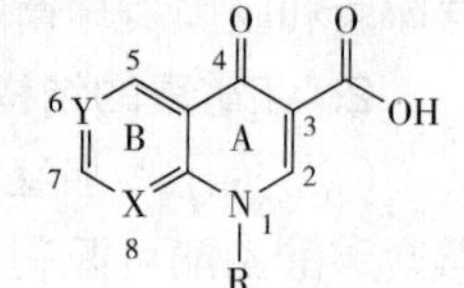

①喹诺酮类基本结构中A环是抗菌作用必需的基本药效基团，其中3位羧基和4位酮基与DNA促旋酶和拓扑异构酶结合，为抗菌活性的必需基团，被其他取代基取代时活性消失。

②B环可作较大改变，可以是骈合的苯环（X=CH，Y=CH）、吡啶环（X=N，Y=CH）和嘧啶环（X=N，Y≡N）等。

③1位由烃基、环烃基取代活性增加，其中以乙基、氟乙基、环丙基取代为佳，此部分结构与抗菌强度相关。

④5位可以引入氨基，可提高吸收能力或组织分布选择性。

⑤6位引入氟原子可使抗菌活性增大，增加对DNA促旋酶的亲和性，改善对细胞的通透性，氟原子的亲脂性使其对细菌细胞壁的穿透能力增加，引入不同取代基活性大小顺序为：$-F > -Cl > -CN \geq -NH_2 \geq -H$，F可比H大30倍。

⑥7位引入五元或六元杂环，抗菌的活性均增加，以哌嗪基为最好，但也增加了对中枢的作用。

⑦8位以氟、甲氧基取代或与1位以氧烷基成环，可使活性增加。

3. 诺氟沙星的结构、性质和用途（★★★）

（1）结构

（2）性质：类白色至淡黄色结晶性粉末，在水中微溶，在盐酸或氢氧化钠溶液中易溶。在空气中能吸收水分，遇光色渐变深。3-位羟基和4-位酮基极易和钙、镁、锌等金属离子生成配合物，降低药物的抗菌活性，也使体内金属离子流失。因此这类药物不宜和牛奶等含钙、铁

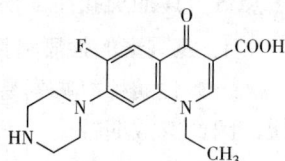

等食物和药品同时服用，18 岁以下青少年不宜使用。对患者产生光毒性反应，用药期间不宜长期暴露于阳光下。

（3）用途：临床用于治疗敏感菌所致泌尿道、肠道、妇科、外科和皮肤科等感染性疾病。

4. 环丙沙星、左氧氟沙星的用途（★★）

（1）环丙沙星：对铜绿假单胞菌、大肠埃希菌、淋球菌、链球菌和金黄色葡萄球菌等所致的呼吸系统、泌尿系统、消化系统、皮肤、软组织和耳鼻喉等部位感染有效。

（2）左氧氟沙星：临床上主要用于治疗革兰阴性菌所致的呼吸系统、泌尿系统、消化系统和生殖系统感染。

考点 7　磺胺类药物

1. 磺胺类药物基本结构、作用机制和构效关系（★★）

（1）基本结构

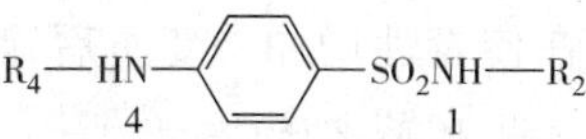

（2）作用机制：磺胺类药物的分子形状、大小及电荷分布与细菌生长必需的对氨基苯甲酸（PABA）相似，因此能与 PABA 竞争二氢叶酸合成酶。

磺胺类药物作用机制及必需基团需要考生牢记。

（3）构效关系

①对氨基苯磺酰胺为必需结构，即苯环上两取代基彼此处在对位，在邻位或间位均无抑菌作用。

②苯环若被其他芳环取代或在苯环上引入其他基团，抑菌作用降低或消失。

③磺酰胺基上 N_1 单取代化合物使抑菌作用增强，以杂环取代作用较强；而 N，N－双取代物则活性消失。

④芳香第一胺为抑菌作用必要基团，若 N_4 上有取代基则必须在体内易被酶分解或还原为游离的氨基才有效。

2. 磺胺嘧啶、磺胺甲噁唑的结构、性质和用途（★★★）

药物名称	磺胺嘧啶	磺胺甲噁唑
结构	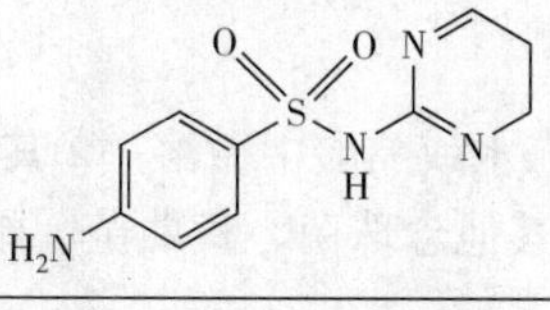	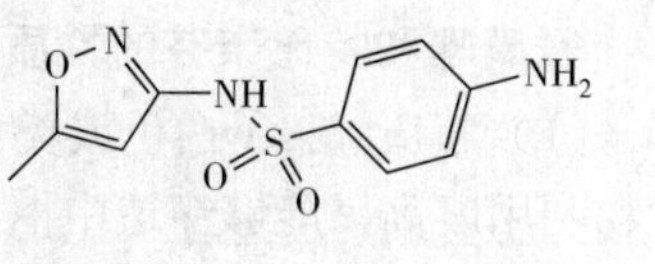
性质	①白色或类白色结晶性粉末，遇光色渐变暗 ②在水中几乎不溶，在氢氧化钠试液或氨试液中易溶，在稀盐酸中溶解 ③钠盐水溶液能吸收空气中二氧化碳，析出磺胺嘧啶沉淀 ④与硝酸银溶液反应则生成磺胺嘧啶银，具有抗菌和收敛作用，特别是对铜绿假单胞菌有抑制作用	①白色结晶性粉末 ②在水中几乎不溶，在稀盐酸、氢氧化钠或氨溶液中易溶 ③口服易吸收
用途	①临床上用于治疗烧伤和烫伤创面的感染 ②治疗和预防流脑的首选药	主要用于治疗尿路感染，外伤及软组织感染，呼吸道感染等

3. 甲氧苄啶的用途（★）

（1）与磺胺甲基异噁唑或磺胺嘧啶合用，治疗呼吸道感染、尿路感染、肠道感染、脑膜炎和败血症等。

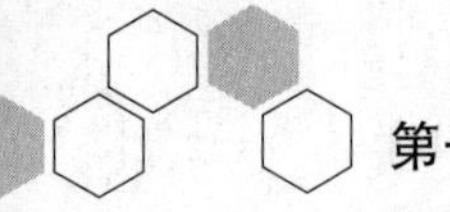

（2）伤寒、副伤寒。

（3）与长效磺胺合用，用于耐药恶性疟疾的防治。

考点 8　抗结核病药

1. 抗生素类抗结核病药（★）

主要有硫酸链霉素和利福霉素类等。链霉素为氨基糖苷类抗生素，利福霉素类药物主要有利福平和利福喷丁。

2. 异烟肼结构、性质、代谢和用途（★★★）

（1）结构

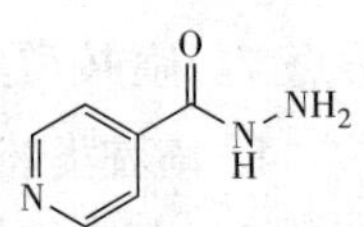

（2）性质：白色至类白色结晶性粉末，无臭，遇光逐渐变质，易溶于水。本品酰肼结构不稳定，在酸或碱存在下，均可水解成异烟酸和游离肼。游离肼的存在使毒性增加，变质后异烟肼不可再供药用。光、金属离子、温度和 pH 等都影响水解速率。

（3）代谢：可被病灶及各种组织很好地吸收，然后被肝脏的 N－乙酰化酶催化，主要代谢为 N－乙酰异烟肼而失去活性，由尿排出，同时有部分水解为异烟酸和肼而代谢。

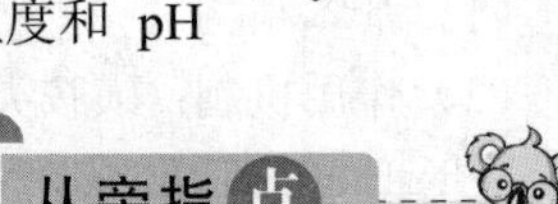

异烟肼毒副作用主要来源需要考生掌握，乙酰肝蛋白引起肝坏死，产生肝毒性。

（4）用途：临床上常用的抗结核药。常与链霉素、卡那霉素和对氨基水杨酸钠合用，可减少结核杆菌耐药性的产生。

3. 盐酸乙胺丁醇、利福平的性质和用途（★）

（1）盐酸乙胺丁醇

①白色结晶性粉末，略有引湿性，在水中极易溶解。

②主要用于治疗对异烟肼、链霉素有耐药性的结核杆菌所引起的各型肺结核及肺外结核。

（2）利福平

①鲜红色或暗红色的结晶粉末。易溶于三氯甲烷，溶于甲醇，不溶于水。遇光易变质，水溶液易氧化损失效价。口服吸收迅速、完全，但食物对其吸收产生干扰，须空腹服用。

②临床主要与其他抗结核药合用，治疗各种结核病以及麻风、非结核分枝杆菌等引起的感染。

考点 9　抗真菌药（★★）

氟康唑和特比奈芬的性质和用途

（1）氟康唑：①白色或类白色结晶性粉末，在水或醋酸中微溶；②其特点是蛋白结合率较低，生物利用度高，能够穿透中枢；③对白念珠菌及其他念珠菌、黄曲菌、烟曲菌、皮炎芽生菌、粗球孢子菌和荚膜组织胞浆菌等有抗菌作用。

（2）特比奈芬：①白色或几乎白色粉末，微溶于水，易溶于无水乙醇和甲醇；②临床主要用于治疗手癣、足癣、股癣、体癣、花斑癣及皮肤念珠菌病等。

考点 10　抗病毒药

1. 阿昔洛韦的结构、性质和用途（★★）

（1）结构

（2）性质：白色结晶性粉末，在冰醋酸或热水中略溶，在水中极微溶解，在稀氢氧化钠溶液中溶解。阿昔洛韦是第一个上市的开环鸟苷类似物，为广谱抗病毒药。

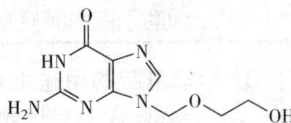

（3）用途：主要用于治疗疱疹性角膜炎、生殖器疱疹、全身性带状疱疹和疱疹性脑炎，也可

用于治疗乙型肝炎。

2. 盐酸金刚烷胺、利巴韦林的用途（★）

（1）盐酸金刚烷胺：临床上用于预防和治疗各种 A 型流感病毒感染，对亚洲 A－2 型流感病毒感染特别有效。

（2）利巴韦林：核苷类广谱抗病毒药，对多种病毒如呼吸道合胞病毒、流感病毒、单纯疱疹病毒和带状疱疹病毒等有抑制作用。也可抑制免疫缺陷病毒（HIV）感染者出现艾滋病的前期症状。

3. 抗艾滋病药的分类（★） 分为逆转录酶抑制剂和蛋白酶抑制剂两类。

4. 齐多夫定、沙奎那韦的用途（★）

（1）齐多夫定：美国 FDA 批准的第一个用于艾滋病及其相关症状治疗的药物。

（2）沙奎那韦：第一个上市治疗艾滋病的蛋白酶抑制剂。

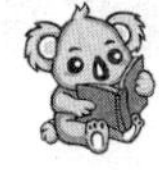

考点集锦

- 抗感染药物
  - β-内酰胺类
    - 青霉素类
      - 天然青霉素：如青霉素G
      - 半合成青霉素：如阿莫西林、羧苄西林
    - 半合成青霉素：耐酸、耐酶、广谱青霉素
    - 头孢菌素：基本结构7－氨基头孢烷酸
    - 青霉素钠
      - 母核：由β－内酰胺环和五元的氢化噻唑环骈合而成
      - 稳定性：不稳定，发生分子重排和水解，临用时现配
      - 用途：治疗革兰阳性菌引起的全身感染或严重的局部感染
    - 苯唑西林钠、阿莫西林、头孢哌酮、头孢曲松钠、头孢噻肟钠性质和用途
  - 四环素类：四环素、土霉素、多西环素和米诺环素
  - 氨基糖苷类：硫酸链霉素（引湿性）、阿米卡星（对破坏氨基糖苷的多种酶较稳定）
  - 大环内酯类：红霉素：溶血性遇酸发生苷键水解，遇碱内酯环破裂；耐药的金黄色葡萄球菌和链球菌感染的首选药物
  - 其他类抗生素
    - 氯霉素：毒性大；控制伤寒、斑疹伤寒
    - 环孢素、林可霉素、万古霉素
  - 喹诺酮类
    - 作用机制、构效关系
    - 诺氟沙星：影响软骨发育；光毒性反应
    - 环丙沙星、左氧氟沙星
  - 磺胺类
    - 磺胺嘧啶：治疗和预防流脑的首选药物
    - 磺胺甲噁唑：在体内乙酰化率较高，乙酰化物溶解度小，应碱化尿液，提高溶解度
    - 甲氧苄啶与磺胺药物合用，可减少耐药菌株的产生
  - 抗结核药：异烟肼
    - 酰肼结构不稳定，在酸或碱存在下，均可水解成异烟酸和游离肼
    - 代谢：被肝脏主要代谢为N－乙酰异烟肼而失去活性
  - 抗真菌药：氟康唑、特比萘芬
  - 抗病毒药：阿昔洛韦、金刚烷胺、阿昔洛韦、齐多夫定

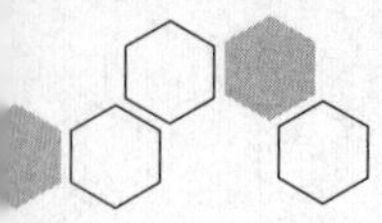

第十五节　维生素

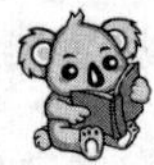

考点梳理

考点1　脂溶性维生素

1. 维生素的含义和分类（★）

（1）含义：维生素是一类参与机体多种代谢过程所必需的微量有机物。绝大多数维生素是酶的辅基或辅酶的组成成分。

（2）分类：维生素按溶解度可分为脂溶性维生素和水溶性维生素。常用的脂溶性维生素包括维生素A、D、E、K等；水溶性维生素包括维生素B类、维生素C、烟酸、烟酰胺、肌醇、叶酸及生物素（维生素H）等。

2. 维生素A、D_3、E、K_1

名称	性质	用途
维生素A（★★）	易氧化失活，维生素A醇为烯丙醇结构，对酸不稳定。维生素A长期储存，可部分发生异构化反应，活性降低。在体内可被脱氢氧化，生成视黄醛，其活性与维生素A相同，然后进一步氧化生成视黄酸，即维生素A酸（又称维甲酸），有预防早期癌变的作用	用于防治维生素A缺乏症，如角膜软化症、眼干症、夜盲症、皮肤干燥及皮肤硬化症等
维生素D_3（★★）	维生素D类的化学结构是甾醇的开环衍生物，对光敏感，储存时露置于日光下易被氧化。本身不具有生物活性，进入体内后，经肝脏、肾脏酶化作用形成1α,25-$(OH)_2$维生素D_3，即活性维生素D，发挥作用	主要用于治疗佝偻病、骨软化病和老年性骨质疏松症
维生素E（★）	易于发生氧化反应失去活性，对热稳定，遇空气及光照可被氧化	用于治疗习惯性流产，不育症，进行性肌营养不良等。亦用于抗衰老，以及治疗心血管疾病、脂肪肝和新生儿硬肿症等
维生素K_1（★）	黄色至橙色澄清的黏稠液体。易溶于三氯甲烷，略溶于乙醇，不溶于水。耐酸、耐热，遇光易分解。口服后依靠胆汁吸收	用于治疗凝血酶过低症、维生素K_1缺乏症，新生儿自然出血症以及因过量服用双香豆素、水杨酸等引起的出血

考点2　水溶性维生素

1. 维生素B_1、B_2、B_6的性质和用途（★★）

（1）维生素B_1：固体状态稳定，其水溶液在碱性条件下很快分解，与空气长时间接触或遇氧化剂易被氧化失效。与糖代谢关系密切，临床上用于治疗脚气病和促进消化功能。

（2）维生素B_2：为两性化合物，微溶于水，可溶于酸和碱。对光极不稳定，易分解。临床上用于治疗因缺乏维生素B_2而引起的各种黏膜及皮肤炎症等。

（3）维生素B_6：易溶于水，水溶液显酸性。干燥品对空气和光稳定，水溶液可被空气氧化变色。但其酸性溶液较稳定，在中性或碱性溶液中，氧化加速，颜色变黄而失效。用于治疗妊娠呕吐、脂溢性皮炎和糙皮病等。

2. 维生素C的结构、性质和用途（★★★）

（1）结构

HO　H　OH　O　O　OH　OH

（2）性质：分子中含有连二烯醇结构，具有较强的还原性，白色粉末，

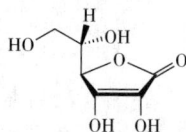

易溶于水，水溶液显酸性，水溶液中主要以烯醇形式存在，在空气、光线、温度等的影响下，易自动氧化生成去氢维生素 C，在一定条件下发生脱水，水解和脱羧反应而生成糠醛，以至聚合呈色。这是维生素 C 及制剂在在贮存中变色的主要原因。

（3）用途：临床上用于防治坏血病，预防冠心病，大量静脉注射用于治疗克山病。

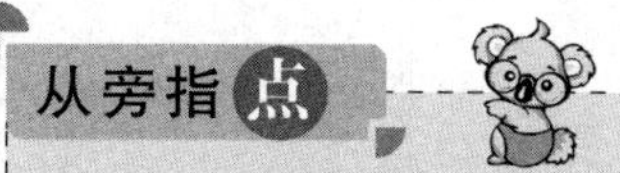

维生素 C 为本节内容重中之重，考生应掌握其分子结构，理化性质，及其贮存要求。

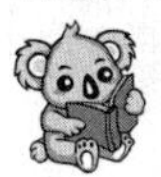

考点集锦

- 维生素
  - 脂溶性维生素
    - 维生素A：易氧化失活，用于眼干症、夜盲症、皮肤干燥
    - 维生素D：对光敏感，易被氧化；本身不具有生物活性；治疗佝偻病、骨软化病和老年性骨质疏松症
    - 维生素E：遇空气及光照可被氧化；抗不孕作用
    - 维生素K_1：遇光易分解；治疗凝血酶过低症、维生素K_1缺乏症
  - 水溶性维生素
    - 维生素B_1：糖代谢；脚气病
    - 维生素B_2：对光不稳定；黏膜及皮肤炎症
    - 维生素B_6：光稳定；妊娠呕吐、脂溢性皮炎
    - 维生素C：烯醇结构，较强的还原性，聚合呈色；防治坏血病，预防冠心病

第六章　药物分析

第一节　药品质量标准

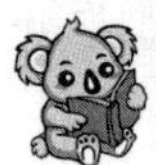

考点梳理

考点 1　概述

1. 药品质量控制目的及质量管理的意义（★）

为了保证用药的安全、合理和有效，要制定统一的药品标准，按照标准规定采用有效的分析方法，对药品进行严格的分析检验；应执行严格的科学管理制度，对药品进行全过程的质量控制。

我国对药品质量控制全过程其指导作用的法规文件：《药物非临床研究质量管理规范》（GLP）、《药物生产质量管理规范》（GMP）、《药物经营质量管理规范》（GSP）、《药物临床试验质量管理规范》（GCP）。

> 从旁指点
>
> 牢记 GLP、GMP、GSP、GCP 的全称，考试时易出现类似选项迷惑考生。

2. 全面控制药品质量（★★）

在药物的研制、生产、供应以及临床使用各个环节进行全面的质量控制。

（1）研发：研究活性成分的高通量（HTS）和高内涵（HCS）筛选技术、研究创新药物的质量和稳定性，保证新药质量可控。

（2）生产：开展药物及其制剂在生产过程中的质量控制，严格控制中间体的质量并发现影响药品质量的主要工艺，优化生产工艺条件，促进生产和提高质量。

（3）供应：注意药物在贮藏过程中的质量与稳定性考察，采取科学合理的贮藏条件和管理方法，保证药品的质量。

（4）临床使用：配合医疗需要、开展体内药物分析。研究药物进入体内的变化，如药物在体内的吸收、分布、排泄和代谢转化过程，更好地指导临床用药，减少药物的毒副作用，保证用药的安全、合理与有效。

考点 2　药品质量标准

1. 药品质量标准（★）

是国家对药品质量、规格及检验方法所做的技术规定，是药品生产、供应、使用、检验和药政管理部门共同遵循的法定依据。

我国已经形成了以《中国药典》和《局颁标准》为主体的国家药品质量标准体系。国外常用的药品标准主要有：美国药典（USP）–美国国家处方集（NF）（合并出版）、英国药典（BP）、日本药局方（JP）、欧洲药典（Ph.Eup）和国际药典（Ph.Int）。

> 从旁指点
>
> 牢记常用国内外药品质量标准的缩写和全称，考试时易出现类似选项迷惑考生。

2. 中国药典（★★）

《中华人民共和国药典》简称《中国药典》。中华人民共和国成立以来，我国已出版了 10 版药典。一部收载中药材和中药成方制剂，二部收载化学药品、抗生素、生化药品、放射性药品及其制剂；2005 年我国药典委员会首次将《中国生物制品规程》并入药典，设为药典三部，收载生物

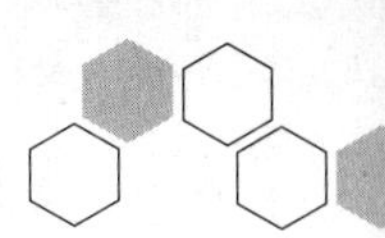

制品。我国现行药典是2015年版，分为一、二、三、四部，首次将通则、药用辅料单独作为《中国药典》四部。

凡例在每一部中均有，是为解释和使用《中国药典》以及正确进行质量检验而提供的指导原则。凡例中的有关规定具有法定约束力。凡例的主要内容有：总则、正文、通则、名称与编排，项目与要求，检验方法和限度，标准品、对照品，计量，精确度，试药、试液、指示剂，动物试验，说明书、包装、标签。

（1）检验方法和限度

①检验方法：《中国药典》所收载的原料药及制剂，均应按规定的方法进行检验；如采用其他方法，应将该方法与规定的方法作比较试验，根据试验结果掌握使用。

②限度：标准中规定的各种纯度和限度数值以及制剂的重（装）量差异，系包括上限和下限两个数值本身及中间数值。规定的这些数值不论是百分数还是绝对数字，其最后一位数字都是有效位。试验结果在运算过程中，可比规定的有效数字多保留一位数，而后根据有效数字的修约规则进舍至规定有效位。原料药的含量（%），除另有注明者外，均按重量计；如规定上限为100%以上时，未规定上限时，指其上限不超过101.0%。

（2）标准品与对照品

①标准品是指用于生物检定、抗生素或生化药品中含量测定或效价测定的标准物质，按效价（或μg）计，以国家标准品进行标定。

②对照品是指用于检测时，按干燥品（或无水物）计算后使用的标准物质。

（3）精确度：试验中供试品与试药等“称重”或“量取”的量，均以阿拉伯数码表示，其精确度可根据数值的有效数位来确定，例如：称取“0.1 g”，系指称取重量可为0.06～0.14 g；称取“2 g”，系指称取重量可为1.5～2.5 g。

部分操作的重点要求：

名称	要求
精密称定	称取重量应准确至所取重量的千分之一
称定	称取重量应准确至所取重量的百分之一
精密量取	量取体积的准确度应符合国家标准中对该体积移液管的精密度要求
量取	可用量筒或按照量取体积的有效数位选用量具
取用量为约若干	取用量不得超过规定量的±10%
恒重	供试品连续两次干燥或炽灼后的重量差异在0.3 mg以下的重量
温度，未注明者	在室温下进行；温度高低对试验结果有显著影响者，除另有规定外，应以25 ℃±2 ℃为准。

（4）试药、试液与指示剂：试验用的试药，试液、缓冲液、指示剂与指示液、滴定液等，均应符合通则的规定或按照通则的规定制备。试验用水，除另有规定外，均系指纯化水。酸碱度检查所用的水，均系指新沸并放冷至室温的水。进行酸碱性试验时，如未指明用何种指示剂，均系指石蕊试纸。

（5）计量：百分比用“%”符号表示，系指重量的比例，但溶液的百分比，除另有规定外，系指溶液100 ml中含有溶质若干克；乙醇的百分比，系指在20 ℃时容量的比例。乙醇未指明浓度时，均系指95%（ml/ml）的溶液。

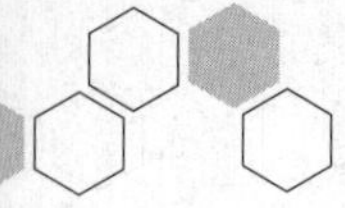
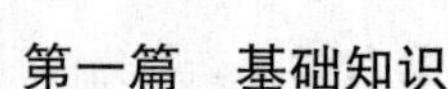

溶液后标示的"(1→10)"等符号，系指固体溶质 1.0 g 或液体溶质 1.0 ml 加溶剂使成 10 ml 的溶液；未指明用何种溶剂时，均系指水溶液。

3. 制定药品质量标准的基本原则与依据（★）

（1）基本原则：必须坚持质量第一，充分体现"安全有效，技术先进，经济合理"的原则。

（2）依据：从药品的生理效用和临床应用的方法合理性来制订质量标准。

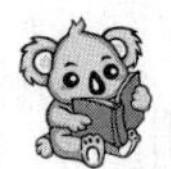

考点集锦

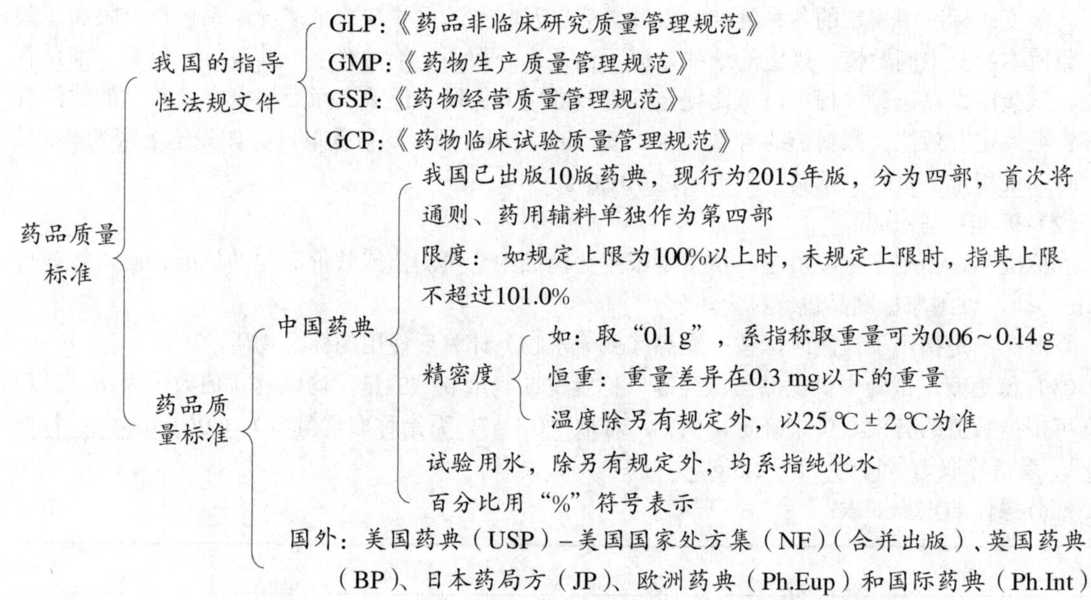
药品质量标准
我国的指导性法规文件
GLP:《药品非临床研究质量管理规范》
GMP:《药物生产质量管理规范》
GSP:《药物经营质量管理规范》
GCP:《药物临床试验质量管理规范》
药品质量标准
中国药典
我国已出版10版药典，现行为2015年版，分为四部，首次将通则、药用辅料单独作为第四部
限度：如规定上限为100%以上时，未规定上限时，指其上限不超过101.0%
精密度
如：取"0.1 g"，系指称取重量可为0.06～0.14 g
恒重：重量差异在0.3 mg以下的重量
温度除另有规定外，以25 ℃±2 ℃为准
试验用水，除另有规定外，均系指纯化水
百分比用"%"符号表示
国外：美国药典（USP）–美国国家处方集（NF）（合并出版）、英国药典（BP）、日本药局方（JP）、欧洲药典（Ph.Eup）和国际药典（Ph.Int）

第二节　药品检验的主要任务和方法

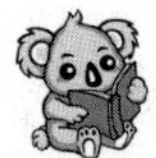

考点梳理

考点 1　药品检验的任务和一般程序

1. 药品检验的任务（★）

运用物理学、化学、物理化学和生物学的方法，对各种药物及其制剂进行质量检验（主要包括鉴别、检查和含量测定等），判断其质量是否符合药品质量标准的规定。除常规检验，还包括工艺流程、反应历程、生物体内代谢过程等方面的监测。

2. 药品检验程序：取样、鉴别、检查、含量测定、写出检验报告（★★）

（1）取样：设总件数为 x，当 $x \leqslant 3$ 时，每件取样；当 $3 < x \leqslant 300$ 时，按 $\sqrt{x}+1$ 随机取样；当 $x > 300$ 时，按 $\sqrt{x}/2+1$ 随机取样。取样后可按等量混合后检验。

（2）鉴别：根据药物的化学结构和理化性质进行某些化学反应，测定某些理化常数或光谱特征来判断药物及其制剂的真伪。

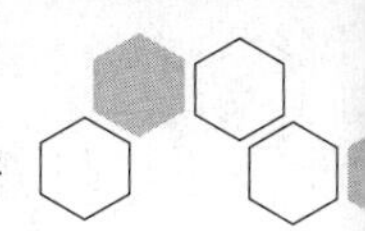

（3）检查：《中国药典》中检查项下包括有效性、均一性、纯度要求与安全性四个方面。

（4）含量测定：测定药物中主要有效成分的含量。

（5）写出检验报告：内容应包括所有记录内容及检验结果和结论；对不符合规定的药品还应提出处理意见，供有关部门参考，最后应由检验人员、复核人员及有关负责人签名或盖章。

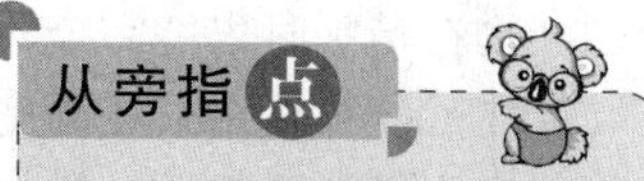

考生需牢记药品检验时取样数量，在历年的真题中出现频率较高，有时需要考生进行计算。

考点 2　鉴别方法

1. 化学鉴别法（★★）

部分化学鉴别反应及鉴别的药物：

鉴别反应	鉴别药物特征
呈色反应	三氯化铁呈色反应：鉴别酚羟基或水解后产生酚羟基药物
	异羟肟酸铁反应：鉴别芳胺及其酯类药物或酰胺类药物
	茚三酮呈色反应：鉴别具有脂肪氨基或 α－氨基酸结构药物
	重氮化－偶合显色反应：鉴别芳伯氨基或水解后产生芳伯氨基药物
	氧化还原显色反应：鉴别具有还原基团药物
沉淀生成反应	与重金属离子的沉淀反应；与硫氰化铬铵的沉淀反应；其他沉淀反应
气体生成反应	胺类、酰脲类、酚胺类药物经强碱处理后，产生氨气
	含硫的药物经强酸处理后，产生 H_2S 气体
	含碘的有机药物，加热，生成紫色碘蒸气
	含醋酸酯、乙酰胺类药物水解后，加乙醇，产生醋酸乙酯的香味
荧光反应	药物本身在可见光（或紫外光）下发射荧光
	药物溶液加硫酸使呈酸性后，在可见或紫外光下发射荧光
	药物与某些试剂如溴、间苯二酚、衍生化试剂等反应，于可见光下发射荧光

2. 光谱鉴别法（★）

主要采用紫外－可见分光光度法和红外分光光度法。

（1）紫外－可见分光光度法：紫外光谱常用的波长范围：200～400 nm，适用于具有共轭双键结构药物的鉴别；可见光谱常用的波长范围：400～760 nm，药物的有色溶液可吸收可见光。常用的方法有：①测定最大吸收波长（λ_{max}），或同时测定最小吸收波长（λ_{min}）；②规定一定浓度的供试液在最大吸收波长处的吸收度；③规定吸收波长和吸收系数法；④规定吸收波长和吸收度比值法；⑤经化学处理后测定其反应产物的吸收光谱特性。

（2）红外分光光度法：《中国药典》（2015 年版）采用标准图谱对照法。

3. 色谱鉴别法（★）

包括 TLC 法、HPLC 法和 GC 法。

考点 3　杂质及其检查方法

1. 药物中的杂质（★）

（1）杂质来源

①生产过程中引入，在合成药物的生产过程中，原料不纯或未反应完全、反应的中间体与反

应副产物在精制时未能完全除去而引入杂质。

②在贮藏过程中，在温度、湿度、日光、空气等外界条件影响下，或因微生物的作用，引起药物发生水解、氧化、分解、异构化、晶型转变、聚合、潮解和发霉等变化，使药物中产生有关的杂质。

（2）一般杂质与特殊杂质

①一般杂质：在自然界中分布较广泛，在多种药物的生产和贮藏过程中容易引入的杂质，如酸、碱、水分、氯化物等，具有普遍性，原料需要检查一般杂质。

②特殊杂质：某种药物在生产和贮藏过程中引入的与药物稳定性有关的杂质。阿司匹林在生产和贮存过程中由于本身的水解反应引入的水杨酸特殊杂质；普鲁卡因在生产和贮存过程由于本身的水解反应引入的对氨基苯甲酸特殊杂质。

（3）杂质限量与限量检查

①杂质限量：药物中所含杂质的最大允许量。

$$杂质限量=\frac{杂质最大允许量}{供试品量}\times 100\%$$

$$杂质限量=\frac{标准溶液的浓度\times 标准溶液的体积}{供试品量}\times 100\%$$

②限量检查：通常不要求测定杂质的准确含量，只需检查杂质是否超过限量即可，使用的仪器为纳氏比色管等。

2. 一般杂质检查方法与原理（★★★）

（1）重金属检查法：重金属是指在实验室条件下与 S^{2-} 作用显色的金属杂质，如银、铅、汞、铜、镉、锡、锑、铋等。《中国药典》（2015 年版）中收载了三种重金属的检查法。

①硫代乙酰胺法：适用于溶于水、稀酸和乙醇的药物，为最常用的方法。原理：硫代乙酰胺在弱酸性（pH 为 3.5 的醋酸盐缓冲液）条件下水解，产生硫化氢与微量重金属离子生成黄色到棕黑色的硫化物均匀混悬液，与一定量标准铅溶液经同法处理后所呈颜色比较，判定供试品中重金属是否符合限量规定。

②用于含芳环、杂环以及难溶于水、稀酸及乙醇的有机药物。重金属可能会与芳环、杂环形成较牢固的价键，需先将供试品在 500 ℃～600 ℃炽灼破坏，残渣加硝酸进一步使有机物分解、破坏完全后，蒸干。加盐酸转化为易溶于水的氯化物，再按第一法进行检查。

③用于溶于碱溶液，而不溶于酸溶液的药物，如磺胺类、巴比妥类药物等。在碱性条件下以硫化钠为显色剂，使 Pb^{2+} 生成 PbS 微粒的混悬液，与一定量标准铅溶液经同法处理后所呈颜色比较，判断供试品中重金属是否符合限量规定。

（2）砷盐检查法：《中国药典》（2015 年版）采用古蔡法和二乙基二硫代氨基甲酸银法（Ag－DDC）检查药物中的微量的砷盐。

①古蔡法：金属锌与酸作用产生新生态的氢，与药物中微量砷盐反应生成具挥发性的砷化氢，遇溴化汞试纸，产生黄色至棕色的砷斑，与一定量标准砷溶液所生成的砷斑比较，判定药物中砷盐的含量。

$$\left.\begin{matrix}As^{3+}\\As^{5+}\end{matrix}\right\}\xrightarrow{HCl+Zn}AsH_3\xrightarrow{HgBr_2试纸}棕黄色砷斑$$

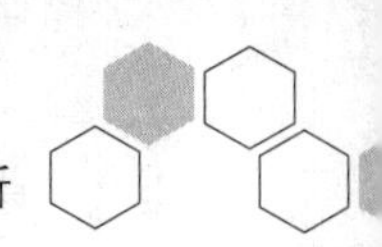

②二乙基二硫代氨基甲酸银法（Ag－DDC 法）：金属锌与酸作用，产生新生态的氢，与微量砷盐反应，生成具有挥发性的砷化氢，砷化氢与 Ag－DDC 吡啶溶液作用，使 Ag－DDC 中的银还原为红色胶态银，用目视比色法或于 510 nm 的波长处，测定吸收度，供试品溶液的吸收度不得大于标准砷溶液的吸收度。

（3）氯化物的检查：用氯化物在硝酸性溶液中与硝酸银试液作用，生成氯化银的白色浑浊液，与一定量标准氯化钠溶液在相同条件下生成的氯化银混浊液比较，以判断供试品中氯化物是否超过限量。

（4）硫酸盐检查法：药物中微量的硫酸盐在稀盐酸酸性条件下与氯化钡反应，生成硫酸钡微粒显白色浑浊，与一定量标准硫酸钾溶液（每 1 ml 相当于 100 μg 的 SO_4^{2-}）在相同条件下产生的硫酸钡浑浊程度比较，判定供试品硫酸盐是否符合限量规定。

（5）铁盐检查法：铁盐在盐酸酸性溶液中与硫氰酸盐作用生成红色可溶性的硫氰酸铁配离子，与一定量标准铁溶液用同法处理后进行比色。

（6）铵盐检查法：将供试品中的铵盐碱化后蒸馏出来，与碱性碘化汞钾试液反应而呈色，与标准氯化铵溶液同法显色进行比较。

（7）干燥失重：系指药物在规定的条件下，经干燥至恒重后所减失的重量，通常以百分率表示。干燥失重检查法主要控制药物中的水分以及挥发性物质，如乙醇等。干燥失重方法有四种：常压恒温干燥法、干燥剂干燥法、减压干燥法和热分析法。

①常压恒温干燥法：适用于受热较稳定的药物。干燥温度一般为 105 ℃。

②干燥剂干燥法：适用于受热分解或易于挥发的供试品。

③减压干燥法：适用于熔点低、受热不稳定或难去除水分的药物。

④热分析法：包括热重分析法、差示热分析法和差示扫描量热法。

（8）水分的测定：费休法、烘干法、减压干燥法、气相色谱法和甲苯法测定，但主要采用费休法。

考点 4　药物制剂通则检查

1. 片剂与胶囊剂（★★）

（1）重量差异检查：按规定称量方法测得每片的重量与平均片重之间的差异程度。

检查法：取药片 20 片，精密称定总重量，求得平均片重，再分别精密称定每片的重量，计算每片片重与平均片重差异的百分率。超出重量差异限度的不得多于 2 片，并不得有一片超出限度 1 倍。平均片重 0.30 g 以下，重量差异限度±7.5%；0.30 g 或 0.30 g 以上，重量差异限度±5%。

考生应熟记片剂及胶囊剂的通则检查，尤其是一些关键性数值。不必进行重量差异、崩解时限检查的情况。

（2）含量均匀度检查：指小剂量或单剂量固体制剂、胶囊剂、膜剂或注射用无菌粉末中的每片（个）含量符合标示量的程度。凡检查含量均匀度的制剂不再检查重（装）量差异。

（3）崩解时限：固体制剂在规定的介质中，以规定的方法进行检查全部崩解溶散或成碎粒并通过筛网所需时间的限度。凡规定检查溶出度、释放度、融变时限或分散均匀性的制剂，不再进行崩解时限检查。

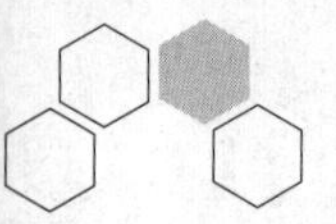

剂型	崩解介质	崩解时间（min）	温度（℃）
片剂	水	15	37±1
糖衣片/薄膜衣片	盐酸溶液（9→1000）	60/30	37±1
肠溶衣片	盐酸溶液（9→1000）	120	37±1
	磷酸盐缓冲液（pH 6.8）	60	37±1
舌下片	水	5	37±1
可溶片	水	3	15～25
泡腾片	水	5	15～25

（4）溶出度：药物从片剂或胶囊剂等固体制剂在规定溶剂中溶出的速率和程度。方法包括：篮法、桨法、小杯法、桨碟法、转筒法。

（5）释放度：口服药物从缓释制剂、控释制剂、肠溶制剂及透皮贴剂在规定溶剂中释放的速率和程度。

（6）融变时限：检查栓剂或阴道片等固体制剂在规定条件下的融化，软化或溶散的情况。

①栓剂：另有规定外，脂肪性基质的栓剂3粒均应在30分钟内全部融化、软化或触压时无硬心；水溶性基质的栓剂3粒均应在60分钟内全部溶解。

②阴道片：除另有规定外，均应在30分钟内全部融化或崩解成碎粒并通过开孔金属圆盘或仅残留少量无固体硬心的软性团块。

（7）微生物限度：检查非规定灭菌制剂及其原料、辅料受微生物污染程度的方法，检查项目包括细菌数、霉菌数、酵母菌数及控制菌检查。

2. 注射剂和滴眼剂（★）

（1）注射剂：注射剂应进行装量、装量差异、渗透压摩尔浓度、可见异物、不溶性微粒、无菌、热原或细菌内毒素检查。

①装量检查：凡规定检查含量均匀度的注射用无菌粉末，一般不再进行装量差异检查。标示装量为50 ml以上的注射液及注射用浓溶液按照最低装量检查法检查。

注射用无菌粉末装量差异限度：

平均装量	装量差异限度
0.05 g 以下至 0.05 g	±15%
0.05 g 以上至 0.15 g	±10%
0.15 g 以上至 0.50 g	±7%
0.05 g 以上	±5%

②可见异物：存在于注射液、滴眼液中，在规定条件下目视可以观察到的不溶性物质，其粒径或长度通常大于50 μm。

③不溶性微粒：在可见异物检查符合规定后，用以检查静脉注射用溶液型注射液、静脉注射用无菌粉末、静脉注射用浓溶液以及供静脉注射用无菌原料药中不溶性微粒的大小及数量。

④热原检查：热原是能引起体温升高的杂质，来自细菌内毒素。静脉滴注用的注射剂及易感染热原的品种需做热原检查。检查方法为家兔法。

⑤细菌内毒素：主要来自革兰阴性菌，主要成分为脂多糖，对人有致热反应，甚至导致死亡。

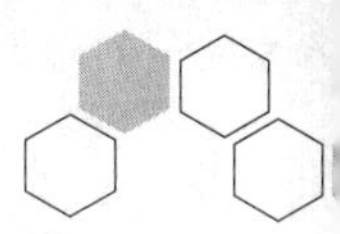

细菌内毒素检查采用鲎试剂法。检查方法有凝胶法和光度测定法。

热原或细菌内毒素的检查，二者选一。

⑥渗透压摩尔浓度：静脉用注射液及椎管注射用注射液应尽可能与血液等渗，需要检查渗透压摩尔浓度。

（2）滴眼剂：除另有规定外，眼用制剂应做可见异物、粒度、沉降体积比、装量、渗透压摩尔浓度和无菌检查。

无菌检查是检查药品、医疗器具、原料、辅料等无菌品种是否被微生物污染。为了防止检查过程中的微生物污染，检查应在环境洁净度 10000 级下的局部洁净度 100 级的单向流空气区域内进行，并严格遵守无菌操作。检查方法有薄膜过滤法和直接接种法。

3. 栓剂（★）

常规检查项目包括重量差异、融变时限和微生物限度。融变时限检查的意义是栓剂放入腔道后，在适宜的温度下应能融化、软化或溶散，才能产生局部或全身作用，所以应作融变时限检查。

4. 软膏剂和眼膏剂（★）

（1）软膏剂：除另有规定外，软膏剂应检查粒度、装量、无菌和微生物限度。

（2）眼膏剂：应检查粒度、金属性异物、重量差异、装量和无菌。混悬型眼用半固体制剂检查粒度；眼用半固体制剂检查金属性异物。软膏剂和眼膏剂应均匀细腻，故应检查粒度。

5. 颗粒剂（★）

除另有规定外，应检查粒度、干燥失重、溶化性、装量差异及装量。

颗粒剂中的主药是以固体微粒形式存在的，分散粒径的大小影响制剂疗效的正常发挥，应进行粒度检查。水分的存在会影响颗粒剂的质量，颗粒剂需要控制水分，测定干燥失重。颗粒剂的主要特点是溶出和吸收速度比较快，检查溶化性可反映该制剂的有效性和生产工艺技术水平。

6. 滴耳剂、滴鼻剂、洗剂、搽剂、凝胶剂（★）

均应做装量、微生物限度检查。用于手术、耳部伤口、耳膜穿孔的滴耳剂、洗耳剂；用于手术或创伤的鼻用制剂；用于烧伤或严重创伤的凝胶剂，应做无菌检查。

考点 5　含量测定方法

1. 滴定分析法（★★）

也称容量分析法，包括酸碱滴定法、氧化还原滴定法、非水溶液滴定法、沉淀滴定法和配位滴定法。原料药的含量测定首选容量分析方法。常用的计算方法为：

①滴定度（T）的计算：每 1 ml 某摩尔浓度的滴定液相当于被测物质的重量（mg）。

$$aA + bB \rightleftharpoons cC + dD$$

$$T = M \times \frac{a}{b} \times B$$

M 为滴定液的摩尔浓度，a（配平系数）为被测药物的摩尔数，b（配平系数）为滴定液的摩尔数，B 为被测药物的毫摩尔质量（分子量，以 mg 表示）。

②直接滴定法：

$$含量\% = \frac{V \times T \times F}{W} \times 100\%$$

③剩余滴定法：

$$含量\% = \frac{(V_0 - V) \times T \times F}{W} \times 100\%$$

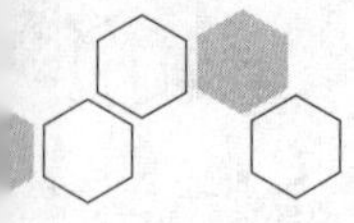

V 为供试品测定试验消耗滴定液的体积，V_0 为空白试验消耗滴定液的体积，W 为供试品取量，F 为滴定液浓度校正因数。

$$F=\frac{\text{实际摩尔浓度}}{\text{规定摩尔浓度}}$$

从旁指点

考生应掌握滴定分析法中的公式，熟悉每种方法对应的公式。

2. 分光光度法（★）

当物质与辐射能相互作用时，物质内部发生能级跃迁，由能级跃迁所产生的辐射能随波长的变化所得的图谱称为光谱，利用物质的光谱进行定性、定量和结构分析的方法称为光谱法。药物含量测定主要采用紫外–可见分光光度法和荧光分光光度法。

（1）紫外–可见分光光度法：依据是 Lambert-Beer 定律。

$$A=\lg\frac{1}{T}=E\bullet C\bullet L$$

A 为吸光度；T 为透光率；E 为吸收系数，常用的表示方法是 $E_{1cm}^{1\%}$（百分吸收系数），其物理意义为当溶液浓度为 1%（g/ml），液层厚度为 1 cm 时的吸光度值；C 为被测物质溶液的浓度（单位为 g/100 ml）；L 为液层厚度（cm）。一般供试品溶液的吸光度应在 0.3～0.7 之间，在此范围内，仪器的测定误差较小。

（2）荧光分光光度法：定量依据是当激发光的波长、强度、溶剂、温度等条件一定时，物质在低浓度范围内的荧光强度与溶液中该物质的浓度成正比。

3. 色谱分析法（★）

在制定药物质量标准时，制剂的含量测定法应首选色谱法。色谱法根据固定相和流动相的极性可分为正相色谱法和反相色谱法。正相色谱法中流动相极性小于固定相极性，反相色谱中流动相极性大于固定相极性。高效液相色谱法（HPLC 法）是以液体为流动相的色谱法。气相色谱法（GC）是以气体（载气）为流动相的色谱法。

HPLC 法和 GC 法的系统适用性试验，通常包括理论板数、分离度、重复性和拖尾因子等四项指标。其中，分离度和重复性尤为重要。

（1）色谱柱的理论板数（n）：在规定的色谱条件下，注入供试品溶液或各品种项下规定的内标物质溶液，记录色谱图，量出供试品主成分或内标物质峰的保留时间 t_R 和半高峰宽（$W_{h/2}$）或峰宽（W）后，计算色谱柱理论板数的公式如下。

$$n=5.54\left(\frac{t_R}{W_{h/2}}\right)^2$$

（2）分离度（R）：要求待测峰与其他峰、内标峰之间有较好的分离度。分离度的计算公式如下。

$$R=\frac{2(t_{R_2}-t_{R_1})}{W_1+W_2}$$

t_{R_2} 为相邻两峰中后一峰的保留时间；t_{R_1} 为相邻两峰中前一峰的保留时间；W_1 及 W_2 为此相邻两峰的峰宽。除另有规定外，定量分析时分离度应大于 1.5。

（3）重复性：取各品种项下的对照溶液，连续进样 5 次，除另有规定外，其峰面积测量值的相对标准偏差应不大于 2.0%。也可按各品种校正因子测定项下，配制相当于 80%、100%和 120%的对照品溶液，加入规定量的内标溶液，配成 3 种不同浓度的溶液，分别至少进样 2 次，计算平

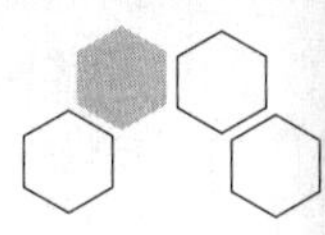

均校正因子，其相对标准偏差也应不大于 2.0%。

（4）拖尾因子（T）：为保证分离效果和测量精度，应检查待测峰的拖尾因子是否符合各品种项下的规定。

HPLC 法和 GC 法中常用的定量方法有：内标法、外标法等。

4. 含量测定有关计算（★★）

原料的含量是以百分含量表示，而制剂的含量是以实际含量占标示量的百分数或生物效价表示。

（1）片剂：一般取 10～20 片（粒）精密称定，研成细粉，按照药典的规定精密称定一定量的细粉，按规定的方法进行分析，按标示量的百分数计算即可。片剂标示量百分含量的计算：

$$标示量\% = \frac{每片实测的含量}{标示量} \times 100\% = \frac{供试品中测得量 \times 平均片重（g）}{供试品重（g）\times 标示量} \times 100\%$$

（2）注射剂：一般精密吸取一定毫升数，经适当稀释后，按照药典规定方法操作即可。注射剂标示量百分含量的计算：

$$标示量\% = \frac{每支实测的含量}{标示量} \times 100\% = \frac{供试品中测得量 \times 每支容量（ml）}{供试品取重（ml）\times 标示量} \times 100\%$$

考点 6　复方制剂分析（★）

复方制剂分析的特点与要求

（1）特点：复方制剂分析方法比原料药、单方制剂的分析更为复杂，不仅附加成分或辅料有可能干扰测定，各有效成分之间亦会相互干扰。

（2）要求：选择分析方法时，若各有效成分之间互不干扰，利用各成分的物理化学性质的差异，用专一性较强方法，可不经分离直接分别测定各成分。若各有效成分之间相互干扰，可采用 HPLC 法测定或计算分光光度法。《中国药典》（2015 年版）中复方制剂的含量测定多采用 HPLC 法。

考点 7　药物分析方法的要求（★）

准确度、精密度、专属性、检测性、定量限、线性、范围、耐用性

（1）准确度：用该方法测定的结果与真实值或参考值接近的程度，一般以回收率表示。

$$回收率\% = \frac{测得量}{加入量} \times 100\%$$

①杂质定量测定中的准确度：用原料药或制剂中加入已知量杂质进行测定。

②含量测定中的准确度测定原料药时，可用已知纯度的对照品或样品进行测定，或用本法所得结果与建立准确度的另一方法测定的结果进行比较。

数据要求：制备高、中、低三浓度的样品，各测定 3 次。共 9 个数据来评价回收率的 RSD，应小于 2%，用 UV 和 HPLC 法时，一般回收率应达 98%～102%；容量法应达 99.7%～100.3%。

（2）精密度：在规定的条件下，同一个均匀样品经过多次取样测定所得结果之间的接近程度。一般用偏差、标准偏差或相对标准偏差表示。精密度验证包括重复性、中间精密度和重现性。数据要求应报告标准偏差（SD）、相对标准偏差（RSD）和可信限。

（3）专属性：在其他成分（如杂质、降解产物、辅料等）可能存在的情况下，采用的方法能准确测定出被测物的特性，能反映分析方法在有共存物时对被测物准确而专属的测定能力；是方法用于复杂样品分析时相互干扰程度的度量。

（4）检测限：是指试样中被测物能被检测出的最低量，用以表示测定方法在所述条件下对样品中供试物的最低检出浓度。一般以信噪比（*S/N*）为 3∶1 或 2∶1 时相应的浓度或注入仪器的量确定检测限。

（5）定量限：是指样品中被测物能被定量测定的最低量，其测定结果应具一定的准确度和精密度。一般以 *S/N*=10 时相应的浓度进行测定。

（6）线性：指在设计的范围内，测试结果与试样中被测物浓度直接成正比关系的程度。应列出回归方程、相关系数和线性图。

（7）范围：指能达到一定精密度、准确度和线性的条件下，测试方法适用的高低浓度或量的区间。原料药和制剂含量测定的范围应为测试浓度的 80%～100%或更宽。

（8）耐用性：在测定条件稍有变动时，测定结果不受影响的承受程度，为常规检验提供依据。典型的变动因素有：被测溶液的稳定性，样品提取次数、时间等。

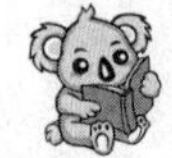

考点集锦

药品检验的主要任务和方法

- 药品检验程序：取样、检验（鉴别、检查、含量测定）、留样、写检验报告
- 鉴别方法
  - 化学鉴别法：呈色、沉淀、气体、荧光反应
  - 光谱鉴别法：紫外–可见分光光度法、红外分光光度法
  - 色谱鉴别法：TLC、HPLC、GC法
- 杂质及其检查方法
  - 重金属检查法：硫代乙酰胺法
  - 砷盐检查法：古蔡法、二乙基二硫代氨基甲酸银法
  - 氯化物的检查：与硝酸银试液作用，生成氯化银的白色浑浊液
  - 硫酸盐检查法：与氯化钡反应，生成硫酸钡微粒显白色浑浊
  - 水分的测定：费休法
- 药物制剂通则检查
  - 片剂及胶囊剂：重量差异检查、含量均匀度检查、崩解时限、溶出度、释放度、融变时限、微生物限度检查
  - 注射剂：装量、装量差异、渗透压摩尔浓度、可见异物、不溶性微粒、无菌、热原或细菌内毒素检查
  - 滴眼剂：除另有规定外，眼用制剂应做可见异物、粒度、沉降体积比、装量、渗透压摩尔浓度和无菌检查
  - 栓剂、软膏剂、眼膏剂、颗粒剂、滴耳剂、滴鼻剂、洗剂、搽剂、凝胶剂
- 原料药的含量测定
- 含量测定方法
  - 滴定分析法：原料药的含量测定首选容量分析方法
  - 分光光度法：紫外–可见分光光度法和荧光分光光度法
  - 色谱分析法：HPLC法和 GC 法。通常包括理论板数、分离度、重复性和拖尾因子
  - 片剂标示量百分含量与注射剂标示量百分含量计算
- 复方制剂分析：《中国药典》（2015年版）中复方制剂的含量测定多采用HPLC法
- 药物分析方法的要求：准确度、精密度、检测限、定量限、线性、范围、耐用性

第三节　典型药物的分析

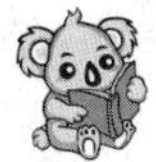

考点梳理

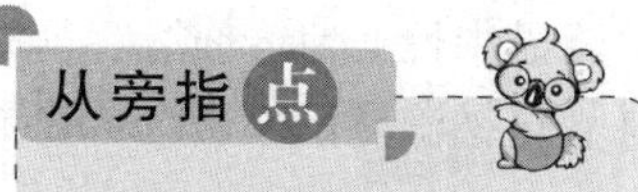

各典型药物的特殊鉴别反应需要考生掌握，考试时可能列举其他反应来混淆考生。

考点1　苯巴比妥

1. 鉴别：丙二酰脲反应（★★★）

巴比妥类药物含有丙二酰脲结构，在碱性条件下，可与某些重金属离子反应，生成沉淀或有色物质。这一特性可用于本类药物的鉴别。

（1）银盐反应：取供试品约 0.1 g，加碳酸钠试液 1 ml 与水 10 ml，振摇 2 分钟，滤过，滤液中逐滴加入硝酸银试液，即生成白色沉淀，振摇，沉淀即溶解；继续滴加过量的硝酸银试液，沉淀不再溶解。

巴比妥类药物的一银盐可溶于水，而二银盐不溶。反应中第一次出现的白色沉淀是由于硝酸银局部过浓，产生少量巴比妥二银盐，振摇后，转换为可溶性的一银盐，继续滴加硝酸银至过量，则完全生成白色二银盐沉淀。

（2）铜盐反应：取供试品约 50 mg，加吡啶溶液（1→10）5 ml，溶解后，加铜吡啶试液 1 ml，即显紫色或生成紫色沉淀，反应原理为吡啶、铜盐和药物之间的配位反应。

2. 有关物质检查（★）

《中国药典》（2015 年版）规定，除检查“干燥失重”和“炽灼残渣”外，还需检查“酸度”、“乙醇溶液的澄清度”、“有关物质”和“中性或碱性物质”等项目，以限制相关杂质的含量。

3. 含量测定：银量法（★★）

《中国药典》（2015 年版）采用银量法测定苯巴比妥的含量，以电位法指示终点。

方法：取供试品约 0.2 g，精密称定，加甲醇 40 ml 使溶解，再加新制的 3%无水碳酸钠溶液 15 ml，用硝酸银滴定液（0.1 mol/L）滴定。每 1 ml 硝酸银滴定液相当于 23.22 mg 的苯巴比妥（$C_{12}H_{12}N_2O_3$）。

考点2　阿司匹林

1. 鉴别：三氯化铁反应（★★）

阿司匹林分子中具有酯结构，加水煮沸水解后生成水杨酸，水杨酸可与三氯化铁反应生成紫堇色的配位化合物。方法：取供试品约 0.1，加水 10 ml，煮沸，放冷，加三氯化铁 1 滴，即显紫堇色。

2. 游离水杨酸的检查（★★）

阿司匹林生产过程中乙酰化不完全或贮藏过程中水解产生游离水杨酸。水杨酸在空气中会被逐渐氧化成醌型有色物质（淡黄、红棕、深棕色等），使阿司匹林变色，故需检查。

2015 年版 ChP 采用 HPLC 法检查，以 1%冰醋酸甲醇为溶剂制备供试品溶液（10 mg/ml，临用新制），水杨酸对照品溶液的浓度为 1 μg/ml；供试品溶液色谱图中如有与水杨酸峰保留时间一致的色谱峰，按外标法以峰面积计算，不得超过水杨酸对照品峰面积的 0.1%。

3. 含量测定：酸碱滴定法（★★★）

阿司匹林分子中具有羧基，原料药可采用直接酸碱滴定法测定含量。以中性乙醇（对酚酞指示液显中性）为溶剂溶解供试品，以酚酞为指示剂，用氢氧化钠滴定液（0.1 mol/L）滴定。每 1 ml 氢氧化钠滴定液（0.1 mol/L）相当于 18.02 mg 的 $C_9H_8O_4$。

考点3　普鲁卡因

1. 鉴别：重氮化－偶合反应（★★★）

盐酸普鲁卡因分子中具有芳伯氨基，在盐酸介质中与亚硝酸钠作用，生成重氮盐，重氮盐进一步与碱性β－萘酚发生偶合反应，生成由粉红色到猩红色沉淀。方法：取供试品约 50 mg，加稀盐酸 1 ml，必要时缓缓煮沸使溶解，放冷，加 0.1 mol/L 亚硝酸钠溶液数滴，滴加碱性β－萘酚试液数滴，生成粉红色或猩红色的沉淀。

2. 对氨基苯甲酸的检查（★★）

盐酸普鲁卡因分子中具有酯结构，可发生水解反应而产生对氨基苯甲酸。对氨基苯甲酸随贮藏时间的延长或受热，可发生脱羧反应转化成苯胺，苯胺又可被氧化成有色物，影响药物质量，降低疗效，增加毒性。《中国药典》（2015 年版）采用反相液相色谱法进行检查。

3. 含量测定：亚硝酸钠滴定法（★★★）

普鲁卡因分子结构中含有芳香伯胺，《中国药典》（2015 年版）采用亚硝酸钠滴定法进行含量测定，用永停法指示终点。方法：取本品约 0.6 g，精密称定，用永停滴定法，在 15 ℃～25 ℃，用亚硝酸钠滴定液（0.1 mol/L）滴定。每 1 ml 亚硝酸钠滴定液（0.1mol/L）相当于 27.28 mg 的盐酸普鲁卡因（$C_{13}H_2ON_2O_2 \cdot HCl$）。

考点4　异烟肼

1. 鉴别：与硝酸银的反应（★★）

异烟肼分子结构中的酰肼基具有还原性，可与氨制硝酸银发生还原反应，生成金属银黑色浑浊和气泡（氮气），并在玻璃试管壁上产生银镜。

2. 游离肼的检查（★★）

《中国药典》采用 TLC 法进行检查，方法：吸取供试品溶液（100 mg/ml）、硫酸肼对照品溶液[0.08 mg/ml（相当于游离肼 20 μg）]、供试品与硫酸肼对照品的混合溶液各 5 μl，分别点于同一硅胶 G 薄层板上，以异丙醇－丙酮（3∶2）为展开剂，展开，晾干，喷以乙醇制对二甲氨基苯甲醛试液，15 分钟后检视。硫酸肼和游离肼的斑点应完全分离，在供试品溶液主斑点前方与对照品溶液主斑点相应的位置上，不得显黄色斑点。

3. 含量测定：HPLC 法（★）

色谱条件与系统适用性试验：用十八烷基硅烷键合硅胶为填充剂；以 0.02 mol/L 磷酸二氢钠溶液（用磷酸调节 pH 至 6.0）－甲醇（85∶15）作为流动相；检测波长为 262 nm。

考点5　地西泮

1. 鉴别：与浓酸的呈色反应、氯化物的鉴别反应（★）

地西泮可发生硫酸－荧光反应而产生荧光。方法：取本品 10 mg，加硫酸 3 ml 使溶解，在紫外光灯（365 nm）下观察黄绿色荧光。

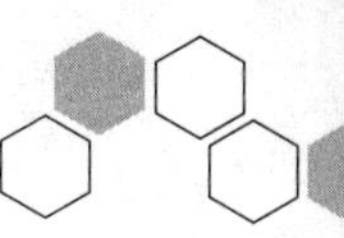

2. 有关物质检查（★）

地西泮在合成过程中，可因副反应引入 N－去甲基苯甲二氮䓬，也可因分解产生 2－甲氨基－5－氯二苯酮。ChP 规定检查其有关物质。

3. 含量测定：非水溶液滴定法（★★）

地西泮的结构中的氮原子具有弱碱性，原料药可采用非水溶液滴定法测定含量。方法：取本品约 0.2 g，精密称定，加冰醋酸与醋酐各 10 ml 溶解后，加结晶紫指示液 1 滴，用高氯酸滴定液（0.1 mol/L）滴定至溶液显绿色，并将滴定的结果用空白试验校正。每 1 ml 高氯酸滴定液（0.1 mol/L）相当于 28.47 mg $C_{16}H_{13}ClN_2O$。

考点 6　阿托品

1. 鉴别：托烷生物碱的反应（★★★）

托烷生物碱水解后生成莨菪酸，经发烟硝酸加热处理，转变为三硝基衍生物，再与氢氧化钾溶液和固体氢氧化钾作用，转成有色的醌型产物，呈深紫色，为 Vitali 反应。

2. 有关物质检查（★）

硫酸阿托品为莨菪碱的消旋体，若生产过程中消旋化不完全即会引入莨菪碱，后者毒性较大，故应进行限量检查。莨菪碱为左旋体，可采用旋光法进行检查。

3. 含量测定：非水溶液滴定法（★）

取本品约 0.5 g，精密称定，加冰醋酸与醋酐各 10 ml 溶解后，加结晶紫指示液 2 滴，用高氯酸滴定液（0.1 mol/L）滴定至溶液显纯蓝色，并将滴定的结果用空白试验校正。每 1 ml 高氯酸滴定液（0.1 mol/L）相当于 28.47 mg 的 67.68 mg 的硫酸阿托品。《中国药典》（2015 年版）采用酸性染料比色法测定硫酸阿托品片剂和注射剂含量。

考点 7　维生素 C

1. 鉴别：与硝酸银的反应（★★）

维生素 C 的分子中具有烯二醇基，具有强还原性，可被 $AgNO_3$ 氧化，产生黑色银沉淀。

2. 金属杂质的检查（★）

原子吸收分光光度法是一种灵敏度很高的测定方法，广泛用于超微量元素的分析，在杂质检查中，主要是用于药物中金属杂质的检查，通常采用标准加入法控制金属杂质的限量，维生素 C 中铁离子与铜离子均采用该法检查。

3. 含量测定：碘量法（★★★）

维生素 C 在醋酸性条件下，可被碘定量氧化，根据消耗碘滴定液的体积，即可计算维生素 C 的含量。

（1）方法：取本品约 0.2 g 精密称定，加新沸过的冷水 100 ml 与稀醋酸 10 ml 使溶解，加淀粉指示液 1 ml，立即用碘滴定液（0.05 mol/L）滴定，至溶液显蓝色并在 30 s 内不褪。每 1 ml 碘滴定液（0.05 mol/L）相当于 8.806 mg 的 $C_6H_8O_6$。

（2）注意事项

①操作中加入稀醋酸 10 ml 使滴定在酸性溶液中进行。因在酸性介质中维生素 C 受空气中氧的氧化速度减慢，但样品溶于稀酸后仍需立即进行滴定。

②加新沸过的冷水目的是为减少水中溶解的氧对测定的影响。

> **从旁指点**
>
> 碘量法原理需要考生掌握，考试时可能列举其他含碘试剂来混淆考生。

③采用本法测定维生素 C 注射液时，滴定前要加 2 ml 丙酮，以消除注射液中抗氧剂亚硫酸氢钠对测定结果的干扰。

考点 8　青霉素（★）

1. 鉴别（HPLC 法）

HPLC 法一般都规定在含量测定项下记录的色谱图中，供试品溶液主峰应与对照品溶液主峰的保留时间一致。

2. 青霉素聚合物检查

β-内酰胺类抗生素所致速发型过敏反应主要与其中存在的高分子杂质有关。高分子杂质包括蛋白多肽、多糖类及其与抗生素形成的结合物，还包括药物的自身聚合物，这些杂质来自于生产过程或贮存过程。或因使用不当而产生。检查方法采用 HPLC 色谱法。

3. 含量测定（HPLC 法）

目前各国药典普遍采用 RP-HPLC 法测定 β-内酰胺类抗生素的原料药和制剂的含量，该法能有效地分离供试品中可能存在的降解产物、未除尽的原料及中间体等杂质。

考点 9　氢化可的松

1. 鉴别：硫酸苯肼、斐林试剂（★★★）

甾体激素类与硫酸的呈色反应是各国药典常用的鉴别方法。氢化可的松能与硫酸发生呈色反应，并形成绿色荧光。

2. 含量测定：HPLC 法（★）

以十八烷基硅烷键合硅胶为填充剂；以乙腈-水（28∶72）为流动相；检测波长为 245 nm。进样测试。

考点 10　地高辛

1. 鉴别：Keller-Kiliani 反应（★★）

Keller-Kiliani 反应用于鉴别具有 α-去氧糖的强心苷。将强心苷溶于含少量 Fe^{3+} 的冰醋酸中，沿管壁滴加浓硫酸，冰醋酸层渐呈蓝色或蓝绿色；界面的呈色是由于浓硫酸对苷元所起的作用渐渐扩散向下层所致，其颜色随苷元结构的不同而不同。

2. 有关物质检查（★）

有关物质检查采用 HPLC 法，色谱条件同含量测定项下。确定检测灵敏度后，分别进样供试品溶液（1 mg/ml）、对照溶液（将供试品溶液稀释至 20 μg/ml）、洋地黄毒苷对照品溶液（20 μg/ml）。供试品溶液的色谱图中如有与洋地黄毒苷峰保留时间一致的色谱峰，按外标法以峰面积计算，含洋地黄毒苷的量不得超过 2.0%。

3. 含量测定：HPLC 法（★）

地高辛含量测定采用 HPLC 法。色谱条件为：用十八烷基硅烷键合硅胶为填充剂；流动相 A 为乙腈-水（10∶90），流动相 B 为乙腈-水（60∶40），梯度洗脱；检测波长为 230 nm，流速 1.5 ml/min。

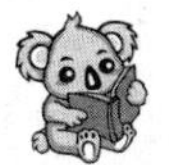

考点集锦

非典型药物的分析
- 苯巴比妥
  - 鉴别：丙二酰脲反应
  - 检查：按照《中国药典》（2015年版）规定的方法
  - 含量测定：银量法
- 阿司匹林
  - 鉴别：三氯化铁反应
  - 检查：采用HPLC法检查游离水杨酸
  - 含量测定：酸碱滴定法
- 普鲁卡因
  - 鉴别：重氮化-偶合反应
  - 检查：采用HPLC法检查对氨基苯甲酸
  - 含量测定：采用亚硝酸钠滴定法进行含量测定，用永停法指示终点
- 异烟肼
  - 鉴别：酰肼基具有还原性，可与氨制硝酸银发生还原反应，生成金属银黑色浑浊和气泡（氮气），并在玻璃试管壁上产生银镜
  - 检查：采用TLC法检查游离肼
  - 含量测定：采用HPLC法进行含量测定
- 地西泮
  - 鉴别：与硫酸反应，在紫外光灯（365 nm）下观察黄绿色荧光
  - 检查：检查N-去甲基苯甲二氮䓬，2-甲氨基-5-氯二苯酮有关物质
  - 含量测定：具有弱碱性，可采用非水溶液滴定法测定含量
- 阿托品
  - 鉴别：Vitali反应
  - 检查：硫酸阿托品为莨菪碱的消旋体，采用旋光法进行检查，为左旋体
  - 含量测定：具有弱碱性，可采用非水溶液滴定法测定含量
- 维生素C
  - 鉴别：维生素C的分子中具有烯二醇基，具有强还原性，可被$AgNO_3$氧化，产生黑色银沉淀
  - 检查：采用原子吸收分光光度法检查铜离子、铁离子
  - 含量测定：酸性条件下，根据消耗碘滴定液的体积，计算含量
- 青霉素
  - 鉴别：红外光谱法
  - 检查：聚合物的检查
  - 含量测定：HPLC法
- 氢化可的松
  - 鉴别：与硫酸发生呈色反应，并形成绿色荧光
  - 含量测定：HPLC法
- 地高辛
  - 鉴别：Keller-Kiliani反应
  - 检查：洋地黄毒苷的检查
  - 含量测定：HPLC法

第七章　医疗机构从业人员行为规范与医学伦理学

第一节　医疗机构从业人员行为规范

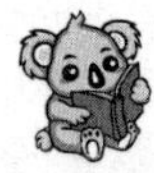

考点梳理

考点1　医疗机构从业人员基本行为规范（★★）

（1）以人为本，践行宗旨。坚持救死扶伤、防病治病的宗旨，发扬大医精诚理念和人道主义精神，以病人为中心，全心全意为人民健康服务。

（2）遵纪守法，依法执业。

（3）尊重患者，关爱生命。尊重患者的知情同意权和隐私权；尊重患者被救治的权利，不因种族、宗教、地域、贫富、地位、残疾、疾病等歧视患者。

（4）优质服务，医患和谐。言语文明，举止端庄。

（5）廉洁自律，恪守医德。弘扬高尚医德，严格自律，不索取和非法收受患者财物，不利用执业之便谋取不正当利益；不收受回扣、提成。

（6）严谨求实，精益求精。热爱学习，钻研业务，努力提高专业素养，诚实守信，抵制学术不端行为。

（7）爱岗敬业，团结协作。忠诚职业，尽职尽责，正确处理同行同事间关系，互相尊重，互相配合，和谐共事。

（8）乐于奉献，热心公益。积极参加上级安排的指令性医疗任务和社会公益性的扶贫、义诊、助残、支农、援外等活动，主动开展公众健康教育。

考点2　药学技术人员行为规范（★★）

（1）严格执行药品管理法律法规，科学指导合理用药，保障用药安全、有效。

（2）认真履行处方调剂职责，坚持查对制度，按照操作规程调剂处方药品，不对处方所列药品擅自更改或代用。

（3）严格履行处方合法性和用药适宜性审核职责。对用药不适宜的处方，及时告知处方医师确认或者重新开具；对严重不合理用药或者用药错误的，拒绝调剂。

（4）协同医师做好药物使用遴选和患者用药适应证、使用禁忌、不良反应、注意事项和使用方法的解释说明，详尽解答用药疑问。

（5）严格执行药品采购、验收、保管、供应等各项制度规定，不私自销售、使用非正常途径采购的药品，不违规为商业目的统方。

（6）加强药品不良反应监测，自觉执行药品不良反应报告制度。

第二节　医学伦理道德

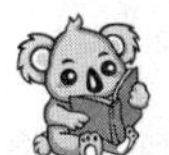

考点梳理

考点 1　医患关系（★☆）

1. 医患关系的概念　医患关系是指医方与患方在医疗实践活动中基于患者健康利益所构成的一种医学人际关系。

（1）广义的医患关系是指医师与患者个人之间构成的医学人际关系，又指医方与患方群体之间构成的医学人际关系。其中医方不仅指医务人员，即医师、护士、医技人员、行政人员和后勤保障人员，而且还包括医疗机构、医疗卫生行政管理部门（例如国家卫生和计划生育委员会、国家食品药品监督管理总局）等。"患方"不仅指患者，而且还包括与患者有关联的亲属、监护人、代理人以及与患者有直接关系的其他个人或组织。

（2）狭义的医患关系是指医生或医务人员与患者个人之间构成的医学人际关系。

2. 医患关系的内容

（1）技术关系：最主要、最基本的形式。

（2）非技术关系：包括道德关系、经济关系、价值关系、法律关系等。新的生物－心理－社会医学模式非常重视医患之间的非技术型关系。

3. 医患关系的性质　具有契约性质的信托关系。

4. 医患关系的特性　①医患双方目的的共同性；②医患双方信息的不对称性；③医患双方利益的一致性。

5. 医患关系的模式　萨斯－荷伦德模式。

	主动－被动型	指导－合作型	共同参与型
医生角色	主动命令	指导诊疗	帮助患者
患者角色	被动服从	配合诊疗	主动参与诊疗
医患关系	不对等	仍是不对等，但有所前进	双方近似相等的权利和地位，医患双方共同合作、参与
适应证	难以表述自己主观意见的患者，如麻醉、昏迷患者	急性感染期患者，病情较轻的患者如阑尾炎手术后	慢性疾病和心理疾病患者

考点 2　医疗行为中伦理道德（★☆）

1. 医德原则

（1）尊重原则：对医疗人员的要求是尊重患者的生命、人格、隐私权、自主权。尊重患者的自主权，绝不意味着放弃自己的道德责任，也不意味着完全听命于患者的错误意愿和要求。

（2）不伤害原则：不伤害原则是底线原则，是对医务人员的最基本要求。不伤害原则不是一个绝对的原则；不伤害原则是"权衡利害"原则；双重影响原则。

（3）公正原则：公正原则要求医务人员平等对待患者和公正分配医疗资源。

（4）有利原则：医务人员应积极做对患者有益的事。

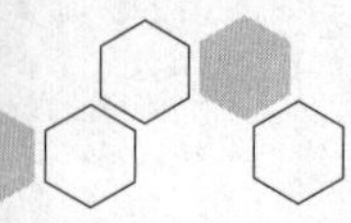

2. 药物治疗的伦理要求

（1）医生应遵循的伦理要求：①对症下药，剂量安全；②合理配伍，细致观察；③节约费用，公正分配。

（2）药学技术人员应遵循的伦理要求：①审方认真，调配迅速，坚持查对；②操作正规，称量准确，质量达标；③忠于职守，严格管理，廉洁奉公。

考点3　医学伦理道德的评价和监督（★☆）

1. 医德评价的意义

（1）医德评价是医德他律要素转化为医德自律要素的必要形式。

（2）医德评价是医务人员调整行为和培养医德品质的重要手段。

（3）医德评价是营造良好的医德氛围、优化医德生活的重要保证。

（4）医德评价是医疗卫生保健机构和整个社会的精神文明建设及医学科学健康发展的促进力量。

2. 医德评价的标准

（1）医德评价标准是客观性与主观性的统一。

（2）医德评价标准是绝对性与相对性的统一。

（3）医德评价标准是伦理性与技术性的统一。

（4）医德评价标准是整体性与层次性的统一。①是否有利于病人疾病的缓解和康复；②是否有利于人类生存和环境的保护和改善；③是否有利于优生优育和人群的健康长寿；④是否有利于医学科学的发展和社会进步。

3. 医德评价的依据　医德评价应坚持动机与效果、目的与手段的统一辩证。

（1）医德动机是指医务人员主观意识中的行为动因，是医务人员启动和继续医德行为的主观愿望，是具体医德行为的主观起点和内在动力。

（2）医德效果是指人们按照一定的动机去活动所产生的结果。

（3）医德目的是医务人员主观设计和经过努力期望达到的医德目标。

（4）医德手段是指医务人员为实现医德目的而选择和运用的具体措施、途径和方法的总称。

4. 医德评价的方式

（1）社会舆论：是大众对医务人员的医学伦理行为发表的各种议论、意见和看法，表明的态度和情感。包括正式社会舆论和非正式社会舆论，前者是有领导、有目的地营造出来的，具有权威性；后者是小范围内自发形成的。

（2）传统习俗：是指医者在长期的医事活动中逐渐形成的，虽无明文规定却被普遍认可、熟悉和遵行的稳定的医德行为习惯（医德经验、医德常识、医德惯例）。

（3）内心信念：是指医务人员视为具有正确性、正义性和崇高性，自己笃信不疑而且将其内化为强烈医德责任感和良心机制的医德观念、医德规范和医德理想等。

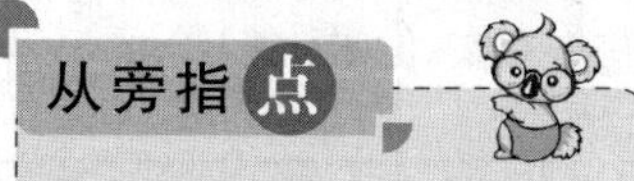

社会舆论是现实的力量，具有广泛性；传统习俗是历史的力量，具有持久性；内心信念是自我的力量，具有深刻性。同时，它们又紧密联系、相互渗透和相互补充。

5. 医德监督　医德监督以广泛宣传和告知患者所享有的医德权利或服务一方所做出的医德承诺为前提，以设置举报电话、院长信箱、院长接待日、患方调查表、新闻监督员、医德医风办公室等为具体措施，使医德他律易于操作。

第二篇

相关专业知识

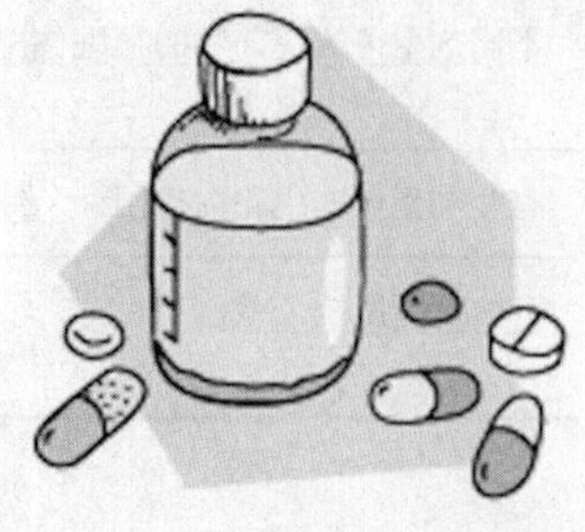

第一章　药剂学

第一节　绪　论

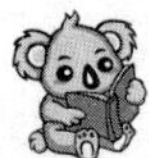

考点梳理

考点 1　概述

1. 药剂学的概念与任务（★★★）

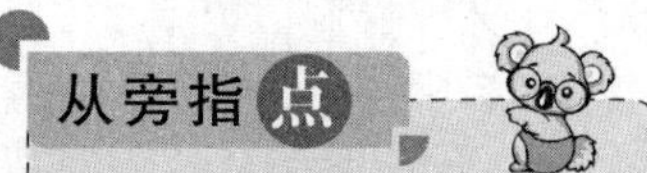

掌握药剂学的概念和相关剂型，并熟悉药物剂型与给药系统。

（1）概念：药剂学是研究药物制剂的基本理论、处方设计、制备工艺、质量控制与合理应用等内容的综合性技术学科。

（2）药剂学的任务：①药剂学基本理论的研究；②新剂型、新技术以及新辅料的研究与开发；③中药新剂型和生物技术药物制剂的研究与开发；④制剂新机械和新设备的研究与开发。

2. 剂型、制剂、制剂学等名词的含义（★★★）

名词	含义	示例
剂型	根据疾病的诊断、治疗或预防的需要而制备的不同给药形式	散剂、颗粒剂、片剂、胶囊剂、注射剂等
制剂	根据药物使用目的和性质不同，可将药物制备适宜的不同剂型，各剂型中的具体药品称为药物制剂（简称制剂）	阿司匹林片、胰岛素注射液、红霉素软膏等
制剂学	研究制剂的理论和制备工艺的科学	/

3. 药剂学的分支学科（★） ①工业药剂学；②物理药剂学；③药用高分子材料学；④生物药剂学；⑤药物动力学；⑥临床药剂学。

考点 2　药物剂型与 DDS

1. 药物剂型的重要性（★★★）

重要性	示例
不同剂型改变药物的作用性质	硫酸镁口服制剂作泻下药；5%静脉滴注则有镇静、解痉作用
不同剂型改变药物的作用速度	注射剂、吸入气雾剂等起效快；丸剂、缓、控释制剂等长效制剂
不同剂型可改变药物的毒副作用	氨茶碱制成栓剂可消除引起心跳加快的毒副作用；缓、控释制剂可避免血药浓度的峰－谷现象
有些剂型可产生靶向作用	脂质体、微球、微囊等静脉注射剂
有些剂型影响疗效	片剂、颗粒剂和丸剂等固体制剂的制备工艺（药物晶型、粒子大小）会对药效产生显著的影响

2. 药物剂型的分类（★★★）

分类依据	示例	特点
给药途径	经胃肠道给药剂型、非经胃肠道给药剂型	与临床使用密切相关
分散系统	溶液型、胶体溶液型、乳剂型、混悬型、气体分散型、微粒分散型、固体分散型	便于应用物理化学的原理阐明各自特征
形态	液体剂型、气体剂型、固体剂型和半固体剂型	形态相同，制备工艺也比较相近
制备方法	浸出制剂、无菌制剂	不能包含全部制剂，不常用

3. 药物的传递系统（★）

设计理念为把药物在必要的时间以必要的量输送到必要的部位，以达到最大的疗效和最小的毒副作用。药物传递系统为创新制剂的3种基本技能：①时间的控制——控制药物释放速度；②量的控制——改善药物的吸收量；③空间的控制——靶向给药技术。

从旁指点

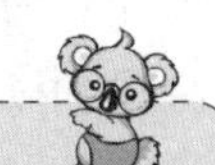

剂型分类方法各有优缺点，在医疗、生产实践以及教学等方面的长期沿用习惯，采用综合分类的方法。

考点3　辅料在药剂学中的应用（★★★）

（1）辅料的使用目的：药剂辅料作为药物制剂的基础原料和重要组成部分，在制剂新剂型的发展和生产应用中起着很重要的作用。使用辅料的目的：①利于制剂形态的形成；②使制备过程顺利进行；③提高药物的稳定性；④调节有效成分的作用或改善生理要求（结合药物剂型的重要性掌握与理解）。

（2）辅料在药剂中的地位体现：①一个新辅料的开发，意味着开发出一种新制剂或一类新剂型，其意义超过一种新药的开发；②辅料是制剂的组成成分；③辅料不同、剂型不同、疗效不同；④辅料可增加药物稳定性；⑤辅料可改变药物的理化性质；⑥辅料控制药物的释放速度及释放部位；⑦辅料增加制剂的可接受性；⑧辅料是新剂型、新制剂开发，提高制剂质量的重要环节。

考点4　药典与药品标准简介

1. 药典（★★★）

药典是一个国家记载药品标准、规格的法典，一般由国家药典委员会组织编纂，并由政府颁布、执行，具有法律约束力。收载疗效确切、副作用小、质量稳定的常用药品及其制剂，并明确规定了这些品种的质量标准，在制剂通则中还规定各种剂型的有关标准、检查方法等。

现行版《中国药典》为2015年版（每5年修订一次），分一、二、三、四部，一部收载药材和饮片、植物油脂和提取物、成方制剂和单味制剂等，二部收载化学药品、抗生素、生化药品以及放射性药品等，三部收载生物制品及其制剂，四部收载制剂通则、药用辅料。

常供参考的国外药典有美国药典，简称USP；英国药典，简称BP；日本药局方，简称JP；国际药典，简称Ph.Int.（对其他各国无法律约束力）。

2. 药品标准（★）

药典标准是国家对药品的质量、规格和检验方法所做的技术规定，是保证药品质量，进行药品生产、经营、使用、管理及监督检验的法定依据。药品的国家标准是指《中华人民共和国药典》和国务院食品药品监督管理部门（SFDA）颁布的药品标准。

3. 药物的传递系统（★）

（1）处方药：必须凭执业医师或执业助理医师的处方才可调配、购买，并在医生指导下使用的药品。

（2）非处方药（OTC）：不需凭执业医师或执业助理医师的处方，消费者可以自行判断购买和使用的药品。

4. GMP（★）

（1）检查对象：人、生产环境、制剂生产的全过程。

（2）三大要素：人为生产的错误减小到最低；防止对医药品的污染和低质量医药品的生产；保证产品高质量的系统设计。

（3）实施主要内容：对厂房、设施、设备、环境等硬件的建设与改造；对管理制度、操作规程（SOP）、生产记录等软件明确建立和执行；对验证工艺的维护。

（4）认证内容：认证申请报送资料、资料审查与现场审查、审批发证、监督管理，并明确认证程序。

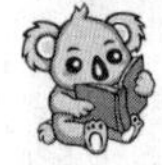

考点集锦

- 绪论
  - 药剂
    - 研究基本理论、处方设计、制备工艺、质量控制、合理应用
    - 任务：研究与开发
    - 分支学科：工业、物理、生物、临床药剂学，药用高分子材料学、药动学
  - 药物剂型与DDS
    - 重要性与分类
    - 药物传递系统：靶向修饰
  - 辅料在药剂应用：基础原料和重要组成部分
  - 药典与药品标准简介
    - 药典：由政府颁布、执行，具有法律约束力
    - 药品标准：药典和国务院食品药品监督管理部门颁布
    - 处方药：必须由医师开具
    - 非处方药：不需医师处方，自行购买与使用
    - GMP：药品生产质量管理规范

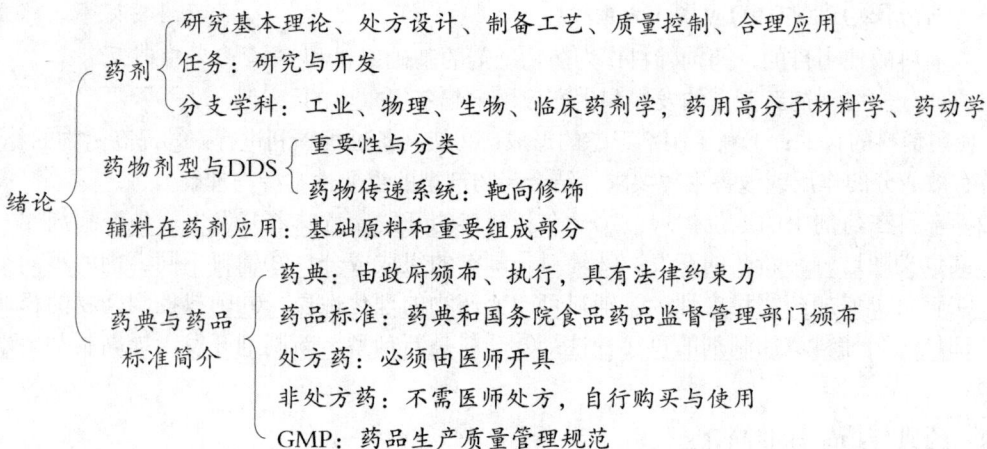

第二节 液体制剂

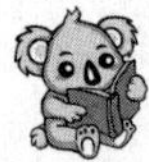

考点梳理

考点1 药物溶液的形成理论

1. 药物溶剂的种类及性质（★★★）

（1）种类

1）水：最常用，理化性质稳定，可制成纯化水、注射用水等使用。

2）非水溶剂：常用的有醇与多元醇类，如乙醇、聚乙二醇－200等；酰胺类；酯类，如醋酸乙酯；植物油类，如花生油；亚砜类，如二甲基亚砜，能与水和乙醇混溶。

（2）性质：溶剂的极性大小常以介电常数和溶解度参数的大小来衡量。

1）介电常数：表示将相反电荷在溶液中分开的能力。介电常数大的溶剂极性大。

2）溶解度参数：指同种分子间的内聚力。溶解度参数越大，极性越大。

2. 药物的溶解度与溶出速度（★★）

（1）药物溶解度：系指在一定温度（气体在一定压力）下，在一定量溶剂中达饱和时溶解的最大药量。常用一定温度下 100 g 溶剂中（或 100 g 溶液或 100 ml 溶液）溶解溶质的最大克数来表示。

（2）影响药物溶解的因素

1）药物：药物与溶剂极性遵循相似相溶的规律，药物晶格排列紧密，分子间引力大，溶解度小。

2）溶剂：溶剂通过降低药物分子或离子间的引力，使药物分子或离子溶剂化而溶解。

3）温度：当$\Delta H_s>0$时，溶解度随温度升高而升高；若$\Delta H_s<0$时，溶解度随温度升高而降低。

4）晶型：一般情况下，药物的亚稳定型结晶比稳定型结晶有较大的溶解度、较大的溶出速率以及较低的熔点，而结晶型相同的药物溶解度差异不大。

5）粒子大小：难溶性药物，粒子大小在 0.1～100 nm 时溶解度随粒径减小而增加。

6）第三种物质：加入助溶剂、增溶剂等附加剂可增加药物溶解度，如加入 1%的碘化钾，则碘在水中的浓度由原来的 1∶2950，增加至 1∶20。

（3）增加药物溶解度的方法

1）加入增溶剂：药物溶液中加入表面活性剂，其在水中形成 “胶束”而增溶。

2）使用助溶剂：指由于第三种物质的存在而增加难溶性药物在某种溶剂（一般为水）中溶解度而不降低活性的现象。如碘在水中的溶解度为 1∶2950，而在 10%碘化钾水溶液中可制成含碘达 5%的水溶液，这是因为碘化钾与碘形成可溶性络合物而增大碘在水中的溶解度。

3）应用混合溶剂：能与水任意比例混合、与水分子以氢键结合、增加难溶性药物溶解度的那些溶剂。例如乙醇、甘油、丙二醇等可与水组成混合溶剂。在混合溶剂中各溶剂在某一比例时，药物的溶解度比在各单纯溶剂中溶解度出现极大值，这种现象称为潜溶，这种溶剂称为潜溶剂。如苯巴比妥在 90%乙醇中有最大溶解度。

4）改变部分化学结构：①制成盐类：如阿司匹林制成钙盐在水中溶解度增大，且比钠盐稳定；②引入与溶剂有较强亲和力的基团：如维生素 K_3 不溶于水，分子中引入$-SO_3HNa$则成为维生素 K_3 亚硫酸氢钠，可制成注射剂。

（4）药物溶出速度表示方法：溶出过程包括两个连续的阶段，首先是溶质分子从固体表面溶解，形成饱和层，然后在扩散作用下经过扩散层，再在对流作用下进入溶液主体。固体药物主要受扩散控制，可用 Noyes－Whitney 方程表示。

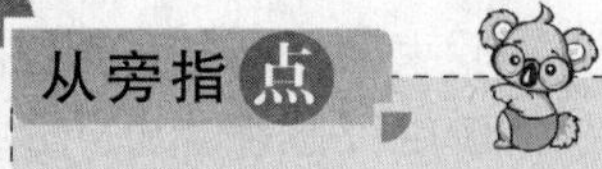

考生应注意区别增溶，助溶，潜溶的概念及例子，考试时经常以共用备选答案的题型出现。

（5）影响药物溶出速度的因素和增加溶出速度的方法

1）固体的表面积：表面积越大，溶出越快。

2）温度：温度高，溶出快。

3）溶出介质的体积：体积小，溶出慢。

4）扩散系数：系数越大，溶出速度越快。

5）扩散膜厚度：厚度愈大，溶出速度愈慢。

考点 2　表面活性剂

1. 表面活性剂的概念与特点（★★★）

（1）概念：液体表面张力降低的性质即为表面活性。具有很强表面活性、能使液体的表面张力显著下降的物质称为表面活性剂。

（2）特点：由非极性烃链与一个以上极性基团组成，烃链长度在 8 个碳原子以上，极性基团

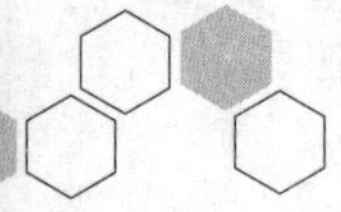

可以是解离的离子，也可以是不解离的亲水的基团。

2. 表面活性剂的分类（★★）

（1）阴离子型表面活性剂：起表面活性作用的部分是阴离子。①高级脂肪酸盐，如硬脂酸、油酸、月桂酸；②硫酸化物，如十二烷基硫酸钠；③磺酸化物，如辛基琥珀酸磺酸钠、十二烷基苯磺酸钠。

（2）阳离子型表面活性剂：分子结构主要是五价氮原子，在酸性与碱性溶液中较稳定，具有良好的表面活性作用和杀菌作用。如苯扎氯铵和苯扎溴铵。

（3）两性离子型表面活性剂：同时具有正、负电荷基团，在不同 pH 介质中表现出阳离子或阴离子型表面活性剂的性质。在碱性水溶液中具有很好的气泡、去污作用；在酸性溶液中具有很强的杀菌作用。如卵磷脂，氨基酸型和甜菜碱型。

（4）非离子型表面活性剂：广泛用于外用、口服制剂和注射剂，个别品种也用于静脉注射剂。

①脂肪酸山梨坦类，商品名为司盘类，亲油性较强，HLB 值为 1.8～8.6，一般用作 W/O 型乳化剂，或 O/W 乳剂的辅助乳化剂；

②聚山梨酯类，商品名为吐温，亲水性显著增强，成为水溶性表面活性剂。主要用作增溶剂、O/W 型乳化剂、润湿剂和分散剂。

③其他：如泊洛沙姆 188（poloxamer），一种水包油型乳化剂，对皮肤无刺激性和过敏性，可用作静脉注射剂的乳化剂，是目前用于静脉乳剂的极少数合成乳化剂之一。

3. 表面活性剂的基本性质和应用（★★★）

（1）临界胶束浓度（CMC）：表面活性剂分子缔合形成胶束的最低浓度。

（2）亲水亲油平衡值（HLB）

①概念：表面活性剂分子中亲水和亲油基团对油或水的综合亲和力。HLB 值越高，其亲水性越强；HLB 值在 3～6 之间，适合做 W/O 型乳化剂；HLB 值在 8～18 之间，适合做 O/W 型乳化剂；增溶剂的 HLB 值在 13～18 之间，湿润剂的 HLB 值在 7～9 等。

②计算：HLB 值具有加和性

$$HLB = \frac{HLB_a \times W_a + HLB_b \times W_b}{W_a + W_b}$$

（3）表面活性剂的增溶作用

①胶束增溶：表面活性剂在水溶液中达到 CMC 后，一些水不溶性或微溶性物质在胶束溶液中的溶解度可显著增加，形成透明胶体溶液。

②温度对增溶的影响：某些含聚氧乙烯基的非离子型表面活性剂的溶解度，随温度的升高而增大，当达到某一温度后，其溶解度急剧下降，溶液变浑浊或分层，但冷却后又恢复澄明，这种溶液由澄明变浑浊的现象称为起昙，起昙的温度称为昙点（浊点）。

（4）表面活性剂在药剂学中的应用：可作增溶剂，还可作乳化剂、助悬剂和润湿剂、起泡剂和消泡剂、去污剂及杀菌剂等。起泡剂具有较高的 HLB 值，消泡剂 HLB 值 1～3，去污剂 HLB 值 13～16，杀菌剂如苯扎溴铵、甲酚磺酸钠等。

4. 表面活性剂的生物学性质（★）

（1）表面活性剂对药物吸收的影响：药物从表面活性剂形成的胶束内扩散或胶束本身迅速与胃肠黏膜融合的速度快，增加吸收。表面活性剂溶解生物膜脂质增加上皮细胞的通透性，可改善吸收。

（2）表面活性剂与蛋白质的相互作用：表面活性剂破坏蛋白质二维结构中的盐键、氢键和疏水键，使蛋白质变性。

（3）表面活性剂的毒性：阳离子型表面活性剂（最大）＞阴离子型表面活性剂＞非离子型表面活性剂（最小），其中，供静脉注射的 poloxamer 188 毒性很低。两性离子型表面活性剂的毒性小于阳离子型表面活性剂。非离子型表面活性剂口服一般认为无毒性，表面活性剂用于静脉给药＞口服。阴离子及阳离子型表面活性剂不仅毒性较大，而且还有较强的溶血作用。非离子型表面活性剂的溶血作用较轻微，聚山梨酯 20＞聚山梨酯 60＞聚山梨酯 40＞聚山梨酯 80。目前吐温类表面活性剂只用于某些肌内注射液中。

（4）表面活性剂的刺激性：季铵盐类化合物高于 1%即可对皮肤产生损害，十二烷基硫酸钠产生损害的浓度为 20%以上，吐温类对皮肤和黏膜的刺激性很低。

考点 3　液体制剂的简介

1. 液体制剂的特点（★★★）

（1）优点：药物分散度大，吸收快，能较迅速地发挥药效；给药途径多，可以内服，也可以外用；易于分剂量，服用方便，特别适用于婴幼儿和老年患者；能减少某些药物的刺激性；某些固体药物制成液体制剂后，有利于提高药物的生物利用度。

（2）缺点：药物分散度大，受分散介质的影响，易引起药物的化学降解，使药效降低甚至失效；液体制剂体积较大，携带、运输、贮存都不方便；水性液体制剂容易霉变，需加入防腐剂；非均匀性液体制剂，药物的分散度大，分散粒子具有很大的比表面积，易产生一系列的物理稳定性问题。

2. 液体制剂的分类与质量要求（★）

（1）分类：①按分散系统分为：均相液体制剂和非均相液体制剂；②按给药途径分为：内服液体制剂和外用液体制剂。

（2）质量要求：均相液体制剂应是澄明溶液；非均匀相液体制剂的药物粒子应分散均匀，浓度应准确；口服的液体制剂应外观良好，口感适宜；外用的液体制剂应无刺激性，有一定的防腐能力，保存和使用过程不应发生霉变；包装容器应适宜，方便患者携带和使用。

从旁指点

考生应注意鉴别均相液体制剂和非均相液体制剂，并且掌握液体制剂的质量要求，考试时易出现。

3. 液体制剂的溶剂和附加剂（★★）

类型		特点	举例
溶剂		按介电常数大小液体制剂常用溶剂分为极性溶剂、半极性溶剂和非极性溶剂	①极性溶剂：常用的有水、甘油、二甲基亚砜等； ②半极性溶剂：乙醇、丙二醇和聚乙二醇，液体制剂中常用聚乙二醇 300～600，为无色澄明液体； ③非极性溶剂：常用的有脂肪油、液体石蜡、醋酸乙酯等
附加剂	增溶剂	具有增溶能力的表面活性剂	聚山梨酯类（吐温类）
	助溶剂	增加药物在溶剂（主要是水）中的溶解度	低分子化合物，例如碘化钾
	潜溶剂	两种溶剂间发生氢键缔合或潜溶剂改变了原来溶剂的介电常数	与水形成潜溶剂：乙醇、丙二醇、甘油、聚乙二醇等
	防腐剂	在制备、贮存和使用过程中，为了避免微生物的污染，常加入防腐剂抑制其生长繁殖	①对羟基苯甲酸酯类（尼泊金类），常用浓度为 0.01%～0.25%；②苯甲酸及其盐；③山梨酸及其盐；④苯扎溴铵（新洁尔灭），为阳离子型表面活性剂，多外用；⑤醋酸氯己定，多外用；⑥其他防腐剂如邻苯基苯酚，桂皮油，薄荷油等
	矫味剂	矫味	甜味剂、芳香剂、胶浆剂、泡腾剂等

续表

类型		特点	举例
附加剂	着色剂	着色	①天然色素（甜菜红、胡萝卜素、焦糖、氧化铁） ②合成色素（苋菜红、柠檬黄、胭脂红、靛蓝）
	其他	增加稳定性	抗氧剂、pH 调节剂、金属离子络合剂等

考点 4　低分子溶液剂与高分子溶液剂

1. 低分子溶液剂（★★）

低分子溶液剂系指小分子药物以分子或离子状态分散在溶剂中制成的均匀分散的可供内服或外用的液体制剂。

（1）溶液剂：药物溶解于溶剂中所形成的澄明液体制剂。根据需要可加入助溶剂、抗氧剂、矫味剂、着色剂等附加剂。①溶解缓慢的药物在溶解过程中应采用粉碎、搅拌、加热等措施；②易氧化的药物溶解时，将溶剂加热放冷后再溶解，同时加适量抗氧剂；③易挥发性药物最后加入；④应先溶解处方中溶解度小的药物，后溶解其他药物；⑤难溶性药物可加入适宜的助溶剂或增溶剂使其溶解。溶液剂的制备有两种方法，即溶解法和稀释法。

（2）芳香水剂：指芳香挥发性药物的饱和或近饱和的水溶液。芳香挥发性药物多数为挥发油。制备方法芳香水剂多数易分解、变质甚至霉变，所以不宜大量配制和久贮；芳香水剂浓度一般都很低，可矫味、矫臭并作为分散剂使用。

（3）糖浆剂：指含有药物的浓蔗糖水溶液，供口服用。糖浆剂含蔗糖量应不低于 45%（g/ml）；应澄清、在贮存期间不得有酸败、异臭、产生气体或其他变质现象。糖浆剂制备方法有溶解法（包括热溶法、冷溶法）和混合法。糖浆剂中必要时可添加适量的乙醇、甘油和其他多元醇作稳定剂。

（4）酊剂、甘油剂、涂剂

①酊剂：系指挥发性药物的浓乙醇溶液。可供内服或外用。药物浓度一般为 5%～10%，乙醇浓度一般为 60%～90%。酊剂中的挥发油容易氧化、挥发，长期储存会变色等。酊剂可用溶解法和蒸馏法制备。

②甘油剂：系指药物溶于甘油中制成的专供外用的溶液剂。用于口腔、耳鼻喉科疾病。甘油吸湿性较大，应密闭保存。甘油剂的制备方法有溶解法和化学反应法。

③涂剂：系指用纱布、棉花蘸取后涂搽皮肤或口腔、喉部黏膜的液体制剂。大多数为消毒、消炎药物的甘油溶液。也可用乙醇、植物油等作溶剂。如复方碘涂剂。

2. 高分子溶液剂的概念与性质（★★）

（1）概念：系指高分子化合物溶解于溶剂中制成的均匀分散的液体制剂，属于热力学稳定系统。

（2）性质

1）高分子的荷电性：溶液中高分子化合物因基团解离而带电；蛋白质分子中含有羧基和氨基，在等电点时不带电，等电点时高分子溶液的许多性质发生变化，如黏度、渗透压、溶解度、电导率等都变为最小值。

2）渗透压：亲水性高分子溶液有较高的渗透压，浓度越大，渗透压越高。

3）黏度：高分子溶液是黏稠性流体，用黏度表示，通过测定高分子溶液的黏度，可以确定高分子化合物的分子量。

4）聚结特性：高分子化合物含有大量亲水基，能与水形成牢固的水化膜，使高分子溶液处于稳定状态。但高分子的水化膜和荷电发生变化时易出现聚结沉淀，如，①向溶液中加入大量的电

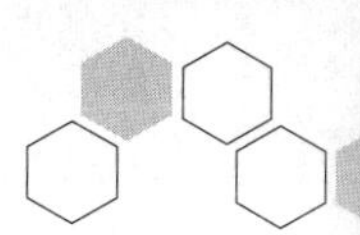

解质，由于电解质的强烈水化作用，破坏高分子的水化膜，使高分子凝结而沉淀，称为盐析；②向溶液中加入脱水剂，如乙醇、丙酮等也能破坏水化膜而发生聚结；③其他原因，如盐类、pH、絮凝剂、射线等的影响，使高分子化合物凝结沉淀，称为絮凝现象；④带相反电荷的两种高分子溶液混合时，由于相反电荷中和而产生凝结沉淀等。

5）胶凝性：当温度降低时，一些高分子溶液由黏稠性流动液体形成网状结构，分散介质水被全部包含在网状结构中，形成了不流动的半固体状物，称为凝胶。形成凝胶的过程称为胶凝。凝胶失去网状结构中的水分时，体积缩小，形成干燥固体，称为干胶。

3. 高分子溶液剂的制备（★）

制备高分子溶液时首先要经过溶胀过程。溶胀过程包括有限溶胀和无线溶胀。无限溶胀常需搅拌或加热等过程才能完成。形成高分子溶液的这一过程称为胶溶。

考点 5　溶胶剂

1. 溶胶剂的概念和性质（★★）

（1）概念：固体药物微细粒子分散在水中形成的非均相分散体系。ζ－电位降至 25 mV 以下时，溶胶产生聚结不稳定性。

（2）性质

①光学性质：当强光线通过溶胶剂时，从侧面可见到圆锥形光束称为丁达尔效应。溶胶剂的混浊程度用浊度表示，浊度愈大表明散射光愈强。

②电学性质：在电场的作用下胶粒或分散介质产生移动，在移动过程中产生电位差，这种现象称为界面动电现象。

③动力学性质：溶胶剂中的胶粒受溶剂水分子不规则的撞击产生的不规则运动称为布朗运动。溶胶粒子的扩散速度、沉降速度及分散介质的黏度等都与溶胶的动力学性质有关。

④稳定性：溶胶剂属热力学不稳定系统，主要表现为聚结不稳定性和动力不稳定性。但由于胶粒表面电荷产生静电斥力以及胶粒荷电所形成的水化膜，都增加了溶胶剂的聚结稳定性。

2. 溶胶剂的制备（★）

（1）分散法：①机械分散法；②胶溶法；③超声分散法。

（2）凝聚法：①物理凝聚法；②化学凝聚法。

考点 6　混悬剂

1. 混悬剂的概念和性质（★★★）

（1）概念：指难溶性固体药物以微粒状态分散于分散介质中形成的非均相的液体制剂。

（2）性质

1）混悬例子的沉降速度：服从 Stokes 定律。

$$V=\frac{2r^2(\rho_1-\rho_2)g}{9\eta}$$

增加混悬剂的动力稳定性的主要方法是：①减小微粒半径，以减小沉降速度；②增加分散介质的黏度，以减小固体微粒与分散介质间的密度差。

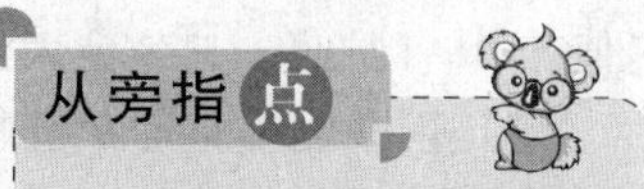

Stokes 定律是考试常考的内容，尤其是微粒半径的变化与沉降速度的关系在考试中出现频率最高。

2）微粒的荷电与水化：混悬剂中微粒可因本身离解或吸附分散介质中的离子而荷电，具有双电层结构，即有 ζ－电位。由于微粒表面荷电，水分子可在微粒周围形成水化膜，这种水化作用的

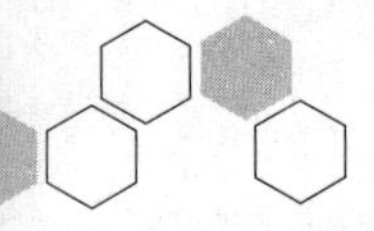

强弱随双电层厚度而改变。微粒荷电使微粒间产生排斥作用，加之有水化膜的存在，阻止了微粒间的相互聚结，使混悬剂稳定。

3）絮凝与反絮凝：混悬微粒形成疏松聚集体的过程称为絮凝，加入的电解质称为絮凝剂。为了得到稳定的混悬剂，一般应控制 ζ－电位在 20～25 mV 范围内，使其恰好能产生絮凝作用。絮凝剂主要是具有不同价数的电解质，其中阴离子絮凝作用大于阳离子。向絮凝状态的混悬剂中加入电解质，使絮凝状态变为非絮凝状态这一过程称为反絮凝。加入的电解质称为反絮凝剂。反絮凝剂所用的电解质与絮凝剂相同。

4）结晶增长与转型：混悬剂中药物微粒大小不可能完全一致，混悬剂在放置过程中，微粒的大小与数量在不断变化，微粒的沉降速度加快。在制备混悬剂时，不仅要考虑到微粒大小，还应考虑粒子大小的一致性。同一药物的多种晶型中只有一种最稳定，其他晶型都会在一定条件下，经过一定时间后转变为稳定型。

5）分散相的浓度和温度：在同一分散介质中分散相的浓度增加，混悬剂的稳定性降低。温度会改变混悬剂的稳定性。冷冻可破坏混悬剂的网状结构，也使稳定性降低。

2. 混悬剂的稳定剂（★★★）

（1）助悬剂：系指能增加分散介质的黏度以降低微粒的沉降速度或增加微粒亲水性的附加剂。

1）低分子助悬剂：甘油、糖浆剂等，在外用混悬剂中常加入甘油。

2）高分子助悬剂：①天然的高分子助悬剂：如阿拉伯胶、西黄蓍胶等；②合成或半合成高分子助悬剂：如甲基纤维素、羧甲基纤维素钠等；③硅皂土：在 pH＞7 时，膨胀性更大，黏度更高，助悬效果更好；④触变胶：单硬脂酸铝溶解于植物油中可形成典型的触变胶。

（2）润湿剂：指能增加疏水性药物微粒被水湿润的附加剂。润湿剂可被吸附于微粒表面，增加其亲水性，产生较好的分散效果。最常用的润湿剂是 HLB 值在 7～11 之间的表面活性剂，如聚山梨酯类、泊洛沙姆等。

（3）絮凝剂与反絮凝剂：使混悬剂产生絮凝作用的附加剂称为絮凝剂，而产生反絮凝作用的附加剂称为反絮凝剂。同种电解质，可因用量不同，可以是絮凝剂，也可以是反絮凝剂。如酒石酸盐、酸式酒石酸盐、枸橼酸盐、酸式枸橼酸盐和磷酸盐等。

3. 混悬剂的制备（★★）

（1）分散法：小量制备可用乳钵，大量生产可用乳匀机、胶体磨等机械。

（2）凝聚法：①物理凝聚法；②化学凝聚法：化学反应在稀溶液中进行并应急速搅拌。

4. 混悬剂的质量评价（★）

（1）微粒大小的测定。

（2）沉降容积比的测定沉降容积比是指沉降物的体积与沉降前混悬剂的体积之比，用 F 表示。F 值在 0～1 之间，F 值愈大混悬剂愈稳定。

（3）絮凝度的测定 β 值愈大，絮凝效果愈好。

（4）重新分散试验。

（5）ζ－电位测定。

（6）流变学测定。

考点 7　乳剂

1. 乳剂的概念与特点（★★★）

（1）概念：指互不相溶的两种液体混合，其中一相液体以液滴状态分散于另一相液体中形成的非均匀相液体分散体系。乳剂由水相（W）、油相（O）和乳化剂组成。根据乳化剂的种类、性质及相体积比形成水包油（O/W）或油包水（W/O）型乳剂，也可制备复乳，如 W/O/W 或 O/W/O

型。根据乳滴的大小，将乳剂分类为普通乳、亚微乳、纳米乳。

（2）特点　①液滴的分散度大，药物吸收和药效的发挥快，生物利用度高；②油性药物制成乳剂能保证剂量准确，使用方便；③水包油型乳剂可掩盖药物的不良臭味，并可加入矫味剂；④外用乳剂能改善对皮肤、黏膜的渗透性，减少刺激性；⑤静脉注射乳剂注射后分布较快、药效高、有靶向性；⑥静脉营养乳剂，是高能营养输液的重要组成部分。

2. 常用的乳化剂（★★★）

（1）分类

分类		举例
表面活性剂	阴离子型乳化剂	硬脂酸钠、十二烷基硫酸钠等
	非离子型乳化剂	脂肪酸山梨坦、聚山梨酯、泊洛沙姆等
天然乳化剂		阿拉伯胶、西黄蓍胶、明胶等
固体粉末乳化剂	O/W 型乳剂	硅藻土、氢氧化镁等
	W/O 型乳剂	氢氧化钙、氢氧化锌、硬脂酸镁等
辅助乳化剂	增加水相黏度	甲基纤维素、羧甲基纤维素钠、羟丙基纤维素、海藻酸钠等
	增加油相黏度	鲸蜡醇、蜂蜡、硬脂酸、硬脂醇等

（2）乳化剂的选择

①根据乳剂的类型选择：根据 HLB 值选择 O/W 型或 W/O 型乳化剂。

②根据乳剂给药途径选择：口服乳剂应选择无毒的天然乳化剂或某些亲水性高分子乳化剂等；外用乳剂应选择对局部无刺激性、长期使用无毒性的乳化剂；注射用乳剂应选择磷脂、泊洛沙姆等乳化剂。

③根据乳化剂性能选择：应选择乳化性能强、性质稳定、受外界因素影响小、无毒无刺激性的乳化剂。

④混合乳化剂的选择：非离子型乳化剂可以混合使用，如聚山梨酯和脂肪酸山梨坦等；也可与离子型乳化剂混合使用，但阴、阳离子型乳化剂不能混合使用。

3. 乳化剂的稳定性（★★）

（1）分层：是由分散相和分散介质之间的密度差造成的。通常分层速度与相容积成反比。分层的乳剂经振摇后仍能恢复均匀。

（2）絮凝：乳剂中分散相的乳滴发生可逆的聚集现象称为絮凝。发生絮凝的条件是：乳滴的电荷减少，使 ζ－电位降低，乳滴产生聚集而絮凝。乳剂中的电解质和离子型乳化剂的存在是产生絮凝的主要原因。

（3）转相：由于某些条件的变化而改变乳剂类型。主要是由于乳化剂的性质改变而引起的。向乳剂中加入相反类型的乳化剂也可使乳剂转相，特别是两种乳化剂的量接近相等时，更容易转相。

（4）合并与破裂：乳化膜破裂导致乳滴变大称为合并。合并进一步发展使乳剂分为油、水两相称为破裂。乳滴愈小乳剂就愈稳定，小乳滴通常填充于大乳滴之间，使乳滴的聚集性增加，容易引起乳滴的合并。此外分散介质的黏度增加，可使乳滴合并速度降低。单一或混合使用的乳化剂形成的乳化膜愈牢固，就愈能防止乳滴的合并和破裂。

（5）酸败：乳剂受外界因素及微生物的影响，使油相或乳化剂等发生变化而引起变质的现象称为酸败。所以乳剂中通常需加入抗氧剂和防腐剂，防止氧化或酸败。

4. 乳化剂的制备（★★★）

（1）制备方法

①油中乳化剂法（干胶法）：先将乳化剂（胶）分散于油相中研匀后加水相制备成初乳，然后

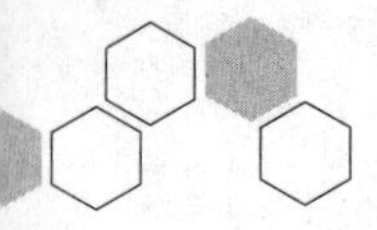

稀释至全量。在初乳中油、水、胶的比例是：植物油为4∶2∶1，挥发油为2∶2∶1，液体石蜡为3∶2∶1。适用于阿拉伯胶或阿拉伯胶与西黄耆胶的混合胶。

②水中乳化剂法（湿胶法）：先将乳化剂分散于水中研匀，再将油加入，用力搅拌使成初乳，加水将初乳稀释至全量，混匀，即得。初乳中油水胶的比例与上法相同。

③新生皂法：将油水两相混合，两相界面上生成的新生皂类产生乳化的方法。植物油中含有有机酸，加入氢氧化钠等，在高温下（70 ℃以上）生成的新生皂为乳化剂，经搅拌即形成乳剂。适用于乳膏剂的制备。

④两相交替加入法：向乳化剂中每次少量交替地加入水或油，边加边搅拌，即可形成乳剂。

⑤机械法：将油相、水相、乳化剂混合后用乳化机械制备乳剂的方法。机械法制备乳剂时可不用考虑混合顺序，借助于机械提供的强大能量，很容易制成乳剂。

（2）制备设备：小量制备可用乳钵，大量制备可用搅拌机。

（3）乳剂中药物的加入方法：若药物溶解于油相，可先将药物溶于油相再制成乳剂；溶于水相则先溶于水相；若药物不溶于油相和水相，可用亲和性大的液相研磨药物，再将其制成乳剂；也可将药物先用已制成的少量乳剂研细，再与乳剂混合均匀。

5. 乳剂的质量评价（★★★）

乳剂粒径大小的测定、分层现象的观察、乳滴合并速度的测定、稳定常数的测定等评价乳剂的物理稳定性的方法，可用于评定乳剂的质量。

考点8　不同给药途径用液体制剂（★）

1. 搽剂、涂膜剂与洗剂

（1）搽剂：系指专供揉搽皮肤表面用的液体制剂。用肥皂为乳化剂，有润滑、促渗透作用。起镇痛、抗刺激作用的搽剂，多用乙醇为分散剂。起保护作用的搽剂多用油、液体石蜡为分散剂。搽剂也可涂于敷料上贴于患处，但不用于破损皮肤。

（2）涂膜剂：系指将高分子成膜材料及药物溶解在挥发性有机溶剂中制成的可涂布成膜的外用液体制剂。用时涂于患处，溶剂挥发后形成薄膜，对患处有保护作用，同时逐渐释放所含药物起治疗作用。

（3）洗剂：系指专供涂抹、敷于皮肤的外用液体制剂，可分为溶液型、混悬型、乳剂型，有消毒、消炎、止痒、收敛、保护等局部作用。

2. 滴鼻剂、滴耳剂、含漱剂与滴牙剂

（1）滴鼻剂：系指专供滴入鼻腔内使用的液体制剂。主要供局部消毒、消炎、收缩血管和麻醉之用。滴鼻剂pH 应为5.5～7.5，应与鼻黏液呈等渗。

（2）滴耳剂：系指供滴入外耳道内的外用液体制剂。常用混合溶剂。

（3）含漱剂：系指用于咽喉、口腔清洗的液体制剂。溶液中常加适量着色剂，不可咽下。含漱剂要求微碱性。

（4）滴牙剂：系指用于局部牙孔的液体制剂。其特点是药物浓度大，不用溶剂或用少量溶剂稀释。滴牙剂由医护人员直接用于患者的牙病治疗。

3. 合剂

合剂系指以水为溶剂含有一种或一种以上药物成分的内服液体制剂。在临床上除滴剂外所有的内服液体制剂都属于合剂。合剂中的药物可以是化学药物，也可是中药材的提取物；合剂中的溶剂主要是水，有时为了溶解药物可加少量的乙醇。

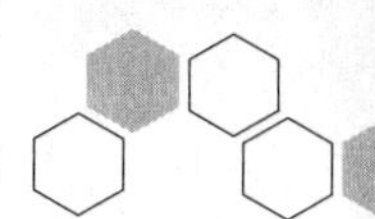

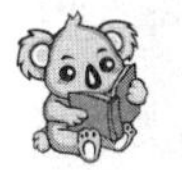

考点集锦

- 液体制剂
  - 药物溶液的形成
    - 溶剂种类：水、非水溶剂（如醇、丙二醇等）
    - 溶剂性质：介电常数越大极性越大，溶解度参数越大，极性越大
    - 药物溶解度：一定温度下100 g溶剂中溶解溶质的最大克数
    - 影响药物溶解的因素：药物、溶剂、温度、晶型、粒子大小、第三种物质
    - 增加药物溶解度：加入增溶剂、使用助溶剂、应用混合溶剂、改变部分化学结构
    - 药物溶出速度用Noyes–Whitney方程表示
  - 表面活性剂
    - 概念：液体表面张力降低的性质即为表面活性
    - 分类
      - 阴离子型：硬脂酸、十二烷基硫酸钠
      - 阳离子型：苯扎氯铵和苯扎溴铵
      - 两性离子型：卵磷脂，氨基酸型和甜菜碱型
      - 非离子型：司盘类，吐温，泊洛沙姆188是目前用于静脉乳剂的极少数合成乳化剂之一
    - 临界胶束浓度（CMC）：表面活性剂分子缔合形成胶束的最低浓度
    - 亲水亲油平衡值（HLB）　$HLB=\frac{HLB_a\times W_a\times HLB_b\times W_b}{W_a+W_b}$
    - 起泡剂具有较高的HLB值，消泡剂HLB值1～3，去污剂HLB值13～16
  - 特点
    - 优点：药物分散度大，吸收快，能较迅速地发挥药效，服用方便
    - 缺点：易引起药物的化学降解，携带、运输、贮存都不方便易产生物理稳定性问题
  - 常用溶剂：极性溶剂、半极性溶剂、非极性溶剂
  - 溶胶剂的性质：光学性质、电学性质、动力学性质、稳定性
  - 附加剂：增溶剂、助溶剂、潜溶剂、防腐剂、矫味剂、着色剂、其他附加剂
  - 低分子溶液剂：溶液剂、芳香水剂、糖浆剂、酊剂、甘油剂、涂剂
  - 高分子溶液剂的性质：高分子的荷电性、渗透压、高分子溶液的黏度、高分子溶液的聚结特性、胶凝性
  - 混悬剂
    - 沉降速度服从Stokes定律：$V=\frac{2r^2(\rho_1-\rho_2)g}{9\eta}$
    - 助悬剂：甘油、糖浆剂、阿拉伯胶、羧甲基纤维素钠、硅皂土、触变胶
    - 润湿剂：最常用是HLB值在7～11之间，聚山梨酯类
    - 絮凝剂与反絮凝剂：酒石酸盐、枸橼酸盐和磷酸盐
    - 制备：分散法、凝聚法（物理、化学）
  - 乳剂
    - 乳剂：水相（W）、油相（O）和乳化剂组成
    - 乳化剂的分类：表面活性剂类、天然乳化剂、固体粉末、辅助乳化剂
    - 稳定性
      - 分层：分散相和分散介质之间的密度差造成
      - 絮凝：乳滴的电荷减少，使ζ–电位降低，乳滴产生聚集而絮凝
      - 转相：乳化剂的性质改变引起
      - 合并与破裂：乳化膜愈牢固，愈能防止乳滴的合并和破裂
      - 酸败：外界因素及微生物的影响
    - 制备
      - 油中乳化剂法：在初乳中油、水、胶的比例是：植物油为4∶2∶1，挥发油为2∶2∶1，液状石蜡为3∶2∶1
      - 水中乳化剂法
      - 新生皂法：适用于乳膏剂的制备
      - 两相交替加入法：适用于天然胶类、固体微粒乳化剂
      - 机械法：不用考虑混合顺序
  - 搽剂、涂膜剂、洗剂、滴鼻剂、滴耳剂、含漱剂、滴牙剂
  - 合剂：除滴剂外所有的内服液体制剂

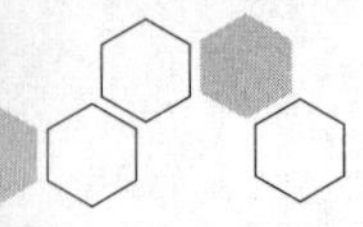

第三节　灭菌制剂与无菌制剂

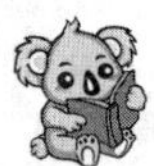

考点梳理

考点1　灭菌与无菌制剂常用的技术

1. 灭菌与无菌制剂常用的定义与分类（★★★）

（1）灭菌制剂：系指采用某一物理、化学方法杀灭或除去所有活的微生物繁殖体和芽孢的一类药物制剂。

（2）无菌制剂：系指采用某一无菌操作方法或技术制备的不含任何活的微生物繁殖体和芽孢的一类药物制剂。

2. 物理灭菌技术（★★★）

（1）干热灭菌法：包括火焰灭菌法和干热空气灭菌法。

（2）湿热灭菌法：系指用饱和蒸汽、沸水或流通蒸汽进行灭菌的方法。包括热压灭菌法、流通蒸汽灭菌法、煮沸灭菌法和低温间歇灭菌法。

方法	特点	适应证
热压灭菌法	用高压饱和水蒸气加热杀灭微生物的方法。能杀灭所有细菌繁殖体和芽孢。无论采用何种灭菌温度和时间参数，都必须证明所采用的灭菌工艺和监控措施在日常运行过程中能确保物品灭菌后的 SAL≤10^{-6}。热不稳定性物品的 F_0 值一般不低于 8 分钟	耐高温和耐高压蒸气的所有药物制剂、玻璃容器、金属容器、瓷器、橡胶塞、滤膜过滤器等
流通蒸汽灭菌法	在常压下，采用 100 ℃流通蒸汽加热杀灭微生物的方法。灭菌时间通常为 30～60 分钟	适用于消毒及不耐高热制剂的灭菌
煮沸灭菌法	指将待灭菌物置沸水中加热灭菌的方法。煮沸时间通常为 30～60 分钟	灭菌效果较差，常用于注射器、注射针等器皿的消毒
低温间歇灭菌法	指将待灭菌物置 60 ℃～80 ℃的水或流通蒸汽中加热 60 分钟，杀灭微生物繁殖体后，在室温条件下放置 24 小时，让待灭菌物中的芽孢发育成繁殖体，再次加热灭菌、放置，反复多次，直至杀灭所有芽孢	适合于不耐高温、热敏感物料和制剂的灭菌

（3）过滤除菌法：利用细菌不能通过致密具孔滤材的原理以除去气体或液体中微生物的方法。常用于气体、热不稳定的药品溶液或原料的除菌。常用的除菌过滤器有：0.22 μm 的微孔滤膜滤器和 C6（号）垂熔玻璃滤器。

（4）射线灭菌法

1）辐射灭菌法：系指将物品置于适宜放射源辐射的 γ 射线或适宜电子加速器发生的电子束中进行电离辐射而达到杀灭微生物的方法。最常用的为 $^{60}Co-\gamma$ 射线辐射灭菌。

2）微波灭菌法：采用微波照射产生的热能杀灭微生物和芽孢。适合液态和固体物料的灭菌，且对固体物料具有干燥作用。

3）紫外线灭菌法：波长是 200～300 nm，灭菌力最强的紫外线波长为 254 nm。

3. 化学灭菌法（★★）

（1）气体灭菌法：系指用化学消毒剂形成的气体杀灭微生物的方法。常用的化学消毒剂有环氧乙烷、气态过氧化氢、甲醛、臭氧等。

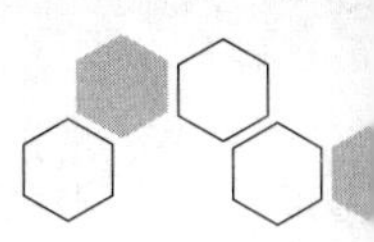

（2）药液灭菌法：系采用杀菌剂溶液进行灭菌的方法。常用的杀菌剂有：0.1%和0.2%苯扎溴铵溶液（新洁尔灭）、2%左右的酚或煤酚皂溶液、75%乙醇等。

4. 无菌操作法（★）

无菌操作法指整个过程控制在无菌条件下进行的一种操作方法。该法适合一些不耐热药物的注射剂、眼用制剂、皮试液、海绵剂和创伤制剂的制备。无菌操作室的灭菌常采用紫外线、液体和气体灭菌法对无菌操作室环境进行灭菌。

考点2　注射剂（小容量注射剂）

1. 注射剂的分类和给药途径（★★）

（1）分类

分类	特点	举例
溶液型	水溶液和油溶液	维生素C注射液、二硫丙醇注射液
混悬型	水难溶性或要求延效给药的药物，可制成水或油的混悬液	醋酸可的松注射液、鱼精蛋白胰岛素注射液、喜树碱静脉注射液
乳剂型	水不溶性药物，根据需要可制成乳剂型注射液	静脉营养脂肪乳注射液
注射用无菌粉末	采用无菌操作法或冻干技术制成的注射用无菌粉末或块状制剂	青霉素、阿奇霉素、蛋白酶类粉针剂

（2）给药途径

1）皮内注射：注射于表皮与真皮之间，一次剂量在0.2 ml以下，常用于过敏性试验或疾病诊断。

2）皮下注射：注射于真皮与肌肉之间的松软组织内，一般用量为1～2 ml。主要是水溶液。

3）肌内注射：注射于肌肉组织中，一次剂量为1～5 ml。注射油溶液、混悬液及乳浊液具有一定的延效作用，且乳浊液有一定的淋巴靶向性。

4）静脉注射：注入静脉内，一次剂量自几毫升至几千毫升，且多为水溶液。油溶液和混悬液或乳浊液易引起毛细血管栓塞，一般不宜静脉注射。

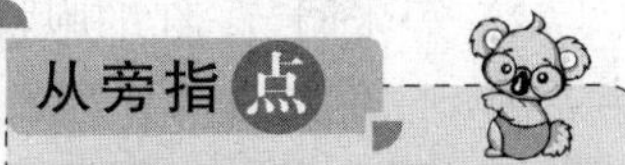

皮内注射的一次剂量为0.2 ml以下；皮下注射一次用量为1～2 ml；肌内注射一次剂量为1～5 ml；脊椎腔注射一次剂量不得超过10 ml。

5）脊椎腔注射：注入脊椎四周蛛网膜下隙内，一次剂量一般不得超过10 ml。脊椎腔注射剂必须等渗，pH在5.0～8.0之间，注入时应缓慢。

6）动脉内注射：注入靶区动脉末端，如诊断用动脉造影剂、肝动脉栓塞剂等。

7）其他：心内注射、关节内注射、滑膜腔内注射、穴位注射以及鞘内注射等。

2. 注射剂的特点和一般质量要求（★★★）

（1）特点：药效迅速、作用可靠；可用于不宜口服给药的患者；可用于不宜口服的药物；发挥局部定位作用；注射给药不方便且注射时疼痛；制造过程复杂，生产费用较大，价格较高。

（2）一般质量要求：无菌；无热原；不得有肉眼可见的浑浊或异物；不能引起对组织的刺激性或发生毒性反应；渗透压要求与血浆的渗透压相等或接近，供静脉注射的大剂量注射剂还要求具有等张性；pH要求与血液相等或接近（血液pH约7.4），一般控制在4～9的范围内；要求注

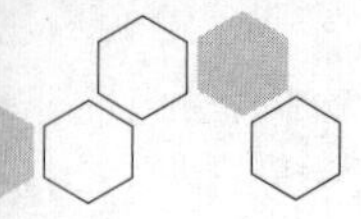

射剂具有必要的物理和化学稳定性，以确保产品在储存期内安全有效；降压物质必须符合规定，确保安全。

3. 注射剂的处方组分（★★★）

（1）注射用原料注射剂必须采用注射用原料，且必须符合药典或国家药品质量标准。

（2）注射用溶剂

1）注射用水：质量必须符合《中国药典》现行版规定，应为无色的澄明液体，无臭，无味，pH 要求 5.0～7.0，细菌内毒素应小于 0.25 EU/ml。

2）注射用油：有芝麻油、大豆油、茶油等植物油，主要使用的是供注射用的大豆油。

3）其他注射用非水溶剂：乙醇、甘油、1，2－丙二醇、聚乙二醇 300（PEG 300）等，不能用化学试剂代替。

（3）主要附加剂：pH 和等渗调节剂、增溶剂、局部麻醉剂、抑菌剂、抗氧化剂等。

（4）注射剂的等渗与等张调节

1）常用渗透压调整的方法：冰点降低数据法和氯化钠等渗当量法。

①冰点降低数据法：一般情况下，血浆冰点值为－0.52 ℃。根据物理化学原理，任何溶液其冰点降低到－0.52 ℃，即与血浆等渗。

$$W=\frac{0.52-a}{b}$$

W 为配制等渗溶液需加入的等渗调节剂的量（%，g/ml），a 为未经调整的药物溶液的冰点下降度数，b 为等渗调节剂溶液的冰点下降度数。

②氯化钠等渗当量法：指与 1 g 药物呈等渗的氯化钠的质量。

$$W=0.9\%V-EX$$

W 为配制等渗溶液需加入的氯化钠的量（g），V 为配制溶液的体积（ml），E 为 1 g 药物的氯化钠等渗当量，X 为溶液中药物的量（g）。

2）等张调节：红细胞膜对很多药物水溶液来说可视为理想的半透膜，它们的等渗和等张浓度相等，如 0.9%的氯化钠溶液。但还有一些药物即使根据等渗浓度计算出来而配制的等渗溶液注入体内，还会发生不同程度的溶血现象。这类药物一般需加入氯化钠、葡萄糖等等渗调节剂。即使所配制的溶液为等渗溶液，为安全用药，亦应进行溶血试验，必要时加入葡萄糖、氯化钠等调节成等张溶液。

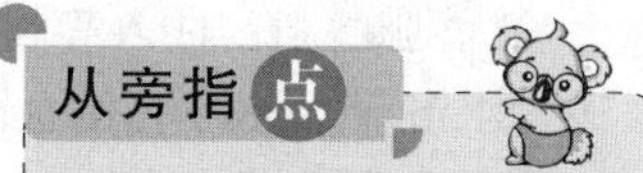

考生应熟练掌握两种常用渗透压调整的方法，考试时经常以计算题出现。

4. 注射剂的工艺流程（★）

一般生产过程：原辅料和容器的前处理、称量、配制、过滤、灌封、灭菌、质量检查、包装等步骤。总流程由制水、安瓿前处理、配料及成品四部分组成，其中环境区域划分为控制区与洁净区。

5. 注射用水的质量要求及其制备（★★）

（1）原水处理：方法有机械过滤法、离子交换法、电渗析法及反渗透法。

（2）蒸馏法：中国药典规定注射用水为纯化水经蒸馏所得的水。蒸馏法是制备注射用水最经典的方法，所用设备主要有多效蒸馏水器和气压式蒸馏水器。

（3）注射用水的收集、贮存注射用水的收集应采用带有无菌滤过装置的密闭系统，收集时应

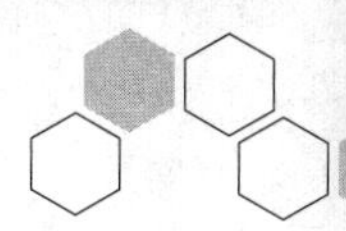

弃去初馏液，经检查合格后方可收集。

6. 热原（★★★）

热原是微生物的代谢产物，注射后能引起人体体温异常升高的物质。大致可认为热原＝内毒素＝脂多糖。

（1）热原的性质

1）耐热性：在 250 ℃、30～45 分钟，200 ℃、60 分钟或 180 ℃、3～4 小时可使热原彻底破坏。在通常注射剂的热压灭菌法中热原不易被破坏。

2）过滤性：热原体积小，约为 1～5 nm，一般的滤器均可通过，即使微孔滤膜也不能截留，但可被活性炭吸附。

3）水溶性：由于磷脂结构上连接有多糖，所以热原能溶于水。

考生应熟练掌握热源的性质和定义，考试时出现频率较高。

4）不挥发性：热原本身不挥发，但在蒸馏时，可随水蒸气中的雾滴带入蒸馏水，故应设法防止。

5）其他：热原能被强酸强碱破坏，也能被强氧化剂，如高锰酸钾或过氧化氢等破坏，超声波及某些表面活性剂（如去氧胆酸钠）也能使之失活。

（2）热源污染的主要途径：注射用水，原辅料，容器、用具、管道与设备等，制备过程与生产环境，输液器具。

（3）热原的去除方法

1）高温法：凡能经受高温加热处理的容器与用具，在洗净后，于 250 ℃加热 30 分钟以上，可破坏热原。

2）酸碱法：玻璃容器、用具可用重铬酸钾硫酸清洗液或稀氢氧化钠液处理，可将热原破坏。热原亦能被强氧化剂破坏。

3）吸附法：注射液常用优质针剂用活性炭处理，用量为 0.05%～0.5%（WV）。此外，将 0.2%活性炭与 0.2%硅藻土合用于处理 20%甘露醇注射液，除热原效果较好。

4）离子交换法：国内有用#301 弱碱性阴离子交换树脂 10%与#122 弱酸性阳离子交换树脂 8%，成功地除去丙种胎盘球蛋白注射液中的热原。

5）凝胶过滤法：用二乙氨基乙基葡聚糖凝胶（分子筛）制备无热原去离子水。

6）反渗透法：用反渗透法通过三醋酸纤维膜除去热原，近几年发展起来的有使用价值的新方法。

7）超滤法：一般用 3.0～15.0 nm 超滤膜除去热原。

8）其他方法：采用二次以上湿热灭菌法，或适当提高灭菌温度和时间，处理含有热原的葡萄糖或甘露醇注射液亦能得到热原合格的产品。微波也可破坏热原。

从旁指点

热原的去除方法应重点掌握，可出现在多种题型中，考生应重视。

7. 注射剂的制备与质量检查（★★）

注射剂一般生产过程包括：原辅料和容器的前处理、称量、配制、过滤、灌封、灭菌、质量检查、包装等步骤。

（1）原辅料的准备供注射用的原辅料，必须符合《中国药典》（2015 年版）所规定的各项杂质检查与含量限度。

（2）注射容器的处理

①安瓿的种类和式样：一般是指由硬质中性玻璃制成的安瓿或容器，亦有塑料容器。安瓿的

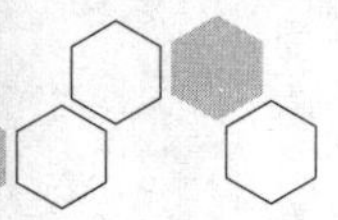

式样目前采用有颈安瓿与粉末安瓿，此外还有曲颈易折安瓿。目前安瓿多为无色，有利于检查药液的澄明度。对需要遮光的药物，可采用琥珀色玻璃安瓿。目前制造安瓿的玻璃主要有中性玻璃、含钡玻璃和含锆玻璃。

②安瓿的质量与注射剂稳定性的关系：注射剂玻璃容器应达到以下质量要求：应无色透明，以利于检查药液的澄明度、杂质以及变质情况；应具有低的膨胀系数、优良的耐热性，使之不易冷爆破裂；熔点低，易于熔封；不得有气泡、麻点及砂粒；应有足够的物理强度，能耐受热压灭菌时产生的较高压力差，并避免在生产、装运和保存过程中所造成的破损；应具有高度的化学稳定性，不与注射液发生物质交换。

③安瓿的检查：物理检查内容主要有安瓿外观、尺寸、应力、清洁度、热稳定性等；化学检查内容主要有容器的耐酸、碱性和中性检查等。

④安瓿的切割与圆口：先经过切割，便于灌药与熔封。利用强烈火焰喷烘颈口截面，使熔融光滑。

⑤安瓿的洗涤：一般使用离子交换水灌瓶蒸煮，质量较差的须用0.5%的醋酸水溶液灌瓶蒸煮热处理。

⑥安瓿的干燥与灭菌：洗涤后，一般置于烘箱内干燥。需无菌操作或低温灭菌的安瓿在180 ℃干热灭菌1.5小时。

（3）注射液的配制与过滤

1）配制：分为浓配法和稀配法两种。①应在洁净的环境中进行，一般不要求无菌，但所用器具及原料附加剂尽可能无菌，以减少污染；②配制剧毒药品注射液时，严格称量与校核，并谨防交叉污染；③对不稳定的药物更应注意调配顺序（先加稳定剂或通惰性气体等），有时要控制温度与避光操作；④对于不易滤清的药液可加 0.1%～0.3%活性炭处理，活性炭常选用一级针用炭或“767”型针用炭，可确保注射液质。

2）过滤装置主要有：一般漏斗类、垂熔玻璃滤器、砂滤棒、板框式压滤机、微孔滤膜过滤器等。

（4）注射液的灌封：滤液经检查合格后进行灌装和封口，即灌封。灌装药液时应注意：剂量准确，药液不沾瓶，通惰性气体时药液不要洒出。

（5）注射液的灭菌与检漏

①灭菌：除采用无菌操作生产的注射剂外，一般注射液在灌封后必须尽快进行灭菌，通常不超过12小时，以减少细菌繁殖。要求按灭菌效果F_0大于8进行验证。

②检漏：灭菌后的安瓿应立即进行漏气检查。若安瓿未严密熔合，有毛细孔或微小裂缝存在，则药液易被微生物与污物污染或药物泄漏，污损包装，应检查剔除。

（6）注射剂的质量检查

①可见性异物检查。

②细菌内毒素或热原检查：家兔法和鲎试验法，目前各国药典法定的方法仍为家兔法。

③无菌检查。

④其他检查：有的尚需进行装量检查、有关物质检查、降压物质检查、异常毒性检查、pH测定、刺激性、过敏试验及抽针试验等。

8. 典型注射剂处方与制备工艺分析（★）

维生素C注射液

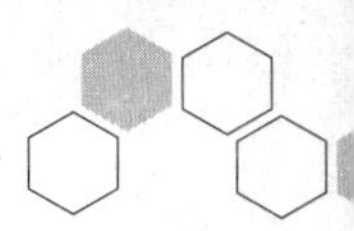

（1）处方

维生素 C	（主药）	104 g
依地酸二钠	（络合剂）	0.05 g
碳酸氢钠	（pH 调节剂）	49.0 g
亚硫酸氢钠	（抗氧剂）	2.0 g
注射用水	（稀释剂）	加至 1000 ml

（2）制备工艺：在配制容器中，加处方量 80%的注射用水，通二氧化碳至饱和，加维生素 C 溶解后，分次缓缓加入碳酸氢钠，搅拌使完全溶解，加入预先配制好的依地酸二钠和亚硫酸氢钠溶液，搅拌均匀，调节药液 pH 6.0～6.2，添加二氧化碳饱和的注射用水至足量，用垂熔玻璃漏斗与膜滤器过滤，溶液中通二氧化碳，并在二氧化碳气流下灌封，最后于 100 ℃流通蒸汽 15 分钟灭菌。

（3）处方及工艺分析

①维生素 C 分子中有烯二醇式结构，显强酸性，注射时刺激性大，产生疼痛，故加入碳酸氢钠（或碳酸钠）调节 pH，以避免疼痛，并增强本品的稳定性。

②本品易氧化水解，原辅料的质量，特别是维生素 C 原料和碳酸氢钠，是影响维生素 C 注射液的关键。空气中的氧气、溶液 pH 和金属离子（特别是铜离子）对其稳定性影响较大。因此处方中加入氧化剂（亚硫酸氢钠）、金属离子络合剂及 pH 调节剂，工艺中采用充惰性气体等措施，以提高产品稳定性。但实验表明，抗氧化剂只能改善本品色泽，对制剂的含量变化几乎无作用，亚硫酸盐和半胱氨酸对改善本品色泽作用显著。

③本品稳定性与温度有关，以 100 ℃流通蒸汽 15 分钟灭菌为宜。

考点 3　输液（大容量注射剂）

1. 输液的分类与质量要求（★★★）

（1）分类

①电解质输液：氯化钠注射液、复方氯化钠注射液。

②营养输液：糖类输液、氨基酸输液、脂肪乳输液。

③胶体输液：右旋糖酐、淀粉衍生物、明胶、PVP 等输液。

④含药输液：甲硝唑、氧氟沙星等输液。

（2）输液的质量要求：与注射剂基本上是一致的，但对无菌、无热原及可见性异物这三项要求更加严格。此外，pH 力求接近人体血液的 pH，渗透压可为等渗或偏高渗，含量、色泽、pH 也应符合要求。不能引起血象的任何异常变化，不能有引起变态反应的异性蛋白及降压物质，不损害肝、肾等。输液中不得添加任何抑菌剂，并在贮存过程中质量稳定。

2. 输液的制备与质量检查（★★）

（1）制备工艺流程：原药与辅料→称量→滤过→灌装→加膜→压胶塞→盖铝盖→扎铝盖→灭菌→质量检查→贴标签→包装→成品。

（2）输液的质量检查

①可见性异物与不溶性微粒检查：可见性异物按药典规定方法检查，应符合规定，如发现崩盖、歪盖、松盖、漏气、隔膜脱落的成品，应剔除。药典还规定在可见性异物检查符合规定后，

从旁指点

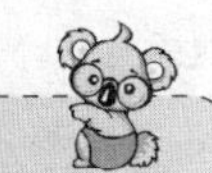

每 1 ml 中含 10 μm 及 10 μm 以上的微粒不得超过 25 粒，含 25 μm 及 25 μm 以上的微粒不得超过 3 粒。

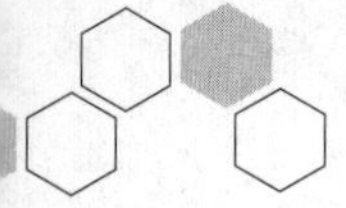

还应对静脉用注射剂进行不溶性微粒检查。

②热原与无菌检查。

③含量与 pH 及渗透压检查。

④渗透压摩尔浓度。

3. 输液主要存在的问题及解决方法（★★）

（1）染菌：最根本的办法就是尽量减少制备生产过程中的污染，严格灭菌条件，严密包装。

（2）热原反应：使用过程中的静脉药物配置环节、输液器质量、输液环境也是热原污染的途径。

（3）可见性异物与微粒问题：主要来源是：①原料与附加剂；②输液容器与附件；③生产工艺以及操作；④医院输液操作以及静脉滴注装置的问题。

4. 典型输液处方与制备工艺分析（★）

葡萄糖输液

（1）处方

注射用葡萄糖	50 g	100 g	250 g	500 g
1%盐酸	适量	适量	适量	适量
注射用水加至	1000 ml	1000 ml	1000 ml	1000 ml

（2）制备工艺：按处方量葡萄糖投入煮沸的注射用水中，使其成 50%～70%浓溶液，用盐酸调节 pH 至 3.8～4.0，同时加 0.1%（g/ml）的活性炭混匀，煮沸约 20 分钟，趁热过滤脱炭，滤液加注射用水至所需量。测 pH 及含量，合格后滤至澄明，即可灌装封口，115 ℃、30 分钟热压灭菌。

（3）处方及工艺分析

①澄明度不合格的质量问题：通常是由原料不纯或过滤时漏炭所致。一般可采用浓配法，加适量盐酸并加热、煮沸使糊精水解，并中和胶粒电荷，使蛋白质凝聚，用活性炭吸附滤除。

②颜色变黄、pH 下降：由于酸性产物的生成，所以 pH 下降；灭菌温度和时间、溶液的 pH 是影响本品稳定性的主要因素。因此一方面要严格控制灭菌温度和时间，同时要调节溶液的 pH 在 3.8～4.0 较为稳定。

考点 4　注射用无菌粉末（★）

1. 注射用无菌分装制品

（1）注射用无菌分装制品制备工艺：原材料准备、分装、灭菌和异物检查，印字、贴签与包装。

（2）无菌分装工艺中存在的问题：装量差异、不溶性微粒、无菌、吸潮变质。

2. 注射用冷冻干燥制

（1）注射用冷冻干燥制品的制备工艺：可以分为预冻、减压、升华、干燥等几个过程。此外，药液在冻干前需经过滤、灌装等处理过程，冻干后需经过加塞、封口等步骤。

（2）冷冻干燥中存在的问题：含水量偏高、喷瓶、产品外形不饱满或萎缩是冷冻干燥中存在的主要问题。

考点5　眼用液体制剂

1. 眼用药物的吸收途径及影响吸收的因素（★）

（1）吸收途径：药物溶液滴入结膜囊内后主要经过角膜和结膜两条途径吸收。滴入眼中的药物→角膜→前房→虹膜；药物经结膜吸收时，通过巩膜可达眼球后部。用于眼部的药物，多数情况下以局部作用为主。

（2）影响吸收的因素：药物从眼睑缝隙的损失；药物从外周血管消除；pH 与 pK_a 值；刺激性；表面张力；黏度等。

2. 滴眼剂与洗眼剂（★★）

（1）滴眼剂：系指原料药物与适宜辅料制成的供滴入眼内的无菌液体制剂。可分为水性或油性溶液、混悬液或乳状液。作用：杀菌、消炎、收敛、缩瞳、麻醉、诊断、滑润、代替泪液。

（2）洗眼剂：系指由原料药物制成的无菌澄明水溶液，供冲洗眼部异物或分泌物、中和外来化学物质的眼用液体制剂。如生理盐水、2%硼酸溶液等。

3. 滴眼剂的制备、处方及制备工艺分析（★）

（1）滴眼剂的制备：①药物性质稳定的眼用液体制剂采用灭菌工艺制备；②主药不耐热的品种全部无菌操作法制备；③对用于眼部手术或眼外伤的制剂，应制成单剂量包装，按安瓿剂生产工艺进行。

（2）举例：醋酸可的松滴眼液（混悬液）

1）处方

醋酸可的松（微晶）	（主药）	5.0 g
吐温 80	（表面活性剂）	0.8 g
硝酸苯汞	（抑菌剂）	0.02 g
硼酸	（渗透压调节剂）	20.0 g
羧甲基纤维素钠	（助悬剂）	2.0 g
蒸馏水	（稀释剂）	加至 1000 ml

2）制备工艺：取硝酸苯汞溶于处方量 50%的蒸馏水中，加热至 40 ℃～50 ℃，加入硼酸，吐温 80 使溶解，3 号垂熔漏斗过滤待用；另将羧甲基纤维素钠溶于处方量 30%的蒸馏水中，用垫有 200 目尼龙布的布氏漏斗过滤，加热至 80 ℃～90 ℃，加醋酸可的松微晶搅匀，保温 30 分钟，冷至 40 ℃～50 ℃，再与硝酸苯汞等溶液合并，加蒸馏水至足量，200 目尼龙筛过滤两次，分装，封口，100 ℃流通蒸汽灭菌 30 分钟。

3）处方及工艺分析

①醋酸可的松微晶的粒径应在 5～20 μm 之间。

②羧甲基纤维素钠为助悬剂，配液前需精制。不能加入阳离子型表面活性剂，与羧甲基纤维素钠有配伍禁忌。

③为防止结块，灭菌过程中应振摇，或采用旋转无菌设备，灭菌前后均应检查有无结块。

④硼酸为 pH 与等渗调节剂，不仅改善降低黏度的缺点，且能减轻药液对眼黏膜的刺激性。本品 pH 为 4.5～7.0。

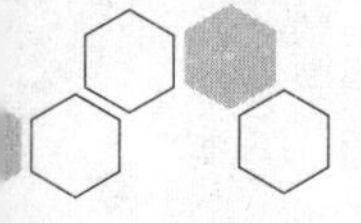

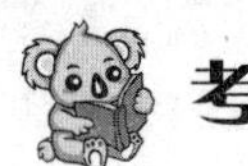

考点集锦

灭菌与无菌制剂常用的技术

- 灭菌制剂与无菌制剂
- 灭菌技术
  - 物理灭菌法：干热灭菌法、湿热灭菌法、过滤除菌法、辐射灭菌法、微波灭菌法、紫外线灭菌法
  - 化学灭菌法：气体灭菌法、药液灭菌法
- 无菌操作室的灭菌：甲醛溶液加热熏蒸法、紫外线灭菌、液体灭菌
- 注射剂
  - 分类：溶液型、混悬型、乳剂型、注射用无菌粉末
  - 给药途径：皮内注射、皮下注射、肌内注射、静脉注射、脊椎腔注射、动脉内注射、其他
  - 质量要求：无菌；无热原；pH要求与血液相等或接近（血液pH约7.4）
  - 处方组成：注射用溶剂（注射用水、注射用油、其他注射用非水溶剂）+附加剂（pH和等渗调节剂、增溶剂等）
  - 渗透压调节方法
    - 冰点降低数据法　$W=\dfrac{0.52-a}{b}$
    - 氯化钠等渗当量法　$W=0.9\%V-EX$
    - 等张调节
  - 制备工艺：原辅料和容器的前处理、称量、配制、过滤、灌封、灭菌、质量检查、包装等步骤
  - 制药用水的制备：原水处理、蒸馏法、注射用水的收集、贮存
  - 热原
    - 性质：耐热性、过滤性、水溶性、不挥发性、其他
    - 主要污染途径：注射用水，原辅料，容器、用具、管道与设备等，制备过程与生产环境，输液器具
    - 去除方法：高温法、酸碱法、吸附法、离子交换法、凝胶过滤法、反渗透法、超滤法、其他
  - 生产过程：原辅料和容器的前处理、称量、配制、过滤、灌封、灭菌、质量检查、包装
- 输液
  - 分类：电解质、营养、胶体、含药输液
  - 质量要求：无菌、无热原、可见性异物严格
  - 质量检查：可见性异物与不溶性微粒检查、热原与无菌检查、含量与pH及渗透压检查
- 注射用无菌粉末
  - 注射用无菌分装制品
  - 注射用冷冻干燥制品
- 眼用液体制剂：滴眼剂、洗眼剂
- 一般救治措施：毒物的排出、特殊解毒剂的应用、对症治疗

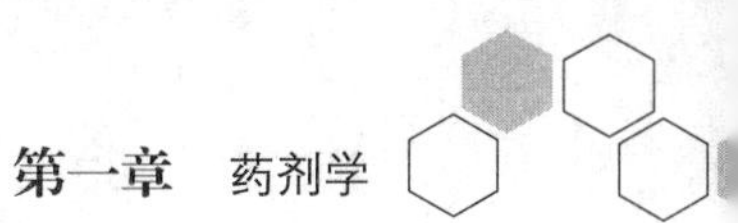

第四节　固体制剂

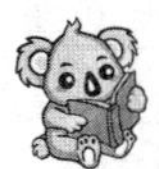

考点梳理

考点1　粉体学基础

1. 粉体学性质（★★）

粉体是无数个固体粒子集合体的总称，粒子是粉体运动的最小单元，粉体学是研究粉体的基本性质及其应用的科学。含有固体粉粒的剂型有散剂、颗粒剂、胶囊剂、片剂等。固体药物混合的均匀性是制剂的基本要求，而混合的均匀性与粉粒的性质如粒度、密度、形态等均有密切关系。

2. 粉体的密度（★）

粉体的密度系指单位体积粉体的质量。粉体的体积包括粉粒自身的体积，也包括粉粒内的空隙和粉粒间的空隙。由于粉体的体积表示方法不同，粉体的密度就有不同的表示方法。粉体的密度根据所指的体积不同分为真密度、粒密度、松密度三种。

3. 粉体的流动性（★）

（1）粉粒流动性的表示方法

①休止角：指静止状态的粉粒堆积体的自由斜面与水平面之间的夹角，用θ表示。$\theta \leqslant 30°$时流行性好，$\theta \leqslant 40°$时可以满足固体制剂生产过程中流动性的要求。

②流速：是指单位时间里粉粒由一定孔径的孔或管中流出的量。流速越快，粉粒流动性越好。

（2）改善流动性的方法

①增大粒子大小，对于黏附性的粉末粒子进行造粒。

②粒子形态及表面粗糙度，球形粒子的光滑表面，能减少接触点数，减少摩擦力。

③适当干燥有利于减弱粒子间作用力。

④加入助流剂，在粉体中加入 0.5%～2%滑石粉、微粉硅胶等，但过多的助流剂反而增加阻力。

考点2　散剂

1. 散剂的概念与特点（★★）

（1）概念：系指药物与适宜的辅料经粉碎、均匀混合而制成的干燥粉末状制剂，分为口服散剂和局部用散剂。除另有规定外，口服散剂应为细粉，局部用散剂应为最细粉。

（2）特点：①粒径小、比表面积大、容易分散、起效快；②外用散剂的覆盖面积大，可同时发挥保护和收敛等作用；③贮存、运输、携带比较方便；制备工艺简单，剂量易于控制，便于婴幼儿服用。

2. 散剂的制备（★★★）

（1）制备工艺

物料→粉碎→过筛→混合→分剂量→质量检查→包装→散剂

　　　　　　　　↑

　　　　　　　辅料

（2）粉碎

1）目的：①增加药物的表面积，促进药物的溶解与吸收，提高药物的生物利用度；②便于制

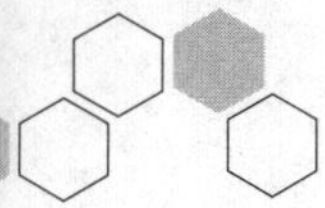

备多种剂型，如散剂、颗粒剂、丸剂、片剂、浸出制剂等；③加速药材中有效成分的溶解；④便于各成分混合均匀和服用。

2）机制：粉碎过程主要是依靠外加机械力的作用破坏物质分子间的内聚力来实现的。

3）方法

方法	特点	适应证
混合粉碎	两种或两种以上药物放在一起同时粉碎	特殊处理：串油法（桃仁、枣仁、柏子仁）、串料法（熟地、黄精、玉竹、天冬、麦冬）、蒸罐法（乌鸡、鹿肉）
单独粉碎	将一种药物单独进行粉碎	氧化性与还原性药物：混合粉碎可引起爆炸
		贵重细料药物：羚羊角、麝香、牛黄
		毒性药物、刺激性大：雄黄、蟾蜍、马钱子
干法粉碎	物料处于干燥状态下进行粉碎	药物制剂生产中大多数物料
湿法粉碎	药物中加入适量液体（水或有机溶剂）进行研磨粉碎	加液研磨法：樟脑、冰片、薄荷脑、牛黄等加入少量挥发性液体（乙醇等）
		水飞法：矿物药（朱砂、炉甘石、滑石）、动物贝壳的粉碎
低温粉碎	弹性大的药物或高温时不稳定的药物的粉碎	动物药（甲鱼、蛇）、树脂、树胶、干浸膏、含挥发性成分的物料及抗生素类药物等

4）粉碎设备：研钵、球磨机、冲击式粉碎机（万能粉碎机）、流能磨（微粉机）。

（3）过筛：要是将粉碎后的物料按粒度大小加以分等，以获得较均匀的粉末，适应医疗和制备制剂的需要。

1）筛分分等表：出自《中国药典》（2015 年版）。

筛号	目号	筛号	目号	筛号	目号
一号筛	10 目	四号筛	65 目	七号筛	120 目
二号筛	24 目	五号筛	80 目	八号筛	150 目
三号筛	50 目	六号筛	100 目	九号筛	200 目

2）粉末的分等表：出自《中国药典》（2015 版）。

等级	分等标准
最粗粉	指能全部通过一号筛，但混有能通过三号筛不超过 20%的粉末
粗粉	指能全部通过二号筛，但混有能通过四号筛不超过 40%的粉末
中粉	指能全部通过四号筛，但混有能通过五号筛不超过 60%的粉末
细粉	指能全部通过五号筛，并含能通过六号筛不少于 95%的粉末
最细粉	指能全部通过六号筛，并含能通过七号筛不少于 95%的粉末
极细粉	指能全部通过八号筛，并含能通过九号筛不少于 95%的粉末

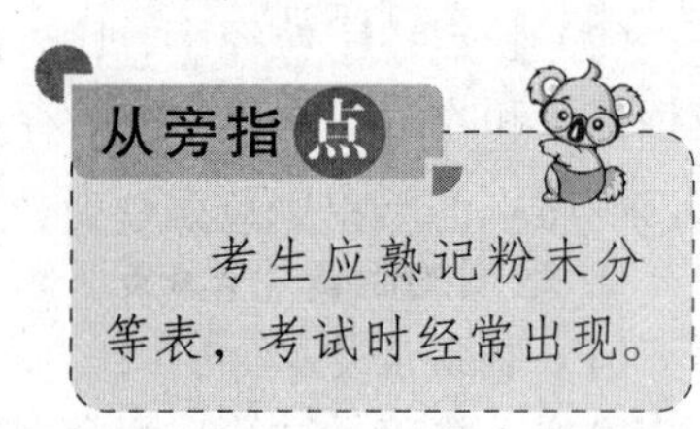
从旁指点
考生应熟记粉末分等表，考试时经常出现。

（4）混合

1）目的：是使制剂中各组分分布均匀、含量均一，以保证用药剂量准确、安全有效。

2）方法：搅拌、研磨、过筛混合。

3）影响混合的因素

①各组分的比例量：各组分比例量相差过大时，应采用配研法进行混合。此法尤其适用于含毒性药物、贵重药物和小剂量药物的混合。“倍散”系指在小剂量的剧毒药中添加一定量的填充剂制成的稀释散。

②各组分的密度：一般宜将质轻的组分先放入混合容器中，再加入质重者混合。

③含低共熔组分：根据共熔后对药理作用的影响而采用不同的措施。

④混合时间：需要合适的混合时间。

⑤各组分的黏附性与带电性：对混合器械具有黏附性药物粉末，一般应将量大或不易吸附的药粉或辅料垫底，量少或易吸附者后加入；混合时摩擦起电的粉末不易混匀，通常加少量表面活性剂或润滑剂（如硬脂酸镁、十二烷基硫酸钠等）加以克服。

⑥其他：含液体成分时，可采用处方中其他固体成分吸收；若液体量较大时，可另加赋形剂（如磷酸钙、白陶土、蔗糖和葡萄糖等）吸收；若液体为无效成分且量过大时，可采取先蒸发。

（5）分剂量：常用方法有目测法、重量法、容量法三种。机械化生产多用容量法分剂量。

3. 散剂的质量检查（★）

《中国药典》（2015 年版）收载的散剂的质量检查项目主要有：外观均匀度、粒度、水分、干燥失重（除另有规定外不得超过 2.0%）、装量差异和装量、无菌（用于烧伤或创伤的局部用散剂）、微生物限度。

考点 3　颗粒剂

1. 颗粒剂的概念与特点（★★★）

（1）概念：药物与适宜的辅料制成具有一定粒度的干燥颗粒状制剂。

（2）特点：①飞散性、附着性、团聚性、吸湿性等均较小；②服用方便，根据需要可制成色、香、味俱全的颗粒剂；③必要时对颗粒进行包衣，根据包衣材料的性质可使颗粒具有防潮性、缓释性或肠溶性等，但包衣时需注意颗粒大小的均匀性以及表面光洁度，以保证包衣的均匀性；④注意多种颗粒的混合物，如各种颗粒的大小或粒密度差异较大时易产生离析现象，从而导致剂量不准确。

2. 颗粒剂的制备与质量检查（★★）

（1）颗粒剂的传统制备工艺流程

辅料
↓

物料→粉碎→过筛→混合→制软材→制粒→干燥→整粒→质量检查→分剂量→包装→颗粒剂

1）制软材：将药物与适当的稀释剂（如淀粉、蔗糖或乳糖等）、崩解剂（如淀粉、纤维素生物等）充分混匀，加入适量的水或其他黏合剂制软材，黏合剂的加入量可根据经验“手握成团，轻压即散”为准。

2）制湿颗粒：将软材用机械挤压通过筛网，即可制得湿颗粒，或通过流化（沸腾）制粒即“一步制粒法”，制粒。

3）干燥：除了流化（或喷雾制粒法）制得的颗粒已被干燥以外，其他方法制得的颗粒常采用箱式干燥法、流化床干燥法进行干燥。

4）整粒与分级：一般采用过筛的办法整粒和分级。

（2）颗粒剂的质量检查：除主要含量外，《中国药典》（2015 年版）还规定了粒度、干燥失重（不得超过 2.0%）、溶化性、装量差异及装量等检查项目。

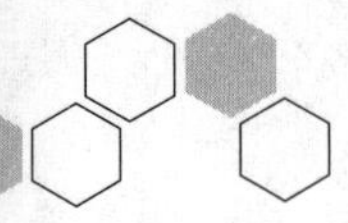

考点 4　片剂

1. 片剂的概念、特点与分类（★★★）

（1）概念：指药物与辅料均匀混合后压制而成的片状制剂。

（2）特点

1）优点：①剂量准确，含量均匀，便于再次分剂量；②制剂稳定性较好，必要时可通过包衣加以保护从而增强片剂的稳定性；③携带、运输服用均较方便；④生产的机械化、自动化程度较高，产量大、成本及售价较低；⑤药片上可以压上产品名称、含量、厂标等标记，也可以将片剂着上不同颜色，便于识别；⑥可制成不同类型的片剂，如分散片、控释片、肠溶片、咀嚼片及含片等，以满足临床医疗或预防的不同需要。

2）缺点：①幼儿及不能正常进食的患者由于吞咽功能问题不易使用；②生产工艺处方和生产过程不当会影响药物的溶出和生物利用度；③除个别品种外，片剂普遍不具有应急性；④要求含有一定量液体成分的药品，不宜制成片剂。

（3）片剂的分类

1）普通片：药物与辅料混合、压制而成的普通片剂。其片重一般为 0.1～0.5 g。

2）包衣片：可分为糖衣片、薄膜衣片和肠溶衣片。

3）泡腾片：所谓泡腾崩解剂是指碳酸氢钠与枸橼酸等有机酸成对构成的混合物，遇水时反应产生大量二氧化碳气体，从而使片剂迅速崩解。

4）咀嚼片：在口中嚼碎后再咽下去的片剂。适合于小儿服用，对于崩解困难的药物制成咀嚼片可有利于吸收。

5）分散片：在水中能迅速崩解并均匀分散的片剂。可加入水中分散后饮用，也可含于口中吮服或吞服。

6）缓释片或控释片：能够控制药物释放速度，以延长药物作用时间的一类片剂。具有血药浓度平稳、服药次数少、治疗作用时间长等优点。

7）多层片：由两层或多层构成的片剂。一般由两次或多次加压而制成，可避免复方制剂中不同药物之间的配伍变化，或者达到缓释、控释的效果。

8）舌下片：将片剂置于舌下，药物经黏膜直接、快速吸收而发挥全身作用的片剂。可避免肝脏对药物的首过作用，如硝酸甘油舌下片。

9）口含片：含在口腔内缓慢溶解而发挥局部或全身治疗作用的片剂。常用于口腔及咽喉疾病的治疗，如复方草珊瑚含片等。

10）口腔贴片：贴在口腔黏膜，药物直接由黏膜吸收，发挥局部或全身作用的片剂。适用于肝脏首过作用较强的药物。

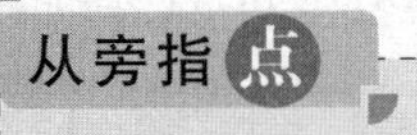

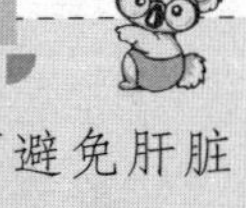

> 舌下片可避免肝脏对药物的首过作用；口腔贴片用于肝脏首过作用较强的药物。

11）植入片：将无菌药片植入到皮下后缓慢释药、维持疗效几周、几个月直至几年的片剂。如避孕植入片已获得较好的效果。

12）皮下注射用片：经无菌操作制作的片剂。用时溶解于灭菌注射用水中，供皮下或肌内注射的无菌片剂，现已很少使用。

13）可溶片：临用前能溶解于水的非包衣片或薄膜包衣片剂。一般用于漱口、消毒、洗涤伤口等，如复方硼砂漱口片等。

14）阴道片：供塞入阴道内产生局部作用的片剂。起消炎、杀菌、杀精子及收敛等作用。

2. 片剂常用的辅料（★★）

（1）稀释剂（填充剂）：主要作用是用来增加片剂的重量或体积。常用的有淀粉、糊精、可压性淀粉、乳糖/微晶纤维素、一些无机钙盐（如硫酸钙、磷酸氢钙及碳酸钙等）糖粉、甘露醇、山梨醇。

（2）润湿剂：系指本身没有黏性，但能诱发待制粒物料的黏性，以利于制粒的液体。常用的有纯化水、乙醇及水醇的混合物。

（3）黏合剂：系指对无黏性或黏性不足的物料给予黏性，从而使物料聚结成粒的辅料。常用的有淀粉浆（常用浓度为 8%～15%）、聚维酮（PVP）的醇溶液或水溶液、糖粉与糖浆、聚乙二醇、胶浆及纤维素衍生物等。

（4）崩解剂：促使片剂在胃肠液中迅速碎裂成细小颗粒的辅料。常用崩解剂有干淀粉、羧甲基淀粉钠（CMS－Na）、低取代羟丙基纤维素（L－HPC）、交联羧甲基纤维素钠（CC－Na）、交联聚维酮（PVPP）、泡腾崩解剂等。加入方法有外加法、内加法和内外加法。

（5）润滑剂：压片时为了能顺利加料和出片，并减少黏冲及降低颗粒与颗粒、药片与模孔壁之间的摩擦力，使片面光滑美观，在压片前一般均需在颗粒（或结晶）中加入适宜的润滑剂。润滑剂可分为助流剂、抗黏着剂、润滑剂。常用的有硬脂酸镁、微粉硅胶、滑石粉、氢化植物油、聚乙二醇类（PEG 4000，PEG 6000）、月桂醇硫酸钠（镁）等。

3. 片剂的制备方法与分类（★★★）

（1）湿法制粒压片法：将药物和辅料的粉末混合均匀后加入液体黏合剂制备颗粒的方法。该方法靠黏合剂的作用使粉末粒子间产生结合力。在医药工业中应用最为广泛，但对于热敏性、湿敏性、极易溶性等物料可采用其他方法制粒。

（2）干法制粒压片法：将药物和辅料的粉末混合均匀、压缩成大片状或板状后，粉碎成所需大小颗粒的方法。常用于热敏性物料、遇水易分解的药物。

（3）直接粉末压片法：不经过制粒过程直接把药物和辅料的混合物进行压片的方法。适用于对湿热不稳定的药物，但也存在粉末的流动性差、片重差异大，粉末压片容易造成裂片等弱点。

（4）半干式颗粒压片法：将药物粉末和预先制好的辅料颗粒（空白颗粒）混合进行压片的方法。该法适合于对湿热敏感不宜制粒，而且压缩成形性差的药物，也可用于含药较少物料。

4. 湿法制粒技术（★★）

方法	特　点
挤压制粒	①制软材是关键步骤，必须选好适宜黏合剂、适宜浓度和适宜用量 ②颗粒大小由筛网的孔径大小调节，粒度分布较均匀，粒子形状多为柱状 ③程序多（先混合、制软材）、重现性较差、劳动强度大，不适合大批量和连续生产 ④筛网的寿命短，需要经常更新
转动制粒	用于 2～3 mm 药丸的生产，凭经验看、摸、感觉来控制
高速搅拌制粒	①在一个容器内进行混合、捏合、制粒过程 ②和传统的挤压制粒相比，省工序、操作简单而快速 ③可制备致密、高强度的适于装胶囊的颗粒，也可制备松软的适合压片的颗粒，因此应用非常广泛
流化床制粒	①在一台设备内进行混合、制粒、干燥，甚至是包衣等操作，简化工艺、劳动强度低 ②制得的颗粒为多孔性柔软颗粒，密度小、强度小，且颗粒的粒度分布均匀，流动性、压缩成形性好

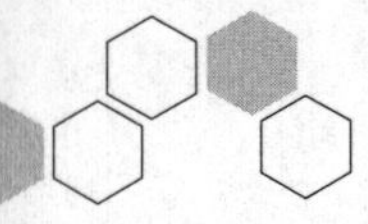

5. 固体的干燥、整粒与混合（★）

（1）干燥：是利用热能使湿物料中的湿分（水分或其他溶剂）汽化，并利用气流或真空带走汽化了的湿分，从而获得干燥固体产品的操作。按加热方式分为热传导干燥、对流干燥、辐射干燥、介电加热干燥等。干燥设备常用的有：厢式干燥器、流化床干燥器、喷雾干燥器、红外干燥器、微波干燥器等。

（2）整粒与混台：整粒的目的是使干燥过程中结块、粘连的颗粒分散开，以得到大小均匀的颗粒。一般采用过筛的方法进行整粒，所用筛孔要比制粒时的筛孔稍小一些。整粒后，向颗粒中加入润滑剂和外加的崩解剂，进行“总混”。

6. 压片、质检与举例（★）

（1）片重的计算

①按主药含量计算片重：片重＝每片含主药量（标示量）/颗粒中主药的百分含量（实测值）。

②按干颗粒总重计算片重：片重＝干颗粒重＋压片前加入的辅料量/预定的应压片数。

（2）压片机

分类方法	分类
按其结构	单冲压片机、旋转压片机
按压制片形	圆形片压片机、异形片压片机
按压制次数	一次压制压片机、二次压制压片机
按片层	双层压片机、有芯片压片机等

（3）片剂制备中可能发生的问题

①裂片：片剂发生裂开的现象，顶裂或腰裂是裂片的常见形式。

②松片：片剂硬度不够，稍加触动即散碎的现象。

③黏冲：片剂的表面被冲头黏去一薄层或一小部分，造成片面粗糙不平或有凹痕的现象。

④片重差异超限：片重差异超过规定范围。

⑤崩解迟缓：片剂超过了规定的崩解时限。

⑥溶出超限：片剂在规定的时间内未能溶解出规定量的药物。

⑦药物含量不均匀。

（4）片剂的质量检查：片剂的质量检查包括外观性状、重量差异、硬度和脆碎度、崩解时限、溶出度或释放度、含量均匀度等。

（5）举例：复方乙酰水杨酸片。

1）处方：阿司匹林 268 g，对乙酰氨基酚 136 g，咖啡因 33.4 g，淀粉 266 g，淀粉浆（15%～17%），适量滑石粉 25 g，轻质液体石蜡 2.5 g，酒石酸 2.7 g，制成 1000 片。

2）制备方法：将咖啡因、对乙酰氨基酚与 1/3 量的淀粉混匀，加淀粉浆制软材 10～15 分钟，过 14 目或 16 目尼龙筛制湿颗粒，于 70 ℃干燥，干颗粒过 12 目尼龙筛整粒，然后将此颗粒与阿司匹林混合均匀，最后加剩余的淀粉（预先在 100 ℃～105 ℃干燥）及吸附有液体石蜡的滑石粉，共同混匀后，再过 12 目尼龙筛，颗粒经含量测定合格后，用 12 mm 冲压片，即得。

3）处方分析：处方中的液体石蜡为滑石粉的 10%，可使滑石粉更易于黏附在颗粒的表面上，在压片震动时不易脱落。车间中的湿度不宜过高，以免阿司匹林发生水解。淀粉的剩余部分作

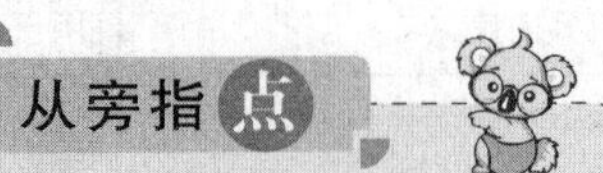

复方乙酰水杨酸片处方的分析中，关于阿司匹林的性质和注意事项是常考的内容，考生要熟练掌握。

为崩解剂而加入，但要注意混合均匀。在本品中加其他辅料的原因及制备时应注意的问题如下：

①阿司匹林遇水易水解成对胃黏膜有较强刺激性的水杨酸和醋酸，长期应用会导致胃溃疡。因此，本品中加入相当于1%阿司匹林量的酒石酸，可在湿法制粒过程中有效地减少阿司匹林的水解。

②本品中三种主药混合制粒及干燥时易产生低共熔现象，所以采用分别制粒的方法，并且避免阿司匹林与水直接接触，从而保证了制剂的稳定性。

③阿司匹林的水解受金属离子的催化，因此必须采用尼龙筛网制粒，同时不得使用硬脂酸镁，因而采用5%的滑石粉作为润滑剂。

④阿司匹林的可压性极差，因而采用了较高浓度的淀粉浆（15%～17%）作为黏合剂。

⑤阿司匹林具有一定的疏水性，因此必要时可加入适宜的表面活性剂，如吐温80等，加快其崩解和溶出。

⑥为了防止阿司匹林与咖啡因等的颗粒混合不匀，可采用液压法或重压法将阿司匹林制成干颗粒，然后再与咖啡因等的颗粒混合。

考点5　包衣片剂

1. 糖包衣工艺与材料（★★）

（1）隔离层：首先在素片上包不透水的隔离层，以防止在后面的包衣过程中水分浸入片芯。其中最常用的材料是玉米朊。包隔离层使用有机溶剂，采用低温干燥（40 ℃～50 ℃），一般包3～5层。

（2）粉衣层：为消除片剂的棱角，在隔离层的外面包上一层较厚的粉衣层，主要材料是糖浆和滑石粉。常用糖浆浓度为65%～75%（g/g），滑石粉为过100目筛的粉。一般约包制15～18层，直到片剂的棱角消失。

（3）糖衣层：粉衣层的片子表面比较粗糙、疏松，因此再包糖衣层使其表面光滑平整、细腻坚实。操作要点是加入稍稀的糖浆，一般约包制10～15层。

（4）有色糖衣层：在糖浆中添加了食用色素，主要目的是为了便于识别与美观。一般约需包制8～15层。

（5）打光：目的是为了增加片剂的光泽和表面的疏水性。一般用川蜡。

2. 薄膜包衣工艺与材料（★★）

（1）高分子包衣材料：按衣层的作用分为普通型、缓释型和肠溶型三大类。①普通型薄膜包衣材料主要有HPMC、MC、HEC、HPC等；②缓释型包衣材料常用中性的甲基丙烯酸酯共聚物和乙基纤维素，前者具有溶胀性，对水及水溶性物质有通透性，可作为调节释放速度的包衣材料，后者通常与HPMC或PEG混合使用，产生致孔作用，使药物溶液容易扩散；③肠溶包衣材料常用醋酸纤维素酞酸酯（CAP）、聚乙烯醇酞酸酯（PVAP）、甲基丙烯酸共聚物，醋酸纤维素苯三酸酯（CAT）、羟丙基纤维素酞酸酯（HPMCP）、丙烯酸树脂EuS 100、EuL 100等。

（2）添加剂

①增塑剂：甘油、丙二醇等，可作为某些纤维素衣材的增塑剂。精制椰子油、玉米油、蓖麻油、液体石蜡、甘油单醋酸酯、三醋酸甘油酯等可作为脂肪族非极性聚合物的增塑剂。

②释放速度调节剂：在薄膜衣材料中加入蔗糖、氯化钠、表面活性剂、聚乙二醇等水溶性物质时，一旦遇水，水溶性材料迅速溶解，留下一个多孔膜作为扩散屏障。薄膜的材料不同，调节剂的选择也不同，如聚山梨酯、脂肪酸山梨坦、羟丙甲纤维素作为乙基纤维素薄膜衣的致孔剂。黄原胶作为甲基丙烯酸酯薄膜衣的致孔剂。

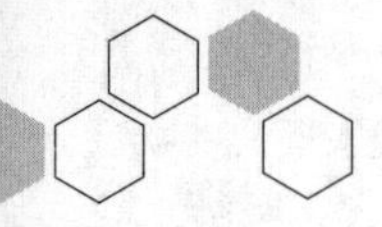

③固体物料及色料：在包衣过程中有些聚合物的黏性过大时，适当加入固体粉末以防止颗粒或片剂的粘连。如聚丙烯酸酯中加入滑石粉、乙基纤维素加入胶态二氧化硅等。

（3）溶剂：常用的是乙醇、丙酮等有机溶剂，这类溶剂黏度较低，易挥发除去。但是用量较大，易燃并有一定毒性。目前常采用不溶性高分子材料的水分散体进行包衣。

3. 包衣的方法与设备（★）

包衣方法有滚转包衣法、流化包衣法、压制包衣法。片剂包衣最常用的方法为滚转包衣法。包衣装置可分为：倾斜包衣锅和埋管包衣锅、高效水平包衣锅、转动包衣装置、流化包衣装置。

考点6 胶囊剂

1. 胶囊剂的概念、特点与分类（★★★）

（1）概念：系指将药物填装于空心硬质胶囊中或密封于弹性软质胶囊中而制成的固体制剂。

（2）特点：①能掩盖药物的不良臭味、提高药物稳定性；②胶囊剂中的药物是以粉末或颗粒状态直接填装于囊壳中，不受压力等因素的影响，在胃肠道中迅速分散、溶出和吸收，一般情况下其起效高于丸剂、片剂等剂型；③液态药物固体剂型化；④可延缓药物的释放和定位释药。

由于胶囊壳的主要囊材是水溶性明胶，填充的药物不能是水溶液或稀乙醇溶液。具有易风干、易潮解性质的药物一般不宜制成胶囊剂，易溶性的刺激性药物也不宜制成胶囊剂。

（3）分类：分为硬胶囊、软胶囊、缓释胶囊、控释胶囊和肠溶胶囊。

2. 胶囊剂的制备与质量检查（★）

（1）空胶囊的制备

①空胶囊的组成：明胶是主要成囊材料。一般加入增塑剂（甘油、山梨醇）、增稠剂琼脂、遮光剂二氧化钛、着色剂食用色素、防腐剂尼泊金等。

②空胶囊制备工艺：溶胶→蘸胶（制坯）→干燥→拔壳→切割→整理。

③空胶囊的规格：共有8种规格，即：000、00、0、1、2、3、4、5号，随着号数由小到大，容积由大到小。

（2）硬胶囊剂的制备

①物料的处理与填充：若纯药物粉碎至适宜粒度就能满足硬胶囊剂的填充要求，即可直接填充；但多数药物一般需加入蔗糖、乳糖、微晶纤维素、改良性淀粉、二氧化硅、硬脂酸镁、滑石粉、HPC等改善物料的流动性或避免分层。也可加入辅料制成颗粒后进行填充。

②胶囊规格的选择与套合、封口：应根据药物的填充量选择空胶囊的规格，根据应装剂量计算该物料容积，以决定应选胶囊的号数。将药物填充于囊体后，即可套合胶囊帽。

（3）软胶囊剂的制备

①囊壳的组成：由明胶、增塑剂、水构成，其重量比例通常是干明胶∶干增塑剂∶水=1∶（0.4～0.6）∶1。常用的增塑剂有甘油、山梨醇或两者的混合物。

②内容物：软胶囊中可填装各种油类、对明胶无溶解作用的液体药物及药物溶液，液体药物含水量不应超过5%，可填装药物混悬液，少数为半固体物。

③软胶囊剂的制备方法：滴制法和压制法。

（4）肠溶胶囊剂的制备：①在硬胶囊或软胶囊的表面包肠溶衣材料；②将内容物用肠溶材料包衣后充填于空胶囊中。常用的肠溶衣材料有羟丙甲纤维素酞酸酯（HPMCP）、聚丙烯酸树脂Ⅱ号、CAP等。

（5）胶囊剂的质量检查：包括外观、水分、装量差异、崩解时限与溶出度。

考点 7 滴丸剂和膜剂

1. 滴丸剂的概念与特点（★★★）

（1）概念：指固体或液体药物与适当物质（一般称为基质）加热熔化混匀后，滴入不相混溶的冷凝液中、收缩冷凝而制成的小丸状制剂。

（2）特点：①设备简单、操作方便；②工艺周期短、生产率高；③工艺条件易于控制、质量稳定、剂量准确，受热时间短、增加药物稳定性；④可使液态药物固形化；⑤用固体分散技术制备的滴丸，吸收迅速、生物利用度高；⑥发展了耳、眼科用滴丸，延效作用。目前只能应用于剂量小的药物。

2. 滴丸剂的制备（常用基质、制备方法）（★）

（1）常用基质：常用水溶性与非水溶性基质：①水溶性基质常用的有聚乙二醇类（PEG）、泊洛沙姆、硬脂酸钠以及甘油明胶等。②脂肪性基质常用的有硬脂酸、单硬脂酸甘油酯、氢化植物油、虫蜡等。选择基质时应尽可能选用与药物极性或溶解度相近的基质。

（2）制备方法：滴丸剂一般采用滴制法制备。冷凝液应根据基质的性质选用。常用的冷凝液有：水溶性基质可用液体石蜡、植物油、甲基硅油等。非水溶性基质可用水、不同浓度的乙醇、酸性或碱性水溶液等。

3. 膜剂的概念与特点（★★）

（1）概念：指药物溶解或均匀分散于成膜材料中加工成的薄膜制剂。

（2）特点：工艺简单，生产中没有粉末飞扬；成膜材料较其他剂型用量小；含量准确；稳定性好；吸收快；膜剂体积小、质量轻，应用、携带及运输方便。采用不同的成膜材料可制成不同释药速度的膜剂。缺点是载药量小，只适合于小剂量的药物，膜剂的重量差异不易控制，收率不高。

4. 成膜材料（★）

（1）天然的高分子化合物：明胶、虫胶、阿拉伯胶、琼脂、淀粉、糊精等。常与其他成膜材料合用。

（2）聚乙烯醇（PVA）：国内采用的 PVA 有 05－88 和 17－88 等规格。

（3）乙烯－醋酸乙烯共聚物（EVA）：常用于制备眼、阴道、子宫等控释膜剂。

（4）其他：聚乙烯醇缩醛、甲基丙烯酸酯－甲基丙烯酸共聚物、羟丙基纤维素、羟丙甲纤维素、聚维酮等。

5. 膜剂制备工艺及质量要求（★）

（1）膜剂一般组成：主药 0～70%（W/W）、成膜材料（PVA 等）30%～100%、增塑剂（甘油、山梨醇等）0～20%、表面活性剂（聚山梨酯 80、十二烷基硫酸钠、豆磷脂等）1%～2%、填充剂（$CaCO_3$、SiO_2、淀粉）0～20%、着色剂（色素、TiO_2 等）0～2%（W/W）、脱膜剂（液体石蜡）适量。

（2）制备方法：匀浆制膜法、热塑制膜法和复合制膜法。

（3）膜剂质量要求：除要求主药含量合格外，应符合下列质量要求：

①膜剂外观应完整光洁，厚度一致，色泽均匀，无明显气泡。多剂量的膜剂，分格压痕应均匀清晰，并能按压痕撕开。

②膜剂所用的包装材料应无毒性，易于防止污染，方便使用，并不能与药物或成膜材料发生理化作用。

③除另有规定外，膜剂宜密封保存，防止受潮、发霉、变质，并应符合微生物限度检查

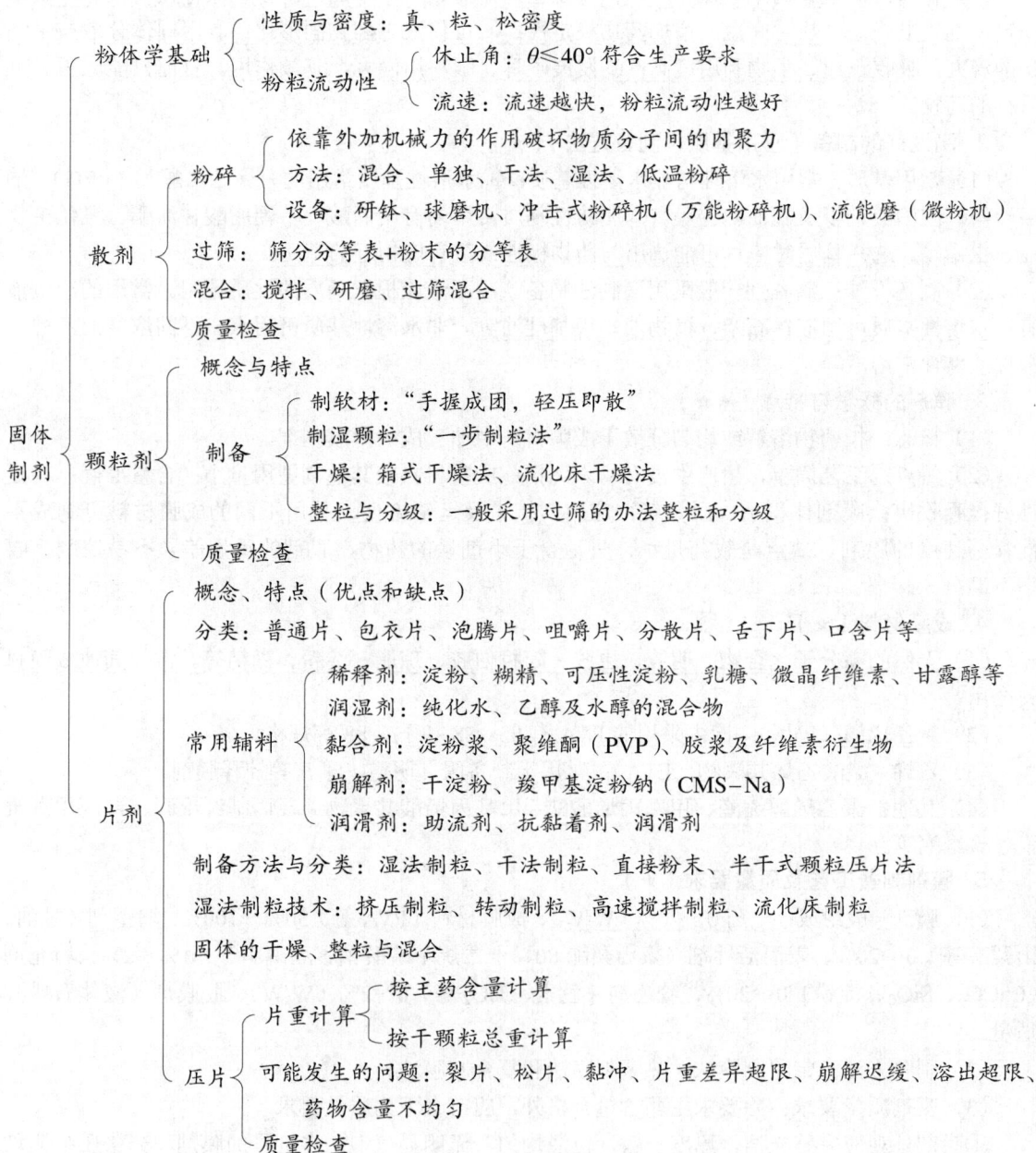

要求。

④膜剂的重量差异应符合要求。

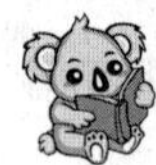

考点集锦

- 固体制剂
  - 粉体学基础
    - 性质与密度：真、粒、松密度
    - 粉粒流动性
      - 休止角：$\theta \leqslant 40°$ 符合生产要求
      - 流速：流速越快，粉粒流动性越好
  - 散剂
    - 粉碎
      - 依靠外加机械力的作用破坏物质分子间的内聚力
      - 方法：混合、单独、干法、湿法、低温粉碎
      - 设备：研钵、球磨机、冲击式粉碎机（万能粉碎机）、流能磨（微粉机）
    - 过筛：筛分分等表+粉末的分等表
    - 混合：搅拌、研磨、过筛混合
    - 质量检查
  - 颗粒剂
    - 概念与特点
    - 制备
      - 制软材："手握成团，轻压即散"
      - 制湿颗粒："一步制粒法"
      - 干燥：箱式干燥法、流化床干燥法
      - 整粒与分级：一般采用过筛的办法整粒和分级
    - 质量检查
  - 片剂
    - 概念、特点（优点和缺点）
    - 分类：普通片、包衣片、泡腾片、咀嚼片、分散片、舌下片、口含片等
    - 常用辅料
      - 稀释剂：淀粉、糊精、可压性淀粉、乳糖、微晶纤维素、甘露醇等
      - 润湿剂：纯化水、乙醇及水醇的混合物
      - 黏合剂：淀粉浆、聚维酮（PVP）、胶浆及纤维素衍生物
      - 崩解剂：干淀粉、羧甲基淀粉钠（CMS－Na）
      - 润滑剂：助流剂、抗黏着剂、润滑剂
    - 制备方法与分类：湿法制粒、干法制粒、直接粉末、半干式颗粒压片法
    - 湿法制粒技术：挤压制粒、转动制粒、高速搅拌制粒、流化床制粒
    - 固体的干燥、整粒与混合
    - 压片
      - 片重计算
        - 按主药含量计算
        - 按干颗粒总重计算
      - 可能发生的问题：裂片、松片、黏冲、片重差异超限、崩解迟缓、溶出超限、药物含量不均匀
      - 质量检查

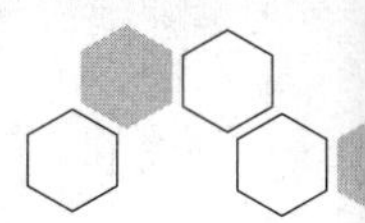

- 固体制剂
  - 包衣片剂
    - 糖包衣工艺与材料
      - 隔离层：玉米朊，一般包3～5层
      - 粉衣层：糖浆和滑石粉，一般约包制15～18层
      - 糖衣层：稍稀的糖浆，一般约包制10～15层
      - 有色糖衣层
      - 打光：一般用川蜡
    - 薄膜包衣工艺与材料
      - 高分子包衣材料
        - 普通型：HPMC、MC、HEC、HPC等
        - 缓释型：甲基丙烯酸酯共聚物和乙基纤维素
        - 肠溶型：CAP、HPMCP、丙烯酸树脂EuS 100、EuL 100等
      - 添加剂：增塑剂、释放速度调节剂、固体物料及色料
      - 溶剂：乙醇、丙酮
    - 包衣的方法与设备：最常用的方法为滚转包衣法
  - 胶囊剂
    - 特点：填充物不能是水溶液或稀乙醇溶液，易风干、易潮解、可溶性的刺激性药物
    - 分为：硬胶囊、软胶囊、缓释胶囊、控释胶囊、肠溶胶囊
    - 胶囊剂的制备与质量检查
      - 空胶囊的组成：明胶是主要成囊材料
      - 空胶囊制备工艺：溶胶→蘸胶（制坯）→干燥→拔壳→切割→整理
      - 空胶囊规格：共有8种，随着号数由小到大，容积由大到小
      - 硬胶囊剂的制备
  - 滴丸剂和膜剂
    - 概念、特点、制备
    - 成膜材料：天然高分子化合物、PVA、EVA
    - 质量要求

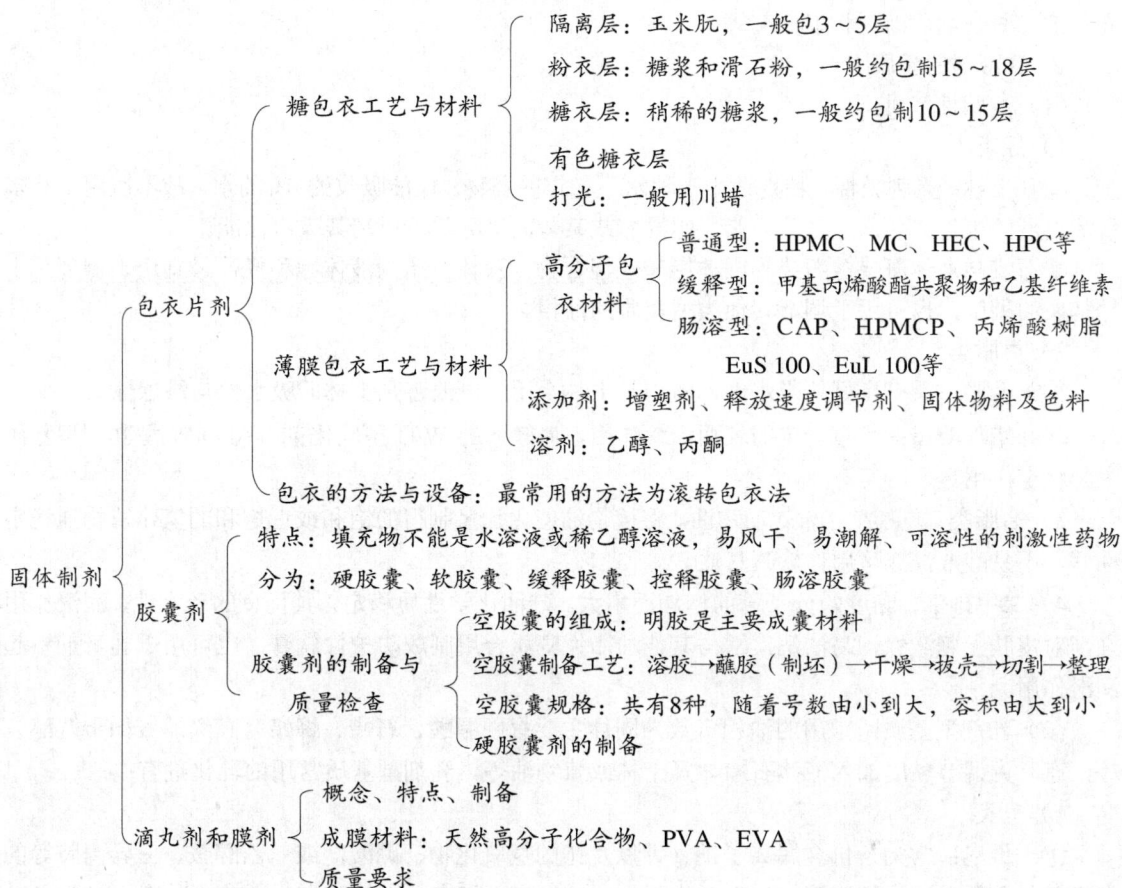

第五节　半固体制剂

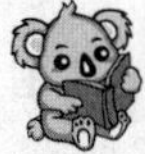

考点梳理

考点1　软膏剂与乳膏剂

1. 软膏剂的概念、特点与分类（★★★）

（1）概念

①软膏剂系指药物与油脂性或水溶性基质混合制成的均匀的半固体外用制剂。

②乳膏剂系指药物溶解或分散于乳状液型基质中形成的均匀的半固体外用制剂。

③糊剂系指大量的固体粉末（一般在25%以上）均匀地分散在适宜基质中所组成的半固体外用制剂。

（2）特点：软膏剂、乳膏剂应具有适当的黏稠度，糊剂黏度一般较大。应易涂布于皮肤或黏膜上，不融化，黏稠度随季节变化应较小。软膏剂、乳膏剂、糊剂应无酸败、异臭、变色、变硬，乳膏剂不得有油水分离及胀气现象。用于烧伤或严重创伤的软膏剂与乳膏剂应符合无菌的要求。

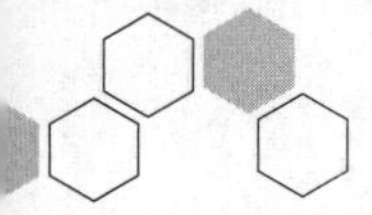

（3）分类：按分散系统分为溶液型、混悬型和乳剂型；按基质的性质和特殊用途分为油膏剂、乳膏剂、凝胶剂、糊剂和眼膏剂等。

2. 软膏剂的基质（★★）

（1）油脂性基质

1）烃类

①凡士林：无刺激性，特别适用于遇水不稳定的药物。仅能吸收约5%的水，故不适用于有多量渗出液的患处。加入适量羊毛脂、胆固醇或某些高级醇类可提高其吸水性能。

②石蜡与液体石蜡：石蜡为固体饱和烃混合物，液体石蜡为液体饱和烃，最宜用于调节凡士林基质的稠度，也可用于调节其他类型基质的油相。

2）类脂类

①羊毛脂：具有良好的吸水性，常与凡士林合用，以改善凡士林的吸水性与渗透性。

②蜂蜡与鲸蜡：具有一定的表面活性作用，属较弱的W/O型乳化剂，在O/W型乳剂型基质中起稳定作用。

3）油脂类：包括植物油、动物油。将植物油催化加氢制得的饱和或近饱和的氢化植物油稳定性好，不易酸败，亦可用作软膏基质。

4）二甲硅油；黏度随分子量的增加而增大。硅油化学性质稳定，具优良的疏水性，润滑作用好，对皮肤无刺激性，易清洗，常与其他油脂性基质合用制成防护性软膏，也可用于乳膏剂中起润滑作用。

（2）乳剂型基质：常用的油相多数为固体主要有硬脂酸、石蜡、蜂蜡、高级醇（如十八醇）等，有时为调节黏度加入液体石蜡、凡士林或植物油等。乳剂型基质常用的乳化剂有：

1）皂类

①一价皂：常为一价金属离子钠、钾以及铵的氢氧化物、硼酸盐或三乙醇胺、三异丙胺等的有机碱与脂肪酸（如硬脂酸或油酸）作用生成的钠皂、钾皂、有机胺皂，HLB值一般在15～18，易成O/W型的乳剂型基质。

②多价皂：系由二、三价的金属（钙、镁、锌、铝）氧化物与脂肪酸作用形成的多价皂，为W/O型乳化剂。

2）脂肪醇硫酸（酯）钠类：常用的是十二烷基硫酸（酯）钠，为优良的阴离子型乳化剂，用于配制O/W型乳剂基质。

3）高级脂肪酸及多元醇酯类

①十六醇、十八醇：属弱的W/O型乳化剂，起辅助乳化和稳定作用。

②硬脂酸甘油酯：溶于热乙醇及乳剂型基质的油相中，是一种较弱的W/O型乳化剂。

③脂肪酸山梨坦与聚山梨酯类：均属非离子型表面活性剂，脂肪酸山梨坦为W/O型乳化剂，聚山梨酯类为O/W型乳化剂。

④聚氧乙烯醚的衍生物类：平平加O、乳化剂OP均为非离子O/W型乳化剂，常与其他乳化剂合用。

（3）水溶性基质：由天然或合成的水溶性高分子物质所组成。此类基质能与水溶液和组织渗出液混合，也常用于腔道、黏膜等部位。常需加入防腐剂和保湿剂。目前最常用的水溶性基质主要是合成的聚乙二醇类高分子聚合物，此外，甘油明胶、纤维素衍生物类等也可作为水溶性基质。

3. 软膏剂的制备及举例（★★★）

（1）研磨法：基质各组分及药物在常温下能均匀混合时可采用此法，也适用于主药对热不稳定或不溶于基质的药物。大量生产时用研磨机或制膏机混合。

（2）熔融法：适用于在常温下不能与药物均匀混合，特别是含固体成分的基质。采用熔融法制备软膏剂时应注意：冷却速度不能过快，以防止基质中高熔点组分呈块状析出；冷凝成膏状后应停止搅拌，以免带入过多气泡；如含有不溶性药物，必须先研成细粉，搅拌混合均匀，若不够细腻，则需通过机械进一步滚研混合，使无颗粒感；挥发性成分应在基质冷却至近室温时才加入。

（3）乳化法：专门用于制备乳膏剂的方法。采用乳化法制备软膏剂时应注意：①控制好加热温度，尤其是以新生皂为乳化剂的乳膏剂；②水相温度应略高于油相温度，防止油相中的组分过早析出或凝结；③大量生产时，可在 30 ℃左右再通过胶体磨等机械设备处理，使产品更加细腻均匀，也可采用真空设备。

（4）典型软膏剂处方与制备工艺分析

水杨酸乳膏：用于治手足癣及体股癣，忌用于糜烂或继发性感染部位。

1）处方：水杨酸 50 g，硬脂酸甘油酯 70 g，硬脂酸 100 g，凡士林 120 g，液体石蜡 100 g，甘油 120 g，十二烷基硫酸钠 10 g，羟苯乙酯 1 g，蒸馏水 480 ml。

2）制备方法：将水杨酸研细后通过 60 目筛，备用。取硬脂酸甘油酯、硬脂酸、白凡士林及液体石蜡加热熔化为油相。另将甘油及蒸馏水加热至 90 ℃，再加入十二烷基硫酸钠及羟苯乙酯溶解为水相。然后将水相缓缓倒入油相中，边加边搅，直至冷凝，即得乳剂型基质；将过筛的水杨酸加入上述基质中，搅拌均匀即得。

3）处方及工艺分析

①本品为 O/W 型乳膏，采用十二烷基硫酸钠及单硬脂酸甘油酯（1∶7）为混合乳化剂，其 HLB 值为 11，接近本处方中油相所需的 HLB 值 12.7。制得的乳膏剂稳定性较好。

②在 O/W 型乳膏剂中加入凡士林可以克服应用上述基质时有干燥的缺点，有利于角质层的水合而有润滑作用。

③加入水杨酸时，基质温度宜低，以免水杨酸挥发损失，而且温度过高，当本品冷凝后常会析出粗大药物结晶。还应避免与铁或其他重金属器具接触，以防水杨酸变色。

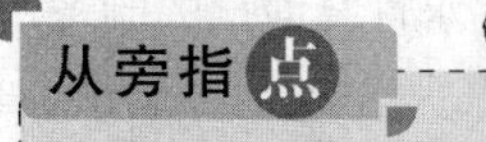

水杨酸乳膏处方的工艺分析是考试常考的内容，考生要熟练掌握。

4. 软膏剂的质量检查（★）

根据需要及制剂的具体情况，软膏剂的质量检查主要包括粒度、装量、均匀度、刺激性、无菌（用于烧伤、严重创伤的软膏剂、乳膏剂）、微生物限度等。

考点 2　眼膏剂

1. 眼膏剂的概念、分类与组成（★★）

（1）概念：系指药物与适宜基质均匀混合，制成无菌溶液型或混悬型膏状的眼用半固体制剂。

（2）分类：眼用眼膏剂、眼用凝胶剂。

（3）组成：眼膏剂常用的基质，一般用凡士林 8 份，液体石蜡、羊毛脂各一份混合而成。

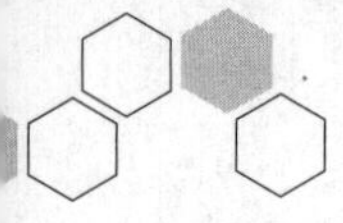

2. 眼膏剂的制备与质量检查（★）

（1）眼膏剂的制备：在净化条件下进行，一般可在净化操作室或净化操作台中配制。所用基质、药物、器械与包装容器等均应严格灭菌。配制用具经70%乙醇擦洗，或用水洗净后再用干热灭菌法灭菌。包装用软膏管，洗净后用70%乙醇或12%苯酚溶液浸泡，应用时用蒸馏水冲洗干净，烘干即可。也有用紫外线灯照射进行灭菌。眼膏配制时，如主药易溶于水而且性质稳定，先配成少量水溶液，用适量基质研和吸尽水后，再逐渐递加其余基质制成眼膏剂，灌装于灭菌容器中，严封。

（2）眼膏剂的质量检查：《中国药典》（2015年版）规定眼膏剂应检查的项目有：装量、金属性异物、粒度（药物颗粒≤90 μm）、无菌检查等。

考点3　凝胶剂

1. 凝胶剂的概念与分类（★★）

（1）概念：系指原料药物与能形成凝胶的辅料制成具有凝胶特性的稠厚液体或半固体制剂。

（2）分类：单相凝胶和双相凝胶（氢氧化铝凝胶）。单相凝胶分为水性凝胶和油性凝胶。在临床上应用较多的是水性凝胶为基质的凝胶剂。

2. 水溶性凝胶剂的基质（★★）

（1）卡波姆：特别适宜于治疗脂溢性皮肤病。在配伍时必须避免盐类电解质、碱土金属离子以及阳离子聚合物、强酸。

（2）纤维素衍生物：常用的品种有甲基纤维素（MC）和羧甲基纤维素钠（CMC－Na）。涂布于皮肤时常加入甘油保湿，加入羟苯乙酯防腐。

3. 水性凝胶剂的制备（★）

水凝胶剂的一般制法，药物溶于水者常先溶于部分水或甘油中，必要时加热，其余处方成分按基质配制方法制成水凝胶基质，再与药物溶液混匀加水至足量搅匀即得。药物不溶于水者，可先用少量水或甘油研细，分散，再混于基质中搅匀即得。

考点4　栓剂

1. 栓剂概念、分类与一般质量要求（★★★）

（1）概念：系指将药物和适宜的基质制成的供腔道给药的固体制剂。

（2）分类：直肠栓、阴道栓、尿道栓、喉道栓、耳用栓和鼻用栓等。目前常用的栓剂有直肠栓和阴道栓。

（3）一般质量要求：药物与基质应混合均匀，栓剂外形应完整光滑；塞入腔道后应无刺激性，应能融化、软化或溶化，并与分泌液混合，逐步释放出药物，产生局部或全身作用；并应有适宜的硬度，以免在包装、贮藏时变形。

2. 栓剂处方组成（★★）

（1）药物

（2）栓剂基质

1）油脂性基质

①可可豆脂：为白色或淡黄色、脆性蜡状固体。有四种晶型，分别是α、β、β′、γ，其中以β型最稳定，熔点为34 ℃。

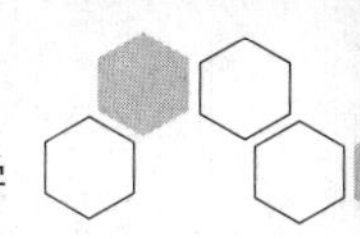

②半合成或全合成脂肪酸甘油酯：目前为取代天然油脂的较理想的栓剂基质。国内已生产的有半合成椰油酯、半合成山苍子油酯、半合成棕榈油酯、硬脂酸丙二醇酯等。

2）水溶性基质：①甘油明胶；②聚乙二醇（PEG）；③聚氧乙烯（40）单硬脂酸酯类。

3）添加剂

①硬化剂：白蜡、鲸蜡醇、硬脂酸、巴西棕榈蜡等调节，但效果十分有限。

②增稠剂：氢化蓖麻油、单硬脂酸甘油酯、硬脂酸铝等。

③乳化剂：当栓剂处方中含有与基质不能相混合的液相，特别是在此相含量大于5%，可加适量的乳化剂。

④吸收促进剂：表面活性剂、月桂氮䓬酮等。

⑤着色剂：加入水溶性着色剂时，必须注意加水后对pH和乳化剂乳化效率的影响。

⑥抗氧化剂：叔丁基羟基茴香醚（BHA）、叔丁基对甲酚（BHT）、没食子酸酯类等。

⑦防腐剂：当栓剂中含有植物浸膏或水性溶液时，可使用防腐剂如对羟苯酯类。

3. 栓剂的制备与举例（★）

制备基本方法为冷压法与热熔法。栓孔内涂的润滑剂通常有两类：①脂肪性基质的栓剂，常用软肥皂、甘油各一份与95%乙醇五份混合所得；②水溶性或亲水性基质的栓剂，则用油性为润滑剂，如液体石蜡或植物油等。可可豆脂或聚乙二醇类不黏模，不用润滑剂。栓剂制备中基质用量的确定：

置换价（*DV*）：药物的重量与同体积基质重量的比值称为该药物对基质的置换价。

$$DV=\frac{W}{G-(M-W)}$$

G为纯基质平均栓重，M为含药栓的平均重量，W为每个栓剂的平均含药重量。

4. 栓剂的治疗作用与临床应用（★★）

（1）全身作用的栓剂：要求迅速释放药物，特别是解热镇痛类药物宜迅速释放、吸收。根据药物性质选择与药物溶解性相反的基质，溶出速度快，体内峰值高，达峰时间短。

根据栓剂直肠吸收的特点，避免或减少肝的首过效应，给药后的吸收途径有两条：①通过直肠上静脉进入肝，进行代谢后再由肝进入体循环；②通过直肠下静脉和肛门静脉，经髂内静脉绕过肝进入下腔大静脉，再进入体循环。为此栓剂在应用时塞入距肛门口约2 cm处为宜。为避免塞入的栓剂逐渐自动进入深部，可以设计延长在直肠下部停留时间的双层栓剂。双层栓的前端由空白基质组成，这样可以阻止药物向上扩散，避免肝首过效应。

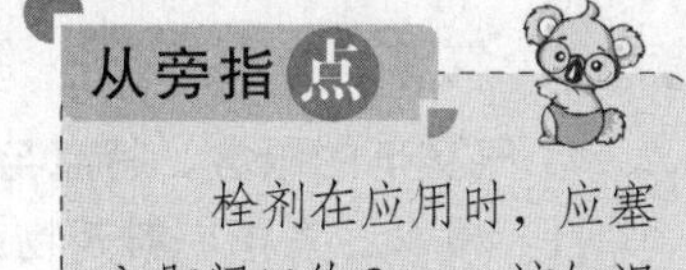

检剂在应用时，应塞入肛门口约2 cm，该知识点考试时经常出现。

（2）局部作用的栓剂：只在腔道局部起作用，应尽量减少吸收，故应选择融化或溶解、释药速度慢的栓剂基质。

5. 栓剂的质量评价（★）

《中国药典》（2015年版）规定，栓剂的一般并应作重量差异、融变时限、药物释放度（缓释栓剂）、微生物限度等多项检查。

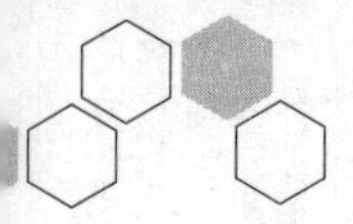

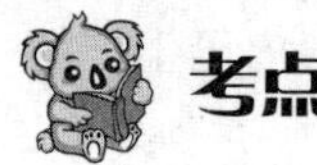

考点集锦

- 半固体制剂
  - 软膏剂与乳膏剂
    - 软膏剂的概念、特点与分类
    - 软膏剂的基质
      - 油脂性基质：烃类、类脂类、油脂类、二甲硅油
      - 乳剂型基质：皂类、脂肪醇硫酸（酯）钠类、高级脂肪酸及多元醇酯类
      - 水溶性基质
    - 软膏剂的的制备：研磨法、熔融法、乳化法
    - 水杨酸乳膏处方与制备工艺分析
    - 软膏剂的质量检查
  - 眼膏剂
    - 概念、分类与组成：8份凡士林、1份羊毛脂、1份液体石蜡
    - 制备与质量检查
  - 凝胶剂
    - 概念与分类：单相凝胶（水性凝胶和油性凝胶）、双相凝胶
    - 水溶性凝胶剂的基质：卡波姆、纤维素衍生物
    - 水性凝胶剂的制备
  - 栓剂
    - 概念、分类与一般质量要求
    - 处方组成
      - 药物
      - 栓剂基质
        - 油脂性基质：可可豆脂、半合成或全合成脂肪酸甘油酯
        - 水溶性基质：甘油明胶、聚乙二醇（PEG）
        - 添加剂
    - 栓剂的制备与举例：置换价（DV）
    - 治疗作用与临床应用：全身作用与局部作用
    - 栓剂的质量评价

第六节　气雾剂、喷雾剂与粉雾剂

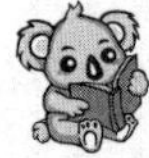

考点梳理

考点1　气雾剂

1. 气雾剂的概念、特点与分类（★★★）

（1）概念：系指原料药物或原料药物和附加剂与适宜的抛射剂共同装封于具有特制阀门系统的耐压容器中，使用时借助抛射剂的压力将内容物呈雾状物喷出，用于肺部吸入或直接喷至腔道黏膜、皮肤的制剂。

（2）特点

①优点：具有速效和定位作用；药物密闭于容器内能保持药物清洁无菌，增加了药物的稳定性；使用方便，药物可避免胃肠道的破坏和肝脏首过效应；可以用定量阀门准确控制剂量。

②缺点：生产成本高；多次使用抛射剂于受伤皮肤上可引起不适与刺激；氟氯烷烃类抛射剂在动物或人体内达一定浓度都可

> **从旁指点**
>
> 气雾剂可避免胃肠道的破坏和肝脏的首过效应。考生应牢记，考试时易出现。

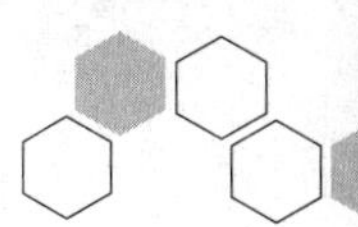

致敏心脏，造成心律失常，故治疗用的气雾剂对心脏病患者不适宜。

（3）分类

依据	分类	特点
按分散系统分类	溶液型气雾剂	药物溶解在抛射剂中，形成均匀溶液，喷出后抛射剂挥发，药物以固体或液体微粒状态达到作用部位
	混悬型气雾剂	药物（固体）以微粒状态分散在抛射剂中形成混悬液，喷出后抛射剂挥发，药物以固体微粒状态达到作用部位
	乳剂型气雾剂	药物水溶液和抛射剂按一定比例混合可形成O/W型或W/O型乳剂
按处方组成分类	二相气雾剂	由气相、液相两相组成。气相是抛射剂所产生的蒸气；液相为药物与抛射剂所形成的均相溶液
	三相气雾剂	由气-液-固或气-液-液三相组成。在气-液-固中，气相是抛射剂所产生的蒸气，液相是抛射剂，固相是不溶性药粉；在气-液-液中，两种不溶性液体形成两相，即O/W型或W/O型
按医疗用途分类	呼吸道吸入用气雾剂	药物与抛射剂呈雾状喷出时随呼吸吸入肺部的制剂，可发挥局部或全身治疗作用
	皮肤和黏膜用气雾剂	皮肤用气雾剂主要起保护创面、清洁消毒、局部麻醉及止血等作用
		阴道黏膜用的气雾剂，常用O/W型泡沫气雾剂
	空间消毒用气雾剂	用于杀虫、驱蚊及室内空气消毒。喷出的粒子在10 μm以下，能在空气中悬浮较长时间

2. 气雾剂的吸收（★）

（1）肺部的吸收：气雾剂主要通过肺部吸收，吸收的速度很快，不亚于静脉注射。

（2）影响药物在呼吸系统分布的因素：包括呼吸的气流、微粒的大小（通常吸入气雾剂的微粒大小以在 0.5～5 μm 范围内最适宜，现行版《中国药典》通则中规定吸入气雾剂的雾粒或药物微粒的细度应控制在 10 μm 以下，大多数应小于 5 μm）、药物的性质等因素。

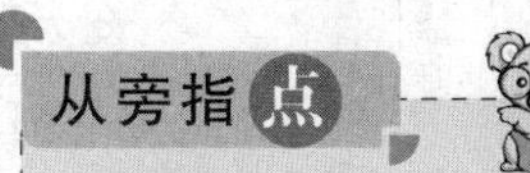

吸入气雾剂的微粒大小以在 0.5～5 μm 范围内最适宜，请考生熟练掌握。

3. 气雾剂的组成（★★）

气雾剂是由抛射剂、药物与附加剂、耐压容器和阀门系统所组成。

（1）抛射剂：是喷射药物的动力，有时兼有药物的溶剂作用。抛射剂多为液化气体，在常压下沸点低于室温。需装入耐压容器内，由阀门系统控制。目前气雾剂可选用的抛射剂有氢氟烷烃类、二甲醚、碳氢化合物和压缩气体。

（2）药物：液体、固体药物均可制备气雾剂，目前应用较多的药物有呼吸道系统用药、心血管系统用药、解痉药及烧伤用药等，近年来多肽类药物的气雾剂给药系统的研究越来越多。

（3）附加剂：为制备质量稳定的溶液型、混悬型或乳剂型气雾剂应加入附加剂，如潜溶剂、润湿剂、乳化剂、稳定剂，必要时还添加矫味剂、防腐剂等。

（4）耐压容器：气雾剂的容器必须不与药物和抛射剂起作用、耐压（有一定的耐压安全系数）、轻便、价廉等。耐压容器有玻璃容器、金属容器和塑料容器。

（5）阀门系统：气雾剂的阀门系统，是控制药物和抛射剂从容器喷出的主要部件，阀门材料必须对内容物为惰性，其加工应精密。

考点2 喷雾剂与粉雾剂

1. 喷雾剂（★）

喷雾剂系指药物或适宜辅料填充于特制的装置中，使用时借助手动泵的压力、高压气体、超声振动或其他方法将内容物呈雾状物释出，用于肺部吸入或直接喷至腔道黏膜、皮肤等的制剂。可分为吸入喷雾剂、非吸入喷雾剂和外用喷雾剂。

2. 粉雾剂（★）

粉雾剂按用途可分为吸入粉雾剂、非吸入粉雾剂和外用粉雾剂。吸入粉雾剂采用特制的干粉 10 μm 以下，其中大多数应在 5 μm 以下。所有附加剂均应为生理可接受物质，且对呼吸道黏膜和纤毛无刺激性、无毒性。置于凉暗处保存，防止吸潮。

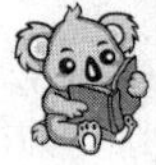

考点集锦

- 气雾剂、喷雾剂与粉雾剂
  - 气雾剂
    - 概念、特点：药物可避免胃肠道的破坏和肝脏首过作用；成本高
    - 分类：溶液型、混悬型、乳剂型、二相、三相、呼吸道吸入用、皮肤和黏膜用、空间消毒用气雾剂
    - 气雾剂的吸收
      - 肺部的吸收：通过肺部吸收，吸收的速度快，不亚于静脉注射
      - 影响药物在呼吸系统分布的因素：吸入气雾剂微粒 0.5～5 μm 最适宜
    - 气雾剂是由抛射剂、药物与附加剂、耐压容器和阀门系统所组成
    - 处方设计、制备工艺、质量控制、合理应用
  - 喷雾剂与粉雾剂：吸入、非吸入、外用

第七节 浸出制剂

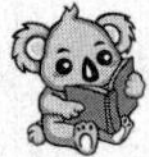

考点梳理

考点1 概述

1. 药材的预处理（★）

（1）药材品质检查包括：①药材的来源与品种的鉴定；②有效成分或总浸出物的测定；③含水量测定。

（2）药材的粉碎

①极性的晶形物质均具有相当的脆性，较易粉碎，粉碎时一般沿晶体的结合面碎裂成小晶体。

②非极性的晶形物质，当施加一定的机械力时，易产生变形，因此粉碎时通常可加入少量液体。

③非晶形药物，粉碎时引起弹性变形，因而降低粉碎效率。

④容易吸潮的药物应避免在空气中吸潮，容易风化的药物应避免在干燥空气中失水。

⑤贵重药物及刺激性药物为了减少损耗和便于劳动防护，亦应单独粉碎。

⑥若处方中某些药物的性质及硬度相似，则可以将它们掺和在一起粉碎。

⑦含大量黏液质、糖分等黏性药物，必须先将处方中其他干燥药物粉碎，然后取一部分粉末与此类药物掺研，使成不规则的碎块和颗粒，在 60 ℃以下充分干燥后再粉碎（俗称串研法）。

⑧含脂肪油较多的药物，需先捣成稠糊状，再与已粉碎的其他药物掺研粉碎（俗称串油法）。

⑨药物要求有特别细度，或有刺激性，毒性较大者，则宜用湿法粉碎。

2. 浸出过程（★★）

溶剂进入细胞组织溶解其有效成分后变成浸出液的全部过程。一般药材浸出过程包括浸润与渗透阶段；解吸、溶解阶段；扩散阶段；置换阶段。

3. 影响浸出的因素（★★）

（1）浸出溶剂：水、乙醇是常用溶剂。

乙醇含量	适应证
90%以上	浸取挥发油、有机酸、内酯、树脂
50%～70%	浸取生物碱、苷类
50%以下	浸取蒽酮类化合物

（2）药材的粉碎粒度：粉碎需有适当的限度，细粉虽有较大的面积，但过细的粉末并不适于浸出。当用渗滤法时，粉粒过细溶剂流通阻力增大，甚至会引起堵塞，致使浸出困难或降低浸出效率。

（3）溶出温度：一般药材的浸出在溶剂沸点温度下或接近于沸点温度进行比较有利，但温度必须控制在药材有效成分不被破坏的范围内。多数物质的溶解度随温度上升而增加。

（4）浓度梯度：指药材块粒组织内的浓溶液与外面周围溶液的浓度差。浓度梯度越大浸出速度越快。

（5）浸出压力：提高浸出压力有利于加快浸润过程，使药材组织内更快地充满溶剂而形成浓溶液，使较早发生溶质的扩散过程。

（6）药材与溶剂：相对运动速度在流动的介质中进行浸出时药材与溶剂的相对运动速度加快，能使扩散边界层变薄或边界层更新加快，而有利于浸出过程。

（7）新技术的应用：超声波浸取、流化浸出、电磁场浸出、电磁振动浸出、脉冲浸出、超临界二氧化碳萃取。

4. 浸出方法与设备（★）

（1）煎煮法：适用于有效成分溶于水且遇湿热稳定的药材及有效成分不明确的药材。

（2）浸渍法：适用于黏性的药材、无组织结构的药材、新鲜易于膨胀的药材的浸取，尤其适用于有效成分遇热易挥发或易破坏的药材。不适用于贵重药材、毒剧药材、有效成分含量低的药材的提取或制备较高浓度的制剂。

从旁指点

新鲜易于膨胀药材——浸渍法适用，渗漉法不适用；贵重药材、毒性药材、有效成分含量低的药材——浸渍法不适用，渗漉法适用。考生应注意区分。

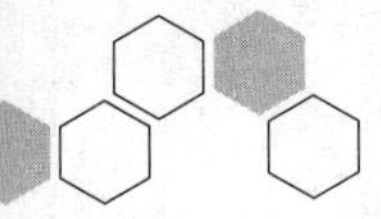

（3）渗漉法：适用于高浓度浸出药剂的制备，亦用于提取贵重药材、毒性药材、有效成分含量低的药材，但不适用于新鲜、易膨胀的药材及非组织药材。

（4）浸出工艺及设备：单级浸出工艺与间歇式提取器、多级浸出工艺、连续逆流浸出工艺。

5. 浸出液的蒸发与干燥（★）

（1）蒸发：蒸发是用加热的方法，使溶液中部分溶剂汽化并除去，从而提高溶液浓度的工艺操作。蒸发方式分为自然蒸发和沸腾蒸发两种，一般多采用沸腾蒸发。

（2）干燥：干燥是利用热能使湿物料中的湿分（水分或其他溶剂）汽化除去，从而获得干燥物品的工艺操作。常用的干燥方法有：常压干燥、减压干燥、喷雾干燥和冷冻干燥。

考点2 常用的浸出制剂

1. 浸出制剂概念、特点及分类（★★）

（1）概念：指采用适宜的浸出溶剂和方法浸出药材中有效成分，制成可供内服或外用的药物制剂。通常包括汤剂、酒剂、酊剂、流浸膏剂、浸膏剂、煎膏剂等。

（2）特点：具有药材各浸出成分的综合作用，有利于发挥某些成分的多效性；作用缓和持久，毒性较低；提高有效成分的浓度，减少剂量，便于服用。

（3）分类：①水浸出剂（汤剂、中药合剂）；②含醇浸出剂型（配剂、酒剂、流浸膏剂、浸膏剂）；③含糖浸出剂型（内服膏剂——膏滋、颗粒剂）；④精制浸出剂型（由中药材提取的有效部位制得的注射剂、片剂、气雾剂）。

2. 汤剂、酒剂、酊剂（★）

（1）汤剂（煎剂）：指用中药材加水煎煮，去渣取汁制成的液体剂型。汤剂之服用剂量与时间不定，或宜冷饮的制剂称为“饮”；将药材用水或其他溶剂，采用适宜方法提取，经浓缩制成的内服液体制剂称为“中药合剂”。汤剂系按照煎煮法制备，用途广泛，可以内服和外用。

（2）酒剂：幽冥药酒，系指药材用蒸馏酒浸取的澄清的液体制剂。药酒为了矫味或着色可酌加适量的糖或蜂蜜。酒剂一般用浸渍法、渗施法制备，多供内服，少数作外用，也有兼供内服和外用。

（3）酊剂：系指药物用规定浓度的乙醇提取或溶解制成的澄清液体制剂，亦可用流浸膏稀释制成，或用浸膏溶解制成。配剂的制备方法有稀释法、溶解法、浸渍法和渗漉法。

3. 浸膏剂、流浸膏剂与煎膏剂（★★）

（1）浸膏剂：系指饮片用适宜溶剂提取，蒸去全部溶剂，调整浓度至规定标准而成的体制剂。

（2）流浸膏剂：指饮片用适宜的溶剂提取，蒸去部分溶剂，调整浓度至规定标准而制成的制剂。除另有规定外，流浸膏剂每 1 ml 相当于原有饮片 1 g。制备流浸膏剂常用不同浓度的乙醇为溶剂，少数以水为溶剂。

（3）煎膏剂：系指用水煎煮，去渣浓缩后，加糖或炼蜜制成的半流体状制剂，也称膏滋。药效以滋补为主，兼有缓慢的治疗作用（如调经、止咳等）。

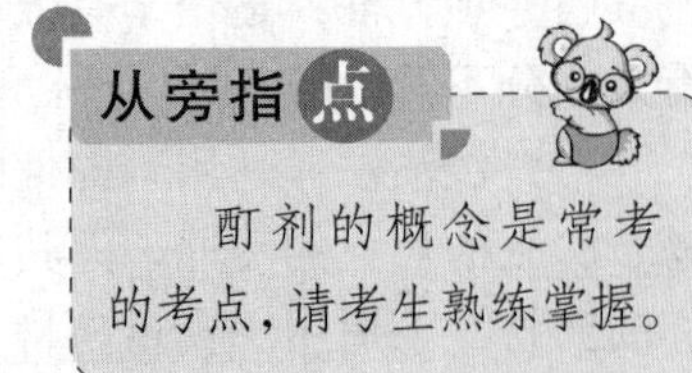

从旁指点
酊剂的概念是常考的考点，请考生熟练掌握。

4. 浸出制剂的质量（★） ①控制药材的质量；②严格控制提取过程；③控制浸出制剂的理化指标。

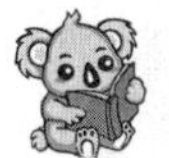

考点集锦

浸出制剂
- 概述
  - 药材品质检查
  - 药材的粉碎
- 浸出过程：浸润与渗透阶段；解吸、溶解阶段；扩散阶段；置换阶段
- 影响浸出的因素：浸出溶剂、药材的粉碎粒度、浸出温度、浓度梯度、浸出压力、药材与溶剂相对运动速度、新技术应用
- 浸出方法：煎煮法、浸渍法、渗漉法
- 浸出工艺及设备
- 浸出液的蒸发与干燥
- 常用的浸出制剂
  - 概念、特点及分类：水浸出剂、含醇浸出剂型、含糖浸出剂型、精制浸出剂型
  - 汤剂、酒剂、酊剂
  - 浸膏剂、流浸膏剂与煎膏剂
  - 浸出制剂的质量

第八节　制剂新技术与药物新剂型

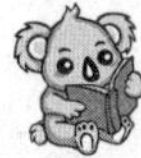

考点梳理

考点1　固体分散体的制备技术

1. 固体分散体的概念、特点及类型（★★）

（1）概念：指药物高度分散于适宜的载体材料中形成的一种固态物质，又称固体分散物。固体分散技术系指将药物均匀分散于固体载体材料中，形成固体分散体的技术。

（2）特点：加难溶性药物的溶解度和溶出速率，从而提高药物的生物利用度；延缓或控制药物释放；可延缓药物的水解和氧化，提高药物的稳定性；掩盖药物的不良嗅味和刺激性；使液体药物固体化等。对大剂量药物则难以制成易于吞咽的片剂或胶囊剂；药物的分散状态稳定性不高，久贮易产生老化现象。

（3）类型：简单低共熔混合物、固态溶液与共沉淀物三种类型。

2. 固体分散体的载体材料及制备方法（★）

（1）载体材料：可分为水溶性、难溶性和肠溶性三大类。可联合应用，可达到速释或缓释效果。

（2）制备方法：包括熔融法、溶剂法、溶剂–熔融法、溶剂–喷雾（冷冻）干燥法、研磨法和双螺旋挤压法六种方法。不同药物采用何种固体分散技术，主要取决于药物的性质和载体材料的结构、性质、熔点及溶解性能等。

考点2　包合物的制备技术

1. 包合物的概念、特点（★★）

（1）概念：包合物又称分子胶囊，是一种分子包嵌在另一种分子的空穴结构中而形成的包合体，一般将具有空穴结构的分子称为主分子（包合材料），被包嵌的分子称为客分子（药物）。包合技术系指形成包合物的技术。

（2）特点：药物作为客分子经包合后，溶解度增大，稳定性提高，液体药物可粉末化，可防止挥发性成分挥发，掩盖药物的不良气味或味道，调节释放速率，提高药物的生物利用度，降低药物的刺激性与毒副作用等。

2. 包合材料及包合物的制备方法（★）

（1）包合材料：常用的包合材料有环糊精、胆酸、淀粉、纤维素、蛋白质、核酸等。目前在制剂中常用的是环糊精及其衍生物。

1）环糊精(CYD)：系指由6～12个D－葡萄糖分子以1,4－糖苷键连接的环状低聚糖化合物，为水溶性的非还原性白色结晶性粉末，结构为中空圆筒形。孔穴的开口处呈亲水性，空穴的内部呈疏水性。对酸不太稳定，易发生酸解而破坏圆筒形结构。常见有α、β、γ三种，其中以β－CYD最为常用。

> **从旁指点**
>
> 环糊精共有三种，其中β－环糊精是最常用的环糊精，考生应熟记，考试时常出现。

2）环糊精衍生物

①水溶性环糊精衍生物：常用的是葡萄糖衍生物、羟丙基衍生物及甲基衍生物等。葡糖基β－CYD为常用的包合材料。

②疏水性环糊精衍生物：常用作水溶性药物的包合材料。常用的有β－CYD分子中羟基的氢离子被乙基取代的衍生物，取代程度愈高，产物在水中的溶解度愈低。

（2）包合物的制备方法有：①饱和水溶液法；②研磨法；③冷冻干燥法；④喷雾干燥法；⑤超声法等。

考点3　缓释、控释制剂

1. 缓释、控释制剂的概念与特点（★★★）

（1）概念

①缓释制剂：系指在规定释放介质中，按要求缓慢地非恒速释放药物，与其相应的普通制剂比较，给药频率比普通制剂减少一半或给药频率比普通制剂有所减少，且能显著增加患者的依从性的制剂。

②控释制剂：控释制剂系指在规定释放介质中，按要求缓慢地恒速释放药物，其与相应的普通制剂比较，给药频率比普通制剂减少一半或给药频率比普通制剂有所减少，血药浓度比缓释制剂更加平稳，且能显著增加患者的依从性的制剂。

（2）特点

①减少给药次数，增加患者用药的顺应性。

②释药徐缓，使血药浓度平稳，避免“峰－谷”现象，有利于降低药物的毒副作用，减少耐药性。

③发挥药物的最佳治疗效果。

④某些缓、控释制剂可定时、定位释放，更加适合疾病治疗。

> **从旁指点**
>
> 考生应熟记缓释、控释制剂的特点，考试时经常出现让考生辨别。

2. 缓释、控释制剂常用材料（★）

（1）阻滞剂：常用的有动物脂肪、蜂蜡、巴西棕榈蜡、氢化植物油、硬脂酸（十八酸）、硬脂醇（十八醇）、单硬脂酸甘油酯等。

（2）骨架材料：主要包括亲水凝胶骨架材料、溶蚀性骨架材料和不溶性骨架材料三大类。

1）亲水凝胶骨架材料：①天然胶；如海藻酸盐、琼脂等；②纤维素衍生物，如甲基纤维素（MC）、羧甲基纤维素钠（CMC－Na）、羟丙甲纤维素（HPMC）等；③非纤维素多糖类，如甲壳素、壳聚糖、卡波姆等；④高分子聚合物，如聚维酮（PVP）、聚乙烯醇（PVA）等。

2）溶蚀性骨架材料：动物脂肪、蜂蜡、巴西棕榈蜡、氢化植物油、硬脂醇、单硬脂酸甘油酯、硬脂酸丁酯等。

3）不溶性骨架材料：常用的不溶性骨架材料有乙基纤维素（EC）、无毒聚氯乙烯、乙烯－醋酸乙烯共聚物、硅橡胶等。该类骨架材料口服后不被机体吸收，无变化地由粪便排出。

（3）包衣材料：常用的不溶性包衣材料有醋酸纤维素（CA）、乙基纤维素（EC）、聚丙烯酸树脂、硅酮弹性体及交联海藻酸盐等；肠溶包衣材料有醋酸纤维素酞酸酯（CAP）、羟丙甲纤维素酞酸酯（HPMCP）、Eudragit L、Eudragit R 等。

（4）增稠剂：主要用于延长口服液体制剂的疗效。常用的有明胶、聚维酮（PVP）、羧甲基纤维素（CMC）、聚乙烯醇（PVA）、右旋糖酐等。

3. 缓释、控释制剂的释药原理与方法（★）

溶出原理、扩散原理、溶蚀与扩散相结合的原理、渗透压原理和离子交换作用。

考点4　靶向制剂

1. 靶向制剂的概念（★★★） 是指载体将药物通过局部给药或全身血液循环而选择性地浓集定位于靶组织、靶器官、靶细胞或细胞内结构的给药系统。

2. 被动靶向制剂（★）

（1）脂质体

①概述：脂质体是将药物包封于类脂质双分子层形成的薄膜中间所得的超微型球状载体。

②特点：靶向性、缓释性、降低药物毒性、提高药物稳定性。

③制备脂质体的材料：脂质体的膜材主要由磷脂与胆固醇构成，磷脂类包括卵磷脂、脑磷脂、大豆磷脂以及其他合成磷脂，胆固醇与磷脂是共同构成细胞膜和脂质体的基础物质。

④脂质体的制备：注入法、薄膜分散法、超声波分散法、逆相蒸发法、冷冻干燥法。

（2）微囊与微球

1）概述：微囊系指固态或液态药物被载体敷料包封成的微小球囊。微球系指药物溶解或分散在载体辅料中形成的微小球状实体。微囊、微球通常粒径在 1～250 μm 之间，亚微囊、亚微球在 0.1～1 μm 之间，纳微囊、纳微球在 10～100 nm 之间。

2）药物微囊化的目的：①掩盖药物的不良气味及口味；②提高药物的稳定性；③防止药物在胃内失活或减少对胃的刺激；④使液态药物固态化便于应用与储存；⑤减少复方药物的配伍变化；⑥可制备缓释或控释制剂；⑦使药物浓集于靶区，提高疗效，降低毒副作用；⑧可将活细胞或生物活性物质包囊。

3）微囊的组成

①囊心物：主药、附加剂（稳定剂、稀释剂、阻滞剂、增塑剂等）。囊心物可以是固体，也可以是液体。

②囊材

分类	举例
天然高分子囊材	明胶、阿拉伯胶、海藻酸盐、壳聚糖
半合成高分子囊材	羧甲基纤维素盐、醋酸纤维素酞酸酯（CAP）、乙基纤维素（EC）、甲基纤维素（MC）、羟丙甲纤维素（HPMC）

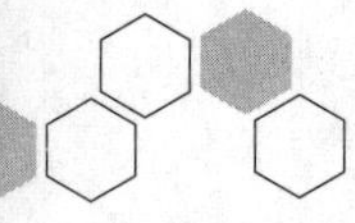

续表

分类	举例
合成高分子囊材	生物不降解，且不受pH影响：聚酰胺、硅橡胶
	一定pH条件下可溶解：聚丙烯酸树脂、聚乙烯醇

4）微囊的制备：①物理化学法；②物理机械法（喷雾干燥法、喷雾凝结法、空气悬浮法、多孔离心法、锅包衣法）；③化学法（界面缩聚法、辐射交联法）。

5）微球的制备：根据材料和药物的性质不同可以采用不同的微球制备方法。

3. 主动靶向制剂（★）

（1）经过修饰的药物载体：修饰脂质体、修饰微乳、修饰微球、修饰纳米球、免疫纳米球等。

（2）前体药物与药物大分子复合物：前体药物包括抗癌药及其他前体药物、脑部位和结肠部位的前体药物等。

4. 物理化学靶向制剂（★）

指应用某些物理化学方法可使靶向制剂在特定部位发挥药效。包括：磁性靶向制剂、栓塞靶向制剂、热敏靶向制剂和pH敏感的靶向制剂。

考点5　透皮给药制剂

1. 透皮给药制剂的概念、特点与分类（★★）

（1）概念：透（经）皮传递系统或称透皮治疗制剂（简称 TDDS、TTS）系指经皮给药的新制剂，常用的剂型为贴剂。

（2）特点

①可避免口服给药可能发生的肝首过效应及胃肠灭活。

②可维持恒定的最佳血药浓度或生理效应，减少胃肠给药的副作用。

③延长有效作用时间，减少用药次数。

④通过改变给药面积调节给药剂量，减少个体间差异，且患者可以自主用药，也可以随时停止用药。

（3）分类：膜控释型、黏胶分散型、骨架扩散型、微贮库型等类型。

2. 影响药物透皮吸收的因素（★）

（1）生理因素：包括皮肤的水合作用、角质层的厚度、皮肤条件、皮肤的结合作用与代谢作用。

（2）剂型因素：包括药物剂量和药物的浓度、分子大小及脂溶性、pH与pK_a、TDDS中药物的浓度、熔点与热力学活度。

3. 透皮给药制剂常用的吸收促进剂（★★）

透皮给药制剂常用的吸收促进剂	表面活性剂	阳离子型、阴离子型、非离子型和卵磷脂
	有机溶剂类	乙醇、丙二醇、醋酸乙酯，二甲基亚砜及二甲基甲酰胺
	月桂氮䓬酮及其同系物	
	有机酸、脂肪醇	油酸、亚油酸及月桂醇
	角质保湿与软化剂	尿素、水杨酸及吡咯酮类
	萜烯类	薄荷醇、樟脑、柠檬烯

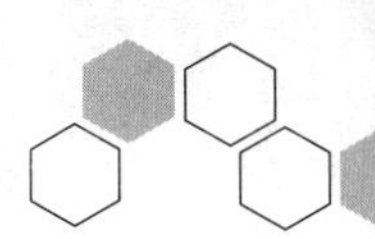

续表

经皮给药系统的高分子材料	膜聚合物和骨架聚合物	乙烯–醋酸乙烯共聚物（EVA）
	压敏胶	聚异丁烯（PIB）类压敏胶、丙烯酸类压敏胶、硅橡胶压敏胶
	背衬材料	多层复合铝箔
	防黏材料	聚乙烯、聚苯乙烯、聚丙烯
	药库材料	单一材料，多种材料配制的软膏、水凝胶、溶液

4. 促进药物透皮吸收的新技术（★）

促进药物经皮吸收的新技术包括离子导入技术、超声波技术、无针注射系统等。

考点6　生物技术药物制剂（★）

1. 基本概念

生物技术或称生物工程，是应用生物体（包括微生物、动物细胞、植物细胞）或其组成部分（细胞器和酶），在最适条件下，生产有价值的产物或进行有益过程的技术。现代生物技术主要包括基因工程、细胞工程与酶工程。

2. 蛋白质类药物制剂的处方工艺

（1）液体剂型中蛋白质类药物的稳定性

1）改造蛋白质结构。

2）加入适宜辅料：常用的稳定剂有：①缓冲液；②表面活性剂；③糖和多元醇；④盐类；⑤聚乙二醇类；⑥大分子化合物；⑦组氨酸、甘氨酸、谷氨酸和赖氨酸的盐酸盐；⑧金属离子。

（2）固体状态蛋白质药物的稳定性与工艺：①冷冻干燥蛋白质药物制剂；②喷雾干燥蛋白质药物制剂。

3. 蛋白质类药物新型给药系统

（1）新型注射（植入）给药系统

①控释微球制剂：首次经FDA批准的蛋白质类药物微球制剂是醋酸亮丙瑞林聚丙交酯–乙交酯微球。

②脉冲式给药系统。

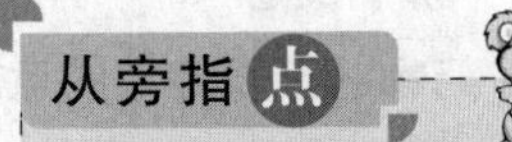

鼻腔给药系统是最有希望的给药途径之一；直肠给药系统是一条理想的给药途径。

（2）非注射给药系统

1）鼻腔给药系统：多肽和蛋白质类药物在非注射剂型中最有希望的给药途径之一。但应用受到限制。

2）口服给药系统：蛋白质药物口服给药主要存在四个问题：①在胃内酸催化降解；②在胃肠道内的酶水解；③对胃肠道黏膜的透过性差；④存在肝首过效应。

3）直肠给药系统：多肽类与蛋白质类药物直肠给药为一条理想的给药途径。

4）口腔黏膜给药系统：口腔黏膜无角质层，面颊部血管丰富，药物吸收后可经颈静脉、上腔静脉直接进入全身循环，可避免胃肠消化液及肝首过作用。

5）经皮给药系统：皮肤的穿透性低是多肽和蛋白质类药物透皮吸收的主要障碍，但皮肤的水解酶活性相当低。

6）肺部给药系统：蛋白质类药物的肺部给药系统目前受到越来越多的关注。

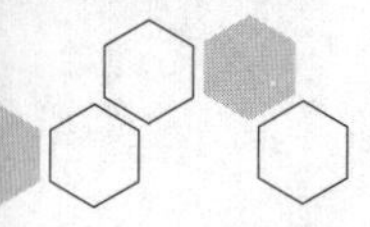

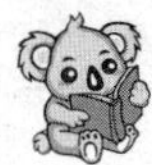

考点集锦

- 制剂新技术与药物新剂型
  - 固体分散体
    - 概念与特点
    - 类型：简单低共熔混合物、固态溶液与共沉淀物
    - 载体材料、制备方法
  - 包合物的制备技术
    - 包合材料：环糊精（CYD）、环糊精衍生物
    - 制备方法：饱和水溶液法、研磨法、冷冻干燥法、喷雾干燥法、超声法
  - 缓释、控释制剂
    - 概念、特点
    - 材料
      - 阻滞剂
      - 骨架材料：亲水凝胶骨架、溶蚀性骨架、不溶性骨架
      - 材料包衣材料：Eudragit L、Eudragit R
      - 增稠剂
  - 靶向制剂：被动靶向制剂（脂质体、微囊与微球）、主动靶向制剂、物理化学靶向制剂
  - 透皮给药制剂
    - 影响药物透皮吸收的因素：生理因素、剂型因素
    - 吸收促进剂：常用的以及经皮给药系统的高分子材料
    - 透皮吸收的新技术
  - 生物技术药物制剂
    - 蛋白质类药物制剂的处方工艺
      - 液体剂型中蛋白质类药物的稳定性
      - 固体状态蛋白质药物的稳定性与工艺
    - 蛋白质类药物新型给药系统
      - 新型注射（植入）给药系统
      - 非注射给药系统

第九节　药物制剂的稳定性

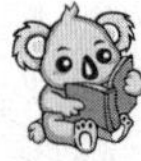

考点梳理

考点1　基本概念

1. 药物制剂稳定性的意义（★★★）

（1）稳定性是评价药物制剂质量的重要指标之一，也是确定药物制剂使用期限的主要依据。

（2）药物制剂若发生分解、变质，可导致药效降低，甚至产生或增加毒副作用，危及患者的身体健康和生命安全，因此药物制剂的稳定性对于保障其临床应用的有效性和安全性是非常重要的。

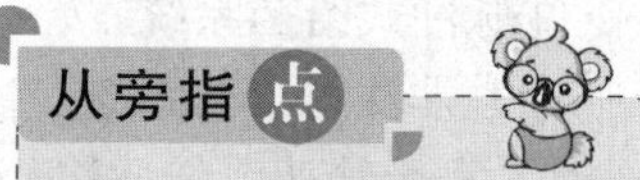

影响药物稳定性的因素，需要考生了解掌握，考试时可能需要考生进行区分选择。

2. 药物制剂稳定性的化学动力学基础（★）

（1）研究药物的降解速度与浓度关系式：

$$-\frac{\mathrm{d}C}{\mathrm{d}t}=kC_n$$

（2）零级反应：反应速度与反应物浓度无关。浓度与时间关系为：

$$C=C_0-kt$$

（3）一级反应：反应速度与反应物浓度的一次方成正比。浓度与时间关系为：

$$\lg C = -\frac{kt}{2.303} + \lg C_0$$

3. 制剂中药物化学降解途径（★★）

药物降解的两个主要途径是水解和氧化。其他如异构化、聚合、脱羧等反应，在某些药物中也有发生。

考点 2　影响药物制剂降解的因素与稳定化方法（★★）

1. 处方因素对药物制剂稳定性的影响及解决方法

（1）pH 的影响：可根据实验求出药物最稳定的 pH，并使药物制剂的 pH 稳定在最稳定 pH 附近，以提高药物的稳定性。

（2）广义酸碱催化：加入缓冲剂，缓冲剂应用尽可能低的浓度或选用没有催化作用的缓冲系统。

（3）溶剂的影响：在水中很不稳定的药物，可加入适量的非水溶剂可延缓药物的水解。

（4）离子强度的影响：相同电荷离子间的反应，离子强度增大，反应速度增大；相反电荷离子间的反应，离子强度增大，反应速度降低；若药物是中性分子，离子强度增加对反应速度没有影响。

（5）加入表面活性剂：一些容易水解的药物，加入表面活性剂可使稳定性增加。

（6）处方中赋形剂和附加剂：制剂的组方应在实验基础上，正确选用辅料。

2. 外界因素对药物制剂稳定性的影响及解决方法

（1）温度：对热非常敏感的生物制品，可以通过降低温度、减少受热时间、采用冷冻干燥、无菌操作等工艺来避免温度对药物稳定性的不良影响。

（2）光线：对光敏感的药物制剂，制备过程中要避光操作，还可通过改进处方工艺如 β–环糊精包合、制成微囊后装入胶囊，或在处方中加入抗氧剂、包衣材料中加入遮光剂等。

（3）空气（氧）的影响：防止氧化的措施：①配液时使用新鲜煮沸放冷的注射用水；②在溶液中和容器空间通入惰性气体如二氧化碳或氮气，置换其中的空气；③加入抗氧化剂。

（4）金属离子的影响：要避免金属离子的影响，应选用纯度较高的原辅料，操作过程中不要使用金属器具，同时还可加入整合剂。

（5）湿度和水分的影响。

（6）包装材料的影响。

3. 药物制剂稳定化的其它方法

（1）改进剂型与生产工艺：①制成固体制剂：凡是在水溶液中证明是不稳定的药物，一般可制成固体制剂。②制成微囊或包合物：某些易氧化药物制成微囊可增加药物的稳定性。③采用粉末直接压片或干法制粒压片：一些对湿、热敏感的药物制成口服固体制剂，可以采用粉末直接压片或干法制粒压片操作。④采用包衣工艺：个别对光、热、水很敏感的药物，制成包衣片，收到良好效果。

（2）制成稳定的衍生物：药物制剂有效成分的化学结构是决定其稳定性的主要因素，药物的结构不同，理化性质也就不同，对不稳定性的药物进行结构改造，可增加其稳定性。将有效成分制成前体药物是提高稳定性的另一种方法。

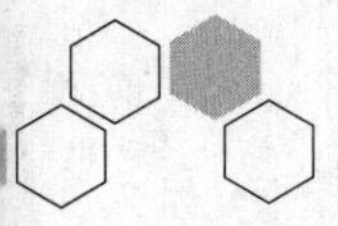

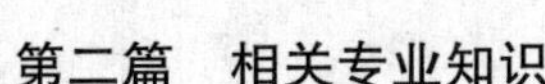

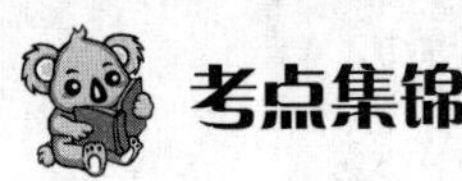

考点集锦

药物制剂的稳定性
- 处方因素：pH的影响、溶剂的影响、表面活性剂的影响、辅料的影响
- 外界因素：温度、光线、空气、金属离子的影响、湿度、包装
- 其他因素：生产工艺

第二章　医院药事管理

第一节　医院药事与医院药事管理

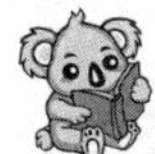

考点梳理

考点 1　医院药事

从旁指点

本节中需要重点掌握医院药事管理的内容，其次是医院药事的概念。

1. 药学与医院药事概述（★★）

医院药事：泛指医院中一切与药品和药学服务有关的事物（项），是药事在医院的具体表现。包括：

（1）医院药品的采购、储存、保管、调剂、制剂，药品的质量管理、药品的临床应用、经济核算、临床药学、药学教学、科研、监督管理。

（2）医院药学部门内部的组织机构、人员配备、设施设备、规章制度。

（3）医院药学部门与外部的沟通联系、信息交流等事项。

2. 医院药事管理及其发展（★）

（1）医院药事管理：医院药事管理是应用管理科学的基本原理和研究方法对医院药学事业各部门的活动进行研究，总结其管理活动的规律，并用以指导医院药事健康发展的实践活动。

（2）医院药事管理的发展：分为三个阶段，即传统阶段、过渡阶段和患者服务阶段。

考点 2　医院药事管理的内容和常用方法

1. 医院药事管理的内容（★★★）

医院药事管理是一个相对完整的系统，包括医院药事的组织管理、法规制度管理、业务技术管理、质量管理、经济管理、信息管理等内容。

2. 医院药事管理的常用方法（★★）

医院药事管理的常用方法有：调查研究方法、目标管理法、PDCA 循环法、线性回归法（预测分析）和 ABC 分类法。

3. 医院药事管理的发展趋势（★）

（1）调剂的发展趋势：药师要加强对处方的审核，保证用药方案合理。

（2）开展临床药学工作：开展临床药学工作其核心是研究和指导合理用药。

（3）开展药物利用评价工作和药物经济学研究。

（4）开展药品不良反应报告和监测。

（5）开展科研教学工作。

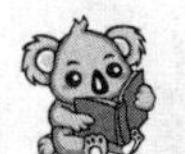

考点集锦

医院药事与医院药事管理
- 医院药事
- 医院药事管理的内容、常用方法及发展趋势

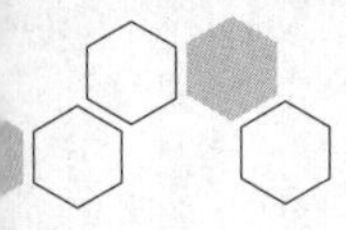

第二节　医院药事的组织管理

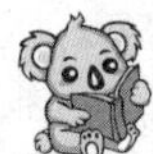

考点梳理

考点1　医院药事管理的组织结构及任务

1. 医院药事的组织管理模式（★）

（1）领导部门：管理工作归属于卫生行政部门。

（2）监督部门：卫生与计划生育委员会、国家中医药管理局监督管理。

（3）县级以上地方卫生行政部门、中医药行政部门负责本行政区域内医疗机构药事管理工作的监督管理。

（4）医疗机构的药事管理组织：二级以上医院应当设立药事管理与药物治疗学委员会；其他医疗机构应当成立药事管理与药物治疗学组，并对药事管理委员会的作用、职责、组成作明确的规定。

2. 医院药学部门的组织机构（★）

（1）三级医院设置药学部，并可根据实际情况设置二级科室。

（2）二级医院设置药剂科。

（3）其他医疗机构设置药房。

（4）综合性医院的药学部（科）应设有调剂、制剂、药品检验、药品保管、临床药学研究室等部门。

我国综合性医院药学部门组织机构如下：

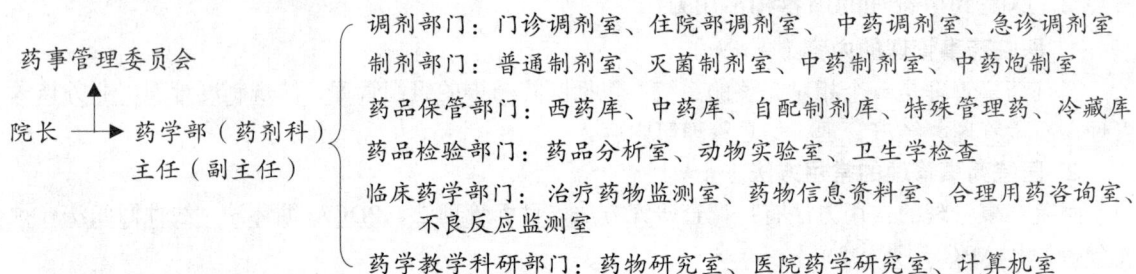

药事管理委员会
↑
院长 → 药学部（药剂科）主任（副主任）
- 调剂部门：门诊调剂室、住院部调剂室、中药调剂室、急诊调剂室
- 制剂部门：普通制剂室、灭菌制剂室、中药制剂室、中药炮制室
- 药品保管部门：西药库、中药库、自配制剂库、特殊管理药、冷藏库
- 药品检验部门：药品分析室、动物实验室、卫生学检查
- 临床药学部门：治疗药物监测室、药物信息资料室、合理用药咨询室、不良反应监测室
- 药学教学科研部门：药物研究室、医院药学研究室、计算机室

3. 医院药学部门的工作职责和任务（★★）

（1）加强药品监督管理，贯彻落实药事法规，对药品在医院流通的全过程实行监督检查，依法管药、依法用药。

（2）按照《基本用药目录》采购药品，按时供应。

（3）及时准确地调配处方或摆放药品，做好用药宣传，指导患者合理用药。

（4）根据医疗需要配制临床制剂，加工炮制中药材。

（5）加强药品质量管理，建立健全药品质量监督和检验制度。

（6）开展临床药学工作，建立临床药师制，参与临床药物治疗，促进安全、有效、经济用药，开展病历和处方用药调查分析，新药试验以及药品疗效与安全性评价，做好药品不良反应报告与监测工作，提出需要改进和淘汰品种的意见。

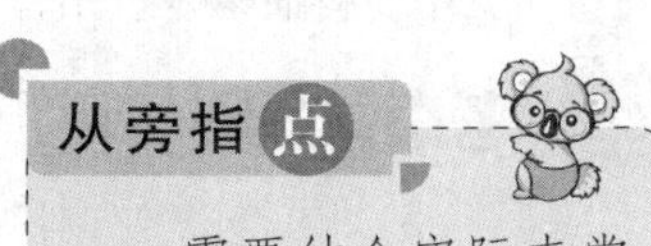

需要结合实际来掌握医院药学部门的工作和职责。

（7）承担医药院校学生的教学、实习工作，组织药学人员参

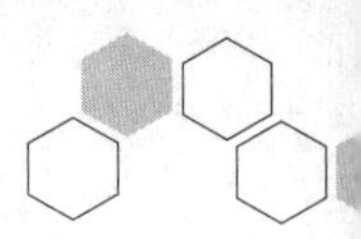

加继续药学教育，加强学术交流，促进药学学科的发展。

（8）提高管理水平和经济效益。促进科室工作有序地开展和应急事件的预防、处置能力，在确保社会效益的同时提高经济效益。

（9）负责医院药事管理工作和药事管理委员会的日常工作。

考点 2　医院药事管理与药物治疗学委员会的组成与职责（★）

1. 医院药事管理与药物治疗学委员会的组成

（1）二级以上医院应当设立药事管理与药物治疗学委员会；其他医疗机构应当成立药事管理与药物治疗学组。

（2）二级以上医院药事管理与药物治疗学委员会委员由具有高级技术职务任职资格的药学、临床医学、护理和医院感染管理、医疗行政管理等人员组成。

（3）成立医疗机构药事管理与药物治疗学组的医疗机构由药学、医务、护理、医院感染、临床科室等部门负责人和具有药师、医师以上专业技术职务任职资格人员组成。

（4）医疗机构负责人任药事管理与药物治疗学委员会（组）主任委员，药学和医务部门负责人任药事管理与药物治疗学委员会（组）副主任委员。

2. 医院药事管理与药物治疗学委员会的工作职责

（1）贯彻执行法律、法规、规章。审核制定本机构药事管理和药学工作规章制度，并监督实施。

（2）制定本机构药品处方集和基本用药供应目录。

（3）推动药物治疗相关临床诊疗指南和药物临床应用指导原则的制定与实施，监测、评估本机构药物使用情况，提出干预和改进措施，指导临床合理用药。

（4）分析、评估用药风险和药品不良反应、药品损害事件，并提供咨询与指导。

（5）建立药品遴选制度，审核本机构临床科室申请的新购入药品、调整药品品种或者供应企业和申报医院制剂等事宜。

（6）监督、指导麻醉药品、精神药品、医疗用毒药品及放射性药品的临床使用与规范化管理。

（7）对医务人员进行有关药事管理法律法规、规章制度和合理用药知识教育培训；向公众宣传安全用药知识。

从旁指点

药学技术人员主要分为中药技术人员和西药技术人员。

考点 3　医院药学部门人员的管理

1. 医院药学人员的构成和编制（★）

医院药学部门	药学技术人员	药学技术职务	药士、药师、主管药师、副主任药师和主任药师
		中药学技术职务	中药士、中药师、主管中药师、副主任中药师和主任中药师
		临床药师、执业药师	
	工人		
	职员		

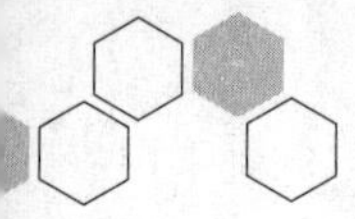

2. 医院药学人员的任职条件与职责（★★）

（1）任职条件

①基本条件：《中华人民共和国药品管理法》第二十二条规定，医疗机构必须配备依法经过资格认定的药学技术人员。非药学技术人员不得直接从事药剂技术工作。《处方管理办法》第十七条规定，取得药学专业技术资格人员方可从事工作，具有药学专业技术任职资格的人员负责处方审核、评估、核对、发药以及安全用药指导。

②思想条件：思想品德好，法制观念强，能遵守药学职业道德，工作认真负责，能全心全意为人民服务。

③业务条件：熟悉本专业理论和基础知识，具有扎实的技术操作能力，能独立承担工作，能做好药品质量控制工作，能开展药学咨询服务，正确解答医务人员和患者疑难问题，指导合理用药。

（2）工作职责

①负责药品采购供应、处方或者用药医嘱审核、药品调剂、静脉用药集中调配和医院制剂配制，指导病房（区）护士请领、使用与管理药品。

②参与临床药物治疗，进行个体化药物治疗方案的设计与实施，开展药学查房，为患者提供药学专业技术服务。

③参加查房、会诊、病例讨论和疑难、危重患者的医疗救治，协同医师做好药物使用遴选，对临床药物治疗提出意见或调整建议，与医师共同对药物治疗负责。

④开展抗菌药物临床应用监测，实施处方点评与超常预警，促进药物合理使用。

⑤开展药品质量监测，药品严重不良反应和药品损害的收集、整理、报告等工作。

⑥掌握与临床用药相关的药物信息，提供用药信息与药学咨询服务，宣传合理用药知识。

⑦结合临床药物治疗实践，进行药学临床应用研究；开展药物利用评价和药物临床应用研究。参与新药临床试验和新药上市后安全性与有效性监测。

⑧其他与医院药学相关的专业技术工作。

3. 医院药学人员的职业道德（★★）

（1）药师自身的要求：①爱岗敬业，精益求精；②认真负责，保证质量；③诚实信用，团结协作；④不为名利，廉洁正直。

（2）对患者、社会的责任：①保证药品的质量，提供合格药品；②关爱患者，热忱服务；③一视同仁，平等对待；④尊重人格，保护隐私。

（3）对药学职业的责任：药师的行为要能给药学职业带来信任和荣誉，促进药学事业的发展和提高，绝不从事任何可能败坏职业荣誉的活动。

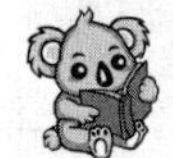

考点集锦

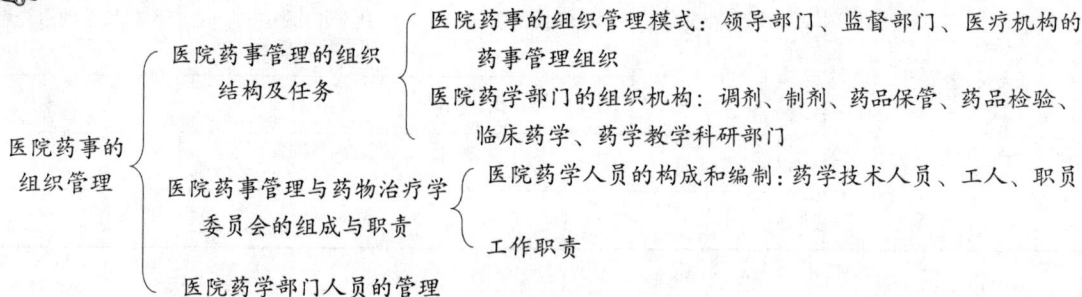

- 医院药事的组织管理
  - 医院药事管理的组织结构及任务
    - 医院药事的组织管理模式：领导部门、监督部门、医疗机构的药事管理组织
    - 医院药学部门的组织机构：调剂、制剂、药品保管、药品检验、临床药学、药学教学科研部门
  - 医院药事管理与药物治疗学委员会的组成与职责
    - 医院药学人员的构成和编制：药学技术人员、工人、职员
    - 工作职责
  - 医院药学部门人员的管理

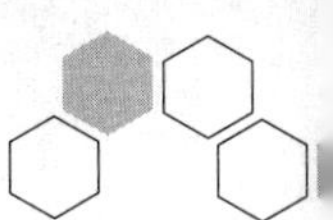

第三节　调剂管理

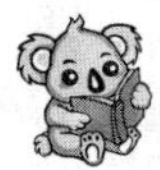

考点梳理

考点 1　处方概念及组成（★★★）

1. 概念

处方是指由注册的执业医师和执业助理医师在诊疗活动中为患者开具的、由取得药学专业技术任职资格的药学专业技术人员（药师）审核、调配、核对，并作为患者用药凭证的医疗文书。医师有处方权，药师有调配权。

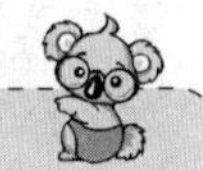

从旁指点

本节比较重要的内容是处方的概念和组成，需要重点掌握。

2. 组成　处方由三部分组成：处方前记、处方正文和处方后记。

（1）处方前记：医院名称、就诊科室、门诊病例号、住院病例号、就诊日期、患者姓名、性别、年龄、临床诊断、处方编号等。

（2）处方正文：Rp 起头，正文包括药品名称、剂型、规格、用量等。

（3）处方后记：医师、配方人、核对人、发药人的签名和发药日期等。

（4）需要注意的是：应用计算机打印的电子处方其格式与书写处方一致，应有处方医师和调剂配发药师的签字，且必须设置处方或医嘱正式开具后不能修改的程序。普通处方用白色，急诊处方用淡黄色，儿科处方为淡绿色，麻醉药品和第一类精神药品处方颜色为淡红色。

从旁指点

应当牢记处方的书写规则，普通处方用白色，急诊处方用淡黄色，儿科处方为淡绿色，麻醉药品和第一类精神药品处方颜色为淡红色。

考点 2　处方制度与书写规则（★★★）

1. 处方制度

（1）处方的权限：①经注册的执业医师在执业地点取得相应的处方权；②经注册的执业助理医师在乡、民族乡、镇的医疗、预防、保健机构执业，在注册的执业地点取得相应的处方权。

医师开具处方	须在注册的医疗、预防、保健机构签名留样及专用签章备案后
经注册的执业助理医师开具处方	须经所在执业地点执业医师签字或加盖专用签章后方有效
试用期的医师开具处方	须经所在医疗、预防、保健机构有处方权的执业医师审核并签名或加盖专用签章后方有效
医师被责令暂停执业、被责令离岗培训期间开具处方	处方权即被取消，有处方权的医生需将本人签字或印章留存于药剂科作鉴
被注销、吊销执业证书后开具处方	

（2）处方的书写：处方必须书写清楚、正确，内容完整、无缺、无误才能调配。处方如有修改，应由处方医生在修改处签字或盖章，以示责任。调配处方时，如发现处方书写不符合要求或有差错，药剂人员应与医师联系，更改后再调配，不得擅自修改处方。

（3）处方的限量：处方一般不得超过 7 日用量；急诊处方一般不得超过 3 日用量；对于某些慢性病、老年病或特殊情况，处方用量可适当延长，但医师必须注明理由。

（4）处方的有效时间：处方为开具当日有效。有效期最长不得超过 3 天。

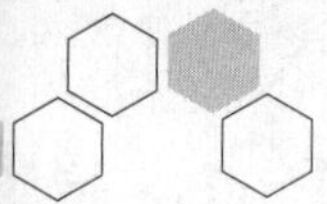

（5）处方的保管规定：普通、急诊、儿科处方保存1年，毒性药品、第二类精神药品及戒毒药品处方保存2年，麻醉药品和第一类精神药品处方保存3年。

2. 处方的书写规则

《处方管理办法》第六条，书写应当符合下列规则：

（1）患者一般情况、临床诊断填写清晰、完整，并与病历记载相一致。

（2）每张处方限于一名患者的用药。

（3）字迹清楚，不得涂改；如需修改，应当在修改处签名并注明修改日期。

（4）药品名称应当使用规范的中文名称书写，没有中文名称的可以使用规范的英文名称书写；医疗机构或者医师、药师不得自行编制药品缩写名称或者使用代号；书写药品名称、剂量、规格、用法、用量要准确规范，药品用法可用规范的中文、英文、拉丁文或者缩写体书写，但不得使用“遵医嘱”、“自用”等含糊不清字句。

（5）患者年龄应当填写实足年龄，新生儿、婴幼儿写日、月龄，必要时要注明体重。

（6）西药和中成药可以分别开具处方，也可以开具一张处方，中药饮片应当单独开具处方。

（7）开具西药、中成药处方，每一种药品应当另起一行，每张处方不得超过5种药品。

（8）中药饮片处方按照“君、臣、佐、使”的顺序排列。

（9）药品用法用量应按照药品说明书规定的常规用法用量使用，特殊情况需要超剂量使用时，应当注明原因并再次签名。

（10）除特殊情况外，应当注明临床诊断。

（11）开具处方后的空白处划一斜线以示处方完毕。

（12）处方医师的签名式样和专用签章应当与院内药学部门留样备查的式样相一致，不得任意改动，否则叮当重新登记留样备案。

第七条：

药品剂量与数量用阿拉伯数字书写。剂量应当使用法定剂量单位：重量以克（g）、毫克（mg）、微克（μg）、纳克（ng）为单位；容量以升（L）、毫升（ml）为单位；国际单位（IU）、单位（U）；中药饮片以克（g）为单位。

片剂、丸剂、胶囊剂、颗粒剂分别以片、丸、粒、袋为单位；溶液剂以支、瓶为单位；软膏及乳膏剂以支、盒为单位；注射剂以支、瓶为单位，应当注明含量；中药饮片以剂为单位。

考点3 调剂的概念及其质量管理（★★）

1. 概念 调剂意指配药又称为调配处方。调剂是专业性、技术性、管理性、法律性、事务性、经济性综合一体的活动过程，也是药师、医生、护士、患者（或其家属）、药剂人员等协同活动的过程。

调剂过程大致可分为六个步骤：收方、检查处方、调配处方、包装贴标签、复查处方、发药。

2. 质量管理

（1）四查十对

查	对
处方	科别、姓名、年龄
药品	药名、规格、数量、标签
配伍禁忌	药品性状、用法用量
用药合理性	临床诊断

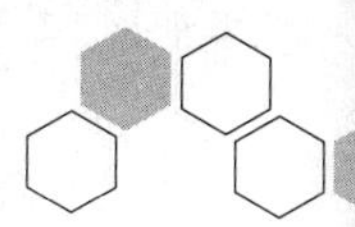

（2）处方调剂

①仔细阅读处方，按照药品的顺序调配。

②对贵重药品，麻醉药品分别登记。

③调剂药品时应检查药品的批准文号，并注意药品的有效期，以确保使用安全。

④药品调剂齐全后，与处方逐一核对药品名称、剂型、规格、数量和用法准确，规范的书写标签。

⑤对需特殊保存条件的药品应加贴醒目标签。

⑥尽量在每种药品上分别贴上用法、用量、储存条件等标签，并正确书写药袋或粘贴标签。

⑦调配好一张处方的所有药品后再调配下一张处方，以免发生差错。

⑧核对后签名或盖名章。

（3）核查：调剂后由另一药师进行核查，内容包括全面认真地审核一遍处方内容，逐个核对处方与调剂的药品、规格、剂量、用法、用量是否一致，逐个检查药品的外观质量是否合格，有效期等均应确认无误，检查人员签字。

（4）发药

①核对患者姓名，以确认患者。

②逐一核对药品与处方的相符性，检查药品剂型、规格、剂量、数量、包装，并签字。

③发现处方调剂错误时，应将处方和药品退回调剂者，并及时更正。

④发药时交代服用方法和特殊注意事项，进行用药指导。处方药品，需要对患者进行用药指导。

⑤发药时应注意尊重患者隐私。

考点4　调剂管理的法律、法规规定（★★★）

调剂管理一直是医院药事管理的重要内容。《医疗机构药事管理规定》指出调剂管理重要性，组织及处方调配要求。

第二十八条：

（1）药学专业技术人员应当严格按照《药品管理法》、《处方管理办法》、药品调剂质量管理规范等法律、法规、规章制度和技术操作规程，认真审核处方或者用药医嘱，经适宜性审核后调剂配发药品。

（2）发出药品时应当告知患者用法用量和注意事项，指导患者合理用药。

（3）为保障患者用药安全，除药品质量原因外，药品一经发出，不得退换。

第二十九条：

（1）医疗机构门急诊药品调剂室应当实行大窗口或者柜台式发药。

（2）住院（病房）药品调剂室对注射剂按日剂量配发，对口服制剂药品实行单剂量调剂配发。

（3）肠外营养液、危害药品静脉用药应当实行集中调配供应。

第三十条：

（1）医疗机构根据临床需要建立静脉用药调配中心，实行集中调配供应。

（2）静脉用药调配中心应当符合静脉用药集中调配质量管理规范，由所在地设区的市级以上卫生行政部门组织技术审核、验收，合格后方可集中调配静脉用药。

（3）在静脉用药调配中心以外调配静脉用药，参照静脉用药集中调配质量管理规范执行。

（4）医疗机构建立的静脉用药调配中心（室）应当报省级卫生行政部门备案。

考点5　门（急）诊、住院调剂的任务与工作特点（★★）

1. 门（急）诊药房调剂工作

实行窗口发药的配方方法有三种方式：

方法	具体操作	适用条件
独立配方	从收方到发药均由一人完成	优点是节省人力，责任清楚。但易发生差错。只适合小药房和急诊药房
流水作业配方法	收方和发药由多个人协同完成	适用于大医院门诊调剂室以及患者比较多的情况
结合法	独立配方与分工协作相结合的方法	这种配方方法效率高，差错少，人员占用少，普遍适用于各类医院门诊调剂室

2. 住院药房调剂工作

方法	具体操作	优点	缺点
凭方发药	医生给住院患者分别开出处方，凭处方取药	能使药师直接了解患者的用药情况，便于及时纠正错误	增加药剂人员和医生的工作量。这种发药方式现在多用于特殊药品
病区小药柜制	存放在病区专设的小药柜内。护士按医嘱取药发给患者服用	便于患者及时用药，减轻护士的工作量，有利于护理工作；便于住院调剂室有计划的安排发药时间	药师不易了解患者的用药情况，容易造成积压、过期失效，甚至遗失和浪费，不利治疗
摆药制	摆药制根据医嘱由护士将药品摆入患者的服用杯内，经病区治疗护士核对后发给患者服用	便于药品管理，避免药品变质，能保证合理用药，密切了医、药、护的关系	/

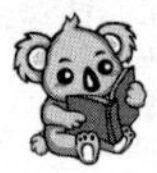

考点集锦

调剂管理：
- 处方概念及组成：处方前记、处方正文、处方后记
- 处方制度：处方的权限、处方的书写、处方的限量、处方的有效时间、处方的保管规定
- 调剂的步骤：收方、检查处方、调配处方、包装贴标签、复查处方、发药
- 调剂质量管理：四查十对
- 调剂管理的法律、法规规定
- 门（急）诊调剂的方法：独立配方法、流水作业配方法、结合法
- 住院调剂的方法：凭方发药、病区小药柜制、摆药制

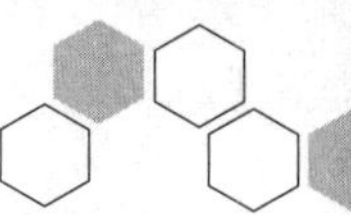

第四节　制剂管理

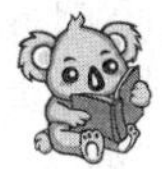

考点梳理

考点 1　医院制剂概述

1. 医院制剂室概述（★）

医疗机构配制制剂，必须具有能够保证制剂质量的人员、设施、检验仪器、卫生条件和管理制度，同时应当向所在地省、自治区、直辖市（食品）药品监督管理部门提交以下材料：

（1）《医疗机构制剂许可证申请表》。

（2）实施《医疗机构制剂配制质量管理规范》自查报告。

（3）医疗机构的基本情况及《医疗机构执业许可证》副本复印件。

（4）所在地省、自治区、直辖市卫生行政部门的审核同意意见。

（5）拟办制剂室的基本情况，包括制剂室的投资规模、占地面积、周围环境、基础设施等条件说明，并提供医疗机构总平面布局图、制剂室总平面布局图。

（6）制剂室负责人、药检室负责人、制剂质量管理组织负责人简历及专业技术人员占制剂室工作人员的比例。

（7）拟配制剂型、配制能力、品种、规格。

（8）配制剂型的工艺流程图、质量标准（或草案）。

（9）主要配制设备、检测仪器目录。

（10）制剂配制管理、质量管理文件目录。

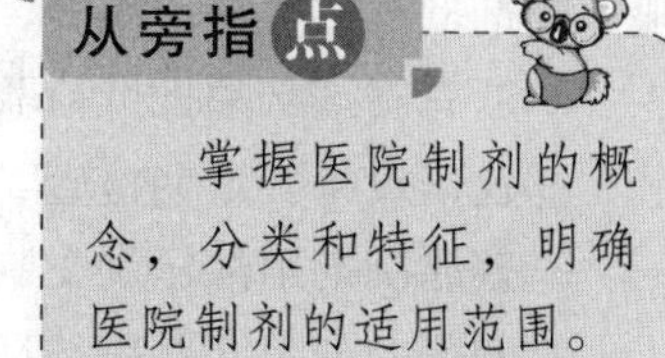

掌握医院制剂的概念，分类和特征，明确医院制剂的适用范围。

2. 医院制剂的概念、分类及特征（★★）

（1）概念：医疗机构制剂，是指由持有《医疗机构制剂许可证》的医疗机构制剂部门根据本单位医疗和科研需要，经批准而配制、自用的固定处方制剂。

（2）分类

1）按工艺类型可分为：①普通制剂：软膏剂、片剂、口服液体制剂、外用液体制剂等；②灭菌制剂：注射剂、眼用制剂、滴鼻剂、滴耳剂等；中药制剂等。

2）按依据标准及使用目的可分为：标准制剂、非标准制剂、试用制剂。

（3）特征：医院制剂以自配、自用、市场无供应为原则。其特点是：配制量少、剂型全、品种规格多、季节性强、使用周期短；疗效确切、不良反应低等；满足临床科研需要；费用较低，更易为患者所接受。

3. 医院制剂申报审批（★）

医疗机构配制制剂，须经所在地省级卫生行政部门审核同意，由省级药品监督管理部门批准，发给《医疗机构制剂许可证》。医院制剂申报审批程序，适用《医疗机构制剂注册管理办法》。

其中，有下列情形之一的，不得作为医疗机构制剂申报：

（1）市场上已有供应的品种。

（2）含有未经国家食品药品监督管理总局批准的活性成分的品种。

（3）除变态反应原外的生物制品。

（4）中药注射剂。

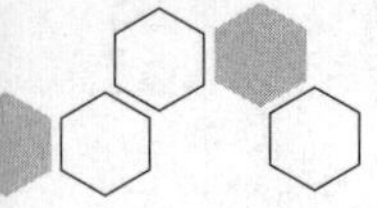

（5）中药、化学药组成的复方制剂。

（6）麻醉药品、精神药品、医疗用毒性药品、放射性药品。

（7）其他不符合国家有关规定的制剂。

考点 2 医院配制制剂的质量管理（★）

1. 普通、灭菌和无菌、中药制剂的质量管理

（1）医院制剂质量管理规范：为保证医院制剂的质量，应严格遵守医院制剂质量管理规范，制定各个工作室的工作制度和岗位责任制。

①配制分装操作时，要穿戴工作衣、帽、口罩和专用鞋，头发不准外露，不得化妆和佩戴饰物。

②配制人员上岗前应进行体格检查，以后每年体检一次，建立健康档案。

③建立质量跟踪与报告制度。

④建立原料领发、消耗制度，做到有据可查。建立统一分装制度，分装后的制剂应标明批准文号、生产批号和有效期。

⑤建立留样观察制度。留样记录保存 2 年备查。

⑥配制制剂必须按处方和操作规程，各种制剂均应有完整的配制操作规程及原始记录。

⑦制剂标签必须字迹清楚，标签应标明品名、规格、批号、用法与用量、注意事项、使用期限、制剂批准文号等，滴眼、滴鼻剂等小容器，至少应标明品名、规格、批号。

⑧所有制剂必须批批检验，经检验合格后，方可使用。

⑨仪器设备要定期检查、校正、保养，建立设备档案，有专人负责。

⑩普通制剂用纯化水配制。水质应符合药典标准，每季度至少应全检一次。

⑪制剂的分装容器应洁净，并经灭菌或消毒处理。

（2）配制管理：《医疗机构制剂配制质量管理规范（试行）》。

1）配制规程和标准操作规程不得任意修改。如需修改时必须按制定时的程序办理修订、审批手续。

2）在同一配制周期中制备出来的一定数量常规配制的制剂为一批，一批制剂在规定限度内具有同一性质和质量。每批制剂均应编制制剂批号。

3）每批制剂均应按投人和产出的物料平衡进行检查，如有显著差异，必须查明原因，在得出合理解释，确认无潜在质量事故后，方可按正常程序处理。

4）为防止制剂被污染和混淆，配制操作应采取的措施有：①每次配制后应清场，并填写清场记录；②不同制剂）的配制操作不得在同一操作间同时进行；③在配制过程中应防止交叉污染；④在配制过程中使用的容器须有标明物料名称、批号、状态及数量等的标志。

（3）质量管理与自检

1）药检室负责制剂配制全过程的检验。其主要职责有：

①制定和修订物料、中间品和成品的内控标准和检验操作规程，制定取样和留样制度。

②制定检验用设备、仪器、试剂、试液、标准品、滴定液与培养基及实验动物等管理办法。

③对物料、中间品和成品进行取样、检验、留样，并出具检验报告。

④监测洁净室（区）的微生物数和尘粒数。

⑤评价原料、中间品及成品的质量稳定性，为确定物料储存期和制剂有效期提供数据。

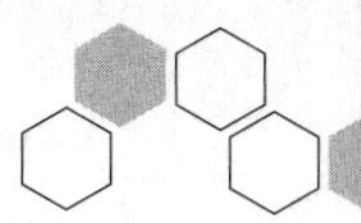

⑥制定药检室人员的职责。

2）医疗机构制剂质量管理组织应定期组织自检。

2. 静脉输液的混合调配

（1）静脉用药调配中心：医疗机构采用集中调配和供应静脉用药的。应当严格按照《静脉用药集中调配操作规程》执行。

（2）静脉用药集中调配质量管理

1）医师应当按照《处方管理办法》有关规定开具静脉用药处方或医嘱；药师应当按《处管理办法》有关规定和《静脉用药集中调配操作规程》，审核用药医嘱所列静脉用药混合配伍的合理性、相容性和稳定性，对不合理用药应当与医师沟通，提出调整建议。对于用药错误或不能保证成品输液质量的处方或用药医嘱，药师有权拒绝调配，并做记录与签名。

2）摆药、混合调配和成品输液应当实行双人核对制；集中调配要严格遵守本规范和标准操作规程，不得交叉调配。

3）静脉用药调配每道工序完成后，药学人员应当按操作规程的规定，填写各项记录，各道工序与记录应当有完整的备份输液标签，并应当保证与原输液标签信息相一致，备份文件应当保存1年备查。

4）医师用药医嘱经药师审核后生成输液标签，标签应当符合《处方管理办法》规定的基本内容，并有各岗位人员签名的相应位置。

5）核对后的成品输液应当有外包装，危害药品应当有明显标识。

6）成品输液应当置人各病区专用密封送药车，加锁或贴封条后由工人递送。递送时要与药疗护士有书面交接手续。

7）医疗机构集中调配静脉用药应当严格按照《静脉用药集中调配操作规程》执行。

静脉用药集中调配操作规程：①静脉用药调配中心（室）工作流程；②临床医师开具处方或用药医嘱；③审核处方或用药医嘱操作规程；④打印标签与标签管理操作规程；⑤贴签摆药与核对操作规程；⑥静脉用药混合调配操作规程；⑦成品输液的核对、包装与发放操作规程；⑧静脉用药调配所需药品与物料领用管理规程；⑨静脉用药调配所需药品与物料领用管理规程；⑩静脉用药调配中心（室）人员更衣操作规程；⑪静脉用药调配中心（室）清洁、消毒操作规程；⑫生物安全柜的操作规程；⑬水平层流洁净台操作规程。

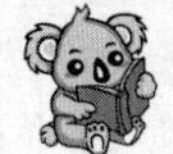

考点集锦

- 制剂管理
  - 医院制剂概述
    - 分类：普通制剂、灭菌制剂、中药制剂；标准制剂、非标准制剂、试用制剂
    - 特点：以自配、自用、市场无供应为原则
    - 审批：省级药品监督管理部门
  - 医院配制制剂的质量管理
    - 普通、灭菌和无菌、中药制剂的质量管理
    - 静脉输液的混合调配

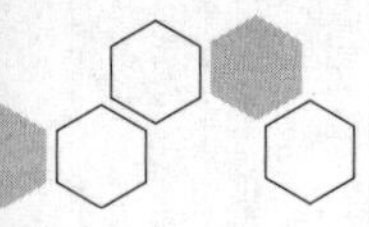

第五节　药品供应管理

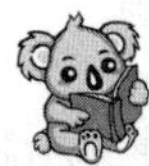

考点梳理

考点1　药品采购管理（★）

1. 药品的采购管理

药品采购管理是指医疗机构医疗、科研所需药品的供应渠道、采购程序、采购方式、采购计划及采购文件的管理。药品采购的特点主要有：

（1）采购药品种类多、剂型多、品种多、规格多。

（2）药品采购的供应渠道多、制造厂家多、营销方式多。

（3）采购的单一药品品种数量少、批次多、周期短。

药品采购管理应遵循的基本原则：质量第一原则、合法性原则、经济性原则和保障性原则。

2. 药品招标采购

分为集中招标采购和集中议价采购。

（1）集中招标采购4个原则：①公平；②公开；③公正；④诚实信用。

（2）3个不得：

①对纳入集中招标采购目录的药品，医院不得自行采购。

②对国家实行特殊管理的，不得实行集中招标采购，按有关规定采购。

③药学部门要根据药品采购法律法规要求，制定和规范药品采购工作程序，建立并执行药品进货检查验收制度，验明药品合格证明和其他标识，不符合规定要求的，不得购进和使用。

考点2　药品的质量验收管理与出入库管理（★★）

1. 药品的质量验收管理

（1）医疗机构对采购药品的质量验收管理是保证药品质量、防止可能不合格和不符合包装规定要求的药品进入使用过程的重要环节。

（2）医疗机构对购进药品的质量验收主要是指验收药品合格证明和其他标示两个方面。

1）药品合格证明检查主要是对药品出厂检验报告和产品合格证的检查。

2）药品其他标识验收系指对药品内外包装机所印标识的检查和核对。

（3）药品验收应明确负责及从事药品质量验收的组织和人员，对于特殊管理药品，要求必须有两人以上同时在场，逐箱验点到最小包装。

（4）药品质量验收记录应按验收内容逐一如实记录，并保存至超过药品有效期一年，但不得少于三年。

2. 药品的出入库管理

（1）采购药品质量验收结论出来后，可办理入库手续。采购入库的药品认真验收，分类定位排列，便于盘点和发货。

（2）入库应具医疗机构药学部门规定的组织或人员签发并盖有质量验收合格专用章的入库通知单，对质量验收不合格药品，

> **从旁指点**
>
> 药品的质量验收管理与出入库管理在医院药品使用的重要环节，一定要做到严防死守，保障好药品的品质。

需要填写《药品拒收报告单》。

（3）药品出库须遵循先产先出、近期先出、先进先出、易变先出、按批号发药的原则，做好出库检查和复核的记录。

考点 3 药品的储存与养护管理（★★）

（1）药品储存管理要坚持药品分类储存原则，一般管理药品与特殊管理药品分开存放，处方药和非处方药分开存放，外用药品与内用药品分开存放，合格药品与退货药品、变质等不合格药品分开存放。对储存药品标示醒目色标。

（2）药品在储存过程中可受到诸多因素影响，药库要有符合药品质量要求的储存条件。

（3）医疗机构药学部门要制定在库药品定期质量检查制度，制定人员定期和不定期对在库药品进行养护。

考点 4 特殊管理药品、急救药品及新药的供应管理

从旁指点

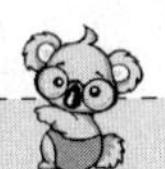

掌握特殊药品的管理方法，保证特殊药品的合理使用，包括麻醉药品、精神药品、医疗用毒性药品、放射性药品。

1. 特殊管理药品的供应管理（★★）

特殊药品	定义	管理要点
麻醉药品	连续使用后易产生生理依赖性，能成瘾的药品	麻醉药品只限于医疗、教学和科研使用
		具备相应条件并申请后经过批准的医疗机构才能使用麻醉药品
		使用麻醉药品的医务人员必须具有执业医师资格并经培训考核取得麻醉药品处方权，能够正确使用麻醉药品
		麻醉药品注射剂处方为一次用量，其他剂型处方不得超过 3 日用量，缓、控释制剂处方不得超过 7 日用量；为癌痛及慢性中、重度非癌痛患者开具的麻醉药品注射剂处方不得超过 3 日用量，其他剂型处方不得超过 7 日用量，缓、控释制剂处方不得超过日 15 用量
		对麻醉药品要有专人负责、专柜加锁、专用账册、专用处方、专册登记，处方保存 3 年备查
精神药品	直接作用于中枢神经系统，使之兴奋或抑制，连续使用能产生依赖性的药品，分为第一类精神药品和第二类精神药品	第一类精神药品只限指定的医疗机构中使用，第二类精神药品可供各医疗机构使用
		第一类精神药品注射剂处方为一次用量，其他剂型处方不得超过 3 日用量；缓、控释制剂处方不得超过 7 日用量。第二类精神药品的处方每次不超过 7 日用量；对于某些特殊情况，处方用量可适当延长，但医师应当注明理由。为癌痛及慢性中、重度非癌痛患者开具的第一类精神药品注射剂处方不得超过 3 日用量，其他剂型处方不得超过 7 日用量，缓、控释制剂处方不得超过 15 日用量
		处方应保存 2 年备查
		医疗机构应建立精神药品收支账目，定期盘点，做到账物相符，发现问题及时报告有关部门

续表

特殊药品	定义	管理要点
医疗用毒性药品	毒性剧烈，治疗剂量与中毒剂量相近，使用不当会致人中毒或死亡的药品	加工炮制毒性中药，必须按照《中国药典》（2015 年版）和《炮制规范》有关规定进行
		医师开具毒性药品处方，只允许开制剂，每次处方剂量不得超过 2 日极量
		调配处方必须认真负责，计量准确，按医嘱注明要求，并由配方人员和复核人员双签名
		处方应保存 2 年备查
		建立和完善保管、验收、领发、核对等制度
放射性药品	用于临床诊断或者治疗的放射性核素制剂或者其标记化合物	验收应由具有专业知识的专门人员在有安全防护的场所及设施下进行，认真核对标示内容，仔细检查盛装容器，建立规范的验收检查记录
		应放在规定材料（如铅质）制作的容器内，置于特制储源柜内，做到专人保管、分类储存、标识醒目、防止差错、保证安全
		建立放射性药品领用登记专册，记录内容完整，逐项填写清楚，领用人、使用人、保管人均需签名，并按规定入档保存

2. 急救药品的供应管理（★）

（1）急救药品是为应对各种突发事件所可能需要的药品。

（2）急救药品供应管理应力求标准化管理，建立专门的急救药品配置和储存的目录指引，建立统一的急救药品配置措施与储存措施及配置指南。

（3）在存放过程中，要做到定期检查和专人负责，对在检查与养护管理中发现的问题要及时报告，及时处理，对损耗和消耗的药品要及时补充。

（4）采购组织与人员要实现做好供应渠道的调研工作，必要时及时启动应急采购程序，确保急救药品的有效供应。

3. 新药的供应管理（★）

新药是指未曾在中国境内上市销售的药品。新药供应必须坚持临床治疗必需、新药充分认知和控制数量和逐步提高原则。

考点 5　药品的信息管理（★）

1. 药品名称、药品分类、药价

（1）药品名称：常见西药名称有通用名、英文名、化学名。

①通用名称：是由药典委员会按照《药品通用名称命名原则》组织制定并报卫生部备案的药品的法定名称。

②商品名：是药品生产厂商自己确定经药品监督管理部门核准的产品名称，具有专有性质，不得仿用。

（2）药品分类

①现代药：指 19 世纪以来发展起来的化学药品、抗生素、生化药品等，我国一般把它称为西药。

②传统药：指各国历史上流传下来的药物，主要是动、植物药和矿物药，我国的传统药还包括各民族药，如藏药、蒙药、苗族药等。

③新药：指我国境内未曾批准上市销售的药品。

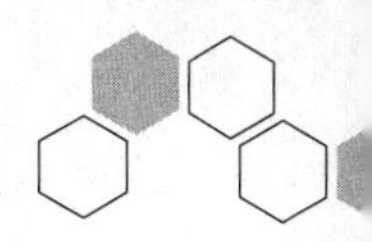

④上市（注册）药品：又称为注册药品，指的是经国家级药品监督管理部门审查批准并发给药品批准文号药品。

⑤特殊管理的药品：麻醉药品、精神药品、医疗用毒性药品、放射性药品。

⑥国家基本药物基本医疗保险用药：国家基本药物是从国家目前临床应用的各种药品中，经过评价而遴选出的具有代表性、由国家卫生管理部门公布的药品。原则是临床必需、安全有效、价格合理、使用方便、中西药并重。

⑦处方药和非处方药：处方药是指必须凭才可调配、购买和使用的药品；非处方药（OTC）则是指不需要凭处方即可自行判断、购买和使用的药品。

（3）药价：目前我国药品实行政府定价、政府指导价和市场调节价三种形式。

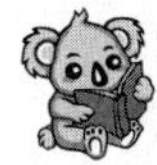

考点集锦

药品供应管理
- 药品采购管理
  - 药品的采购管理原则：质量第一原则、合法性原则、经济性原则和保障性原则
  - 药品招标采购：药品集中招标采购、集中议价采购
- 药品的质量验收管理与出入库管理
  - 质量验收管理：验收药品合格证明和其他标示
  - 出入库管理：先产先出、近期先出、先进先出、易变先出、按批号发药
- 特殊管理药品（麻醉药品、精神药品、医疗用毒性药品、放射性药品）、急救药品及新药的供应管理
- 药品的信息管理
  - 药品名称：通用名称和商品名称
  - 药品分类：现代药、传统药、新药、上市药品、特殊管理的药品、国家基本药物、基本医疗保险用药、处方药和非处方药

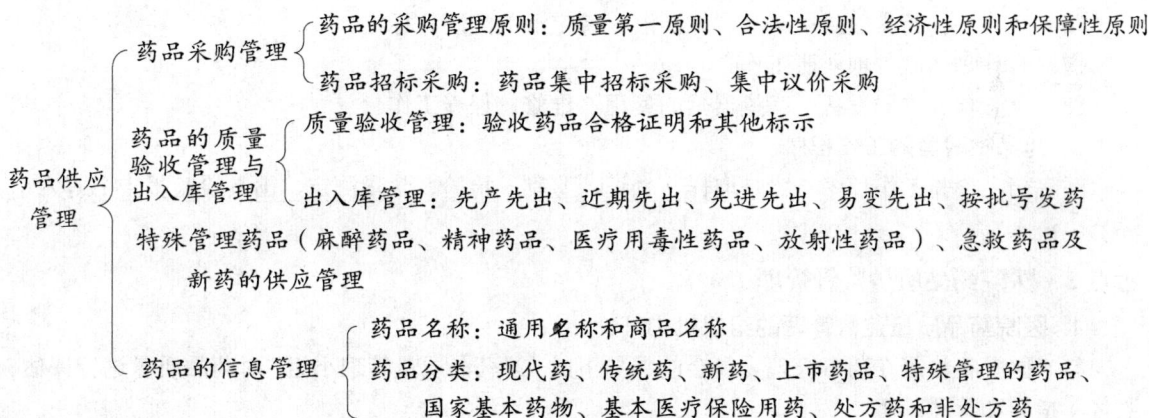

第六节　医院药品质量管理

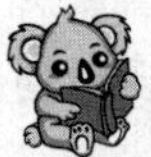

考点梳理

考点1　药品质量特性及其影因素（★）

1. 药品的质量特性

有效性	指药品在规定的适应证或者功能主治、用法和用量的条件下，能满足预防、治疗、诊断人的疾病，有目的地调节人的生理功能的性能
安全性	指药品在按照规定的适应证或者功能主治、用法和用量使用，对用药者生命安全的影响程度
稳定性	指药品在规定的条件下保持其有效性和安全性的能力
均一性	指药品的每一单位产品都符合有效性、安全性的规定要求
经济性	指药品生产、流通过程中形成的价格水平

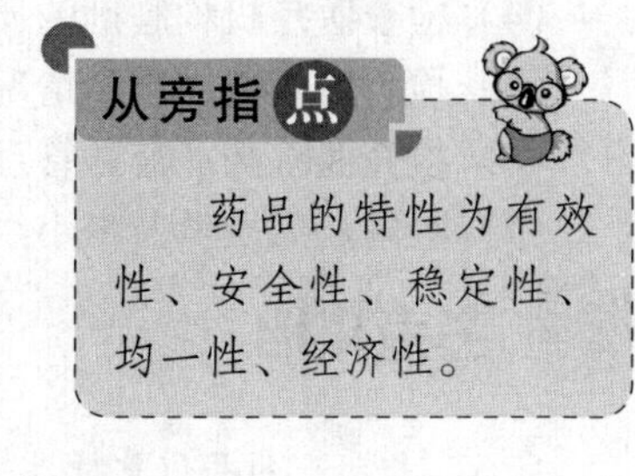

从旁指点
药品的特性为有效性、安全性、稳定性、均一性、经济性。

2. 影响药品质量的因素

药品的内环境是药品本身的理化性所决定的。药品的外环境是药品储存过程中的自然环境。

考点2　医院药品检验室的任务及其工作程序（★）

1. 医院药品检验室的设置　300张以下床位的医院需60 m^2，300～500张需80 m^2，600张以上需100 m^2。

2. 医院药品检验室主要任务

（1）负责本院药品质量监督、检验工作。

（2）负责本院制剂成品和半成品的质量检验。

（3）对购入的药品实施质量抽验。

（4）对本院制剂，留样定期观察、检验并做留样观察记录。

（5）负责制订本院制剂质量标准、检验规程等文件。

（6）负责各种药品检验用试液、标准液、滴定液的配制、标定。

（7）有计划开展各项科研工作。

（8）负责检验仪器设备、衡量器具的使用、维修、保养工作。

3. 药品检验室的工作程序

医院药品检验工作程序一般是取样、登记、鉴别、检验、含量测定、出具检验报告书等六个环节。

考点3　医院药品质量监督管理（★）

1. 医院药品质量监督管理的组织机构

（1）医疗机构应在药事管理委员会的领导下成立“药品质量管理小组”对药品质量进行评估、监督、指导和管理。

（2）由药学部和各个部门组成的质量管理监督小组具体将各个环节联结成一个网络控制系统，以完成全程监督管理。

2. 医院药品质量监督管理的内容

（1）执行《药品管理法》及相关质量监督管理法律法规，检查本医疗机构的贯彻落实规章制度的情况。

（2）检查处方调配中药品核对及技术操作规程执行情况。

（3）检查特殊药品和其他药品的使用、管理制度的执行情况。

（4）检查医疗机构制剂的质量检验执行情况。

（5）检查库存药品质量情况，确保库存药品安全有效。

（6）检查医院药品流通管理执行情况。

（7）医院药品质量监督小组承担的药品质量监督的其他任务。

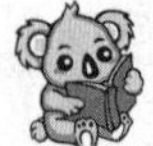

考点集锦

医院药品质量管理
- 药品质量特性及其影响因素
  - 质量特性：有效性、安全性、稳定性、均一性和经济性
  - 影响因素：药品的内环境、外环境
- 医院药品检验室的任务及其工作程序：鉴别、检验、含量测定、出具检验报告书
- 医院药品质量监督管理：药品质量管理小组

第七节 临床用药管理

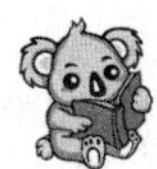

考点梳理

考点1 药物治疗管理（★）

1. 概念 药物治疗管理（MTM）是临床药师为了使患者在药物治疗中获得最大收益而提供的一系列服务。

2. 主要任务 帮助同时伴随多种慢性疾病的患者进行药物治疗管理；降低与药物有关的不良事件以及促进整体的患者预后状态。

3. 工作

（1）获取必要的患者健康状况评估。

（2）制定药物治疗方案。

（3）选择、启动和修正药物治疗管理。

（4）监测和评价患者药物治疗的安全和疗效。

（5）对用药进行综合性评估，鉴别、解决并防范出现的用药相关的问题。

（6）对与患者沟通获得的基本信息以及提供用药服务的过程进行记录。

（7）对患者进行口头用药教育，提高患者合理用药的意识。

（8）提供药品信息和临床药学服务，提高患者用药依从性等。

考点2 合理用药（★）

1. 合理用药概念的形成与发展

药物治疗管理的基本出发点和归宿是合理用药。WHO提出了相对完整的合理用药基本要素：

（1）处方的药应为适宜的药物。

（2）适宜的时间，以公众能支付的价格保证药物供应。

（3）正确地调剂处方。

（4）以准确的剂量，正确的用法和用药时间服用药物。

（5）确保药物质量安全有效。

2. 合理用药的基本原则

安全性	按规定的适应证和用法、用量使用药品后，人体产生毒副反应的程度
有效性	在规定的适应证、用法和用量的条件下，能满足预防、治疗、诊断人的疾病，有目的地调节人的生理功能的要求
经济性	支付尽可能少的药品费用而取得尽可能大的治疗收益
适当性	将适当的药品，以适当的剂量，在适当的时间，经适当的途径，给适当的患者，使用适当的疗程，最终达到合理的治疗目标

3. 影响合理用药的因素

（1）药物方面的因素：包括药物的剂型和剂量、给药途径、反复用药的影响、给药间隔时间、疗程及用药时间、联合用药与药物相互作用等因素。

（2）机体方面的因素：年龄、性别、精神因素、疾病、安慰剂效应、遗传等因素。

（3）人员因素：涉及诊断、开方、配方发药、给药及服药各个方面，涉及医生、药师、护士、患者及其家属乃至社会各有关人员。

（4）社会因素。

4. 合理用药的管理

（1）国家药物政策调控：国家药物政策给予正确导向，政府各部门协调配合、齐抓共管，社会各界的通力合作。

（2）医院药事管理改革：不断发挥医院药事管理与药物治疗学委员会的职能，通过加强合理用药制度建设，规范不合理用药行为。

5. 医院处方点评管理

（1）医院处方点评的目的：处方点评是根据相关法规、技术规范，对处方书写的规范性及药物临床使用的适宜性进行评价，发现存在或潜在的问题，制定并实施干预和改进措施，促进临床药物合理应用的过程。

（2）医院处方点评的组织：医院处方点评工作在医院药物与治疗学委员会（组）和医疗质量管理委员会领导下，由医院医疗管理部门和药学部门共同组织实施。

（3）医院处方点评的实施

1）门急诊处方的抽样率不应少于总处方量1‰，且每月点评处方绝对数不应少于100张；病房（区）医嘱单的抽样率（按出院病历数计）不应少于1%，且每月点评出院病历绝对数不应少于30份。

2）医院处方点评小组应当按照确定的处方抽样方法随机抽取处方，并按照《处方点评工作表》对门急诊处方进行点评；病房（区）用药医嘱的点评应当以患者住院病历为依据，实施综合点评，点评表格由医院根据本院实际情况自行制定。

3）三级以上医院应当逐步建立健全专项处方点评制度。对特定的药物或特定疾病的药物等临床使用及超说明书用药、肿瘤患者和围手术期用药等使用情况进行的处方点评。

4）处方点评工作应坚持科学、公正、务实的原则，有完整、准确的书面记录，并通报临床科室和当事人。

5）处方点评小组在处方点评工作过程中发现不合理处方，应当及时通知医疗管理部门和药学部门。

6）有条件的医院应当利用信息技术建立处方点评系统，逐步实现与医院信息系统的联网与信息共享。

（4）医院处方点评的结果

1）处方点评结果分为合理处方和不合理处方。

2）不合理处方包括不规范处方、用药不适宜处方及超常处方。

3）有下列情况之一的，应当判定为不规范处方：

①处方的前记、正文、后记内容缺项，书写不规范或者字迹难以辨认的。

②医师签名、签章不规范或者与签名、签章的留样不一致的。

③药师未对处方进行适宜性审核的。

④新生儿、婴幼儿处方未写明日、月龄的。

⑤西药、中成药与中药饮片未分别开具处方的。

⑥未使用药品规范名称开具处方的。

⑦药品的剂量、规格、数量、单位等书写不规范或不清楚的。

⑧用法、用量使用“遵医嘱”、“自用”等含糊不清字句的。

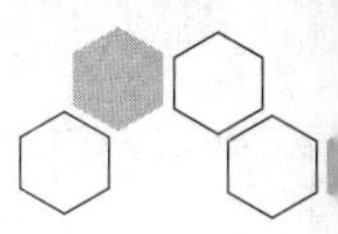

⑨处方修改未签名并注明修改日期，或药品超剂量使用未注明原因和再次签名的。

⑩开具处方未写临床诊断或临床诊断书写不全的。

⑪单张门急诊处方超过五种药品的。

⑫无特殊情况下，门诊处方超过7日用量，急诊处方超过3日用量，慢性病、老年病或特殊情况下需要适当延长处方用量未注明理由的。

⑬开具麻醉药品、精神药品、医疗用毒性药品、放射性药品等特殊管理药品处方未执行国家有关规定的。

⑭医师未按照抗菌药物临床应用管理规定开具抗菌药物处方的。

⑮中药饮片处方药物未按照“君、臣、佐、使”的顺序排列，或未按要求标注药物调剂、煎煮等特殊要求的。

4）下列情况之一的，应当判定为用药不适宜处方：①适应证不适宜的；②遴选的药品不适宜的；③药品剂型或给药途径不适宜的；④无正当理由不首选国家基本药物的；⑤用法、用量不适宜的；⑥联合用药不适宜的；⑦重复给药的；⑧有配伍禁忌或者不良相互作用的；⑨其他用药不适宜情况的。

5）有下列情况之一的，应当判定为超常处方：①无适应证用药；②无正当理由开具高价药的；③无正当理由超说明书用药的；④无正当理由为同一患者同时开具2种以上药理作用相同药物的。

6. 抗菌药物的合理使用

抗菌药物是指具有杀菌或抑菌活性的药物，包括各种化学合成药物。由细菌、放线菌、真菌等微生物经培养而得到的某些产物，或用化学半合成、全合成法制造的相同或类似的物质。抗菌药物在一定浓度下对病原体有抑制和杀灭作用。

抗菌药物的分级管理：

非限制使用	临床长期应用证明安全、有效，对细菌耐药性影响较小，价格相对较低的抗菌药物
限制使用	这类药物在疗效、安全性、对细菌耐药性影响、药品价格等某方面存在局限性，不宜作为非限制药物使用
特殊使用	不良反应明显的抗菌药物；新上市的抗菌药物；药品价格昂贵

考点3 安全用药（★）

1. 药品不良反应的定义及其分类

（1）定义：药品不良反应（ADR）是指合格药品在正常用法、用量下出现的与治疗目的无关的或意外的有害反应。

（2）分类：包括副作用、毒性作用、后遗作用、药物依赖性、特异质反应、变态反应、继发反应以及致突变、致癌、致畸作用等。

2. 药品不良反应报告和监测

药品不良反应监测是指药品不良反应的发现、报告、评价和控制的过程。药品不良反应监测方法有自发呈报系统、重点药物监测、重点医院监测、处方事件监测、医院集中监测、药物流行病学研究等。

> **从旁指点**
>
> 临床安全用药是关键，预防不良反应，保证用药合理是重中之重。

3. 药品不良反应的预防

（1）正确认识药品不良反应。

（2）加强新药上市前安全性研究。

（3）加强药品上市后评价。

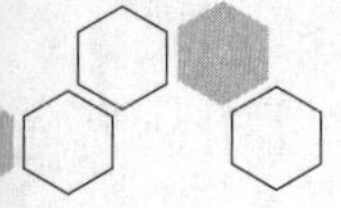

（4）加强合理用药管理。

（5）积极开展药品不良反应报告和监测工作。

4. 药物警戒

药物警戒是指对药物应用于人体后不良作用及任何涉及用药问题和意外的发现，对因果关系的探讨和对应用安全性的全面分析评价，是发现、评价、认识和预防药物不良作用或其他任何与药物相关问题的科学和活动。

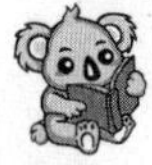

考点集锦

临床用药管理
- 药物治疗管理
- 合理用药
  - 合理用药的基本原则：基础、安全、有效、经济
  - 影响合理用药的因素：药物方面、机体方面、人员因素、社会因素
  - 处方点评结果：合理处方和不合理处方；不合理处方包括不规范处方、用药不适宜处方及超常处方
  - 抗菌药物的合理使用：非限制使用、限制使用、特殊使用
- 安全用药
  - 药品不良反应监测
  - 药品不良反应的分类：副作用、毒性作用、后遗作用、药物依赖性、特异质反应、变态反应、继发反应以及致突变、致癌、致畸作用

第八节　附录（★）

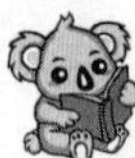

考点梳理

考点 1　中华人民共和国药品管理法

考点 2　中华人民共和国药品管理法实施条例

考点 3　医疗机构药事管理规定

考点 4　处方管理办法

考点 5　处方药与非处方药分类管理办法（试行）

考点 6　药品说明书和标签管理规定

考点 7　麻醉药品和精神药品管理条例

考点 8　医疗机构麻醉药品、第一类精神药品管理规定

考点 9　医疗用毒性药品管理办法

考点 10　医院处方点评管理规范（试行）

考点 11　抗菌药物临床应用指导原则

考点 12　药品不良反应报告和监测管理办法

考点 13　医疗机构制剂配制质量管理规范（试行）

考点 14　静脉用药集中调配质量管理规范

考点 15　卫生部办公厅加强孕产妇及儿童临床用药管理的通知

考点 16　医疗机构药品监督管理办法（试行）

第三篇

专业知识

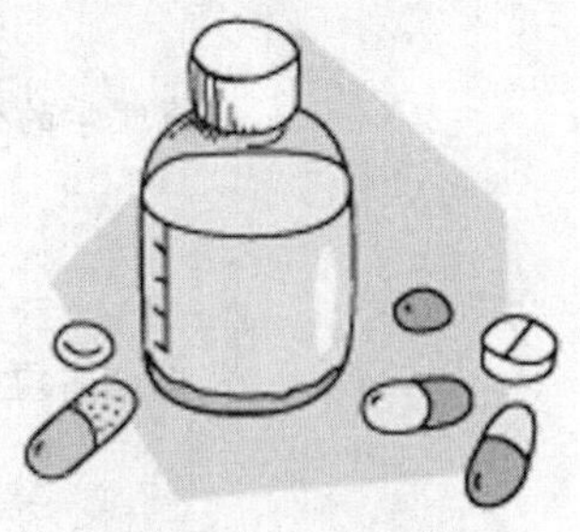

第一章　药理学

第一节　绪　言

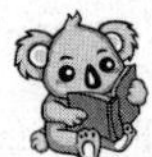

考点梳理

考点 1　药理学的研究内容和任务（★★★）

1. 研究内容

（1）药物：能影响机体生理、生化和病理过程，用于预防、治疗、诊断疾病和控制生育的化学物质。

（2）药理学：研究药物与机体（包括病原体）相互作用及作用规律的学科。研究内容包括：①药效学：研究药物对机体的作用，包括药物的药理作用、作用机制、临床应用、不良反应等。②药动学：研究机体对药物的作用，包括药物的体内过程（吸收、分布、代谢、排泄）及血药浓度随时间变化的动态规律。

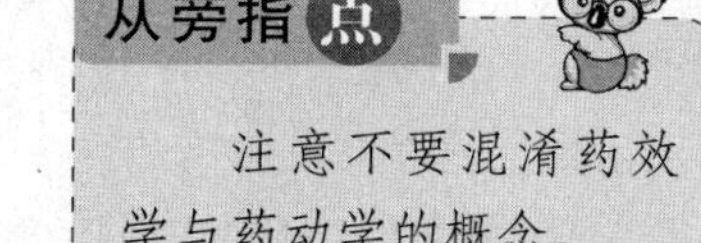

注意不要混淆药效学与药动学的概念。

（3）临床药理学：研究药物与人体之间相互作用规律的学科，属药理学的一个分支。

2. 任务

药理学是基础医学与临床医学以及药学与医学之间的桥梁科学。它运用医学及药学的基础理论和知识，阐明药物的作用和作用机制、适应证、不良反应和禁忌证、体内过程和用法等，为临床合理用药提供理论依据。

考点 2　新药药理学（★）

1. 临床前药理研究

分为药效学、药动学和毒理学研究，其安全性评价研究必须执行《药物非临床研究质量管理规范》（GLP），以实验动物为研究对象。

2. 临床药理研究

分为Ⅰ、Ⅱ、Ⅲ、Ⅳ期临床试验，须经有关部门批准后实施，必须执行《药物临床试验质量管理规范》（GCP），以健康志愿者或患者为研究对象。

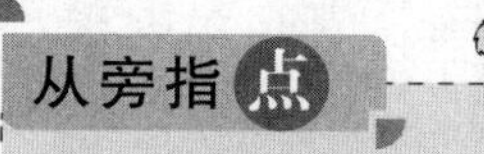

新药药理学研究包括：临床前药理研究及临床药理研究，二者的不同在于研究内容、执行规范及研究对象的不同。

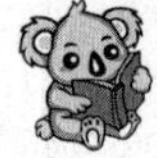

考点集锦

- 药理学的研究内容
  - 药物
  - 药理学
    - 药效学：研究药物对机体的作用
    - 药动学：研究机体对药物的作用
  - 临床药理学
- 临床药理学的研究
  - 临床前药理研究：药效学、药动学和毒理学研究
  - 临床药理研究：Ⅰ、Ⅱ、Ⅲ、Ⅳ期临床试验

第二节　药效学

考点梳理

药效学主要的任务是阐明药物的药理效应和作用机制。

考点1　药物的作用（★★★）

1. 药物作用的选择性

大多数药物在治疗剂量时只对某个或某些组织器官有明显作用，而对其他组织器官无作用或无明显作用，这种特性称为药物作用的选择性，也称为药物的选择作用。其意义是在理论上可作为药物分类的基础，在应用上可作为临床选药和拟定给药剂量的依据。

从旁指点

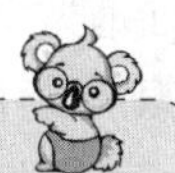

药物选择性的高低决定药物效应的范围。选择性高的药物大多数药理活性较高，作用范围窄，应用时针对性强，不良反应较少。药物作用的选择性是相对的，随着用药剂量的增大，药物的选择性降低，作用范围变得广泛。

2. 药物的治疗作用

（1）概念：凡符合用药目的或能达到防治疾病的作用。

（2）分类

①对因治疗：用药目的在于消除原发致病因子，彻底治愈疾病，称为对因治疗，也称治本。如抗生素杀灭体内病原微生物。

②对症治疗：用药目的在于改善疾病症状，称为对症治疗，也称治标。如高热时应用阿司匹林解热。

从旁指点

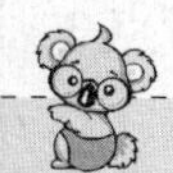

对因治疗与对症治疗的重要性是相对的。应遵循“急则治其标、缓则治其本、标本兼治”的原则。

3. 不良反应的概念及分类

（1）概念：不符合用药目的并给患者带来不适甚至危害的反应。

（2）分类

①副作用：指药物在治疗剂量时与治疗作用同时出现的、与用药目的无关的作用，又称副反应。产生的原因是药物的选择性低。副作用是药物固有的作用，难避免但可预知并可设法纠正，与治疗作用可随用药目的不同而相互转化。

②毒性反应：指用药剂量过大、用药时间过长或机体对药物敏感性过高而产生的危害性反应。毒性反应一般比较严重，对患者危害较大，但可以预知，应该避免发生。分为急性毒性和慢性毒性。致突变、致畸、致癌，合称三致反应，属于慢性毒性。

③变态反应：指机体受药物刺激后发生的异常免疫反应，也称过敏反应。致敏物质可以是药物本身、药物的代谢产物或药物制剂中的杂质或辅料。

④继发反应：指药物的治疗作用所引起的不良后果，也称治疗矛盾。如二重感染。

⑤后遗效应：指停药后血药浓度已降至阈浓度以下时残存的药理效应。

⑥撤药反应（停药反应）：指长期用药后突然停药，原有疾病症状迅速重现或加剧的现象，也称反跳现象。

⑦特异质反应：少数特异体质患者对某些药物反应特别敏感，是由于先天遗传异常所致的反

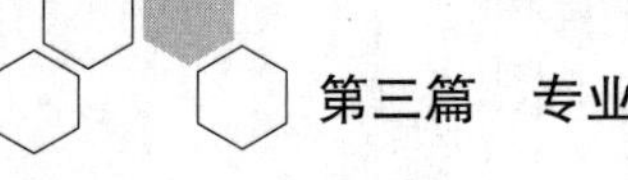

应。反应性质与药物固有药理作用基本一致，反应严重程度与用药剂量成正比。

考点 2　受体理论（★★）

1. 受体的概念

存在于细胞膜、细胞质或细胞核上的大分子化合物（如蛋白质、核酸、脂质等），能与特异性配体（如药物、递质、激素、内源性活性物质等）结合并产生特定生物效应。

2. 特性　特异性、敏感性、饱和性、可逆性、多样性。

3. 类型

（1）根据受体在靶细胞上存在的位置或分布，大致可分为 3 类：细胞膜受体、胞浆受体（如糖皮质激素受体、甲状腺素受体）、胞核受体。

（2）根据受体蛋白的结构和信号转导的机制至少可分为 4 类：离子通道耦联受体（配体门控离子通道型受体）（如 N 胆碱能受体、GABA 受体）、G–蛋白耦联受体（如 M 胆碱能受体、DA 受体、肾上腺素受体、5–HT 受体、阿片受体）、酪氨酸激酶活性受体（酪氨酸激酶型受体）、调节基因表达的受体。

4. 调节方式

（1）向下调节（衰减性调节）和向上调节（上增性调节）：向下调节是长期用药产生耐受性的原因之一。向上调节是突然停药出现撤药反应或反跳现象的原因之一。

（2）同种调节和异种调节。

考点 3　药效学概述（★★★）

1. 亲和力、内在活性、激动剂、拮抗剂、竞争性拮抗剂、非竞争性拮抗剂、部分激动剂

（1）亲和力：指药物与受体结合的能力。

（2）内在活性：指药物激动受体产生特异性药理效应的能力，也称效应力。有无内在活性决定药物与受体结合后能否产生激动效应。内在活性高则激动效应强，内在活性低则激动效应弱。

（3）激动剂：既有较强亲和力又有较强内在活性的药物，能与受体结合并产生最大效应，也称受体兴奋药。

（4）拮抗剂：只有较强亲和力而无内在活性的药物，也称受体阻断药。拮抗剂能与受体结合但不激动受体，却能拮抗激动剂的效应。

（5）竞争性拮抗剂：与激动剂竞争相同的受体，其结合是可逆的。

（6）非竞争性拮抗剂：与激动剂虽不争夺相同的受体，但它与受体结合后可妨碍激动剂与特异性受体结合；或与激动剂争夺同一受体，但与受体结合比较牢固，呈不可逆性，妨碍激动剂与特异性受体结合。

（7）部分激动剂：有较强亲和力但内在活性较弱的药物。具有激动剂和拮抗剂双重特性。

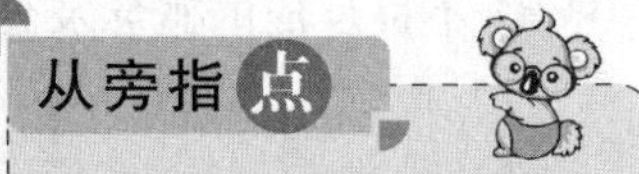

竞争性拮抗剂可使激动剂的量–效曲线平行右移，但最大效应不变。非竞争性拮抗剂可使激动剂的量–效曲线右移，且最大效应也降低。

2. 药物的构效关系，量–效关系及相关概念

（1）构–效关系：药物的化学结构与药理活性或毒性之间的关系。

（2）量–效关系：在一定剂量范围内，药物效应的强弱与其剂量大小或浓度高低的关系。量–效关系可用量–效曲线表示。

①量反应：药理效应的强弱呈连续增减的量变，可用具体数量或最大效应的百分率来表示的反应类型。

②质反应：药理效应的强弱不呈连续性量的变化，而表现为反应性质的变化，只能用全或无、

阳性或阴性表示的反应类型。

（3）相关概念

①最小有效量：能引起药理效应的最小剂量。

②最小中毒量：出现中毒症状的最小剂量。

③极量（最大治疗量）：出现最大治疗作用，对大多数人并不引起毒性反应，但对个别人也有引起毒性反应的可能，是临床允许使用的最高剂量，非特殊情况一般不得超过。

④致死量：引起死亡的剂量。

⑤治疗量：从最小有效量到极量之间的剂量。

⑥常用量：比最小有效量大些，但比极量小些的剂量。

⑦安全范围：最小有效量和最小中毒量之间的范围。质反应曲线中可以显示，此范围越大，用药越安全。

⑧半数有效量（ED_{50}）：能引起 50%最大效应（量反应）或 50%阳性反应（质反应）的药物剂量。

⑨半数致死量（LD_{50}）：能引起 50%实验动物死亡的药物剂量。

⑩治疗指数（TI）：半数致死量与半数有效量的比值（LD_{50}/ED_{50}）。可用 TI 来估计药物的安全性，其值越大，表示药物越安全。一般认为比较安全的药物，其治疗指数不应小于 3。

⑪安全指数：5%致死量与 95%有效量的比值（LD_5/ED_{95}）。

⑫安全界限：用（LD_1-ED_{99}）/ED_{99} 表示。

⑬效价强度：产生相等效应（一般采用 50%效应量）时药物的相对剂量或浓度。

⑭效能：药物所能产生的最大效应。

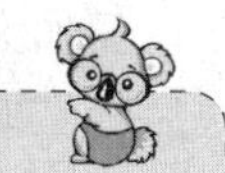

从旁指点

以安全指数和安全界限评价药物的安全性，比用治疗指数评价更为可靠。

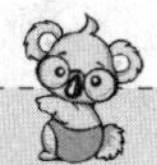

从旁指点

效能与效价间无相关性，二者反映药物的不同性质。效能反映药物的内在活性。效价反映药物和受体的亲和力大小。剂量与效价成反比。

考点 4 影响药效的因素

1. 机体方面的因素：年龄、性别、个体差异、遗传因素、病理状态等（★）

（1）年龄：药典规定，14 岁以下使用小儿剂量，14～60 岁使用成人剂量，60 岁以上使用老年人剂量。目前小儿用药剂量常用以下方法计算：按年龄折算、按体重计算（最常用、最基本的计算方法）、按体表面积计算（比按体重计算更准确）。老年人用药剂量一般为成人剂量的 3/4。

（2）性别：对性激素反应差别较大。

（3）个体差异：量的差异表现为高敏性和耐受性，质的差异表现为特异质反应和过敏反应。

（4）遗传因素：对药动学的影响主要表现在药物体内转化的异常。对药效学的影响主要表现在不影响血药浓度的前提下，使机体对药物的反应异常。

（5）病理状态：影响药物的体内过程，影响机体对药物的敏感性。

2. 药物方面的影响：剂量、剂型、给药方法、反复用药、药物相互作用（★）

（1）剂量：大小决定血药浓度的高低，血药浓度的高低进而决定药理作用的强弱。在一定范围内，剂量越大，血药浓度越高，作用越强。

（2）剂型：口服给药的吸收速率为水溶液＞散剂＞片剂。注射剂的吸收速率为水剂＞乳剂＞油剂。

（3）给药方法：给药途径不同可直接影响药物作用的快慢和强弱，不同给药途径药效出现从快到慢的顺序依次为：静注＞吸入＞舌下给药＞肌注＞皮下注射＞口服＞直肠给药＞皮肤给药。

（4）反复用药：主要表现为耐受性、耐药性和依赖性。

（5）药物相互作用：包括药物在体外的相互作用和药物在体内的相互作用，后者又分为药动学方面的相互作用和药效学方面的相互作用。①药物在药动学方面的相互作用：包括药物在吸收、分布、代谢、排泄过程中的相互作用；②药物在药效学方面的相互作用：表现为协同作用和拮抗作用。协同作用即 1+1＞2，拮抗作用即 1+1＜1。

3. 耐受性、耐药性、依赖性（★★★）

（1）耐受性：在连续用药过程中，有的药物的药效会逐渐减弱，需加大剂量才能显效，称耐受性。若在短时间内连续用药数次后，立即产生的耐受性称快速耐受性。有时机体对某药产生耐受性后，对另一药的敏感性也降低，称交叉耐受性。

（2）耐药性：在化学治疗中病原体或肿瘤细胞对化疗药物的敏感性降低称为耐药性或抗药性。

（3）依赖性：指长期用药后，患者对药物产生主观和客观上需要连续用药的现象，分为躯体依赖性和精神依赖性。

①躯体依赖性：也称生理依赖性或成瘾性，中断用药可出现强烈的戒断症状，表现为精神和躯体方面一系列特有的生理功能紊乱。连续使用易产生躯体依赖性的药品称为麻醉药品，如吗啡等。

②精神依赖性：也称心理依赖性或习惯性，停药会造成主观上的不适感，渴望再次用药，但一般不出现戒断症状。易产生精神依赖性的药品称为精神药品，如地西泮等。绝大多数依赖性药物同时兼有躯体依赖性和精神依赖性。

从旁指点

给药途径不同有时会改变药物作用的性质，如硫酸镁口服有导泻和利胆作用，肌内注射有抗惊厥和降压作用，外用则有消肿止痛作用。

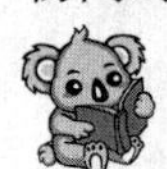

考点集锦

- 药效学
  - 药物作用的两重性
    - 治疗作用
      - 对因治疗：用药目的在于消除原发致病因子，彻底治愈疾病
      - 对症治疗：用药目的在于改善疾病症状
      - 用药原则：急则治其标、缓则治其本、标本兼治
    - 不良反应：副反应、毒性反应、变态反应、继发反应、后遗效应、撤药反应、特异质反应
  - 受体理论
    - 概念
    - 特性：特异性、敏感性、饱和性、可逆性、多样性
    - 类型
      - 细胞膜受体、胞浆受体、胞核受体
      - 离子通道耦联受体（配体门控离子通道型受体）、G-蛋白耦联受体、酪氨酸激酶活性受体（酪氨酸激酶型受体）、调节基因表达的受体
    - 调节
      - 向下调节（衰减性调节）和向上调节（上增性调节）
      - 同种调节和异种调节
    - 药物分类
      - 激动剂：较强亲和力，较强内在活性
      - 拮抗剂：较强亲和力，无内在活性；分为竞争性拮抗剂和非竞争性拮抗剂
      - 部分激动剂：较强亲和力，较弱内在活性
    - 影响药物效应的因素
      - 机体方面的因素：年龄、性别、个体差异、遗传因素、病理状态、心理因素等
      - 药物方面的影响：剂量、剂型、给药方法、反复用药、药物相互作用等

第三节　药动学

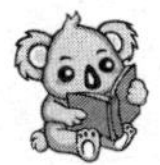

考点梳理

考点1　药物的体内过程（★★）

1. 药物跨膜转运的方式

（1）被动转运：药物分子由浓度高的一侧扩散至浓度低的一侧。①是一种不耗能的顺浓度梯度转运；②转运速度与膜两侧的药物浓度差成正比。

转运方式		特　点
简单扩散		①药物跨膜转运的主要方式 ②扩散速度与膜的性质、面积及膜两侧的浓度梯度、药物的理化性质有关。分子量小、脂溶性高、极性小、非解离型的药物较易通过生物膜 ③改变体液环境 pH 可影响药物的解离度。一般来说，弱酸性药物在酸性环境中不易解离，主要以非解离型存在，易跨膜转运；而在碱性环境中易解离，主要以解离型存在，不易跨膜转运。弱碱性药物则相反
滤过（膜孔扩散或水溶扩散）		如乙醇、乳酸等水溶性物质可通过膜孔滤过。
易化扩散	载体转运	某些不溶于脂质而与机体生理代谢有关的物质如葡萄糖等借助细胞膜上的载体蛋白转运
	离子通道转运	一些离子可通过细胞膜上特定的蛋白质通道转运

（2）主动转运：药物由低浓度一侧向高浓度一侧转运。①需要载体，有高度特异性、饱和现象、竞争性抑制特点；②消耗能量。缺氧或抑制能量产生的药物可抑制主动转运。

> **从旁指点**
>
> 主动转运与易化扩散的相似点是转运都需要载体，故均具有高度特异性、饱和现象、竞争性抑制等特点。

2. 药物的吸收及其影响因素

（1）吸收：指药物从用药部位进入血液循环的过程。静脉注射无吸收过程。

（2）影响因素：给药途径、药物的理化性质、吸收环境等。

吸收环境		特点
消化道吸收	口服	最常用，小肠是主要吸收部位，影响吸收的因素有胃肠液 pH、吸收面积、局部血流量、药物的理化性质、药物剂型、胃排空速度、胃肠内容物
	舌下	吸收迅速，可避开首过效应，仅适用于脂溶性较高、用量较小的药物
	直肠	可避开首过效应，适用于刺激性强或不能口服药物的患者
注射部位的吸收		常用肌内注射、皮下注射、静脉注射和静脉滴注。吸收速度与注射部位的血流量和药物的剂型有关
呼吸道吸收		由肺泡吸收，吸收极其迅速，适用于气体、挥发性液体和气雾剂
皮肤和黏膜吸收		完整的皮肤吸收能力较差；黏膜的吸收能力较皮肤强，口腔、鼻、阴道黏膜均可吸收

（3）首过效应：口服药物（胃肠道给药）通过胃肠道黏膜吸收后，经门静脉进入肝脏，有些药物首次通过肠黏膜及肝脏时，部分被代谢灭活，使进入体循环的有效药量减少、生物利用度及药效降低的现象。首过效应大的药物一般不宜口服，如硝酸甘油的首过效应达 90%，可采用舌下给药。

3. 药物的分布及其影响因素

（1）分布：指药物随血液循环转运到各组织器官的过程。多数药物的分布过程属被动转运，少数药物为主动转运。多数药物在体内的分布是不均匀的，存在明显的选择性。

（2）影响因素：药物与血浆蛋白的结合、药物的理化性质和体液的pH、药物与组织的亲和力、器官血流量、特殊屏障（血－脑屏障、胎盘屏障）等。

（3）血浆蛋白结合型药物特点：①分子量大，不能跨膜转运，故暂时失去药理活性，不被代谢和排泄，成为药物在血液中的一种暂时储存形式，不产生药理作用；②血浆蛋白结合率高的药物起效慢，作用维持时间长；③药物与血浆蛋白的结合特异性低，有饱和性、竞争置换性。

（4）血－脑屏障：指血浆与脑细胞或脑脊液之间可选择性阻止多种物质由血入脑的屏障。只有脂溶性较高、分子较小及少数水溶性药物可通过。

4. 药物的代谢

（1）代谢（药物的生物转化）：指药物在体内发生的化学结构的变化。代谢方式有氧化、还原、水解、结合四种。

（2）肝是药物代谢的主要器官，其次是肠、肾、肺和血浆等。

（3）常见细胞色素P450酶系特点：①选择性低，能催化许多药物的代谢；②个体差异大，受遗传、年龄、病理状态等多种因素的影响；③活性易受某些药物的影响，出现增强或减弱现象。

（4）肝药酶的诱导与抑制：①酶诱导剂：凡能使肝药酶的活性增强或合成加速的药物称为药酶诱导剂，如苯巴比妥、苯妥英钠、利福平等，它们可加速药物自身和其他药物的代谢，使药效减弱；②酶抑制剂：凡能使肝药酶活性降低或合成减少的药物称为药酶抑制剂，如氯霉素、异烟肼、西咪替丁等，能减慢其他药物的代谢，使药效增强。

5. 药物的排泄

（1）排泄：药物以原形或代谢物排出体外的过程。

（2）肾是排泄的主要器官，胆道、肠道、肺、乳腺、唾液腺、汗腺、泪腺、胃等也可排泄某些药物。肾排泄途径包括肾小球滤过、肾小管重吸收及肾小管分泌三种。

（3）肝肠循环：有些药物经胆汁排泄在肠内再次被吸收，形成肝肠循环。使药物作用时间延长，易蓄积中毒，如洋地黄毒苷、地高辛等。

从旁指点

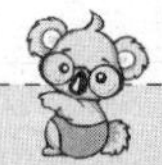

改变体液环境pH可影响药物的解离度，进而影响其跨膜转运，特别是影响药物的吸收和排泄过程。一般来说，弱酸性药物在酸性环境中不易解离，主要以非解离型存在，易跨膜转运，即易吸收难排泄；而在碱性环境中易解离，主要以解离型存在，不易跨膜转运，即难吸收易排泄。弱碱性药物则相反。口诀：酸酸碱碱易吸收，酸碱碱酸易排泄。

考点2　药物动力学（★★★）

1. 药－时曲线下面积（AUC）　坐标轴和药－时曲线围成的面积。AUC反映进入体循环药物的相对量，与吸收进入体循环的药量成正比。

2. 药峰浓度（C_{max}）　给药后达到的最高血药浓度，其与药物剂量成正比。

3. 达峰时间（T_{max}）　给药后达到最高血药浓度的时间，此时药物的吸收速度等于消除速度。

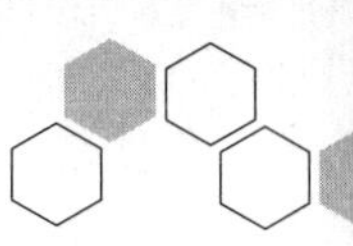

4. **生物利用度（F）** 指药物吸收进入体循环的速度和程度。分为绝对生物利用度和相对生物利用度。

5. **表观分布容积（V_d）** 指药物在体内分布达到动态平衡时，体内药物总量按血药浓度推算，在理论上应占有的体液容积。计算公式为 $V_d=A/C$，单位可用 L 或 L/kg 表示。表观分布容积并非药物在体内真正占有的体液容积。其意义在于表示药物在组织中的分布范围和结合程度。

> **从旁指点**
>
> 机体消除功能低下或用药剂量过大超过机体最大消除能力时，机体消除能力达饱和，只能以恒定的最大速度恒量消除，当血药浓度下降到最大消除能力以下时，可转化为恒比消除。

6. **一级动力学消除（恒比消除）** 指单位时间内药物按恒定的比例进行消除。药物的消除速度与血药浓度成正比。绝大多数药物在治疗量时的消除都属于一级消除。

7. **零级动力学消除（恒量消除）** 指单位时间内药物按恒定的数量进行消除。药物的消除速度与血药浓度无关。

8. **血浆半衰期（$t_{1/2}$）**

（1）概念：指血浆药物浓度下降一半所需要的时间。

（2）意义：①药物分类的依据；②确定给药间隔时间；③预测连续给药达稳态血药浓度的时间：约经 5 个半衰期；④预测停药后药物基本消除的时间：约经 5 个半衰期。

（3）计算：属于一级动力学消除的药物，其 $t_{1/2}$ 是恒定值，$t_{1/2}=0.693/k$，其中 k 为消除速率常数。

9. **清除率（CL）** 单位时间内从体内清除的药物表观分布容积数，即在单位时间内有多少容积血浆中的药物被清除。

10. **稳态血药浓度（C_{ss}）** 按恒比消除的药物，在连续恒速或分次恒量给药的过程中，血药浓度逐渐增高，经 5 个 $t_{1/2}$，药物的吸收速度与消除速度基本相等，此时血药浓度维持在一个基本稳定的水平，称为稳态血药浓度又称坪值或坪浓度。

11. **负荷剂量**　通常，口服给药时负荷量为维持量的加倍量，静脉滴注给药时第一个 $t_{1/2}$ 内给药量为维持量的 1.44 倍，即可在 1 个 $t_{1/2}$ 达 C_{ss}。

考点集锦

药物体内过程和影响因素

- 吸收
  - 给药途径：口服（首过效应）、舌下、直肠、注射、呼吸道、皮肤及黏膜给药
  - 药物的理化性质、吸收环境
- 分布
  - 药物与血浆蛋白的结合
  - 药物的理化性质和体液的 pH
  - 药物与组织的亲和力
  - 器官血流量
  - 特殊屏障：血-脑屏障（只有脂溶性较高、分子较小及少数水溶性药物可通过）、胎盘屏障（几乎所有药物都能穿透胎盘屏障）
- 代谢
  - 肝药酶诱导剂：如苯巴比妥、苯妥英钠、利福平等，可加速药物自身和其他药物的代谢，使药效减弱
  - 肝药酶抑制剂：如氯霉素、异烟肼、西咪替丁等，能减慢其他药物的代谢，使药效增强
- 排泄
  - 肾排泄：肾小球滤过、肾小管重吸收、肾小管主动分泌
  - 胆汁排泄：肝肠循环使药物作用时间延长，如洋地黄毒苷等
  - 其他：乳汁排泄等

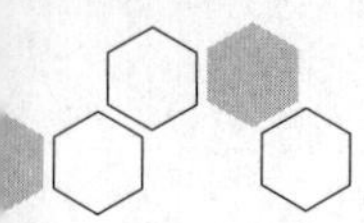

第四节　传出神经系统药理概论

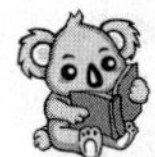

考点梳理

考点 1　传出神经系统的分类（★）

1. 自主神经系统

包括交感神经和副交感神经。它们从中枢发出后，一般先经过神经节换元后，再到达所支配的效应器，主要支配心肌、平滑肌及腺体等效应器。

2. 运动神经系统

从中枢发出后，中途不换元，直达所支配的骨骼肌。

考点 2　传出神经系统的递质和受体（★★）

1. 乙酰胆碱、去甲肾上腺素

传出神经的递质主要有乙酰胆碱（ACh）和去甲肾上腺素（NA），也有肾上腺素（AD）和多巴胺（DA）。

2. 胆碱能受体、肾上腺素能受体、多巴胺受体

（1）胆碱能受体：能选择性地与 ACh 结合的受体。分型：①毒蕈碱型胆碱受体（M 受体）；②烟碱型胆碱受体（N 受体），又分为 N_1 受体和 N_2 受体。

（2）肾上腺素能受体：能选择性地与 AD 或 NA 结合的受体。

分型		分布
α 肾上腺素能受体（α 受体）	α_1 受体	血管平滑肌、瞳孔开大肌
	α_1 受体	去甲肾上腺素能神经的突触前膜
β 肾上腺素能受体（β 受体）	β_1 受体	心脏、肾小球球旁细胞
	β_2 受体	平滑肌、骨骼肌、肝脏、去甲肾上腺素能神经的突触前膜上
	β_3 受体	脂肪组织

（3）多巴胺受体（DA 受体）：能选择性地与 DA 结合的受体。

考点 3　传出神经系统受体的生物效应（★★★）

1. 胆碱能受体的分布及激动效应

亚型	分布	效应
M	瞳孔括约肌	收缩（缩瞳）
	睫状肌	收缩（近视）
	内脏平滑肌	收缩
	内脏括约肌	松弛
	心脏	收缩力减弱，传导减慢，心率减慢，自律性降低
	腺体	分泌增加
N_1	肾上腺髓质	分泌儿茶酚胺类物质
N_2	骨骼肌（神经肌肉接头）	收缩

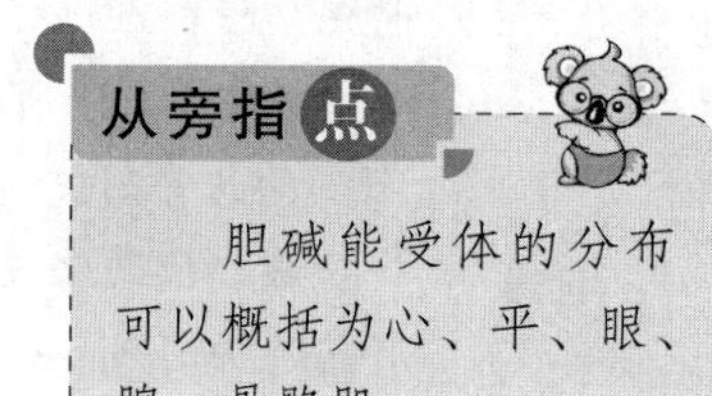

从旁指点
胆碱能受体的分布可以概括为心、平、眼、腺、骨骼肌。

2. 肾上腺素能受体的分布及激动效应

亚型	分布	效应
α_1	瞳孔开大肌	收缩（缩瞳）
	皮肤、黏膜、内脏血管	收缩
β_1	心脏	收缩力增强，传导加快，心率加快，自律性增高
β_2	冠状动脉血管	舒张
	骨骼肌血管	舒张
	支气管平滑肌	舒张
	肝糖原分解和异生	增加
β_3	脂肪分解	增加

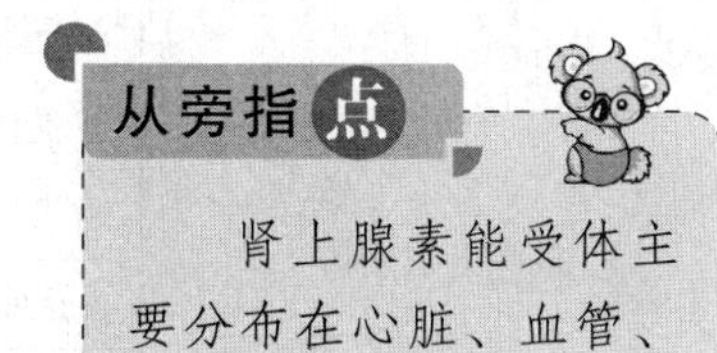

肾上腺素能受体主要分布在心脏、血管、支气管。

3. 多巴胺受体的分布

外周主要分布于肾血管平滑肌和肠平滑肌上。

考点 4 传出神经系统药物的作用方式和分类（★）

1. 传出神经系统药物的作用方式

（1）直接作用于受体：分为受体激动药和受体阻断药或拮抗药。

（2）影响递质的化学传递：①抑制递质的合成；②影响递质的释放；③影响递质的转化；④影响递质的贮存。

2. 传出神经系统药物的分类

传出神经系统药物可按其作用方式及对受体的选择性不同进行如下分类。

分类	作用选择性分类	代表药物
拟胆碱药	M、N 受体激动药	乙酰胆碱（ACh）、卡巴胆碱
	M 受体激动药	毛果芸香碱
	N 受体激动药	烟碱
	胆碱酯酶抑制药	新斯的明、有机磷酸酯类
抗胆碱药	M 受体阻断药	阿托品、东莨菪碱、山莨菪碱
	M_1 受体阻断药	哌仑西平
	N_1 受体阻断药	六甲双胺、美加明
	N_2 受体阻断药	筒箭毒碱
	胆碱酯酶复活药	碘解磷定、氯解磷定
拟肾上腺素药	α、β 受体激动药	肾上腺素、麻黄碱、多巴胺
	α 受体激动药	去甲肾上腺素（NA）
	α_1 受体激动药	去氧肾上腺素
	α_2 受体激动药	可乐定
	β 受体激动药	异丙肾上腺素
	β_1 受体激动药	多巴酚丁胺
	β_2 受体激动药	沙丁胺醇

续表

分类	作用选择性分类	代表药物
抗肾上腺素药	α 受体阻断药	酚妥拉明、酚苄明
	$α_1$ 受体阻断药	哌唑嗪
	$α_2$ 受体阻断药	育亨宾
	β 受体阻断药	普萘洛尔、吲哚洛尔
	$β_1$ 受体阻断药	美托洛尔
	α、β 受体阻断药	拉贝洛尔

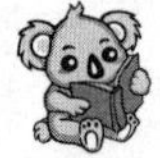

考点集锦

传出神经系统药理概论
- 递质和受体
  - 胆碱受体：能选择性地与ACh结合
  - 肾上腺素受体：能选择性地与AD或NA结合
  - 多巴胺受体：能选择性地与DA结合
- 受体的分布及激动效应
  - 胆碱受体：心脏—抑制、平滑肌—收缩、眼—收缩、腺体—分泌增加、骨骼肌—收缩
  - 肾上腺素受体：心脏—兴奋、皮肤+黏膜+内脏血管—收缩、骨骼肌+冠状动脉血管—扩张、支气管—舒张、代谢—增加
- 药物的作用方式
  - 直接作用于受体：激动或拮抗
  - 影响递质的化学传递：合成、释放、转化、贮存
- 药物的分类
  - 拟胆碱药：乙酰胆碱、毛果芸香碱、新斯的明
  - 抗胆碱药：阿托品、碘解磷定
  - 拟肾上腺素药：肾上腺素、多巴胺
  - 抗肾上腺素药：酚妥拉明、普萘洛尔

第五节　胆碱能受体激动药和作用于胆碱酯酶药

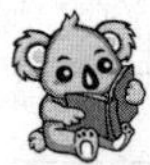

考点梳理

考点 1　胆碱能受体激动药

1. 乙酰胆碱（ACh）（★）

ACh 可直接激动 M 受体和 N 受体，产生 M 和 N 样作用。

（1）M 样作用：静脉注射小剂量即可激动 M 受体，抑制心脏、血压下降，伴随反射性心率加快；大剂量可引起心率减慢和房室传导减慢；使腺体分泌增加；使瞳孔括约肌收缩，缩瞳，降低眼压；睫状肌收缩，晶状体变凸，调节痉挛。

（2）N 样作用：大剂量可激动神经节 N_1 受体及兴奋肾上腺髓质嗜铬细胞的 N_1 受体，可引起肾上腺素释放。此外还能激动运动神经终板上的 N_2 受体，引起骨骼肌弥散性收缩、肌肉痉挛等现象。

2. 烟碱（★）

N 胆碱能受体激动药，小剂量激动神经节，大剂量阻断。烟碱的作用广泛而复杂，仅有毒理学意义，无临床应用价值。

3. 毛果芸香碱对眼的作用和应用（★★★）

（1）对眼的作用：主要表现为缩瞳、降低眼压和调节痉挛。

①缩瞳：可直接兴奋瞳孔括约肌上的 M 受体，使瞳孔括约肌收缩，引起瞳孔缩小。

②降低眼压：可通过缩瞳作用，使虹膜向中心方向收缩，虹膜根部变薄，前房角间隙扩大，房水回流通畅，使眼压降低。

从旁指点

瞳孔括约肌（环状肌）存在 M 受体，兴奋收缩时向瞳孔方向收缩，瞳孔缩小；瞳孔扩大肌（辐射肌）存在 α 受体，兴奋收缩时向瞳孔反向收缩，瞳孔放大。

③调节痉挛：兴奋睫状肌上的 M 受体，使睫状肌的环形纤维向虹膜中心方向收缩，悬韧带松弛，晶状体变凸，屈光度增加，远距离物体不能成像于视网膜上而在视网膜前，因而视远物模糊，只能看近物。

（2）对眼的应用

①青光眼：对闭角型青光眼疗效较好，对开角型青光眼也有一定疗效。

②虹膜炎：与扩瞳药交替应用，可防止虹膜与晶状体粘连。

考点 2　胆碱酯酶抑制药

1. 新斯的明的作用及其机制、临床应用（★★★）

（1）作用：对心血管、腺体、眼和支气管平滑肌的作用较弱，对胃肠道和膀胱平滑肌的兴奋作用较强，能促进胃、小肠和大肠的蠕动。对骨骼肌的兴奋作用最强。

（2）机制：能可逆性地抑制胆碱酯酶活性，减少乙酰胆碱的灭活而表现出乙酰胆碱的 M、N 样作用。对骨骼肌的兴奋作用最强，这一作用除了与其抑制胆碱酯酶作用有关，还与其促进运动神经末梢释放乙酰胆碱以及直接兴奋 N_2 受体有关。

（3）临床应用：①重症肌无力；②腹气胀和尿潴留；③阵发性室上性心动过速；④肌松药（如筒箭毒碱）过量中毒的解救。

2. 有机磷酸酯中毒机制和解救药物（★★★）

（1）中毒机制：有机磷酸酯类进入机体后，与胆碱酯酶结合，生成磷酰化胆碱酯酶复合物。该复合物结合牢固而持久，不易水解，胆碱酯酶活性难以恢复，从而导致乙酰胆碱在突触间隙内大量积聚，产生一系列中毒症状。

（2）解救药物：①清除毒物，避免继续吸收；②对症治疗：除一般对症治疗如吸氧、人工呼吸、补液等处理外，须用特异性解毒药，包括 M 受体阻断药和胆碱酯酶复活药两类。M 受体阻断药常用阿托品，其他如东莨菪碱、山莨菪碱等也可应用。胆碱酯酶复活药常用碘解磷定和氯解磷定。

3. 毒扁豆碱的药理作用特点（★）

因毒性较大，少作全身用药。滴眼后，能缩小瞳孔，降低眼内压，主要局部应用治疗青光眼，其作用较毛果芸香碱强而持久，但刺激性也较强。

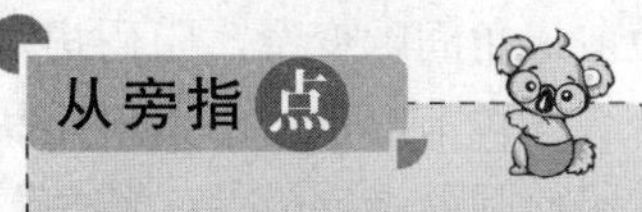

解救有机磷中毒时，应用阿托品是对症治疗，应用碘解磷定是对因治疗。

考点 3　胆碱酯酶复活药

1. 碘解磷定解救有机磷中毒的机制及使用原则（★★）

（1）解救有机磷中毒的机制：①与磷酰化胆碱酯酶中的磷酰

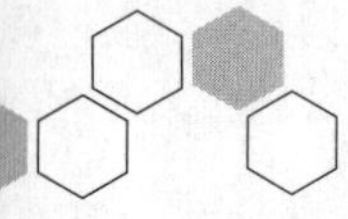

基结合，使失活的胆碱酯酶复活；②与游离的有机磷结合，阻止有机磷继续抑制胆碱酯酶。

（2）使用原则：对有机磷中毒已久而磷酰化胆碱酯酶已经“老化”的几乎无复活作用，故应及早应用；不能直接对抗体内蓄积的乙酰胆碱。故宜与M受体阻断药合用，以便互相取长补短。由于碘解磷定可增强阿托品的药理效应，故两药合用时，需酌减阿托品的用量。

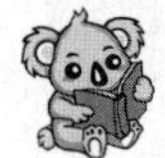

考点集锦

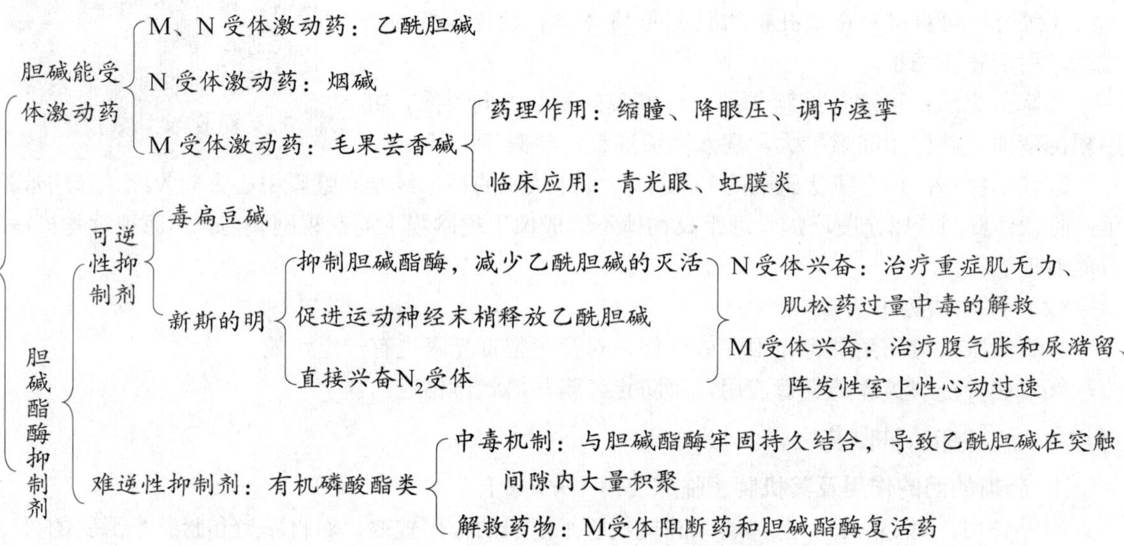
胆碱能受体激动药
M、N受体激动药：乙酰胆碱
N受体激动药：烟碱
M受体激动药：毛果芸香碱
药理作用：缩瞳、降眼压、调节痉挛
临床应用：青光眼、虹膜炎
胆碱酯酶抑制剂
可逆性抑制剂
毒扁豆碱
新斯的明
抑制胆碱酯酶，减少乙酰胆碱的灭活
促进运动神经末梢释放乙酰胆碱
直接兴奋N_2受体
N受体兴奋：治疗重症肌无力、肌松药过量中毒的解救
M受体兴奋：治疗腹气胀和尿潴留、阵发性室上性心动过速
难逆性抑制剂：有机磷酸酯类
中毒机制：与胆碱酯酶牢固持久结合，导致乙酰胆碱在突触间隙内大量积聚
解救药物：M受体阻断药和胆碱酯酶复活药

第六节　胆碱能受体阻断药

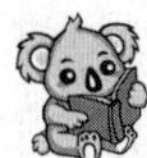

考点梳理

考点1　M受体阻断药

1. 阿托品的作用、应用及主要不良反应（★★）

（1）药理作用

1）腺体：能抑制腺体分泌，其中唾液腺和汗腺对阿托品最敏感，也抑制泪腺及呼吸道腺体的分泌，但对胃酸分泌的影响较小。

2）眼：对眼的作用与毛果芸香碱相反，维持时间长。

①散瞳：阻断瞳孔括约肌的M胆碱能受体，使环状肌松弛，而瞳孔开大肌保持原有张力，使其向外缘收缩，引起瞳孔散大。

②升高眼压：由于瞳孔散大，虹膜退向外缘，虹膜根部变厚，使前房角间隙变窄，阻碍房水回流，房水积聚引起眼压升高。

③调节麻痹：由于阿托品阻断睫状肌的M胆碱能受体，使睫状肌松弛而退向外缘，致使悬韧带拉紧，晶状体变扁平，屈光度变小，近距离的物体聚焦成像于视网膜后，故视近物模糊、视远物清楚，这一作用称为调节麻痹。

> **从旁指点**
>
> 毛果芸香碱对眼的作用是缩瞳、降眼压、调节痉挛（视近物清楚、视远物模糊）。注意区别两药的不同。

3）平滑肌：可松弛多种内脏平滑肌，尤其当平滑肌处于过度活动或痉挛状态时，松弛作用更为明显。其中对胃肠道平滑肌的解痉作用最为明显，对膀胱逼尿肌与痉挛的输尿管有一定作用，但对胆管、子宫平滑肌和支气管的影响较小。

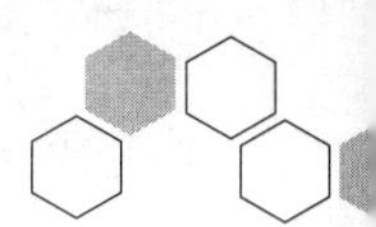

4）心血管系统：主要影响心率和扩张血管。治疗量阿托品可使部分患者心率轻度短暂地减慢，较大剂量时引起心率加快。

5）中枢神经系统：可兴奋延髓和高位大脑中枢。治疗量对中枢神经系统的作用不明显，严重中毒时，由兴奋转入抑制。

（2）临床应用

①解除平滑肌痉挛，用于各种内脏绞痛。对胆绞痛及肾绞痛的疗效较差，常需合用镇痛药（如哌替啶）。

②抑制腺体分泌，用于全身麻醉前给药，也可用于严重的盗汗（如肺结核）和流涎症（如重金属中毒和帕金森病）。

③在眼科可用于虹膜睫状体炎，也可用于验光和检查眼底。

④抗缓慢型心律失常。

⑤抗休克（解除血管痉挛，改善微循环），对伴有心动过速或高热者不宜使用。

⑥解救有机磷酸酯类中毒。

（3）主要不良反应：因作用广泛，不良反应也较多。常见的有口干、视力模糊、心悸、皮肤干燥潮红、排尿困难、便秘等。一般在停药后消失，无需特殊处理。

从旁指点
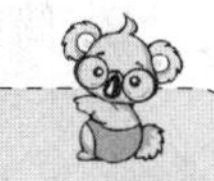

毛果芸香碱可以降低眼压治疗青光眼，阿托品升高眼压而禁用于青光眼患者及眼压升高者。

2. 东莨菪碱、山莨菪碱、合成扩瞳药、合成解痉药的作用特点（★☆）

药物名称		作用特点	临床应用
东莨菪碱		外周作用与阿托品相似，能阻断M受体而呈现抗胆碱作用，仅作用强弱有所差异。中枢作用与阿托品不同，中枢抑制作用较强，一般治疗量即有明显的镇静作用，较大剂量可产生催眠作用	麻醉前给药、晕动症、妊娠呕吐及帕金森病等
山莨菪碱		天然品称为654－1，人工合成品称为654－2。对胃肠平滑肌及心血管系统的作用与阿托品相似	胃肠绞痛及感染性休克
合成扩瞳药		常用的合成扩瞳药有后马托品、托吡卡胺，均为短效M受体阻断药。扩瞳和调节麻痹作用较阿托品出现快，维持时间短	检查眼底和验光配镜，但不用于儿童验光配镜
合成解痉药	季铵类	溴丙胺太林（普鲁本辛）对胃肠道的M受体选择性较高。治疗量时胃肠道平滑肌的解痉作用较强且持久，也能抑制胃酸和多种腺体分泌	胃及十二指肠溃疡、胃炎、胰腺炎、胃肠痉挛、泌尿道痉挛、妊娠呕吐及遗尿症
	叔胺类	贝那替秦能缓解平滑肌痉挛，抑制胃酸分泌，还具有安定作用	伴有焦虑症的溃疡病患者

考点2 N_1受体阻断药

代表药物及应用（★）

（1）代表药物：六甲溴铵、美卡拉明和樟磺咪芬等。

（2）应用：因本类药物对交感神经节和副交感神经节均有阻断作用，故作用广泛而复杂，不良反应较多，现已少用。

考点3 N_2受体阻断药（★）

1. 琥珀胆碱的作用特点及应用

（1）作用特点

①肌松作用快而短，用药后可出现短时的肌束颤动。宜采用静脉滴注延长作用时间。

②肌松部位以颈部和四肢肌肉最为明显，面部、舌、咽喉和咀嚼肌次之，呼吸肌麻痹作用不

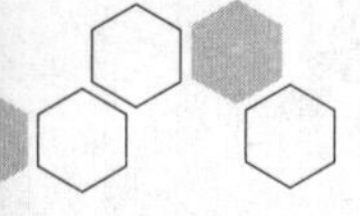
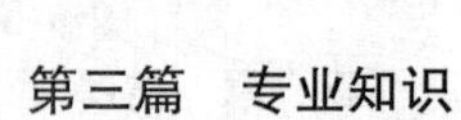

明显。（肌松药过量中毒致死的主要原因是呼吸肌麻痹）。

③用量过大或静注过快，可引起呼吸肌麻痹而中毒，此时不能用新斯的明解救，因其可使 ACh 堆积，并延长琥珀胆碱作用，加重毒性。

④连续用药可产生快速耐受性。

⑤治疗量对神经节无阻断作用。

（2）应用：由于对喉肌松弛作用强，故静脉注射给药适用于气管内插管、气管镜、食管镜和胃镜等需短时肌松作用的操作；静脉滴注适用于需进行较长时间肌松作用的手术。

2. 筒箭毒碱、泮库溴铵的临床应用

筒箭毒碱主要用作外科麻醉时的辅助用药。泮库溴铵不易透过胎盘屏障，尤适用于产科患者。

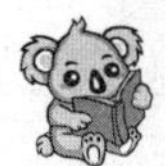

考点集锦

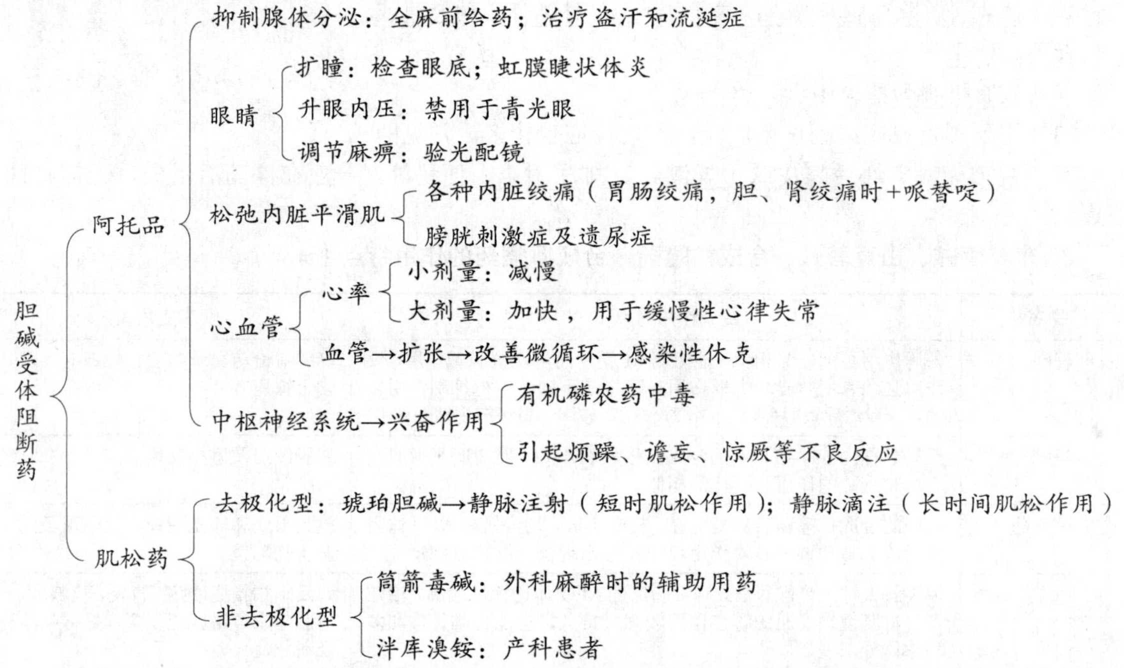
胆碱受体阻断药
阿托品
抑制腺体分泌：全麻前给药；治疗盗汗和流涎症
眼睛
扩瞳：检查眼底；虹膜睫状体炎
升眼内压：禁用于青光眼
调节麻痹：验光配镜
松弛内脏平滑肌
各种内脏绞痛（胃肠绞痛，胆、肾绞痛时+哌替啶）
膀胱刺激症及遗尿症
心血管
心率
小剂量：减慢
大剂量：加快，用于缓慢性心律失常
血管→扩张→改善微循环→感染性休克
中枢神经系统→兴奋作用
有机磷农药中毒
引起烦躁、谵妄、惊厥等不良反应
肌松药
去极化型：琥珀胆碱→静脉注射（短时肌松作用）；静脉滴注（长时间肌松作用）
非去极化型
筒箭毒碱：外科麻醉时的辅助用药
泮库溴铵：产科患者

第七节 肾上腺素能受体激动药

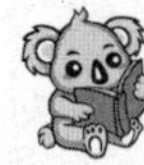

考点梳理

考点 1 去甲肾上腺素的作用、临床应用及主要不良反应（★★）

1. 药理作用

主要激动 α_1、α_2 受体，对心脏 β_1 受体有较弱激动作用，对 β_2 受体几乎无作用。

（1）兴奋心脏：激动心脏 β_1 受体，使心率加快，收缩力增强，心排血量增加。

（2）收缩血管：激动血管的 α_1 受体，产生强大的缩血管作用。除冠状血管舒张外，几乎使所有小动脉和小静脉均呈收缩反应，其中皮肤黏膜血管收缩最明显，肾血管次之，脑、肝、肠系膜甚至骨骼肌血管也出现收缩反应。

（3）升高血压。

2. 临床应用 ①抗休克；②低血压；③上消化道止血。

3. 主要不良反应

（1）局部组织缺血性坏死。

（2）急性肾衰竭，出现少尿、无尿和肾实质损伤。

（3）心血管反应。

从旁指点

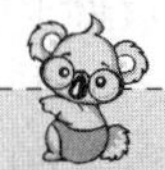

静滴去甲肾上腺素时应防止药液外漏，并观察局部反应，一旦发现药液外漏或滴注部位变白，应立即更换注射部位，并对原部位实行热敷，必要时用局麻药普鲁卡因或α受体阻断药酚妥拉明进行局部浸润注射，以扩张血管。

考点2 肾上腺素的作用、临床应用及主要不良反应（★★）

1. 药理作用

激动α、β受体，主要作用部位为心脏、血管及平滑肌。

（1）心血管系统

①兴奋心脏：激动心肌、传导系统和窦房结的β_1受体，使心肌收缩力加强，传导加速，心率加快，心肌兴奋性提高，心排血量增多，加之冠脉血管扩张，故能增加心肌血液供应。

②舒缩血管：激动α_1受体，使α_1受体占优势的腹腔内脏和皮肤黏膜收缩；激动β_2受体，使β_2受体占优势的骨骼肌血管和冠状血管扩张。

③影响血压：对血压的影响与剂量密切相关。小剂量或治疗量，收缩压升高舒张压不变或稍降，脉压增大；较大剂量时，收缩压和舒张压均升高。如预先给予α受体阻断药（如酚妥拉明等），则取消了肾上腺素激动α受体而收缩血管的作用，而保留了肾上腺素激动β_2受体而扩张血管的作用，此时再给予升压剂量的肾上腺素，可引起单纯的血压下降，此现象称为"肾上腺素升压作用的翻转"。故α受体阻断药引起的低血压不能用肾上腺素治疗，以免使血压进一步下降。

（2）扩张支气管：激动支气管平滑肌上的β_2受体，使支气管平滑肌松弛。

（3）促进代谢：明显增强机体的新陈代谢，增加组织耗氧量。激动β受体，促进肝糖原和肌糖原分解，使血糖升高；促进脂肪分解，使血中游离脂肪酸升高。

2. 临床应用 ①心脏骤停；②过敏性休克（首选）；③支气管哮喘；④局部应用，与局麻药配伍或局部止血。

3. 主要不良反应

（1）中枢兴奋：不安、烦躁、失眠、恐惧、焦虑。

（2）血压突升：有诱发脑出血的危险。

（3）心律失常。

考点3 异丙肾上腺素的药理作用、临床应用及主要不良反应（★★）

1. 药理作用

对β_1、β_2受体均有强大的激动作用，对α受体几乎无作用。

（1）兴奋心脏。

（2）扩张血管：激动 β_2 受体产生扩血管作用，主要是骨骼肌血管显著舒张，冠脉血管舒张，对肾血管和肠系膜血管舒张作用较弱。

（3）影响血压：由于血管扩张，外周阻力下降，使舒张压下降。适量静脉注射，收缩压升高，舒张压略下降，脉压明显增大。

（4）扩张支气管：激动支气管平滑肌 β_2 受体，使支气管平滑肌松弛，作用较肾上腺素强，也可抑制肥大细胞释放介质。

（5）促进代谢：激动 β 受体，促进糖原和脂肪分解，使血糖、血中游离脂肪酸含量升高。

（6）其他：肾素分泌增加等。

2. 临床应用

①支气管哮喘。

②房室传导阻滞：舌下或静脉滴注给药，治疗二至三度房室传导阻滞。

③心脏骤停：用于溺水、手术意外、药物中毒和电击等引起的心脏骤停。

④抗休克。

3. 主要不良反应　常见心悸、头晕、心动过速、头痛、面色潮红等，可诱发心律失常或心绞痛。

考点 4　多巴胺的作用、临床应用及主要不良反应（★★）

1. 药理作用

既可直接激动 α、β_1 和多巴胺受体（D_1 受体），也促使去甲肾上腺素能神经末梢释放去甲肾上腺素。

（1）兴奋心脏：激动心脏 β_1 受体和促进神经末梢释放去甲肾上腺素，使心肌收缩力加强，心排血量增加。多巴胺的对心脏作用较异丙肾上腺素弱，故较少引起心律失常。

（2）舒缩血管：激动 D_1 受体，扩张脑、肾、肠系膜和冠状血管；激动 α_1 受体，引起皮肤黏膜血管收缩，外周血管阻力增高，血压明显上升。

（3）升高血压。

（4）改善肾功能（增加尿量）：激动肾血管 D_1 受体，使肾血管扩张，增加肾血流量和肾小球滤过率，也能抑制肾小管对 Na^+ 的重吸收，排钠利尿。大剂量时激动肾血管 α_1 受体而致肾血管收缩，使肾血流减少。

2. 临床应用

（1）抗休克：目前临床常用的抗休克药物，用于治疗各种休克，如感染性休克、心源性休克及出血性休克等，尤其适用于伴有心收缩力减弱和尿量减少的休克患者。

（2）急性肾衰竭。

3. 主要不良反应　剂量过大或静脉滴注过快，可出现心动过速、心律失常、肾功能降低。

考点 5　间羟胺、去氧肾上腺素、麻黄碱、多巴酚丁胺、沙丁胺醇的作用特点（★☆）

药物名称	受体	作用特点
间羟胺	直接激动 α 受体，对 β_1 受体作用较弱	①作用缓和而持久；②对心率影响小，很少引起心律失常；③对肾血管收缩作用较弱，较少引起急性肾衰竭；④可产生快速耐受性；⑤给药方便，既可静脉滴注，又可肌内注射

续表

药物名称	受体	作用特点
去氧肾上腺素	激动 α_1 受体	升压作用可用于防治低血压，反射性减慢心率可用于阵发性室上性心动过速，减少房水生成而降低眼压可用于开角型青光眼，扩瞳作用可用于检查眼底
麻黄碱	直接激动 α、β 受体，又可间接促进去甲肾上腺素能神经末梢释放去甲肾上腺素	①化学性质稳定，口服有效；②拟肾上腺素作用弱而持久；③中枢兴奋作用较显著；④易产生快速耐受性，但停药 1 周后可恢复
多巴酚丁胺	选择性激动 β_1 受体	增强心肌收缩力和增加心排血量，对心率影响较弱。短期用于治疗心肌梗死伴有心衰的患者
沙丁胺醇	选择性激动 β_2 受体	对支气管平滑肌有强而较持久的舒张作用，对心血管系统和中枢神经系统的影响较小，是临床上治疗支气管哮喘的主要药物

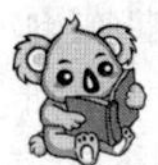

考点集锦

- 去甲肾上腺素
  - 药理作用
    - 收缩血管
    - 兴奋心脏
    - 升高血压
  - 临床应用
    - 药物中毒所致低血压
    - 神经源性休克早期
    - 上消化道出血
  - 不良反应
    - 外漏可致局部组织缺血坏死
    - 急性肾衰竭

- 肾上腺素
  - 药理作用
    - 兴奋心脏
    - 舒缩血管
    - 影响血压
    - 扩张支气管
  - 临床应用
    - 心跳骤停
    - 过敏性休克：为首选
    - 急性支气管哮喘
    - 与局麻药合用局部止血
  - 不良反应
    - 中枢兴奋
    - 血压升高
    - 心律失常

- 异丙肾上腺素
  - 药理作用
    - 兴奋心脏
    - 舒张血管
    - 影响血压
    - 扩张支气管
  - 临床应用
    - 急性支气管哮喘
    - 心脏骤停
    - 重度房室传导阻滞
    - 抗休克
  - 不良反应
    - 心悸、头晕
    - 对缺氧患者可致心律失常或诱发加重心绞痛

- 多巴胺
  - 药理作用
    - 兴奋心脏
    - 舒缩血管
    - 影响血压：较弱
    - 改善肾功能
  - 临床应用
    - 抗休克
    - 急性肾衰竭

第八节　肾上腺素能受体阻断药

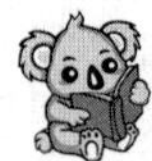

考点梳理

考点1　α受体阻断药

1. 酚妥拉明的药理作用、临床应用（★★）

（1）药理作用：非选择性地阻断 α_1、α_2 受体。

①扩张血管，降低血压。

②兴奋心脏：因降低血压可反射性兴奋交感神经，并能阻断去甲肾上腺素能神经末梢（突触前膜）α_2 受体而促进去甲肾上腺素释放，激动心肌 β_1 受体，兴奋心脏。

③影响胃肠：具有拟胆碱作用，可使胃肠平滑肌兴奋；并有组胺样作用，使胃酸分泌增加。

（2）临床应用：①治疗外周血管痉挛性疾病；②对抗静滴去甲肾上腺素外漏时所引起的血管收缩，可局部浸润注射；③抗休克；④诊治肾上腺嗜铬细胞瘤；⑤治疗急性心肌梗死和顽固性充血性心力衰竭。

2. 妥拉唑林的药理作用特点（★）

系酚妥拉明同类药物，与酚妥拉明相比，其特点是：①α 受体阻断作用较弱，而拟胆碱作用和组胺样作用较强，可明显兴奋胃肠道平滑肌和促进胃酸分泌；②口服和注射均易吸收；③不良反应多，应用少。

> **从旁指点**
>
> 短效类——酚妥拉明、妥拉唑林，长效类——酚苄明。

3. 酚苄明的药理作用特点（★）

与α受体形成牢固的共价键，故起效缓慢，但作用强大而持久。因阻断 α_1 受体，血压下降而反射性引起心率加快；较大剂量酚苄明还有抗组胺、抗 5－HT 的作用。

考点2　β受体阻断药

1. β受体阻断药的药理作用和临床应用（★★）

（1）药理作用

1）β受体阻断作用：①抑制心脏；②收缩血管；③降低血压；④收缩支气管；⑤抑制代谢；⑥抑制肾素分泌。

2）内在拟交感活性：普萘洛尔无内在拟交感活性，吲哚洛尔内在拟交感活性最强。

3）膜稳定作用

（2）临床应用：①心律失常；②心绞痛和心肌梗死；③高血压；④充血性心力衰竭；⑤其他：作为甲状腺功能亢进症及甲状腺危象的治疗辅助用药，噻吗洛尔用于治疗开角型青光眼。

2. 普萘洛尔（心得安）的作用、药动学特点、应用及不良反应（★★）

（1）药理作用：具有较强的β受体阻断作用，对 β_1 和 β_2 受体的选择性很低，没有内在拟交感活性，有膜稳定作用。用药后使心率减慢，心肌收缩力和心排血量减低，冠脉流量下降，心肌耗氧量明显减少，血压下降，并收缩支气管平滑肌，增加呼吸道阻力。

（2）药动学特点：口服吸收快而完全，因存在首过效应而生物利用度低，仅 25%左右进入血液循环，血浆蛋白结合率约为 90%。脂溶性大，易通过血－脑屏障。主要在肝代谢，其代谢产物中的 4－羟基普萘洛尔仍有一定的 β 受体阻断作用。个体差异大，可能是由于肝脏消除功能不同所致，故临床用药应注意剂量个体化。

（3）临床应用：主要治疗高血压、心绞痛和心律失常及甲状腺功能亢进症等。

（4）不良反应：一般为恶心、呕吐、轻度腹泻、便秘及疲乏、失眠等，停药后自动消失。严重不良反应可见房室传导阻滞、支气管痉挛、呼吸困难及雷诺病症状如肢冷等；偶见皮疹、药热和血小板减少等变态反应。普萘洛尔可抑制糖原分解，与降糖药合用，可发生严重低血糖，并要注意普萘洛尔掩盖低血糖时的出汗、心率加快等症状。突然停药有反跳现象，故要逐渐减量。

3. 阿替洛尔、索他洛尔、醋丁洛尔的作用特点及应用（★）

药物名称	作用特点	临床应用
阿替洛尔	对 β_1 受体有选择性阻断作用。生物利用度为 50%～60%。大多以原形从肾排泄	高血压、心律失常和心绞痛等，尚可用于甲状腺功能亢进症、偏头痛及肌震颤等
索他洛尔	属非心脏选择性，也无内源性拟交感活性或膜稳定活性的β受体阻断药，同时兼具Ⅱ类和Ⅲ类抗心律失常活性。可延长复极、动作电位时程、心房、心室、房室结和旁路的有效不应期，能有效抑制多种室性及室上性心律失常，还有明显的抗心肌缺血、提高致心室颤动阈值作用	用于治疗室性和室上性心律失常、高血压、心绞痛和心肌梗死后，尤其适用于各种危及生命的室性快速型心律失常，可以作为室性抗心律失常的首选药物
醋丁洛尔	对 β_1 受体有选择性阻断作用，具有膜稳定作用	用于高血压，也用于心绞痛及心律失常

考点 3　α、β 受体阻断药

拉贝洛尔的作用特点及应用（★）

（1）作用特点：可阻断 α_1 受体和β受体，β受体阻断作用是α受体阻断作用的 10～15 倍。

（2）临床应用：临床用于中重度原发性高血压、肾性高血压、妊娠高血压，静脉注射可用于高血压危象。此外，亦可用于治疗心绞痛。

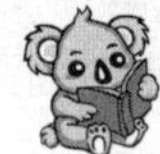

考点集锦

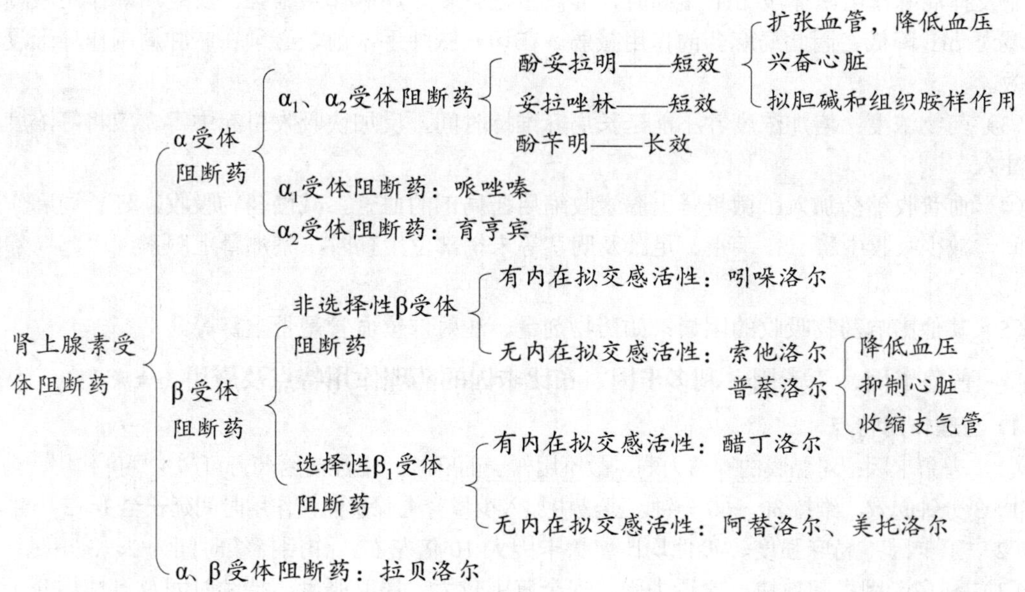

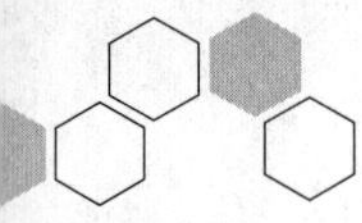

第九节　局部麻醉药

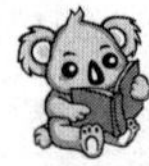

考点梳理

考点1　应用方法（★）

1. **表面麻醉**　选择穿透力强的局麻药，适用于黏膜部位的浅表手术。
2. **浸润麻醉**　常用于浅表小手术，如脓肿切开引流。
3. **传导麻醉**　常用于四肢及口腔手术。
4. **蛛网膜下隙麻醉**　又称脊髓麻醉或腰麻，适用于下腹部和下肢手术。
5. **硬膜外麻醉**　用于颈部到下肢特别是上腹部手术。

考点2　局麻作用机制和影响因素（★★）

1. 作用机制

局麻药主要作用于神经细胞膜。在正常情况下神经细胞膜的去极化有赖于 Na^+ 内流，局麻药可直接与电压门控的 Na^+ 通道相互作用而抑制 Na^+ 内流，阻止动作电位的产生和神经冲动的传导，产生局麻作用。开放的 Na^+ 通道数目越多，局麻药的阻滞作用越大。

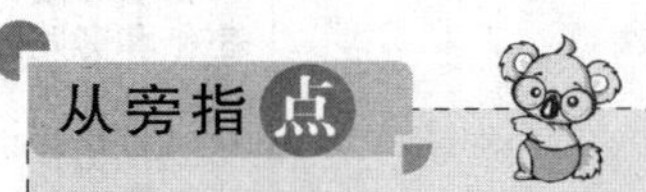

从旁指点

局麻药与肾上腺素合用，肾上腺素的作用是收缩血管，延缓局麻药吸收，延长作用时间，降低毒性反应。

2. 影响因素

（1）神经干或神经纤维的粗细：粗大的神经干有鞘膜包围，局麻药对它的作用不如对神经末梢，所以传导麻醉所需浓度较高，约为浸润麻醉的 2～3 倍。粗神经纤维（如运动神经）对局麻药的敏感性不如细神经纤维（如痛觉神经及交感神经）。

（2）体液 pH：局麻药在体内呈非离子型与离子型。非离子型亲脂性高，易穿透细胞膜进入神经细胞发挥局麻作用。体液 pH 偏高时，非离子型较多，局麻作用增强；反之局麻作用减弱。炎症区域内 pH 降低，因此局麻药的作用减弱。在切开脓肿手术前，必须在脓肿周围作环形浸润才能奏效。

（3）药物浓度：增加浓度并不能延长局麻维持时间，反加快吸收引起中毒。应将等浓度药物分次注入。

（4）血管收缩药加入：微量肾上腺素收缩用药局部的血管，减慢药物吸收，延长局麻作用维持时间，减少吸收中毒。在手指、足趾及阴茎等末梢部位用药时，禁加肾上腺素（引起局部组织坏死）。

（5）其他影响药物吸收的因素：如药物剂量、注射部位血管是否丰富等。

考点3　普鲁卡因、丁卡因、利多卡因、布比卡因的药理作用特点及应用（★★）

1. 药理作用特点

（1）普鲁卡因：对黏膜的穿透力弱，故不用作表面麻醉。需注射给药方可产生局麻作用，注射给药后 1～3 分钟起效，维持 30～60 分钟。溶液中加入少量肾上腺素能使作用时间延长至 1～2 小时。

（2）丁卡因：局麻强度、毒性均比普鲁卡因大 10 倍左右，作用持续时间为 2～3 小时。

（3）利多卡因：起效快，穿透力强，安全范围较大，局麻强度、持续时间及毒性均介于普鲁卡因和丁卡因之间。

（4）布比卡因：局麻作用起效慢，比利多卡因强4～5倍，作用持续时间更长，可达5～10小时。

2. 应用

（1）普鲁卡因：毒性较小，主要用于浸润麻醉、传导麻醉、腰麻和硬膜外麻醉。还用于损伤部位的局部封闭，可减轻发炎或损伤部位的症状。可引起过敏反应，有过敏史者、皮试阳性者改用利多卡因，不宜用丁卡因。

（2）丁卡因：对黏膜穿透力强，最常用于表面麻醉，也可用于传导麻醉、腰麻和硬膜外麻醉。易吸收且毒性大，不用于浸润麻醉。对普鲁卡因过敏者不宜使用。

（3）利多卡因：用于表面麻醉、浸润麻醉、传导麻醉及硬膜外麻醉，有全能麻醉药之称。由于扩散力强，麻醉范围及麻醉部位难以控制，一般不用于腰麻。对普鲁卡因过敏者可选用此药。也可用于抗室性心律失常。

（4）布比卡因：可用于浸润麻醉、传导麻醉和硬膜外麻醉。

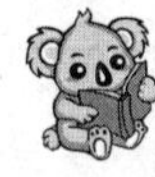

考点集锦

局部麻醉药
- 应用方法：表面麻醉、浸润麻醉、传导麻醉、蛛网膜下隙麻醉、硬膜外麻醉
- 作用机制：直接与电压门控的 Na^+ 通道相互作用而抑制 Na^+ 内流，阻止动作电位的产生和神经冲动的传导
- 影响因素：神经干或神经纤维的粗细、体液pH、药物浓度、血管收缩药加入、药物剂量、注射部位血管是否丰富
- 常用药物特点及应用
  - 普鲁卡因：浸润麻醉、传导麻醉、腰麻和硬膜外麻醉
  - 丁卡因：表面麻醉，也可用于传导麻醉、腰麻和硬膜外麻醉
  - 利多卡因：表面麻醉、浸润麻醉、传导麻醉及硬膜外麻醉；也可用于抗心律失常
  - 布比卡因：浸润麻醉、传导麻醉和硬膜外麻醉

第十节　全身麻醉药

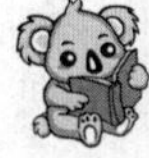

考点梳理

考点1　吸入性麻醉药（★）

1. 吸入性麻醉药的药动学和作用机制

（1）药动学

①吸收：吸入性麻醉药经肺泡膜扩散而吸收入血。吸收速度受肺通气量、吸入气中药物浓度和血/气分布系数等的影响。提高吸入气中药物浓度可缩短诱导期，肺通气量和肺血流量与药物吸收速率呈正相关。

②分布：吸入性麻醉药是脂溶性较高的一类药物，易通过血–脑屏障进入脑组织发挥作用，其速度与脑/血分布系数成正比。

③消除：吸入性麻醉药主要经肺泡以原形排泄，肺通气量大、脑/血和血/气分布系数较低的药物较易排出，恢复期短，苏醒快。

（2）作用机制：除氧化亚氮外脂溶性均很高，故易通过肺泡的血管进入血液而到达脑组织。药物脂溶性越高，麻醉作用越强。主要由于药物溶于神经细胞膜脂质层，使脂质分子排列紊乱，膜蛋白质（受体）及 Na^+、K^+离子通道发生结构和功能改变，抑制神经细胞膜的去极化，从而阻断神经冲动传递；进入细胞内可与胞内类脂质结合，干扰细胞功能，引起全身麻醉。

2. 氟烷类的作用特点及应用

药物名称	作用特点	应用
恩氟烷和异氟烷	诱导期短，苏醒快，麻醉深度易于调整，肌肉松弛作用较好，不增加心肌对儿茶酚胺的敏感性，对呼吸道无明显刺激，反复使用无明显不良反应，是目前较常用的吸入性麻醉药	用于儿童及成人诱导麻醉和维持麻醉
地氟烷	诱导期短，易苏醒，麻醉作用较弱，为异氟烷的1/5	用于成年人全麻的诱导和维持，也可用于儿童的麻醉维持
七氟烷	麻醉诱导期短，深度易于控制，对心脏功能影响小，不刺激呼吸道。能增强和延长非去极化肌松药的作用	用于儿童及成人诱导麻醉和维持麻醉

3. 氧化亚氮的作用特点及应用

（1）作用特点：对呼吸道无刺激性，诱导期短，苏醒快，麻醉效能低，镇痛作用强。

（2）应用：主要用于诱导麻醉或与其他全身麻醉药配伍应用。

考点2 静脉麻醉药（★）

1. 硫喷妥钠的特点及应用

（1）作用特点

优点：①脂溶性高，极易通过血－脑屏障，作用迅速，静注后数秒钟即可引起麻醉；②麻醉过程无兴奋期。

缺点：①在体内迅速重新分布，从脑组织转运到肌肉和脂肪，故作用时间短；②镇痛效果差，肌松不完全；③可诱发喉头和支气管痉挛，用药前皮下注射硫酸阿托品可预防。支气管哮喘者禁用；④抑制呼吸和循环，新生儿、婴幼儿禁用。

（2）应用：短时小手术时的全麻、诱导麻醉、基础麻醉、抗惊厥。

2. 丙泊酚的特点及应用

（1）作用特点：为短效静脉麻醉药，起效快，维持时间短，静注后40 s内即可进入睡眠状态，进入麻醉迅速、平稳，苏醒快。镇痛和肌松作用较弱。对呼吸和循环有抑制作用。恢复期可出现恶心、呕吐、头痛。

（2）应用：用于全身麻醉的诱导和维持，常与硬膜外麻醉或腰麻同时应用，也常与镇痛药、肌松药及吸入麻醉药同用，适用于门诊手术或短时小手术。

3. 氯胺酮的特点及应用

（1）作用特点

①能选择性阻断痛觉冲动向丘脑和新皮质的传导，同时又能兴奋脑干及边缘系统。

②麻醉时对体表的镇痛作用明显，对内脏的镇痛作用差。

③诱导期短，安全性大，咽喉反射不消失，对呼吸影响轻微，易保持呼吸道通畅，且毒性小，可反复多次给药。

④对心血管具有明显兴奋作用。

⑤使骨骼肌张力增加，麻醉过程中可见肢体活动。

⑥使颅内压升高。

⑦恢复时苏醒慢、噩梦多。

（2）应用：可单独用于不需肌松的短时体表小手术和烧伤清创、切痂、植皮等，也可与其他全麻药配合用于长时间的手术。

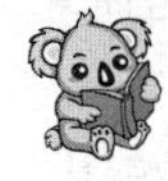

考点集锦

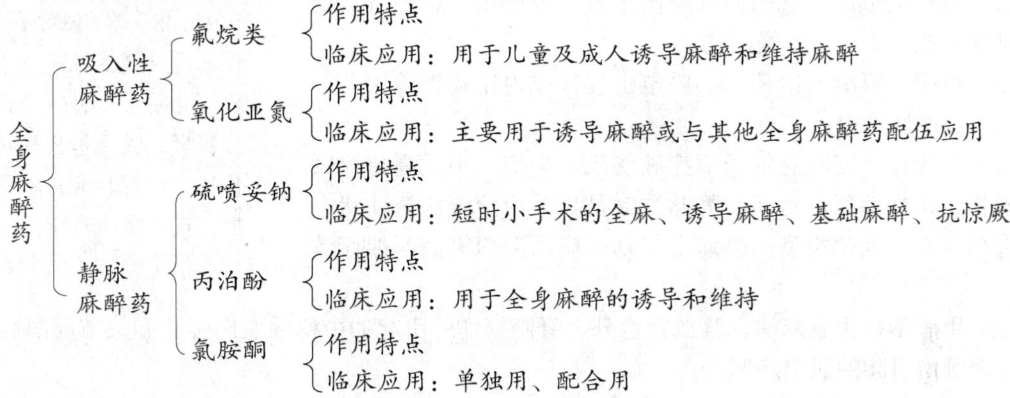
全身麻醉药
吸入性麻醉药
氟烷类
作用特点
临床应用：用于儿童及成人诱导麻醉和维持麻醉
氧化亚氮
作用特点
临床应用：主要用于诱导麻醉或与其他全身麻醉药配伍应用
静脉麻醉药
硫喷妥钠
作用特点
临床应用：短时小手术的全麻、诱导麻醉、基础麻醉、抗惊厥
丙泊酚
作用特点
临床应用：用于全身麻醉的诱导和维持
氯胺酮
作用特点
临床应用：单独用、配合用

第十一节　镇静催眠药

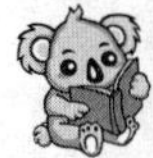

考点梳理

镇静催眠药小剂量呈现镇静作用，较大剂量则可产生催眠作用。镇静药和催眠药之间并无明显界限。

考点 1　苯二氮䓬类（地西泮）的药动学特点、药理作用、作用机制、临床应用及不良反应（★★★）

1. 药动学特点

口服吸收迅速而完全，肌内注射吸收慢而不规则。血浆蛋白结合率较高，其中地西泮（长效）的血浆蛋白结合率高达 99%。脂溶性高，可透过胎盘屏障，也可经乳汁分泌。主要经肝代谢，多数药物的代谢产物具有与母体药物相似的活性，且 $t_{1/2}$ 比母体药物更长。连续应用长效类药物时，应注意药物及其活性代谢产物在体内的蓄积。原形药物及其代谢产物经肾排出。

2. 药理作用

（1）抗焦虑：小于镇静剂量时即具有良好的抗焦虑作用。

（2）镇静催眠：随着剂量增大，出现镇静催眠作用，可明显缩短入睡潜伏期、延长睡眠持续时间、减少觉醒次数。

（3）抗惊厥、抗癫痫。

（4）中枢性肌肉松弛：可明显缓解人类大脑损伤所致的肌肉僵直。

3. 作用机制

苯二氮䓬类药物作用于大脑皮质、边缘系统、中脑、脑干和脊髓，与 γ-氨基丁酸（GABA）受体复合物上的苯二氮䓬受体结

> **从旁指点**
>
> 苯二氮䓬类药物促进 GABA 与 GABA 受体结合，使 Cl^- 通道开放频率增加，Cl^- 内流增多；而巴比妥类主要通过延长 GABA 介导的 Cl^- 通道开放时间而增加 Cl^- 内流，引起超极化而产生中枢抑制。注意区别记忆。

合并激动该受体，促进 GABA 与 GABA 受体结合，使 Cl^- 通道开放频率增加，Cl^- 内流增多，导致细胞膜超极化，呈现中枢抑制作用。

从旁指点

苯二氮䓬类药物的优点：①治疗指数高，安全范围大；②对快动眼睡眠（REMS）时相影响较小，停药后 REMS 反跳性延长较巴比妥类轻；③后遗效应较轻；④无肝药酶诱导作用，耐受性轻；⑤依赖性、戒断症状较轻。

4. 临床应用

（1）治疗焦虑症及各种原因引起的焦虑状态的首选药。

（2）治疗失眠的首选药，入睡困难者一般选用短、中效类药物，早醒者选用中、长效类药物。

（3）可用于麻醉前给药、心脏电击复律或内镜检查前用药，多用地西泮静脉注射。

（4）地西泮、三唑仑用于治疗破伤风、子痫、小儿高热惊厥以及药物中毒性惊厥。地西泮静脉注射是目前治疗癫痫持续状态的首选药，对于其他类型的癫痫发作则以硝西泮和氯硝西泮疗效较好。

（5）用于治疗大脑麻痹、脑血管意外、脊髓损伤等引起的中枢性肌肉强直和关节局部病变、腰肌劳损等所引起的肌肉痉挛。

5. 不良反应

（1）中枢神经系统反应：大剂量可致共济失调、意识障碍、口齿不清、精神错乱，严重时可引起昏迷、呼吸抑制。

（2）呼吸和循环抑制：注意静脉注射速度宜缓慢。

（3）耐受性和依赖性。

（4）急性中毒：除采用洗胃和对症治疗措施外，还应采用特效拮抗药氟马西尼解救，该药是选择性中枢苯二氮䓬受体拮抗药，主要用于苯二氮䓬类药物过量中毒的诊断和解救及逆转其中枢抑制作用。

考点 2　巴比妥类的药理作用、临床应用、不良反应及中毒解救（★）

1. 药理作用

（1）镇静催眠：小剂量巴比妥类具有镇静作用，可缓解焦虑、烦躁不安的状态；中等剂量具有催眠作用，可缩短入睡时间、减少觉醒次数、延长睡眠时间，但可缩短 REMS 时相，久用停药后可有 REMS 时相反跳性地显著延长，伴有多梦，导致睡眠障碍，且安全性远不及苯二氮䓬类，易产生耐受性和依赖性，故临床上巴比妥类已不作为镇静催眠药常规使用。

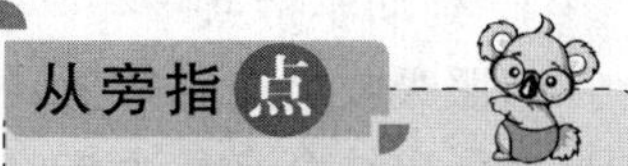

巴比妥类对中枢神经系统有普遍性抑制作用，随着剂量增加，中枢抑制作用逐渐增强，依次表现为镇静、催眠、抗惊厥和麻醉作用。

（2）抗惊厥。

（3）抗癫痫：苯巴比妥（鲁米那）具有特异的抗癫痫作用。

（4）麻醉及麻醉前给药。

（5）增强中枢抑制药的作用。

2. 临床应用

（1）用于治疗小儿高热、破伤风、子痫、脑膜炎、脑炎及中枢兴奋药引起的惊厥。

（2）苯巴比妥可用于癫痫大发作和癫痫持续状态及局限性发作的治疗。

（3）硫喷妥钠静脉注射时能产生短暂的麻醉作用，可用作静脉麻醉和诱导麻醉；长效及中效巴比妥类可作麻醉前给药，以消除患者手术前的紧张情绪。

3. 不良反应

（1）后遗效应，也称为“宿醉”现象（醒后出现眩晕、困倦、精细运动不协调）。

（2）耐受性（苯巴比妥是肝药酶诱导剂，会加速自身代谢）。

（3）依赖性。

（4）呼吸抑制（急性中毒致死的主要原因）。

（5）急性中毒。

（6）过敏反应。

4. 中毒解救

①维持呼吸功能、循环功能；②洗胃：生理盐水或高锰酸钾溶液；③导泻：硫酸钠，忌用硫酸镁；④碱化尿液：静脉滴注碳酸氢钠或乳酸钠；⑤利尿：利尿药或脱水药；⑥血液透析。

考点 3　水合氯醛的作用特点（★）

有镇静催眠作用，不缩短 REMS 时相，无宿醉的后遗效应，可用于治疗顽固性失眠或对其他催眠药疗效不佳者。大剂量有抗惊厥作用，可灌肠用于子痫、破伤风及小儿高热等惊厥。药物对胃有刺激性，需稀释后口服。久用可产生耐受性和依赖性。

考点 4　佐匹克隆的作用特点（★）

药理作用类似苯二氮䓬类但更强，且作用迅速，用于各种原因引起的失眠。

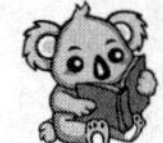

考点集锦

镇静催眠药
- 苯二氮䓬类
  - 药理作用：抗焦虑（小剂量）；镇静催眠；抗癫痫、抗惊厥；中枢性肌肉松弛
  - 临床应用：焦虑症（首选）；失眠症（首选）；惊厥、癫痫（地西泮静脉注射是目前治疗癫痫持续状态的首选药）；麻醉前给药
  - 不良反应：中枢神经系统（共济失调）；呼吸和循环抑制；耐受性和依赖性；急性中毒（特效药：氟马西尼）
- 巴比妥类
  - 药理作用：镇静催眠；抗惊厥；抗癫痫；麻醉及麻醉前给药；增强中枢抑制药的作用
  - 临床应用：抗惊厥；抗癫痫；麻醉及麻醉前给药
  - 不良反应：后遗效应；耐受性；依赖性；呼吸抑制；过敏反应；急性中毒（碱化尿液）
- 其他类：水合氯醛（治疗失眠、惊厥）、佐匹克隆（治疗失眠）

第十二节　抗癫痫药和抗惊厥药

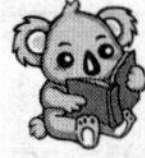

考点梳理

考点 1　抗癫痫药

1. 癫痫类型（★）

临床上根据发作时症状和脑电图的不同，分为全身性发作和局限性发作两大类型：①全身性发作：包括强直–阵挛性发作（大发作）、失神性发作（小发作）、肌阵挛性发作等；②局限性发作：包括单纯性局限性发作、复合性局限性发作（精神运动性发作）、继发性全身发作等。其中强直–阵挛性发作最常见，部分患者两型兼有，称为混合型癫痫。

2. 苯妥英钠、卡马西平、丙戊酸钠、乙琥胺的药理作用、药动学特点、临床应用及不良反应（★★）

药物名称	药理作用	临床应用	不良反应
苯妥英钠	①抗癫痫；②抗外周神经痛；③抗心律失常	①对强直－阵挛性发作和单纯性局限性发作是首选药，对复合性局限性发作也有较好疗效，但对失神性发作无效；②用于治疗三叉神经痛、舌咽神经痛和坐骨神经痛等；③用于治疗室性心律失常，对强心苷中毒所致心律失常疗效较好	①局部刺激；②牙龈增生；③神经系统反应：眩晕、头痛、复视、眼球震颤、语言不清和共济失调等；④血液系统反应：引起巨幼细胞贫血；⑤骨骼系统反应：长期应用可致低钙血症、佝偻病和软骨病；⑥过敏反应：发生皮疹、粒细胞缺乏、血小板减少、再生障碍性贫血等；⑦其他：周围神经炎、偶见男性乳房增大、女性多毛症、淋巴结肿大等、畸胎
卡马西平	①抗癫痫；②抗外周神经痛；③抗躁狂、抗抑郁	①对复合性局限性发作最有效，为首选药，对强直－阵挛性发作和单纯性局限性发作也是首选药之一，对失神性发作和肌阵挛性发作疗效差或无效；②对三叉神经痛和舌咽神经痛的疗效优于苯妥英钠；③对躁狂症、抑郁症治疗作用明显，尚能减轻或消除精神分裂症的躁狂、妄想症状，对锂盐无效的躁狂－抑郁症也有效	常见眩晕、视力模糊、恶心、呕吐、共济失调、手指震颤、水钠潴留等，亦可有皮疹和心血管反应。偶见骨髓抑制、肝损害等，应立即停药
丙戊酸钠	抗癫痫	为广谱抗癫痫药。本药是强直－阵挛性发作合并失神性发作的首选药，对其他药物未能控制的顽固性癫痫可能奏效	常见一过性消化系统症状，如恶心、呕吐、食欲不振等。中枢神经系统症状发生率低。多发生肝损害，偶见重症肝炎、急性胰腺炎和高氨血症。用药期间应定期检查肝功能
乙琥胺	抗癫痫	只对失神性发作有效，对其他类型癫痫无效。对失神性发作的疗效虽不及氯硝西泮，但副作用及耐受性较少，仍为首选药	常见胃肠道反应，其次为中枢神经系统反应，如头痛、头晕、嗜睡等。易引起精神行为异常。偶见嗜酸性粒细胞缺乏症、粒细胞缺乏症，严重者发生再生障碍性贫血，长期用药应定期检查血象

◆药动学特点

（1）苯妥英钠：口服吸收缓慢而不规则，连续服用需经 6～10 天才能达到有效血药浓度。不宜作肌内注射。脂溶性高，易进入脑组织。主要经肝代谢失活。消除速率与血药浓度密切相关，血药浓度低于 10 μg/ml 时，按一级动力学消除；高于此浓度时，则按零级动力学消除，$t_{1/2}$ 可延长至 60 h。因治疗量时血药浓度的个体差异大，故应作血药浓度监测，临床用药应注意剂量个体化。本药为肝药酶诱导剂。

（2）卡马西平：口服吸收缓慢而不规则，脑脊液中浓度可达血药浓度的 50%。经肝代谢生成的产物经肾排泄。本药为肝药酶诱导剂。

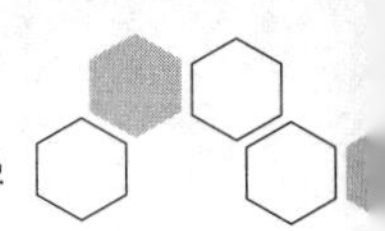

（3）丙戊酸钠：口服吸收迅速而完全，生物利用度近100%，脑脊液中浓度为血药浓度的10%。小部分经肝代谢，大部分以原形经肾排泄。

（4）乙琥胺：口服吸收迅速而完全，很少与血浆蛋白结合，可分布至除脂肪外的全身各组织，并迅速通过血－脑屏障。主要经肝代谢灭活，约25%以原形经肾排泄。

3. 其他药物特点（★）

（1）苯巴比妥：对强直－阵挛性发作及癫痫持续状态疗效好，对单纯性局限性发作和复合性局限性发作也有效，对失神性发作和婴儿痉挛疗效差。

（2）扑米酮：在肝内代谢为具有抗癫痫活性的苯巴比妥和苯乙基丙二酰胺。对部分单纯性局限性发作及强直－阵挛性发作的疗效优于苯巴比妥，对复合性局限性发作的疗效不如卡马西平和苯妥英钠，对失神性发作无效。与苯巴比妥相比无特殊优点，且价格较贵，只用于其他药物不能控制的患者。

（3）地西泮：静脉注射是治疗癫痫持续状态的首选药，特点是显效快、疗效好、安全性高。

（4）硝西泮：对失神性发作、肌阵挛性发作和婴儿痉挛有较好疗效。

（5）氯硝西泮：抗癫痫谱较广，尤其对失神性发作、肌阵挛性发作和婴儿痉挛疗效佳，静脉注射可用于癫痫持续状态。

（6）氟桂利嗪：临床适用于各型癫痫，尤其对局限性癫痫、强直－阵挛性癫痫效果较好，安全有效。

4. 抗癫痫药的临床应用原则（★★）

（1）根据癫痫发作类型合理选药

癫痫类型	首选药物	其他可用药物
强直－阵挛性发作	苯妥英钠	丙戊酸钠、卡马西平、苯巴比妥、扑米酮
失神性发作	乙琥胺	氯硝西泮、丙戊酸钠
复合性局限性发作	卡马西平	苯妥英钠、苯巴比妥、丙戊酸钠、扑米酮
单纯性局限性发作	苯妥英钠	卡马西平、苯巴比妥
肌阵挛性发作	/	氯硝西泮、丙戊酸钠
婴儿痉挛症	/	氯硝西泮
癫痫持续状态	地西泮（静脉注射）	苯巴比妥（肌内注射）、苯妥英钠（静脉注射）、氯硝西泮（静脉注射）
混合型癫痫	/	宜联合用药或选用广谱抗癫痫药

（2）治疗方案个体化

①剂量方面：应从小剂量开始，逐渐增加剂量，以控制发作且不引起严重不良反应为宜。

②用法方面：对单纯型癫痫最好选用一种有效药物，如疗效不佳可联合用药或换用他药。换药时应采取过渡方式，即在原药基础上加用其他药，待后者生效后再逐步撤掉原药，否则可加剧发作甚至诱发癫痫持续状态。

（3）长期用药：用药时间一般应持续至完全无发作达3～4年之久，然后逐渐减量停药，切勿随意更换药物或突然停药。

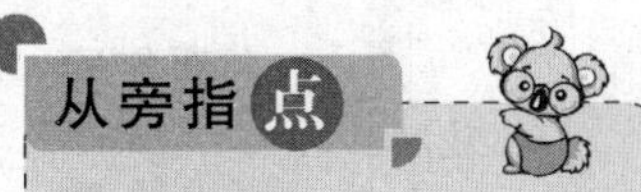

常用的抗惊厥药物有巴比妥类、水合氯醛、地西泮、硫酸镁（注射）等。

（4）用药期间定期作神经系统、血常规、肝肾功能检查，以便及时发现毒性反应，有条件者监测血药浓度。

考点2　抗惊厥药

硫酸镁（★★）

（1）作用机制：神经化学传递和骨骼肌收缩均需 Ca^{2+} 参与，Mg^{2+} 与 Ca^{2+} 化学性质相似，能特异性地竞争 Ca^{2+} 结合位点，拮抗 Ca^{2+} 的作用，从而抑制神经递质的释放。

（2）药理作用：抑制骨骼肌、心肌及平滑肌的收缩，引起中枢抑制、骨骼肌松弛、心脏抑制及血管舒张，产生抗惊厥和降压作用。

（3）临床应用：注射硫酸镁主要用于治疗各种原因引起的惊厥。子痫因兼有惊厥和血压升高，可将其作为首选药。硫酸镁也常用于高血压危象。

> **从旁指点**
>
> 硫酸镁口服不易吸收，产生导泻和利胆作用；注射给药产生抗惊厥和降压作用；外用热敷可消炎去肿。

（4）不良反应：注射给药时安全范围窄，肌内注射或静脉给药过量或过速可致镁中毒，抑制延髓呼吸中枢和血管运动中枢，表现为呼吸抑制、血压剧降和心脏骤停。腱反射消失为呼吸抑制的先兆，故在连续用药过程中应经常检查腱反射。中毒时应立即停药，及时进行人工呼吸，并缓慢静脉注射氯化钙或葡萄糖酸钙对抗。

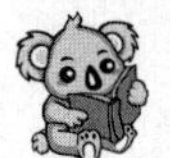

考点集锦

抗癫痫药
- 苯妥英钠
  - 药动学特点：个体差异大，作血药浓度监测，注意剂量个体化
  - 药理作用：①抗癫痫；②抗外周神经痛；③抗心律失常
  - 临床应用：仅对失神性发作无效，是强直－阵挛性发作和单纯性局限性发作的首选药
  - 不良反应：局部刺激；牙龈增生；神经系统、血液系统、骨骼系统反应；过敏反应
- 卡马西平
  - 药动学特点：肝药酶诱导剂
  - 药理作用：①抗癫痫；②抗外周神经痛；③抗躁狂、抗抑郁
  - 临床应用：对失神性发作和肌阵挛性发作疗效差或无效，对复合性局限性发作、强直－阵挛性发作和单纯性局限性发作是首选药
- 丙戊酸钠
  - 药理作用：抗癫痫
  - 临床应用：强直－阵挛性发作合并失神性发作的首选药
  - 不良反应：肝毒性
- 乙琥胺
  - 药理作用：只对失神性发作有效，对其他类型癫痫无效
  - 临床应用：失神性发作的首选

第十三节 抗精神失常药

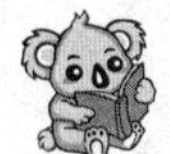

考点梳理

考点1 抗精神病药

1. 氯丙嗪（冬眠灵）的药理作用、作用机制、临床应用及主要不良反应（★★★）

（1）药理作用

1）中枢神经系统

①镇静、安定和抗精神病：精神病患者服用后，能迅速控制兴奋、躁动症状，继续用药可消除幻觉、妄想等症状，缓解思维和情感障碍，使理智恢复、情绪安定、生活自理；但对抑郁无效，甚至加剧。

②镇吐：作用强大，小剂量能阻断延髓催吐化学感受区的DA受体，大剂量能直接抑制呕吐中枢，但对前庭刺激引起的呕吐无效。

③影响体温调节：氯丙嗪对下丘脑体温调节中枢有很强的抑制作用，使体温调节功能失灵，既可抑制产热过程又可抑制散热过程，故使体温随环境温度的变化而变化。在低温环境中不仅能使发热者体温降低，而且还能使正常人的体温降低；若在高温条件下，则可使体温升高。

④增强中枢抑制药的作用：与镇静催眠药、镇痛药、麻醉药等合用时应适当减量，以免过度抑制中枢神经系统。

2）自主神经系统

①α受体阻断作用：可阻断外周血管上的α受体，使肾上腺素的升压作用翻转，还能抑制血管运动中枢、直接舒张血管平滑肌，从而使血管舒张、血压下降。

②M受体阻断作用：较弱，可引起口干、便秘、视物模糊等。

3）内分泌系统

可阻断结节–漏斗通路的DA受体，从而：

①抑制下丘脑催乳素释放抑制因子的释放，使催乳素分泌增加，引起乳房肿大、泌乳。

②抑制促性腺激素释放激素的释放，使卵泡刺激素和黄体生成素分泌减少，引起排卵延迟。

③抑制促肾上腺皮质激素释放激素的释放，使促皮质激素分泌减少。

④抑制生长激素释放因子的释放，使生长激素分泌减少，可试用于治疗巨人症。

（2）作用机制：抗精神病作用与阻断中脑–边缘系统通路和中脑–皮层通路的DA受体有关，这两条通路与精神、情绪及行为活动有关。

（3）临床应用

①治疗各型精神分裂症，能显著缓解阳性症状，对阴性症状效果不显著；对急性患者疗效显著，对慢性患者疗效较差。但无根治作用，必须长期用药，甚至终生治疗。也可用于治疗躁狂症。

②用于尿毒症、恶性肿瘤、放射病、胃肠炎及某些药物引起的呕吐，对妊娠呕吐也有效，但对晕动症呕吐无效。也用于顽固性呃逆。

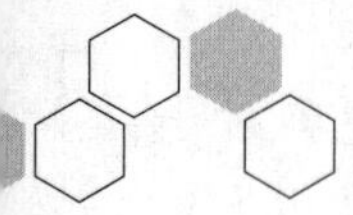

③与其他中枢抑制药如异丙嗪、哌替啶等组成人工冬眠合剂，用于人工冬眠和低温麻醉。

（4）主要不良反应

①一般不良反应：常见中枢抑制症状（嗜睡、淡漠、乏力等）、α 受体阻断症状（鼻塞、直立性低血压、反射性心动过速等）、M 受体阻断症状（口干、便秘、眼压升高、视力模糊等）、内分泌紊乱症状（乳房肿大、泌乳、闭经、儿童生长减慢等）。

②锥体外系反应：表现为帕金森病、急性肌张力障碍、静坐不能、迟发性运动障碍。

③精神异常。

④惊厥与癫痫。

⑤过敏反应。

⑥急性中毒：应立即对症治疗，升压可用去甲肾上腺素，禁用肾上腺素解救。

从旁指点

氯丙嗪阻断中脑–边缘系统通路和中脑–皮层通路的 DA 受体产生抗精神病作用；阻断结节–漏斗通路的 DA 受体产生内分泌紊乱症状；阻断黑质–纹状体通路的 DA 受体产生锥体外系反应，表现为帕金森病、急性肌张力障碍、静坐不能，可用中枢抗胆碱药苯海索缓

2. 氯氮平的药理作用、作用机制、临床应用及主要不良反应（★★★）

（1）药理作用：对精神分裂症的疗效与氯丙嗪接近，但见效迅速，多在一周内见效，且对阳性症状和阴性症状都有治疗作用，尤其对其他药物无效的病例仍有效，也适用于慢性患者。

（2）作用机制：为非典型抗精神病药，能特异性阻断中脑–边缘系统及中脑–皮层通路的 DA 受体，也阻断 5–HT_2 受体。

（3）临床应用：主要用于其他抗精神病药无效或锥体外系反应过强的患者，也可用于长期应用氯丙嗪等抗精神病药引起的迟发性运动障碍。

（4）主要不良反应：几乎无锥体外系反应。严重的不良反应为粒细胞减少甚至粒细胞缺乏，是限制其临床应用的主要原因，故用药前及用药期间须做白细胞计数检查。

3. 其他抗精神病药物的特点（★）

（1）奋乃静、氟奋乃静、三氟拉嗪：抗精神病作用强；镇静作用弱；锥体外系反应明显。

（2）硫利达嗪：抗精神病疗效不如氯丙嗪；镇静作用强；锥体外系反应少，老年人易耐受。

（3）氯普噻吨：抗精神分裂症、抗幻觉和妄想作用比氯丙嗪弱；镇静作用强；α、M 受体阻断作用弱；兼有抗抑郁和抗焦虑作用。适用于伴有焦虑或抑郁的精神分裂症，也可用于焦虑性神经官能症、更年期抑郁症等。不良反应较轻，锥体外系反应也较少。

（4）氟哌利多：作用快、强、短，是目前临床麻醉中应用最广的强安定药。常与强效镇痛剂芬太尼合用，产生精神恍惚、活动减少、痛觉消失但不进入睡眠状态的一种特殊麻醉状态，称为“神经安定镇痛术”，用于外科小手术的麻醉。也用于麻醉前给药、镇吐、控制精神患者的攻击行为。

（5）五氟利多：为口服长效抗精神病药，适用于急、慢性精神分裂症，尤其适用于慢性患者的维持与巩固疗效，对幻觉、妄想、退缩均有较好疗效；无明显镇静作用；锥体外系反应常见。

（6）利培酮：对精神分裂症的阳性症状和阴性症状均有良效，适于治疗首发急性患者和慢性患者；对精神分裂症患者的认知功能障碍和继发性抑郁也具有治疗作用；由于有效剂量小、用药方便、见效快、锥体外系反应轻、抗胆碱及镇静作用弱，易被患者耐受，治疗依从性优于其他抗

精神病药，已成为治疗精神分裂症的一线药物。

考点 2　抗抑郁药

1. 丙咪嗪的药理作用和不良反应（★★）

（1）药理作用

①中枢神经系统：抑郁症患者连续服用后情绪提高、精神振奋、思维敏捷，呈现显著的抗抑郁作用，但奏效慢，需连续用药 2～3 周才见效，故不可作为应急药物使用。

②自主神经系统：治疗量有明显的 M 受体阻断作用，引起视物模糊、口干、便秘、尿潴留等阿托品样作用。

③心血管系统：治疗量可降低血压，与阻断外周血管平滑肌 α_1 受体有关；治疗量可致心律失常，其中心动过速较常见，对心肌有奎尼丁样直接抑制作用。

（2）不良反应：阿托品样副作用；心血管系统反应；中枢神经系统反应；其他如皮疹、粒细胞减少等。

2. 四环类抗抑郁药马普替林、米安色林（★）

（1）马普替林：为选择性 NA 再摄取抑制剂，对 5－HT 摄取几乎无影响，镇静、抗胆碱作用、对心脏和血压的影响与丙米嗪相似。临床用于各型抑郁症，起效较快（约 4～7 天）。

（2）米安色林：使 NA 释放增多而发挥抗抑郁作用，有镇静和抗焦虑作用。对心血管影响小，很少引起低血压为其重要优点；无抗胆碱作用，老年人和心脏病患者易于耐受。临床用于各型抑郁症，尤其适用于伴有心脏病的患者。也可用于治疗原发性焦虑症或伴有抑郁症的焦虑症。

3. 单胺氧化酶抑制剂（MAOI）（★）

吗氯贝胺通过可逆性抑制 MAO－A，提高脑内 5－HT 和 NA 水平而发挥抗抑郁作用。对抑郁症的疗效相当于丙米嗪，但耐受性明显优于三环类。

从旁指点

SSRIs 与 MAOI 联用常会引起致死性 5－HT 综合征。MAOI 与其他抗抑郁药合用时，一般需间隔 2 周以

4. 选择性 5–羟色胺再摄取抑制剂（SSRIs）（★★）

氟西汀为强效选择性 5－HT 再摄取抑制剂。常用于各型抑郁症，起效慢，4 周后才显效，疗效与三环类相当，耐受性与超量安全性优于三环类。对强迫症、神经性贪食症、焦虑症等也有效。

考点 3　抗躁狂药

碳酸锂的作用机制、临床应用及应用注意事项（★★）

（1）作用机制：主要通过 Li^+ 发挥作用，其机制可能是抑制脑内 NA 和 DA 的释放、促进其再摄取、增加其灭活。

（2）临床应用：躁狂症（首选药）；躁狂－抑郁症；难治性抑郁症；精神分裂症。

（3）应用注意事项：锂盐安全范围较窄，有效治疗浓度是 0.8～1.2 mmol/L。其有效防止中毒的关键是作血药浓度监测，维持期浓度为 0.4～0.8 mmol/L，上限不宜超过 1.4 mmol/L，当血锂升至 1.6 mmol/L 时，应立即减量或停药。静脉注射生理盐水可加速锂排泄。

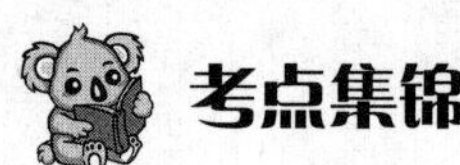

考点集锦

- 抗精神失常药
  - 抗精神病药
    - 氯丙嗪：抑制四个通路的 DA 受体，锥体外系反应明显
    - 奋乃静、氟奋乃静、三氟拉嗪：锥体外系反应明显
    - 硫利达嗪：锥体外系反应少
    - 氯普噻吨：锥体外系反应少，抗精神病，抗抑郁，抗焦虑
    - 氯氮平：几乎无锥体外系反应
    - 氟哌利多：与芬太尼合用，用于神经安定镇痛术
    - 利培酮：有效剂量小、用药方便、见效快、锥体外系反应轻、依从性好
  - 抗抑郁药
    - 丙米嗪：NA、5-HT再摄取抑制剂
    - 马普替林：选择性 NA 再摄取抑制剂
    - 米安色林：使 NA 释放增多
    - 吗氯贝胺：单胺氧化酶抑制剂
    - 氟西汀：强效选择性5-HT再摄取抑制剂
  - 抗躁狂药
    - 碳酸锂：躁狂症首选
    - 卡马西平

第十四节　抗帕金森病和老年痴呆药

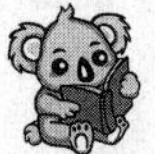

考点梳理

考点 1　抗帕金森病药

1. 左旋多巴的药理作用、药动学特点、临床应用及主要不良反应（★★）

（1）药理作用与临床应用

1）抗帕金森病：进入中枢的左旋多巴在中枢多巴脱羧酶作用下转变为多巴胺，补充纹状体中多巴胺的不足，发挥抗帕金森病作用。其特点为：①起效慢，需服用 2～3 周才起效，1～6 个月以上才获最大疗效；②疗效与疗程有关，疗程 1 年以上，疗效达 75%；应用 2～3 年后疗效渐减；③对轻症及年轻患者疗效较好，对重症及老年患者疗效较差；④对改善肌肉僵直及运动困难的疗效较好，缓解震颤疗效较差；⑤对抗精神病药引起的帕金森病无效，因多巴胺受体已被抗精神病药所阻断。

2）治疗肝昏迷：左旋多巴在脑内可转化为去甲肾上腺素而使肝昏迷患者苏醒，但仅暂时改善脑功能，不能改善肝功能，故不能根治。

（2）药动学特点：口服通过芳香族氨基酸的共同转运载体在小肠经主动转运迅速吸收，胃排空延缓、胃内酸度高及高蛋白饮食等均可降低其生物利用度，应在两餐之间或餐后 90 min 服用，且不宜进高蛋白饮食。口服后大部分在外周组织被多巴脱羧酶脱羧转变为多巴胺，后者不能透过血－脑屏障，在外周组织引起不良反应；仅约 1%的左旋多巴透过血－脑屏障进入中枢神经系统，在脑内经多巴脱羧酶脱羧生成多巴胺发挥抗帕金森病作用。

> **从旁指点**
>
> 外周多巴脱羧酶抑制剂（卡比多巴、苄丝肼）可提高左旋多巴疗效；维生素 B_6 加速左旋多巴在外周转变为多巴胺，不宜合用。

（3）主要不良反应：①胃肠道反应；②心血管反应；③神经系统反应：不自主异常运动（异动症、运动障碍）和症状波动（剂末现象、“开–关”现象)；④精神障碍。

2. 含左旋多巴的复方制剂、金刚烷胺的药理作用及应用（★）

<table>
<tr><th colspan="2">药物名称</th><th>药理作用</th><th>临床应用</th></tr>
<tr><td rowspan="2">含左旋多巴的复方制剂</td><td>卡比多巴</td><td rowspan="2">均为较强的外周多巴脱羧酶抑制剂，不易透过血–脑屏障。与左旋多巴合用时，仅抑制外周多巴脱羧酶的活性，减少多巴胺在外周组织的生成、减轻其外周不良反应，进而使进入中枢的左旋多巴增多，提高脑内多巴胺的浓度，增强左旋多巴的疗效，是左旋多巴的重要辅助用药</td><td rowspan="2">单用无效。通常将卡比多巴或苄丝肼与左旋多巴按一定比例的剂量配伍制成复方制剂，用于治疗帕金森病</td></tr>
<tr><td>苄丝肼</td></tr>
<tr><td colspan="2">金刚烷胺</td><td>可能通过多种方式增强多巴胺的功能：促进纹状体多巴胺释放、抑制多巴胺再摄取、直接激动多巴胺受体、较弱的中枢抗胆碱作用。单用本药时疗效优于中枢抗胆碱药，但不及左旋多巴。与左旋多巴合用有协同作用</td><td>治疗帕金森病；抗亚洲A型流感病毒</td></tr>
</table>

考点2 治疗老年性痴呆药

中枢性拟胆碱药物的作用和应用（★）

药物名称	作用	应用
他克林	抑制AChE而增加ACh的含量，既可抑制血浆中的AChE，又可抑制组织中的AChE；可直接激动M受体和N受体，可促进ACh释放；可促进脑组织对葡萄糖的利用	目前最有效的AD治疗药，多与卵磷脂合用
多奈哌齐	可逆性AChE抑制剂，对中枢AChE选择性高	用于轻、中度老年性痴呆，能提高患者的认知和记忆能力
加兰他敏	AChE抑制剂	用于轻、中度老年性痴呆
石杉碱甲	强效可逆性AChE抑制剂，对改善衰老性记忆障碍及老年痴呆患者的记忆功能作用良好	老年性记忆功能减退及AD患者，可提高其记忆和认知能力
利斯的明	AChE抑制剂	尤其适用于伴有心、肝、肾等疾病的AD患者

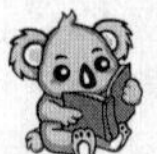

考点集锦

抗帕金森病药
- 左旋多巴
  - 药动学特点：两餐间或餐后服用，外周引起不良反应
  - 药理作用及临床应用：抗帕金森病；治疗肝昏迷
  - 不良反应：剂末现象、“开–关”现象
- 卡比多巴、苄丝肼
  - 药动学特点：提高脑内多巴胺的浓度，增强左旋多巴的疗效
  - 药理作用：单用无效
  - 临床应用：通常将卡比多巴或苄丝肼与左旋多巴按一定比例的剂量配伍制成复方制剂，用于治疗帕金森病
- 金刚烷胺
  - 药理作用：通过多种方式增强多巴胺的功能
  - 临床应用：治疗帕金森病；抗亚洲A型流感病毒
- 治疗老年性痴呆药：中枢性拟胆碱药物
  - 药理作用：AChE抑制剂
  - 临床应用：用于轻、中度老年性痴呆

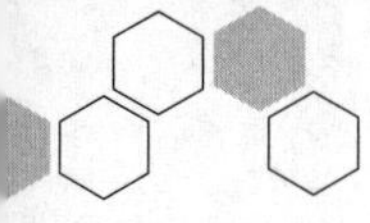

第十五节　中枢兴奋药

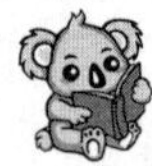

考点梳理

考点1　主要兴奋大脑皮质的药物

咖啡因的药理作用和临床应用（★★）

（1）药理作用

①中枢神经系统：小剂量（50～200 mg）即能兴奋大脑皮质，使人精神振奋、思维敏捷、疲劳减轻、睡意消失、工作效率提高；较大剂量（250～500 mg）可直接兴奋延髓呼吸中枢和血管运动中枢，使呼吸加深加快、血压升高，在中枢处于抑制时更为明显；过量中毒则可引起中枢神经系统广泛兴奋，甚至惊厥。

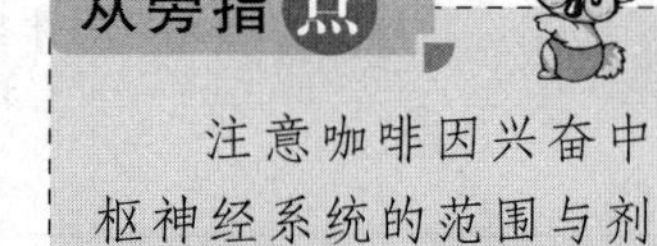

注意咖啡因兴奋中枢神经系统的范围与剂量有关。

②心血管系统：大剂量咖啡因可直接兴奋心脏、扩张血管，但被兴奋迷走中枢和血管运动中枢的作用所掩盖，无治疗意义。对脑血管有收缩作用，可减少脑血管搏动。

③其他：具有较弱的舒张胆管和支气管平滑肌、刺激胃酸和胃蛋白酶分泌及利尿等作用。

（2）临床应用

①用于严重传染病及中枢抑制药中毒引起的昏睡、呼吸循环衰竭。

②与解热镇痛药配伍治疗一般性头痛，与麦角胺配伍治疗偏头痛。

考点2　促脑功能恢复药物（★）

1. 吡拉西坦的药理作用和临床应用

（1）吡拉西坦的药理作用：能降低脑血管阻力，增加脑血流量；促进脑细胞代谢，促进脑组织对葡萄糖、氨基酸、磷脂的利用和蛋白质的合成；增加线粒体内 ATP 的合成。因此对缺氧脑细胞有保护作用，促进脑细胞信息传递，改善学习、记忆和回忆能力。

（2）吡拉西坦的临床应用：用于阿尔茨海默病、脑动脉硬化、脑血管意外、脑外伤后遗症、慢性酒精中毒及 CO 中毒等所致的记忆、思维障碍，也可用于儿童智力低下。

2. 奥拉西坦的药理作用和临床应用

（1）奥拉西坦的药理作用：可促进磷酰胆碱和磷酰乙醇胺合成，提高大脑中 ATP/ADP 的比值，使大脑中蛋白质和核酸的合成增加。

（2）奥拉西坦的临床应用：用于脑损伤及其引起的神经功能缺失、记忆与智能障碍的治疗。

考点3　主要兴奋延脑呼吸中枢的药物（★★）

1. 尼可刹米的药理作用特点和临床应用

（1）尼可刹米的作用特点：既可直接兴奋延髓呼吸中枢，也可刺激颈动脉体和主动脉体化学感受器而反射性兴奋呼吸中枢，提高呼吸中枢对 CO_2 的敏感性，使呼吸加深加快。当呼吸中枢处于抑制状态时，其兴奋作用更明显。对血管运动中枢有弱兴奋作用。该药作用温和，安全范围较大，但作用短暂，静脉注射仅维持 5～10 分钟，故需间歇多次给药。

（2）尼可刹米的临床应用：用于各种原因引起的中枢性呼吸抑制，对肺心病及吗啡中毒引起的呼吸抑制效果较好，对巴比妥类药物中毒引起的呼吸抑制效果较差。

3. 洛贝林的药理作用和临床应用

（1）洛贝林的作用特点：通过选择性刺激颈动脉体和主动脉体化学感受器而反射性兴奋呼吸

中枢。作用快、弱、短。安全范围大，不易引起惊厥。

（2）洛贝林的临床应用：常用于新生儿窒息、小儿感染性疾病所致呼吸衰竭、CO 中毒引起的呼吸抑制。

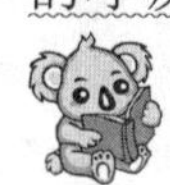

考点集锦

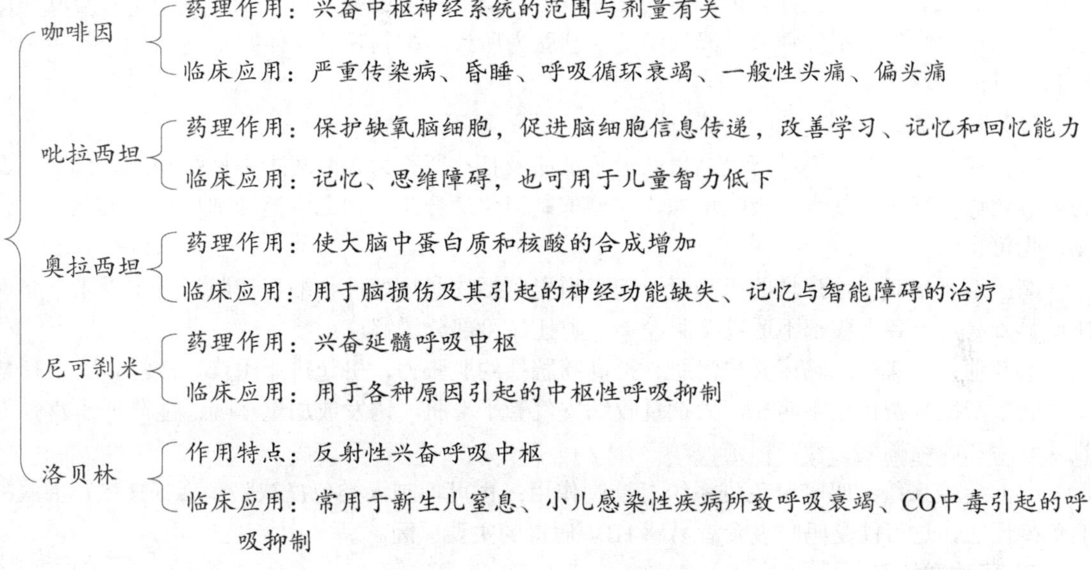

第十六节 镇痛药

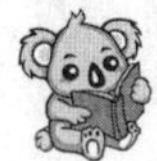

考点梳理

镇痛药是指作用于中枢神经系统，在不影响意识和其他感觉的情况下，选择性地消除或缓解疼痛的药物。本类药物主要用于缓解剧痛。

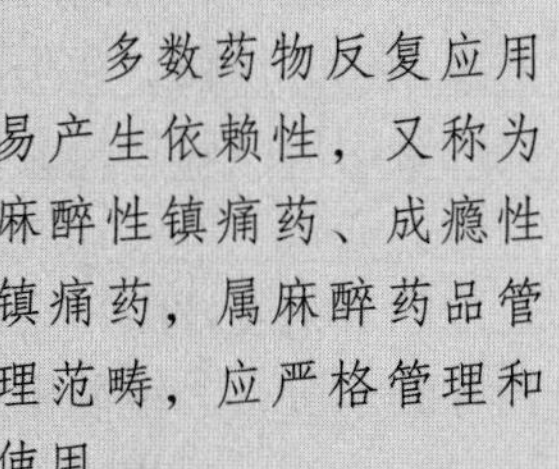

从旁指点
多数药物反复应用易产生依赖性，又称为麻醉性镇痛药、成瘾性镇痛药，属麻醉药品管理范畴，应严格管理和使用。

考点1 吗啡的药理作用、药动学特点、临床应用及主要不良反应（★★★）

1. 药理作用

（1）中枢神经系统

①镇痛、镇静、致欣快：吗啡具有强大的镇痛作用，对各种疼痛均有效，其中对慢性持续性钝痛的镇痛效力强于急性间断性锐痛。还有明显的镇静作用，可消除由疼痛引起的焦虑、紧张、恐惧等不良情绪反应，提高患者对疼痛的耐受力。在安静环境易于入睡，也易被唤醒。随着疼痛的缓解和情绪稳定，部分患者出现欣快感。

②抑制呼吸：治疗量即可抑制呼吸中枢，降低呼吸中枢对 CO_2 的敏感性，使呼吸频率减慢、潮气量降低；剂量增大，抑制作用增强。急性中毒时呼吸频率可减慢至每分钟 3～4 次，严重者可引起呼吸停止而死亡。与麻醉药、镇静催眠药、乙醇等合用，可加重其呼吸抑制。

③镇咳：吗啡可抑制咳嗽中枢，产生强大的镇咳作用，对多种原因引起的咳嗽均有效，但易

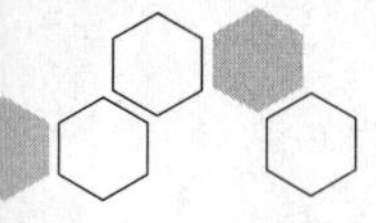

成瘾，临床常用可待因代替。

④其他：吗啡可兴奋动眼神经副核，引起瞳孔括约肌收缩，使瞳孔缩小，中毒时瞳孔极度缩小，针尖样瞳孔为其中毒特征；可兴奋延髓催吐化学感受区而致恶心、呕吐；可抑制下丘脑释放促性腺激素释放激素和促肾上腺皮质激素释放激素，从而降低血浆促肾上腺皮质激素、黄体生成素、促卵泡激素的浓度。

（2）心血管系统：治疗量的吗啡对心率及心律均无明显影响，可扩张血管，引起直立性低血压，是由于吗啡促进组胺释放、降低中枢交感张力所致。抑制呼吸使体内CO_2蓄积，导致脑血管扩张，颅内压增高。

（3）平滑肌

①胃肠道平滑肌：吗啡可提高胃肠道平滑肌及括约肌张力、减弱推进性蠕动致胃排空延迟、肠内容物通过延缓，使水分吸收增加，并能抑制消化液分泌，加之中枢抑制后便意迟钝，可致便秘，也可止泻。

②胆道平滑肌：治疗量的吗啡可引起胆道奥狄括约肌痉挛性收缩，使胆汁排出受阻，胆囊内压明显升高，导致上腹部不适甚至胆绞痛。阿托品可部分缓解。

③其他：吗啡收缩输尿管平滑肌、提高膀胱括约肌张力，引起排尿困难、尿潴留；治疗量对支气管平滑肌兴奋作用不明显，大剂量收缩支气管平滑肌，诱发或加重哮喘；能降低子宫张力、收缩频率和收缩幅度，使产程延长。

（4）免疫系统：吗啡对免疫系统有抑制作用；也可抑制人类免疫缺陷病毒（HIV）蛋白诱导的免疫反应，这可能是吗啡吸食者易感HIV病毒的主要原因。

2. 药动学特点

口服易吸收，但首过效应明显，生物利用度低，故常采用注射给药。脂溶性较低，仅有少量通过血－脑屏障，但足以发挥中枢性药理作用。可通过胎盘进入胎儿体内。主要在肝内与葡萄糖醛酸结合，代谢产物吗啡－6－葡萄糖醛酸具有比吗啡强的镇痛活性。主要以吗啡－6－葡萄糖醛酸的形式经肾排泄，少量经乳汁排泄。

3. 临床应用

（1）镇痛：吗啡对各种疼痛均有效，但因易成瘾，一般仅用于其他镇痛药无效的急性锐痛，如严重创伤、烧伤、烫伤、战伤、手术等引起的剧痛和晚期癌症疼痛；对内脏绞痛如胆绞痛、肾绞痛应合用解痉药阿托品。禁用于分娩止痛、哺乳妇女的止痛、颅脑外伤的止痛。

（2）心源性哮喘：静脉注射吗啡效果显著，其机制是：①降低呼吸中枢对CO_2的敏感性，减弱过度的反射性呼吸兴奋，缓解急促浅表的呼吸；②扩张外周血管，减轻心脏前、后负荷，有利于消除肺水肿；③镇静作用有利于消除患者焦虑、恐惧情绪，减少耗氧量。

（3）止泻：可用于急、慢性消耗性腹泻以减轻症状。常用阿片酊或复方樟脑酊。

4. 主要不良反应

（1）副作用：治疗量吗啡可引起眩晕、嗜睡、恶心、呕吐、便秘、胆绞痛、呼吸抑制、排尿困难等。

（2）耐受性和依赖性：连续用药2～3周即可产生耐受性。剂量越大，给药间隔时间越短，耐受性发生越快越强，且与其他阿片类药物有交叉耐受性。连续用药1～2周即可产生依赖性。

（3）急性中毒：吗啡过量可致急性中毒，表现为昏迷、呼吸深度抑制、瞳孔极度缩小（针尖样），常伴发绀、少尿、体温下降、血压降低甚至休克，其致死的主要原因为呼吸麻痹。抢救措施为吸氧、人工呼吸、静脉注射阿片受体阻断药纳洛酮，还可用呼吸中枢兴奋药尼可刹米等。

考点 2 哌替啶的药理作用、药动学特点、临床应用及主要不良反应（★★★）

1. 药理作用

（1）中枢神经系统：哌替啶具有较吗啡弱的镇痛、镇静作用及欣快感；镇痛作用的维持时间较吗啡短；等效镇痛剂量时抑制呼吸及催吐作用与吗啡相似；无明显镇咳、缩瞳作用。

（2）心血管系统：治疗量能扩张血管，引起直立性低血压；也可使脑血管扩张，致颅内压增高。

（3）平滑肌：哌替啶对胃肠道平滑肌的作用类似吗啡，但较弱、较短，故不引起便秘，也无止泻作用；能引起胆道括约肌收缩，升高胆内压，但较吗啡弱；治疗量对支气管平滑肌影响较小，大剂量可引起收缩；与吗啡不同的是，对妊娠末期子宫的节律性收缩无影响，不对抗催产素对子宫的兴奋作用，故不延缓产程。

2. 药动学特点

口服易吸收，生物利用度较低，皮下或肌内注射吸收更迅速，故临床常注射给药。可通过胎盘进入胎儿体内。主要在肝代谢，部分转化为具有中枢兴奋作用的去甲哌替啶，故大量反复用药可引起肌肉震颤、抽搐甚至惊厥。主要经肾排泄，少量经乳汁排泄。

3. 临床应用

（1）镇痛：哌替啶镇痛虽较吗啡弱，但依赖性较吗啡轻且产生较慢，可替代吗啡用于各种剧痛，对内脏绞痛仍须合用解痉药阿托品。新生儿对哌替啶的呼吸抑制作用极为敏感，故临产前 2～4 h 内不宜使用。也不宜用于慢性钝痛。

（2）心源性哮喘：哌替啶可代替吗啡作为心源性哮喘的辅助治疗，且效果良好。

（3）麻醉前用药。

（4）人工冬眠：哌替啶常与氯丙嗪、异丙嗪合用组成冬眠合剂，用于人工冬眠疗法。但对老人、婴幼儿及呼吸功能不良者，冬眠合剂中不宜加哌替啶，以免抑制呼吸。

4. 主要不良反应

治疗量时不良反应与吗啡相似，剂量过大可明显抑制呼吸；久用可产生耐受性和依赖性；偶致震颤、肌肉痉挛、反射亢进甚至惊厥，中毒解救时需配合抗惊厥药。

5. 比较吗啡与哌替啶

	吗啡	哌替啶
中枢作用	镇痛、镇静、致欣快	镇痛、镇静、致欣快，作用弱、维持时间短
	呼吸抑制	呼吸抑制
	镇咳	无镇咳作用
	缩瞳	不引起缩瞳
平滑肌	引起便秘，延长产程	不引起便秘，不延缓产程
临床应用	镇痛，不可用于分娩止痛	镇痛，可用于分娩止痛
	心源性哮喘	心源性哮喘
	止泻	麻醉前给药及人工冬眠

考点 3 吗啡的作用机制、依赖性产生原理及其防治（★）

1. 作用机制

主要是激动中枢阿片受体，模拟内源性抗痛物质阿片肽的作用，激活中枢抗痛系统。

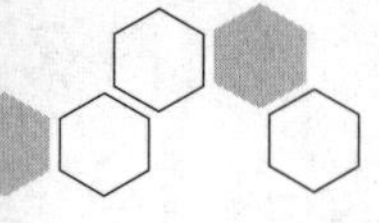

2. 依赖性产生原理

产生依赖性的原因可能与血－脑屏障中一种 P－糖蛋白表达增加，使吗啡难以通过血－脑屏障，以及孤啡肽生成增加拮抗阿片类药物作用有关。

3. 防治

除晚期癌症剧痛外，一般仅限于急性剧痛短期应用，慢性钝痛不宜应用。

可乐定是 α_2 受体激动药，负反馈抑制 NE 的释放，可有效对抗阿片类药物滥用者出现的戒断症状，用于戒毒。

考点 4　镇痛药应用的基本原则（★★）

1. 卫生部《麻醉药品临床应用指导原则》药物治疗的基本原则

①选择适当的药物和剂量；②选择给药途径；③制定适当的给药时间；④调整药物剂量；⑤镇痛药物的不良反应及处理；⑥辅助用药。

2. WHO 癌症疼痛三阶梯治疗基本原则

（1）首选无创途径给药。

（2）按阶梯给药：指镇痛药物的选择应依疼痛程度，由轻到重选择不同强度的镇痛药物。

①轻度疼痛：首选第一阶梯非甾体类抗炎药，以阿司匹林为代表。

②中度疼痛：选弱阿片类药物，以可待因为代表，可合用非甾体类抗炎药。

③重度疼痛：选强阿片类药物，以吗啡为代表，同时合用非甾体类抗炎药。两类药合用可增加阿片类药物的止痛效果，减少阿片类药物的用量。

三阶梯用药的同时，可依病情选择三环类抗抑郁药或抗惊厥类药等辅助用药。

（3）按时用药。

（4）个体化给药。

（5）注意具体细节。

从旁指点

按时用药指止痛药物应有规律地按规定时间给予，不是等患者要求时给予。使用止痛药，必须先测定能控制患者疼痛的剂量，下一次用药应在前一次药效消失前给药。患者出现突发剧痛时，可按需给予止痛药控制。注意按时用药，非按需用药。

考点 5　可待因、丁丙诺啡、芬太尼、纳洛酮的作用特点与应用（★）

药物名称	作用特点	应用
可待因	镇痛作用为吗啡的 1/12～1/10，可用于中等程度疼痛。镇咳作用为吗啡的 1/4，持续时间与吗啡相似；无明显镇静作用，欣快感及成瘾性也较吗啡轻，无明显便秘、尿潴留、直立性低血压等副作用	用于剧烈干咳
丁丙诺啡	镇痛作用强度为吗啡的 25 倍，作用时间长。与喷他佐辛相比，较少引起烦躁等精神症状，但更易引起呼吸抑制；成瘾性比吗啡小	主要用于中、重度疼痛，如术后、外伤、癌症疼痛及胆、肾绞痛等，对急性疼痛的止痛效果好于慢性疼痛。也可作麻醉前给药，或用于吗啡、海洛因等成瘾的脱毒治疗

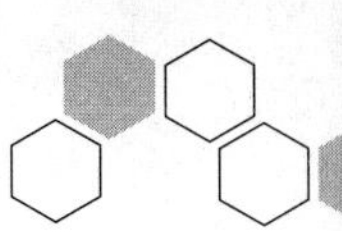

续表

药物名称	作用特点	应用
芬太尼	强效、短效镇痛药，镇痛作用强度为吗啡的 100 倍；作用快而短	可用于各种剧痛、麻醉辅助用药和静脉复合麻醉，与氟哌利多合用于神经安定镇痛术
纳洛酮	口服易吸收但首过效应明显，故临床急救多采用注射给药。$t_{1/2}$ 较短，需多次给药维持疗效。为阿片受体完全阻断药，能阻断吗啡的所有作用，而本身无明显药理活性。对吗啡中毒者，注射小剂量（0.4～0.8 mg）即能迅速翻转吗啡的效应，可解除呼吸抑制、瞳孔缩小、颅内压升高、平滑肌痉挛等；对吗啡依赖性者，可迅速诱发戒断症状	用于解救阿片类药物急性中毒、阿片类药物依赖者的鉴别诊断，试用于酒精急性中毒、休克、脊髓损伤、中风、脑外伤的救治

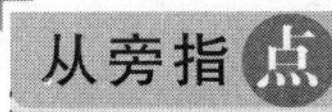

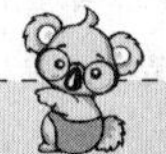

喷他佐辛是阿片受体的部分激动剂，几乎无躯体依赖性。

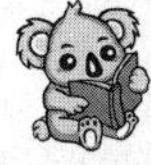

考点集锦

镇痛药
- 吗啡
  - 药动学特点：常采用注射给药，活性强，肝代谢产物仍有活性
  - 药理作用：①中枢神经系统（镇痛、镇静、致欣快，抑制呼吸，镇咳、缩瞳、催吐等）；②心血管系统（扩张血管，低血压，颅内压升高）；③平滑肌（兴奋胃肠道平滑肌和括约肌，收缩胆道、输尿管和支气管平滑肌）；④抑制免疫
  - 临床应用：镇痛；心源性哮喘；止泻
  - 作用机制：激动中枢阿片受体，模拟内源性抗痛物质阿片肽的作用
  - 不良反应：一般反应；耐受性；依赖性；急性中毒（纳洛酮）
- 哌替啶
  - 药动学特点：常采用注射给药，肝代谢产物有中枢兴奋作用
  - 药理作用：①中枢神经系统（镇痛、镇静、致欣快，抑制呼吸，催吐等）；②心血管系统（扩张血管，低血压，颅内压升高）；③平滑肌（作用弱，不产生便秘，不延长产程）
  - 临床应用：镇痛；心源性哮喘；麻醉前给药；人工冬眠
  - 不良反应：一般反应；耐受性，依赖性，出现轻且迟；可致惊厥
- 可待因：中等程度镇痛，主要用于剧烈干咳
- 丁丙诺啡：作用强，时间长，成瘾性小。主要用于中、重度疼痛，麻醉前给药
- 芬太尼：强效、短效；用于各种剧痛、麻醉辅助用药和静脉复合麻醉
- 纳洛酮：能阻断吗啡所有作用；用于解救阿片类药物急性中毒、阿片类药物依赖者的鉴别诊断
- 镇痛药应用的基本原则

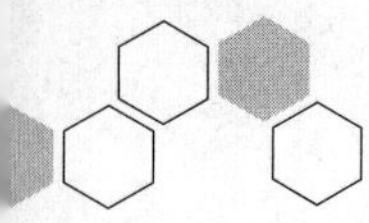

第十七节　解热、镇痛、抗炎药与抗痛风药

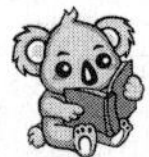

考点梳理

考点 1　解热、镇痛、抗炎药

1. 阿司匹林（乙酰水杨酸）的药理作用、作用机制、药动学特点、临床应用及主要不良反应（★★★）

（1）药理作用

①解热、镇痛、抗炎、抗风湿：阿司匹林有较强的解热、镇痛作用，较大剂量有较强的抗炎、抗风湿作用。治疗急性风湿热疗效迅速可靠，具有诊断和治疗双重意义。对类风湿关节炎也有明显疗效，可迅速缓解疼痛，使关节炎症消退，减轻关节损伤。抗风湿疗效与剂量呈正相关，因此最好用至最大耐受量，但同时应注意防止中毒。

②影响血栓形成：小剂量阿司匹林可选择性抑制血小板 COX，减少血栓素 A_2（TXA_2）的生成，从而抑制血小板聚集，防止血栓形成。较大剂量也能抑制血管内膜 COX，使前列环素（PGI_2）合成减少，而 PGI_2 是 TXA_2 的生理性对抗剂，它的合成减少可促进血栓形成。

（2）作用机制

①解热作用是通过抑制下丘脑 COX 的活性，减少 PG 的合成，使上调的体温调定点恢复到正常水平，通过散热增加而降低发热者体温，不影响散热过程。

②镇痛作用部位主要在外周，通过抑制炎症局部组织 COX 的活性，减少 PG 的合成，对慢性钝痛产生良好镇痛作用。

③抗炎作用是通过抑制炎症局部组织 COX 的活性，减少 PGs 的合成，有效地缓解炎症引起的临床症状。但无病因治疗作用，也不能阻止病程发展及并发症的发生。

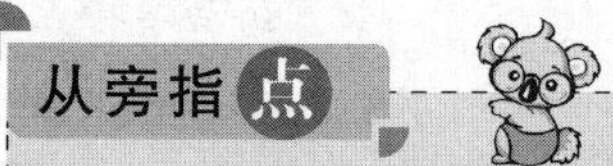

注意比较镇痛药与解热、镇痛、抗炎药在镇痛作用上的不同。镇痛药的镇痛作用部位主要在中枢，通过激动阿片受体，对所有疼痛产生良好镇痛作用。

（3）药动学特点：口服吸收迅速，吸收过程中及吸收后很快被酯酶水解为水杨酸，故阿司匹林的血药浓度低。水解后以水杨酸盐的形式存在，有药理活性。水杨酸盐主要经肝代谢、经肾排泄。尿液 pH 对水杨酸盐的排泄影响很大，尿液呈碱性时其解离增多、重吸收减少、排泄增多；尿液呈酸性时则解离减少、重吸收增多、排泄减少。故碱化尿液可促进排泄（静脉滴注碳酸氢钠）。

（4）临床应用

①用于感冒发热及头痛、牙痛、肌肉痛、关节痛、神经痛和痛经等慢性钝痛。

②目前仍是急性风湿热、风湿性关节炎及类风湿关节炎的首选药。

③常采用小剂量阿司匹林用于防止血栓形成，用于缺血性心脏病、脑缺血病等，如用于稳定型、不稳定型心绞痛和进展性心肌梗死，能降低病死率及再梗死率，对一过性脑缺血可防止血栓形成。

（5）主要不良反应：胃肠道反应（最常见）；凝血障碍；过敏反应；水杨酸反应；瑞－夷综合征。

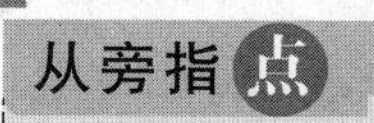

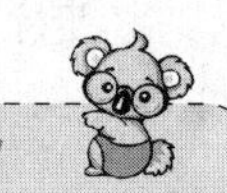

非甾体抗炎药引起急性胃炎的主要机制是非选择性地抑制 COX，而 COX－1 途径生成的 PGs 对抑制胃酸分泌、保护胃黏膜起重要作用。

2. 对乙酰氨基酚（扑热息痛）、吲哚美辛、双氯芬酸、布洛芬、美洛昔康的作用特点与应用（★）

药物名称	作用特点	应用
对乙酰氨基酚	抑制中枢 PGs 合成的作用强度与阿司匹林相似，但抑制外周 PGs 合成的作用很弱，故解热作用较强而持久，镇痛作用较弱，无抗炎、抗风湿作用。长期或大剂量用药，可产生引起肝细胞、肾小管细胞坏死的毒性代谢物	用于解热、镇痛及对阿司匹林过敏或不能耐受的患者
吲哚美辛	为最强的 COX 抑制药之一，抗炎、抗风湿作用比阿司匹林强 10～40 倍，解热镇痛作用与阿司匹林相似	仅用于其他药物不能耐受或疗效差的患者，如急性风湿性及类风湿关节炎、关节强直性脊椎炎、骨性关节炎、癌性发热及其他难以控制的发热
双氯芬酸	为强效解热镇痛抗炎、抗风湿药。可通过改变脂肪酸的释放或摄取，降低白细胞间游离花生四烯酸的浓度	主要用于风湿性及类风湿关节炎、骨性关节炎、手术及创伤后疼痛等
布洛芬	抑制 COX 的作用强度与阿司匹林相似，故具有较强的解热、镇痛、抗炎抗风湿作用；特点是胃肠道反应较轻	主要用于风湿性及类风湿关节炎，也可用于解热镇痛
美洛昔康	对 COX-2 的选择性抑制作用比 COX-1 高 10 倍。$t_{1/2}$ 为 20 h，每日一次给药。解热、镇痛、抗炎作用增强，而胃肠道不良反应减轻。 同类药物还有尼美舒利、塞来昔布等	主要用于风湿性及类风湿关节炎

考点 2　抗通风药（★）

1. 秋水仙碱的作用和应用

（1）作用特点：抑制痛风急性发作时粒细胞的浸润和吞噬功能，对急性痛风性关节炎有选择性消炎作用，用药后数小时关节红、肿、热、痛即消退。对血中尿酸浓度及尿酸的排泄无影响。

（2）临床应用：控制痛风急性发作，对慢性痛风、一般性疼痛及其他类型关节炎无效。

2. 别嘌醇的作用和应用

（1）作用特点：别嘌醇被黄嘌呤氧化酶催化而转变成别黄嘌呤，别嘌醇及别黄嘌呤都可抑制黄嘌呤氧化酶，故尿酸生成及排泄都减少，防止发展为慢性痛风性关节炎或肾病变。

（2）临床应用：用于慢性痛风。

3. 丙磺舒的作用和应用

（1）作用特点：通过竞争性抑制肾小管对有机酸的转运，抑制肾小管对尿酸的重吸收，增加尿酸排泄。因无镇痛及消炎作用，故不适用于急性痛风。治疗初期，由于尿酸盐自关节转运入血，可使痛风加重，增加饮水并碱化尿液可促进尿酸排泄。

（2）临床应用：可用于治疗慢性痛风。

从旁指点

痛风急性发作常用秋水仙碱、非类固醇抗炎药及糖皮质激素，慢性痛风则选用别嘌醇、丙磺舒、苯溴马隆等。

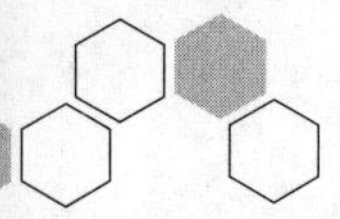

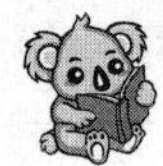

考点集锦

- 共同作用机制：抑制体内环氧酶，减少前列腺素的生物合成
- 解热镇痛抗炎药
  - 阿司匹林
    - 药理作用：①解热、镇痛、抗炎、抗风湿；②小剂量防止血栓形成，较大剂量促进血栓形成
    - 临床应用：解热；慢性钝痛；风湿热、类风湿关节炎；小剂量抗血栓
    - 不良反应：胃肠道反应；凝血障碍；过敏反应；水杨酸反应；瑞-夷综合征
  - 对乙酰氨基酚
    - 作用特点：镇痛作用较弱，无抗炎、抗风湿作用
    - 临床应用：用于解热、镇痛及对阿司匹林过敏或不能耐受的患者
  - 吲哚美辛
    - 作用特点：为最强的COX抑制药之一，抗炎、抗风湿作用强
    - 临床应用：仅用于其他药物不能耐受或疗效差的患者
  - 双氯芬酸
    - 作用特点：强效
    - 临床应用：风湿性及类风湿关节炎、骨性关节炎、手术及创伤后疼痛
  - 布洛芬
    - 作用特点：较强的解热、镇痛、抗炎、抗风湿作用
    - 临床应用：风湿性及类风湿关节炎、解热、镇痛
  - 美洛昔康
    - 作用特点：COX-2的选择性抑制剂，解热、镇痛、抗炎、抗风湿
    - 临床应用：风湿性及类风湿关节炎
- 抗痛风药
  - 秋水仙碱
    - 作用特点：抑制痛风急性发作时粒细胞的浸润和吞噬功能
    - 临床应用：控制痛风急性发作，对慢性痛风、一般性疼痛及其他类型关节炎无效
  - 别嘌醇
    - 作用特点：减少尿酸生成及排泄
    - 临床应用：慢性痛风
  - 丙磺舒
    - 作用特点：抑制肾小管对尿酸的重吸收，增加尿酸排泄
    - 临床应用：用于慢性痛风

第十八节　抗心律失常药

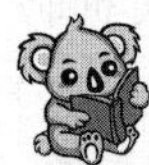

考点梳理

考点1　作用机制和分类（★★）

1. **作用机制**　①降低自律性；②减少后除极；③改变传导性；④延长有效不应期。

2. **药物分类**

分类		作用	代表药物
Ⅰ类——钠通道阻断药	ⅠA类	适度阻滞钠通道	奎尼丁
	ⅠB类	轻度阻滞钠通道	利多卡因
	ⅠC类	明显阻滞钠通道	普罗帕酮、氟卡尼
Ⅱ类——β肾上腺素受体阻断药		因阻断β受体而产生作用	普萘洛尔
Ⅲ类——延长动作电位时程药		延长APD及ERP	胺碘酮
Ⅳ类——钙通道阻断药		阻滞钙通道而抑制 Ca^{2+} 内流	维拉帕米

考点 2　利多卡因的药理作用、药动学特点、临床应用及主要不良反应（★★）

1. 药理作用

对希–浦系统和心室肌发生作用，对心房肌无影响。对心脏的作用是能抑制 Na^+ 内流，促进 K^+ 外流。

（1）降低自律性：能降低浦肯野纤维的自律性，对窦房结没有影响，仅在其功能失常时才有抑制作用。

（2）传导速度：治疗浓度对浦肯野纤维动作电位 0 相去极速度影响小，不影响传导速度。但在心肌缺血部位细胞外 K^+ 浓度升高时可抑制浦肯野纤维动作电位 0 相去极速度，有明显的减慢传导作用。对血 K^+ 降低者，则可以促进 K^+ 外流使浦肯野纤维超极化而加速传导速度。高浓度的利多卡因则明显抑制 0 相上升速率而减慢传导。

（3）相对延长 ERP：利多卡因抑制参与动作电位复极 2 相的小量 Na^+ 内流，缩短浦肯野纤维及心室肌的 APD、ERP，且缩短 APD 更为显著，故为相对延长 ERP。

2. 药动学特点

首过效应明显，生物利用度低，只能肠道外用药。体内分布广泛，几乎全部在肝中代谢。

从旁指点

利多卡因也是非常安全有效的局部麻醉药。

3. 临床应用

主要用于室性心律失常（首选）。治疗急性心肌梗死及强心苷所致的室性早搏、室性心动过速及心室纤颤有效。

4. 主要不良反应

中枢神经系统症状有嗜睡、眩晕，过量注射引起语言障碍、惊厥，甚至呼吸抑制，剂量过大可引起窦性心动过缓、房室传导阻滞等心脏毒性。

考点 3　普萘洛尔的药理作用、药动学特点、临床应用及主要不良反应（★★）

1. 药理作用

交感神经兴奋或儿茶酚胺释放增多时，心肌自律性增高，传导速度加快，不应期缩短，易引起快速型心律失常。普萘洛尔则能阻止这些反应。

（1）降低自律性：降低窦房结、心房传导纤维及浦肯野纤维的自律性。在运动及情绪激动时作用明显。也能降低儿茶酚胺所导致的迟后去极幅度而防止触发活动。

（2）传导速度：较高浓度时能明显减慢房室结及浦肯野纤维的传导速度。阻断 β 受体的浓度对传导速度无明显影响。

（3）不应期：治疗浓度能缩短浦肯野纤维 APD 和 ERP，高浓度则延长之。对房室结 ERP 有延长作用，这和减慢传导作用一起，是普萘洛尔抗室上性心律失常的作用基础。

2. 药动学特点

口服吸收完全，首过效应强，个体差异大。主要在肝脏代谢，肝功能受损时明显延长。90%以上经肾排泄，尿中原形药不到 1%。

3. 临床应用

主要用于治疗室上性心律失常，对交感神经兴奋性增高、甲状腺功能亢进症及嗜铬细胞瘤等引起的窦性心动过速效果好（首选）。也可用于运动或情绪变动所引发的室性心律失常，较大剂量对缺血性心脏病患者的室性心律失常有效。

4. 主要不良反应

可致窦性心动过缓、房室传导阻滞，可能诱发心力衰竭、哮喘、低血压等，长期使用对脂质代谢和糖代谢有不良影响。

考点4　胺碘酮的药理作用、药动学特点、临床应用及主要不良反应（★★）

1. 药理作用

抗心律失常的作用复杂，对多种离子通道（钠、钙及钾通道）和受体（α 和 β 受体）有阻断作用。能较明显地抑制复极过程，延长 APD 和 ERP。

（1）降低自律性：降低窦房结和浦肯野纤维的自律性，可能与其阻滞钠和钙通道及阻断 β 受体的作用有关。

（2）减慢传导速度：能减慢浦肯野纤维和房室结的传导速度，也与阻滞钠、钙通道有关。

（3）延长不应期：长期给药可使心房肌、心室肌和浦肯野纤维的 APD、ERP 都显著延长，可能与阻滞钾通道及失活态钠通道有关。

2. 药动学特点

口服、静脉注射给药均可。口服给药吸收缓慢，生物利用度约 40%。主要在肝脏代谢，$t_{1/2}$ 长达数周。血浆蛋白结合率 95%，停药后作用可持续 4～6 周。

3. 临床应用

可用于各种室上性和室性心律失常，常用于顽固性心律失常，静脉注射用于控制室性心动过速和心室纤颤。

4. 主要不良反应

常见的心血管反应有心动过缓、房室传导阻滞和 Q－T 间期延长等。可引起甲状腺功能亢进症或减退。长期用药在角膜可见黄色微粒沉着，一般不影响视力，停药后可逐渐消失。少数患者可引起间质性肺炎，形成肺纤维化。

考点5　维拉帕米的药理作用、药动学特点、临床应用及主要不良反应（★★）

1. 药理作用

（1）降低自律性：维拉帕米能阻滞 L－型钙通道，降低窦房结动作电位 4 相去极化速度，降低自律性。

（2）减慢传导速度：减慢窦房结和房室结的传导速度。该作用可终止房室结折返，能防止心房扑动、心房颤动引起的心室率加快。

（3）延长不应期：延长窦房结和房室结的 ERP，高浓度也能延长浦肯野纤维的 APD 和 ERP。

2. 药动学特点

口服吸收迅速而完全。由于首过效应，生物利用度仅 10%～30%。在肝脏代谢，其代谢物去甲维拉帕米仍有活性。

3. 临床应用

治疗房室结折返导致的阵发性室上性心动过速效果较佳（首选），治疗心房颤动或心房扑动则能减少室性频率，对心肌梗死、心肌缺血及强心苷中毒引起的室性早搏有效。

4. 主要不良反应

口服给药安全，可出现便秘、腹胀、腹泻、头痛等。静脉给药可引起血压降低，甚至暂时窦性停搏。对窦房结疾病、房室传导阻滞及严重心功能不全者应慎用或禁用。

考点6　奎尼丁、普鲁卡因胺、普罗帕酮、苯妥英钠的作用特点（★）

1. 奎尼丁

基本作用是与钠通道蛋白质相结合而阻滞通道，适度抑制 Na^+ 内流，降低自律性，减慢传导

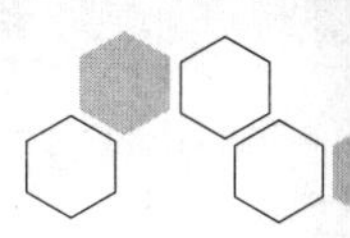

速度，延长不应期，发挥抗心律失常作用；轻度阻断 Ca^{2+} 内流，具有抑制心肌收缩力的负性肌力作用。此外，奎尼丁还有抗胆碱作用和 α 受体阻断作用。为广谱抗心律失常药，临床常用于室上性心律失常，用于心房颤动的转律。

2. 普鲁卡因胺

对心肌的作用与奎尼丁相似而较弱，能降低浦肯野纤维自律性，减慢传导速度，延长 APD、ERP。无明显的抗胆碱作用，不阻断 α 受体。常用于室性早搏、阵发性室性心动过速。大剂量有心脏抑制作用，可致窦性停搏，房室传导阻滞。长期使用有少数患者出现红斑狼疮样综合征，其发生与肝中乙酰化反应的快慢有关，较慢者容易发生。

3. 普罗帕酮

减慢心房、心室和浦肯野纤维的传导，降低浦肯野纤维自律性，延长其 APD、ERP。还有弱的 β 受体阻断作用。

4. 苯妥英钠

对心肌电生理作用与利多卡因相似，主要用于治疗室性心律失常，对强心苷中毒者引起的室性心律失常有效（首选）。也常用于心肌梗死、心脏手术、麻醉、电复律术、心导管术等所引发的室性心律失常。

考点集锦

- 抗心律失常药
  - Ⅰ类：钠通道阻断药
    - ⅠA 类（适度阻滞）
      - 奎尼丁：降低自律性，减慢传导速度，延长不应期；抑制心肌收缩力。抗胆碱作用和α受体阻断作用
      - 普鲁卡因胺：能降低浦肯野纤维自律性，减慢传导速度，延长APD、ERP，无明显的抗胆碱作用，不阻断α受体
    - ⅠB 类（轻度阻滞）
      - 利多卡因：主要用于室性心律失常（首选）
      - 苯妥英钠：主要用于治疗室性心律失常，对强心苷中毒者引起的室性心律失常有效（首选）
    - ⅠC 类（重度阻滞）：普罗帕酮：减慢心房、心室和浦肯野纤维的传导，降低浦肯野纤维自律性，延长其APD、ERP
  - Ⅱ类：β受体阻断剂（普萘洛尔）
    - 药理作用：降低自律性、减慢传导速度、治疗浓度缩短浦肯野纤维APD和ERP
    - 临床应用：用于治疗室上性心律失常，对交感神经兴奋性增高、甲状腺功能亢进症及嗜铬细胞瘤等引起的窦性心动过速效果好（首选）
  - Ⅲ类：延长APD的药物（胺碘酮）
    - 药理作用：降低自律性、减慢传导速度、延长 APD 和 ERP
    - 临床应用：可用于各种室上性和室性心律失常，常用于顽固性心律失常
    - 不良反应：心动过缓、甲状腺功能亢进或减退、角膜可见黄色微粒沉着
  - Ⅳ类：钙通道阻滞剂（维拉帕米）
    - 药理作用：降低自律性，减慢传导速度，延长不应期
    - 临床应用：治疗房室结折返导致的阵发性室上性心动过速效果较佳（首选）

第十九节 抗慢性心功能不全药

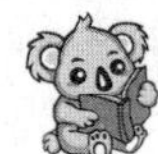

考点梳理

考点1 强心苷（★★★）

地高辛的药理作用、作用机制、药动学特点、临床应用、不良反应及注意事项

（1）药理作用

1）正性肌力作用（增强心肌收缩力）：强心苷选择性地作用于心肌，增强心肌收缩力，对心力衰竭的心脏作用尤为显著，这是强心苷治疗慢性心功能不全的药理学基础。其作用有以下特点：①加快心肌收缩速度，缩短收缩期，明显延长舒张期；②降低衰竭心肌耗氧量；③增加衰竭心肌排血量，提高心脏做功效率。

2）负性频率作用（减慢心率）：应用强心苷后，心排血量增加，反射性兴奋迷走神经而使心率下降。负性频率作用对心衰患者有利，心率减慢可使舒张期延长，使静脉回心血量更充分而能排出更多血液，又可获得较多的冠状动脉血液供应。

3）负性传导作用（抑制房室传导）：强心苷通过兴奋迷走神经，使房室结及希氏束传导减慢，剂量较大时，强心苷能直接抑制房室结，使部分心房冲动不能到达心室，特别在心房纤颤和心房扑动时更加明显。

4）对心电图的影响：治疗量强心苷对心电图影响的特点是ST段下降，呈鱼钩状，T波低平甚至倒置；Q－T间期缩短，反映浦肯野纤维APD缩短；P－R间期延长，反映房室传导减慢；P－P间期延长，心率减慢所致。

5）其他作用：使心衰患者外周血管扩张；增加肾血流量产生利尿作用；中毒量兴奋延髓催吐化学感受区引起呕吐；兴奋中枢神经系统引起精神失常、惊厥等。

（2）作用机制：强心苷可选择性与心肌细胞膜上的强心苷受体 Na^{+}，K^{+}－ATP酶结合，并抑制此酶的活性，最终导致细胞内 Ca^{2+} 增加而增强心肌收缩力。

> **从旁指点**
>
> 强心苷类差异主要取决于其极性。药物的口服吸收率、血浆蛋白结合率及代谢程度都与脂溶性成正比，而与极性成反比。洋地黄毒苷的极性最弱，脂溶性最高；毒毛花苷K极性最强，脂溶性最低。

（3）药动学特点

药物名称	吸收	分布	代谢	排泄
洋地黄毒苷	口服吸收稳定完全，生物利用度高。肝肠循环较多，与其作用持久有一定关系	结合较多，在肾、心、骨骼肌浓度较高	脂溶性较高，主要在肝脏代谢	代谢产物及少量原形物经肾排泄，少量经肠道排出，可形成肝肠循环
地高辛	体差异显著，部分形成肝肠循环	结合较少，分布于各组织中，以肾内浓度最高	代谢转化较少	60%～90%以原形经肾排泄
毒毛花苷K、毛花苷C	/	/	很少在体内代谢	几乎全部以原形经肾排泄

（4）临床应用

1）慢性心功能不全：对伴有心房纤颤或心室率快的心功能不全疗效最佳；对心瓣膜病、风湿性心脏病（高度二尖瓣狭窄的病例除外）、某些先天性心脏病、冠状动脉粥样硬化性心脏病和高血压性心脏病所导致的心功能不全疗效较好；对有机械性阻塞和有能量代谢障碍的心功能不全疗效差；对肺源性心脏病、活动性心肌炎（如风湿活动期）或严重心肌损伤，疗效也较差，且容易发生中毒；对严重的二尖瓣狭窄、缩窄性心包炎所致心功能不全无效。

2）某些心律失常：心房纤颤、心房扑动、阵发性室上性心动过速。

（5）不良反应

1）胃肠道反应：是最常见的早期中毒症状。主要表现为厌食、恶心、呕吐及腹泻等。

2）神经系统反应：主要表现有眩晕、头痛、失眠、疲倦和谵妄等及视觉障碍，如黄视症、绿视症及视物模糊等。视觉异常通常是强心苷中毒的先兆，具有特异性，可作为停药的指征。

3）心脏毒性：是强心苷最严重、最危险的不良反应，发生各种类型心律失常。主要有：①快速型心律失常：强心苷中毒最多见和最早见的是室性早搏，也可发生二联律、三联律及心动过速，甚至发生心室颤动；②房室传导阻滞；③窦性心动过缓。

（6）注意事项

1）避免诱发中毒的因素：如低血钾、低血镁、高血钙、心肌缺血、肝肾功能不全、酸中毒等。糖皮质激素、排钾利尿药可诱发低血钾。

2）警惕中毒先兆症状：用药期间最好进行血药浓度监测，做好心电监护，密切观察中毒先兆，若出现室性早搏、窦性心动过缓及视觉障碍，应及时减量或停药。

3）毒性反应的治疗

①补钾：轻者可口服氯化钾，重者可静脉滴注。

②快速型心律失常的治疗：对室性早搏、室速可选用苯妥英钠、利多卡因。

③缓慢型心律失常的治疗：宜用阿托品解救。

④地高辛抗体：对危及生命的地高辛中毒者可用地高辛 Fab 片段静脉注射。

考点 2　非强心苷类正性肌力药（★）

1. 氨力农和米力农的作用特点

通过抑制磷酸二酯酶活性，提高心肌细胞内 cAMP 含量，增强心肌收缩力，同时能舒张动、静脉血管，是一类非苷类正性肌力和舒张血管药。主要用于严重 CHF 的短期静脉给药，尤其是对强心苷、利尿药及血管舒张药效果不佳者。可明显改善心功能，提高运动耐力。

2. 多巴酚丁胺的作用特点

对 β_1 受体的兴奋作用大于 β_2 受体，对心脏的正性肌力作用大于正性频率作用，增加心肌收缩力和心排血量，但不明显增加心率。对血管 β_2 受体的影响可降低外周阻力，减轻心脏负担，有助于增加心排血量，纠正心衰。不宜作常规治疗 CHF 之用，仅用于对强心苷效果不佳、伴心率减慢或传导阻滞的严重左室功能不全者。

考点 3　减负荷药（★）

利尿药、血管紧张素转化酶抑制药（ACEI）、血管紧张素Ⅱ受体阻断药（ARB）、β 受体阻断药、血管扩张药的临床应用

（1）利尿药：利尿药是治疗心功能不全的常规药。它促进 Na^+、H_2O 的排泄，减少血容量，降低心脏前、后负荷，消除或缓解静脉淤血及其所引发的肺水肿和外周水肿。对 CHF 伴有水肿或有明显淤血者尤为适用。

（2）血管紧张素转化酶抑制药（ACEI）：轻、中度心力衰竭药物疗效不佳时，则加用 ACEI

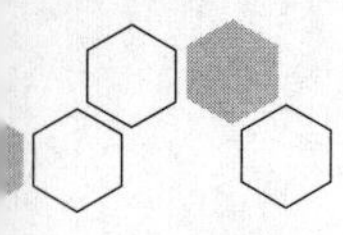

制剂。依照从小剂量开始，逐渐增量的原则。ACEI 加高效能利尿药和地高辛可作为治疗 CHF 的基础药物，尤其严重心力衰竭者可首选。若高血压合并心功能不全，本类药可作为首选。对所有的心功能不全患者，除非有禁忌证或不能耐受，均需终身应用 ACEI 制剂。

（3）血管紧张素Ⅱ受体阻断药（ARB）：对 ACE 途径及非 ACE 途径产生的血管紧张素Ⅱ都有拮抗作用；因拮抗血管紧张素Ⅱ的促生长作用，也能预防及逆转心血管的重构。

（4）β 受体阻断药：目前已被推荐为治疗慢性心功能不全的常规用药，对扩张型心肌病及缺血性 CHF，长期应用可阻止临床症状恶化、改善心功能、降低猝死及心律失常的发生率。

（5）血管扩张药：凡用正性肌力药物和利尿药治疗无效的 CHF 患者都可考虑应用或加用扩血管药物。

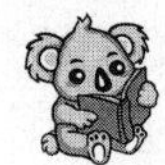

考点集锦

- 抗慢性心功能不全药
  - 强心苷类正性肌力药（地高辛）
    - 药动学特点：洋地黄毒苷的脂溶性最高；毒毛花苷 K 极性最强；地高辛介于二者之间
    - 作用机制：抑制Na^+，K^+-ATP酶，增强心肌收缩力
    - 药理作用：增强心肌收缩力、减慢心率、阻滞房室传导、利尿
    - 临床应用：慢性心功能不全、某些心律失常
    - 不良反应：胃肠道反应、神经系统反应、心脏毒性
    - 注意事项：避免诱发中毒的因素；警惕中毒先兆症状；毒性反应的治疗
  - 非强心苷类正性肌力药
    - 氨力农和米力农：提高心肌细胞内 cAMP 含量，增强心肌收缩力；主要用于对强心苷、利尿药及血管舒张药效果不佳者
    - 多巴酚丁胺：激动 β_1 受体，增加心肌收缩力和心排血量；不宜作常规治疗 CHF 之用
  - 减负荷药
    - 利尿药：对 CHF 伴有水肿或有明显淤血者尤为适用
    - 血管紧张素转化酶抑制剂：对所有的心功能不全患者，除非有禁忌证或不能耐受，均需终身应用ACEI制剂
    - 血管紧张素Ⅱ受体阻断药：拮抗所有血管紧张素Ⅱ的作用
    - β 受体阻断药：推荐为治疗慢性心功能不全的常规用药
    - 扩血管药物：用于正性肌力药物和利尿药治疗无效的 CHF 患者

第二十节　抗心绞痛及调血脂药

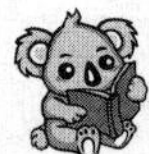

考点梳理

考点 1　抗心绞痛药

1. 硝酸酯类的药理作用、作用机制、临床应用、不良反应（★★★）

（1）药理作用：基本作用是松弛平滑肌，以松弛血管平滑肌的作用最为明显。

①扩张外周血管，降低心肌耗氧量：舒张小静脉作用强，减少回心血量，减轻心脏前负荷，降低心室舒张末期压力及容量而降低心肌耗氧量。在较大剂量时舒张小动脉，减轻心脏后负荷，降低室壁张力而降低心肌耗氧量。

②舒张冠状血管，增加缺血区血流量：解除冠状动脉痉挛，增加供血；明显舒张较大的心外膜血管、动脉狭窄部位的侧支血管，而对阻力血管的舒张作用弱，用药后将迫使血液从输送血管

经侧支血管更多地流向缺血区，增加缺血区血流量。

③降低左心室充盈压，增加心内膜供血：扩张静脉血管，减少回心血量，降低心室内压；扩张动脉血管，降低心室壁张力，从而增加了心外膜向心内膜的有效灌注压，有利于血液从心外膜流向心内膜缺血区。

（2）作用机制：硝酸甘油在平滑肌细胞内释放出 NO，通过拟内源性血管内皮舒张因子的作用松弛血管平滑肌。

（3）临床应用

①各型心绞痛（稳定型、不稳定型、变异型）。既能中止发作，也可预防发作。与 β 受体阻断药比较，无加重心衰和诱发哮喘的危险；与钙通道阻滞药比较，无心脏抑制作用。

②急性心肌梗死。

③心功能不全：治疗重度和难治性心功能不全。

（4）不良反应

①血管扩张反应：主要是搏动性头痛、颜面潮红、颅内压升高、眼压升高、直立性低血压和昏厥等。剂量过大可使血压过度下降，冠状动脉灌注压过低，并可反射性兴奋交感神经，加快心率，加强心肌收缩性而使耗氧量增加而加重心绞痛发作。

②高铁血红蛋白血症：大剂量或频繁用药可引起。

③耐受性：采用小剂量和间歇给药，可延缓耐受性的产生。

2. 硝苯地平的药理作用、作用机制、临床应用、不良反应（★★★）

（1）药理作用

①降低心肌耗氧量：使心肌收缩性下降，心率减慢，血管平滑肌松弛，减轻心脏负荷，从而降低心肌耗氧量。

②舒张冠状血管：可以舒张冠状动脉大的输送血管和小的阻力血管，增加侧支循环，从而改善缺血区的供血供氧。

③保护缺血心肌：细胞心肌缺血时，细胞内 Ca^{2+} 超负荷，线粒体过多的 Ca^{2+} 可妨碍 ATP 的产生，导致细胞死亡。钙通道阻滞药因能减少细胞内 Ca^{2+}，而对缺血心肌有保护作用。

④抑制血小板聚集：降低血小板内 Ca^{2+} 浓度，抑制血小板聚集。

（2）作用机制：通过阻断电压依赖性钙通道，降低 Ca^{2+} 内流而产生作用。

（3）临床应用：对变异型心绞痛最为有效，也可用于稳定型及不稳定型心绞痛，尤其伴有高血压的心绞痛特别适用。

（4）不良反应：有报道称硝苯地平可增加发生心肌梗死的危险，应引起重视。

3. 普萘洛尔的药理作用、作用机制、临床应用、不良反应（★★★）

（1）药理作用

①降低心肌耗氧量：心率减慢，心肌收缩力减弱，耗氧量明显下降，从而缓解心绞痛。

②增加缺血区心肌供血。

③改善心肌代谢：改善心肌缺血区对葡萄糖的摄取，保护缺血区线粒体的结构和功能，并能促进氧从血红蛋白上解离下来而增加全身组织供氧，从而改善心肌代谢。

（2）作用机制：阻断心肌 β 受体，使心率减慢，心肌收缩力减弱。

（3）临床应用：主要用于治疗稳定型和不稳定型心绞痛，尤其适用于伴有高血压或心律失常的心绞痛患者。对心肌梗死也有效，能缩小梗死区，但抑制心肌收缩力。变异型心绞痛不宜应用，因阻断 β 受体后可使 α 受体占优势，易致冠状动脉收缩，减少心肌供血。

（4）不良反应：个体差异较大，宜从小剂量开始逐渐增量；久用停药应逐渐减量，否则会加剧心绞痛的发作，引起心肌梗死或猝死。长期用药可使血脂升高。

4. β受体阻断药和硝酸酯类联合用药的药理学基础（★★★）

可相互取长补短，合用时用量减少，不良反应也减少。

①二者对耗氧量的降低有协同作用。

②β受体阻断药可取消硝酸酯类引起的反射性心率加快；硝酸酯类可缩小β受体阻断药所引起的心室容积扩大和心室射血时间延长。

③因两类药均可使血压降低，故合用时剂量不宜过大，以免血压下降过剧对心肌供血不利。

④临床上通常选用作用时间相近的普萘洛尔和硝酸异山梨酯联合应用。

5. 阿司匹林、噻氯匹定、氯吡格雷、低分子量肝素的作用机制及应用（★）

药物名称	作用机制	应用
阿司匹林	不可逆性抑制血小板内环氧酶-1（COX-1）的活性，从而阻断血栓素 A_2（TXA_2）的生成而达到抗血小板聚集的作用，并能抑制组织型纤溶酶原激活物（t-PA）的释放。小剂量（75～100 mg/d）即可显著抑制血小板 TXA_2 的合成而对 PGI_2 合成无明显影响	①小剂量主要用于预防血栓性疾病（如冠状动脉硬化性疾病和心肌梗死）；②可用于治疗急性心肌梗死和不稳定型心绞痛患者，能降低死亡率和梗死率
噻氯匹定	①抑制 ADP 诱导的α颗粒分泌，从而抑制血管壁损伤的黏附反应；②抑制纤维蛋白原与受体结合；③拮抗 ATP 对腺苷酸环化酶的抑制作用	用于防治因血小板高聚集状态引起的心、脑及其他动脉的循环障碍性疾患
氯吡格雷	作用机制与噻氯匹定相似，但作用较强	用于不稳定型心绞痛及非ST段抬高的心肌梗死患者
低分子量肝素	主要抑制凝血因子Xa，抗栓作用增强而抗凝作用减弱，半衰期较长，出血性不良反应亦减少	用于急性心肌梗死、不稳定型心绞痛的治疗

考点2 调血脂药

1. 他汀类的药理作用、作用机制、临床应用及主要不良反应（★★）

（1）药理作用：血浆 TC 水平降低，还能反馈性引起肝细胞膜上 LDL 受体数量增加或活性增强，促使更多的血浆 LDL 经 LDL 受体向肝脏中转移，代谢为胆汁酸而排出，使血浆 LDL 及 IDL 的清除增加。本类药还具有抑制血管平滑肌细胞的增殖、迁移和减少胶原纤维合成、抑制血小板聚集的作用。

（2）作用机制：3-羟基-3-甲基戊二酰辅酶 A（HMG-CoA）还原酶是内源性胆固醇生物合成早期阶段的限速酶，HMG-CoA 还原酶抑制药（他汀类）抑制此酶的活性，阻碍内源性胆固醇的合成，降低血浆 TC 水平。

（3）临床应用：适用于高胆固醇血症为主的高脂蛋白血症，是伴有胆固醇升高的Ⅱ、Ⅲ型高脂蛋白血症以及糖尿病性、肾性高脂血症的首选药。

（4）主要不良反应：一般较轻，偶可出现轻度胃肠反应、皮疹、头痛、肌痛等暂时性反应。少数患者可有血清转氨酶、碱性磷酸酶升高，停药后恢复正常。偶有横纹肌溶解症。

2. 考来烯胺的药理作用、作用机制、临床应用及主要不良反应（★★）

（1）药理作用：肝中胆固醇的含量降低，使肝脏产生代偿性改变：一方面肝细胞表面 LAL 受体数量增加或功能增强，促进血浆中 LDL 向肝中转移，导致血浆中 TC 和 LDL-C 浓度降低；另一方面，反馈性增强了 HMG-CoA 还原酶的活性，使肝合成胆固醇增多。因此本类药物与 HMG-CoA 还原酶抑制药合用，降脂作用增强。

（2）作用机制：本类药物口服不易吸收，在肠腔内与胆汁酸形成络合物随粪排出，阻断了胆汁酸的肝肠循环，使胆汁酸重吸收入肝减少而排出增多。由于肝中胆汁酸减少，使胆固醇向胆汁酸转化的速度加快。胆汁酸是肠道吸收胆固醇所必需的物质，肠内胆汁酸减少，也影响食物中的胆固醇自肠道吸收。

（3）临床应用：适用于治疗以 TC 和 LDL-C 升高为主的高脂蛋白血症，主要用于Ⅱa、Ⅱb 型高脂蛋白血症，对Ⅱa 型高胆固醇血症可作为首选药。也可用于胆管不完全阻塞所致的瘙痒。

（4）主要不良反应：有特殊的臭味和一定的刺激性，常致恶心、腹胀、消化不良、食欲减退、便秘等，一般在两周后可消失，若便秘过久，应停药。偶可出现短时的转氨酶升高、高氯性酸血症等。长期应用，可引起脂溶性维生素缺乏。

3. 吉非贝齐的作用特点及应用（★）

（1）作用特点：明显降低血浆 TG、VLDL 含量；中等程度降低血浆 TC 和 LDL-C 水平；升高 HDL 水平。其作用主要与增加脂蛋白酯酶活性有关，其次是抑制肝内合成和分泌 VLDL。还具有抗血小板聚集、抗凝血和降低血浆黏度、增加纤溶酶活性等作用。

（2）临床应用：适用于治疗以 TG 或 VLDL 升高为主的高脂血症，尤其对家族性Ⅲ型高脂血症效果更好，也可用于消退黄色瘤。对 HDL 下降的轻度高胆固醇血症也有较好疗效。

4. 烟酸的作用特点及应用（★）

（1）作用特点：属于水溶性维生素类，是广谱调血脂药。大剂量能使 VLDL 和 TG 浓度下降，长期用药也能降低 LDL 和胆固醇水平。烟酸通过多种途径影响脂蛋白的代谢。可抑制脂肪组织中脂肪分解；降低肝脏中 TG 酯化；增加脂蛋白酯酶活性而降低 VLDL 的产生等。烟酸还可扩张外周血管、抑制血小板聚集。

（2）临床应用：用于各型高脂蛋白血症，对Ⅱ型和Ⅳ型最好。与胆汁酸结合树脂或贝特类（苯氧酸类）药物合用，可提高疗效。也可用于心肌梗死。

5. 多烯脂肪酸类的作用与应用（★）

（1）作用特点：能直接或间接地产生抗动脉粥样硬化作用，作用机制为：①明显降低血浆 VLDL 和 TG，轻度升高 HDL；②抑制血小板聚集和降低血液黏度，红细胞可变性增加，改善微循环；③减少血管平滑肌细胞的移行和增生。

（2）临床应用：临床用于防治高脂蛋白血症、动脉粥样硬化和冠心病。产生效应缓慢，需较长期服用。一般无不良反应，但若长期或大剂量应用，可使出血时间延长，免疫反应降低。

6. 保护动脉内皮药（如低分子量肝素）的作用与应用（★）

（1）作用特点：由于分子量低，生物利用度较高，与血浆、血小板、血管壁蛋白结合的亲和力较低，抗凝血因子Ⅹa 活力大于抗凝血因子Ⅱa 活力，因此抗凝血作用较弱，抗血栓形成作用强。

（2）临床应用：常用药物有依诺肝素、达肝素钠等。主要用于不稳定型心绞痛、急性心肌梗死、经皮腔内冠状动脉成形术（PTCA）后的再狭窄等。

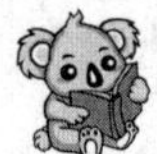

考点集锦

- 抗心绞痛药
  - 硝酸酯类（硝酸甘油）
    - 药理作用：扩张外周血管，降低心肌耗氧量；舒张冠状血管，增加缺血区血流量；降低左室充盈压，增加心内膜供血
    - 作用机制
    - 临床应用：各型心绞痛、急性心肌梗死、心功能不全
    - 不良反应：血管扩张反应、高铁血红蛋白血症、耐受性
  - 钙通道阻滞剂（硝苯地平）
    - 药理作用：降低心肌耗氧量、舒张冠状血管、保护缺血心肌、抑制血小板聚集
    - 临床应用：变异型心绞痛最为有效，尤其伴有高血压、哮喘、阻塞性肺疾病、外周血管痉挛性疾病的患者特别适用
  - β受体阻断药（普萘洛尔）
    - 药理作用：降低心肌耗氧量、增加缺血区心肌供血、改善心肌代谢
    - 临床应用：稳定型和不稳定型心绞痛，伴有高血压或心律失常的心绞痛患者
  - 阿司匹林：小剂量主要用于预防血栓性疾病
  - 噻氯匹定：用于防治因血小板高聚集状态引起的心、脑及其他动脉的循环障碍性疾患
  - 氯吡格雷：可用于不稳定型心绞痛及非 ST 段抬高的心肌梗死患者
  - 低分子量肝素：抑制凝血因子Xa，治疗急性心肌梗死、不稳定型心绞痛
- 调血脂药
  - HMG-CoA还原酶抑制药：他汀类
    - 药理作用：降低血浆TC水平；增加血浆LDL及IDL的清除
    - 临床应用：高胆固醇血症为主的高脂蛋白血症，伴有胆固醇升高的Ⅱ、Ⅲ型高脂蛋白血症以及糖尿病性、肾性高脂血症的首选药
    - 不良反应：一般较轻，偶可出现肌痛、横纹肌溶解症
  - 考来烯胺
    - 药理作用：减少胆固醇吸收，血浆中 TC 和 LDL-C 浓度降低
    - 临床应用：用于Ⅱa、Ⅱb型高脂蛋白血症，对Ⅱa型高胆固醇血症可作为首选药
  - 吉非贝齐：适用于治疗以 TG 或 VLDL 升高为主的高脂血症
  - 烟酸：广谱，用于各型高脂蛋白血症
  - 多烯脂肪酸类：临床用于防治高脂蛋白血症、动脉粥样硬化和冠心病
  - 保护动脉内皮药（如低分子量肝素）：用于不稳定型心绞痛、急性心肌梗死、经皮腔内冠状动脉成形术后的再狭窄

第二十一节　抗高血压药

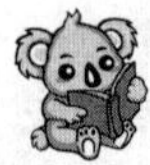

考点梳理

考点 1　血管紧张素转换酶抑制药（★★★）

1. 卡托普利的药理作用、作用机制、临床应用和不良反应

（1）药理作用

1）降压作用：特点是：①降压作用迅速、显著，降压时不伴有反射性心率加快，心排血量不减少或稍增加；②降低肾血管阻力，增加肾血流量，保护肾功能；③无直立性低血压；④长期服

用无耐受性，不易引起电解质紊乱和脂质代谢障碍，改善胰岛素抵抗，增强机体对胰岛素的敏感性；⑤减少醛固酮释放，减轻水钠潴留。

2）靶器官保护作用：抑制心肌、血管平滑肌细胞的肥大和增生，能预防或逆转心室重构与血管增厚，对心脏和血管起保护作用。

3）改善心功能：降低心脏前、后负荷。

（2）作用机制：通过抑制血管紧张素转化酶（ACE），使血管紧张素Ⅱ生成减少、缓激肽降解减少而降压。

（3）临床应用：宜在餐前 1 h 服药。用于各型高血压，对于原发性和肾性高血压及高肾素型高血压均有较好疗效，对伴有慢性肾功能不全、糖尿病肾病、充血性心力衰竭、冠心病甚至心肌梗死和脑血管疾病的高血压患者也有良效。还可用于慢性心功能不全。

（4）不良反应

①低血压：与开始用量过大有关，用药宜从小剂量开始。

②咳嗽：主要为刺激性干咳，与缓激肽及前列腺素等蓄积有关。停药后可自行消失。也可换用血管紧张素Ⅱ受体阻断药。

③久用可致血锌降低而引起皮疹、味觉和嗅觉缺损、脱发等，补锌可减轻。

④血管神经性水肿。

⑤高血钾。可见于伴有肾功能不全或与保钾利尿药、β 受体阻断药合用的患者。同服排钾利尿剂可防治，严重者可给予注射胰岛素。

2. 依那普利、赖诺普利的药理作用、作用机制、临床应用和不良反应

（1）共同特点是长效，每天只需服用一次。

（2）依那普利为前体药，降压机制与卡托普利相似，但抑制 ACE 的作用较卡托普利强 10 倍。能降低总外周血管阻力，增加肾血流量。降压作用强而持久。临床主要用于高血压的治疗。有报道其对心功能的有益影响优于卡托普利。不良反应与卡托普利相似。因作用强，引起咳嗽等不良反应明显。

（3）赖诺普利作用同依那普利。单用或与利尿药和洋地黄合用治疗充血性心力衰竭。其不良反应与其他血管紧张素转换酶抑制剂相似。

考点 2　血管紧张素Ⅱ受体阻断药（如氯沙坦、缬沙坦）的作用特点及临床应用（★★★）

（1）能选择性阻断 AT_1 受体，抑制血管紧张素Ⅱ使血管收缩和促醛固酮分泌的效应，降低血压。

（2）可用于各型高血压。除不引起咳嗽及血管神经性水肿外，其余不良反应与 ACEI 相似。禁用于妊娠妇女、哺乳期妇女和肾动脉狭窄者。应避免与补钾药或保钾利尿药合用。

考点 3　肾上腺素受体阻断药（★★★）

1. α 受体阻断药（如哌唑嗪、特拉唑嗪）的作用、应用及不良反应

（1）药理作用：选择性阻断血管平滑肌突触后膜 α_1 受体，使小动脉、小静脉扩张而产生中等偏强的降压作用。降压的同时对肾小球滤过率影响不大，可用于伴有肾功能不全的患者。因其扩张动脉和静脉，降低心脏的前、后负荷，可改善心功能。

（2）临床应用：单用治疗轻、中度高血压，尤其适用于高血压伴有肾功能不全者。也用于治疗难治性心功能不全。

（3）不良反应：主要为首剂现象，指首次用药后出现严重的直立性低血压，表现为晕厥、心悸等，在直立体位、饥饿、低盐时较易发生。将首次用量减为 0.5 mg，并于睡前服用，可避免发生。

2. β受体阻断药普萘洛尔的作用、应用及不良反应

（1）药理作用：口服给药降压作用缓慢持久，过程平稳。降压同时心率减慢，心排血量减少，血浆肾素活性降低。不引起直立性低血压，无水钠潴留。长期用药无耐受性。

（2）临床应用：适用于各型高血压，对伴有心排血量增多、肾素水平偏高或伴有心动过速、心绞痛、脑血管病变的高血压患者尤其适用。本药用量个体差异较大，应从小剂量开始，逐渐增加。长期应用不能突然停药，以免出现反跳现象。

（3）不良反应：禁用于重度房室传导阻滞、窦性心动过缓、低血压、重度或急性心功能不全、慢性阻塞性肺病、支气管哮喘。

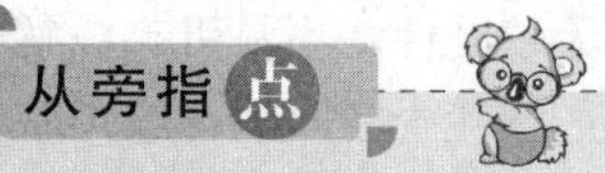

降压机制可能有：①阻断心脏 β_1 受体，减少心排血量；②阻断肾小球旁器 β_1 受体，减少肾素释放；③阻断突触前膜 β_2 受体，减少去甲肾上腺素释放；④阻断中枢 β 受体，使外周交感神经活性降低。

3. β受体阻断药阿替洛尔的作用、应用及不良反应

（1）药理作用：阿替洛尔对心脏的 β_1 受体有较大的选择性，但较大剂量时对血管及支气管的 β_2 受体也有作用。

（2）临床应用：口服用于治疗各种程度的高血压，降压作用持续时间较长。

（3）不良反应：低血压和心动过缓，其他反应可有头晕、四肢冰冷、疲劳、乏力、肠胃不适、精神抑郁、脱发、血小板减少症、牛皮癣样皮肤反应、牛皮癣恶化、皮疹及干眼等。罕见引起敏感患者的心脏传导阻滞。

4. α和β受体阻断药拉贝洛尔的作用、应用及不良反应

（1）药理作用：拮抗 β_1 和 β_2 受体的作用程度相似，对 α_1 受体作用较弱，对 α_2 受体则无效，故负反馈调节仍然存在，用药后不引起心率加快。

（2）临床应用：降压作用温和，适用于治疗各种程度的高血压及高血压急症、妊娠期高血压、嗜铬细胞瘤、麻醉或手术时高血压。静脉注射或静脉滴注可治疗高血压危象。

（3）不良反应：直立性低血压。

考点4　钙通道阻滞药（★★★）

1. 硝苯地平的作用特点、临床应用和主要不良反应

（1）作用特点：选择性阻滞血管平滑肌细胞膜上的 Ca^{2+} 通道，抑制 Ca^{2+} 内流，松弛血管平滑肌、扩张血管，使血压下降。特点：①降压作用迅速、强大；②小动脉血管平滑肌敏感性远高于小静脉；③降压的同时伴有反射性心率加快，心排血量增加，血浆肾素活性增高。

（2）临床应用：用于治疗各型高血压，尤其适用于伴有肾功能不全或心绞痛的患者，高血压危象和高血压伴有心力衰竭也可取得良效。由于降压急剧，持续时间短，血压波动大，所以高血压的长期治疗应用硝苯地平的缓释制剂或控释制剂为宜。

（3）不良反应：常见头痛、颜面潮红、眩晕、心悸、踝部水肿等。踝部水肿为毛细血管扩张、渗出增加而非水钠潴留所致，可用利尿药消退。

2. 氨氯地平的作用特点、临床应用和主要不良反应

作用与硝苯地平相似，主要作用于血管平滑肌，但降压作用较平缓，持续时间显著延长。每日口服一次即可。用于高血压的治疗。不良反应有心悸、头痛、面红、水肿等。

考点5　利尿降压药（★★★）

1. 氢氯噻嗪的降压作用机制、临床应用和不良反应

（1）作用机制：早期降压机制主要与排钠利尿，使细胞外液、血容量减少有关。长期用药

的机制在于排 Na^+ 使细胞内 Na^+ 减少，结果导致：①血管壁细胞内 Na^+ 的含量降低，经 Na^+-Ca^{2+} 交换机制，使细胞内 Ca^{2+} 量减少，因而使血管平滑肌舒张；②细胞内钙的减少使血管平滑肌对收缩血管物质如去甲肾上腺素等的反应性降低；③诱导动脉壁产生扩血管物质如激肽、前列腺素等。

（2）临床应用：单独使用治疗轻度高血压；作为基础降压药与其他降压药合用治疗中、重度高血压，可缓解其他降压药引起的水钠潴留，并增强疗效。对伴有心功能不全的患者尤为适用。

（3）不良反应

①长期用药可引起低血钾、低血钠、低血镁。用药期间应监测血电解质，出现紊乱时，可口服或静滴氯化钾、静滴硫酸镁等纠正。

②升高血脂、降低糖耐量。糖尿病患者不宜使用。

③血尿素氮升高。可加重慢性肾功能不全。

④血尿酸含量升高可诱发痛风。可口服别嘌醇防治。

⑤血浆肾素活性增高。不利于降压，可与β受体阻断药、血管扩张药合用。

2. 吲达帕胺的降压作用机制、临床应用和不良反应

降压机制与氢氯噻嗪相同，还可拮抗钙离子的作用而降压，是目前应用较广的利尿降压药，适用于轻、中度高血压，单独服用降压效果显著，不用加服其他利尿剂。降压时不影响血脂和糖的代谢。

考点6 作用于中枢的抗高血压药物（★）

1. 可乐定的作用机制、临床应用和不良反应

（1）作用机制：降压作用中等偏强，并可抑制胃肠道的分泌和运动，对中枢神经系统有明显的抑制作用。降压作用与激动延髓的 I_1－咪唑啉受体、降低外周交感张力有关。其激动中枢 α_2 受体是其引起嗜睡等不良反应的原因。

（2）临床应用：可治疗中度高血压，常用于其他药物无效时。口服也可用于预防偏头痛或作为吗啡类镇痛药成瘾者的戒毒药。

（3）不良反应：常见的有口干和便秘。其他有镇静、嗜睡、眩晕、血管性水肿、腮腺痛、恶心、心动过缓和食欲不振等。可乐定不宜用于高空作业或驾驶机动车辆的人员，以免因精力不集中和嗜睡而导致事故发生。

2. 莫索尼定的作用机制、临床应用和不良反应

（1）作用机制：为第二代中枢神经系统降压药，主要通过激动延髓腹外侧核的 I_1－咪唑啉受体而发挥降压作用，效能略低于可乐定，与其对 α_2 受体作用弱有关。

（2）临床应用：适用于治疗轻、中度高血压，$t_{1/2}$ 较长，可一日给药一次。

（3）不良反应：由于选择性较高不良反应少，无显著的镇静作用，无停药反跳现象。

考点7 影响去甲肾上腺素能递质的药物（★）

利血平的作用机制、临床应用和不良反应

（1）作用机制：作用于去甲肾上腺素能神经末梢，抑制递质的合成、贮存、释放及再摄取等过程，使递质耗竭而降压。作用缓慢、温和而持久。

（2）临床应用和不良反应：降压时伴有心率减慢，心排血量减少。还具有镇静和安定作用，有利于减少高血压患者的精神紧张、烦躁及失眠等症状。由于不良反应较多，除应用其复方制剂治疗轻、中度高血压病外，已很少单用。

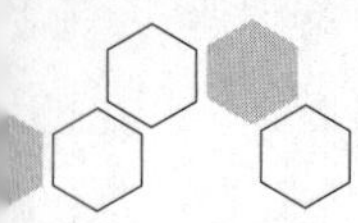

考点8　血管扩张药（★★）

硝普钠的作用特点和临床应用

（1）作用特点：同时松弛小动脉和小静脉血管平滑肌，降低血压，降低心脏前、后负荷，起效快、作用强、维持时间短。对正常心脏的排血量影响不大，可增加衰竭心脏的排血量。口服不吸收，需静脉滴注给药。

（2）临床应用：主要用于高血压急症，如高血压危象、高血压脑病、恶性高血压、肾上腺嗜铬细胞瘤手术前后紧急降压等。也可用于治疗心功能不全。

考点9　新型抗高血压药物（★）

1. 钾通道开放药（米诺地尔、吡那地尔、尼克地尔）的特点

通过开放钾通道，使钾外流增加，细胞膜超极化，膜兴奋性降低，Ca^{2+}内流相应减少，从而舒张血管平滑肌，降低血压。血管扩张作用具有选择性，可以扩张冠状动脉、胃肠道血管和脑血管，不扩张肾血管和皮肤血管。降压的同时常伴有反射性心动过速和心排血量增加。

2. 5－HT 受体阻断药（酮色林）的特点

酮色林具有阻断 $5-HT_2$ 受体和轻度的 α_1 受体阻断作用。

考点10　抗高血压药的应用原则（★★）

1. 根据高血压程度选用药物

（1）轻度高血压患者，一般先不用药物治疗，可采取体育活动、控制体重、低盐、低脂肪饮食等措施。经采取这些措施血压仍未能控制时，一般可首先选用利尿药（氢氯噻嗪）。

（2）中度高血压患者，在上述药物治疗基础上加用或单用其他药物，如β受体阻断药、钙通道阻滞药以及 ACEI 等。

（3）重度高血压患者，采用联合用药。

2. 根据并发症选用药物

合并症	宜用药物	不宜用药物
合并心功能不全或支气管哮喘	利尿药、ACEI、哌唑嗪	β受体阻断药
合并肾功能不全	ACEI、钙通道阻滞药、甲基多巴	β受体阻断药
合并窦性心动过速，年龄在50岁以下	β受体阻断药	/
合并消化性溃疡	可乐定	禁用利血平
伴潜在性糖尿病或痛风	ACEI、钙通道阻滞药和 α_1 受体阻断药	噻嗪类利尿药
伴有精神抑郁	/	利血平或甲基多巴
老年高血压	一线抗高血压药	避免使用能引起直立性低血压的药物（大剂量利尿药、α_1 受体阻断药）和影响认知能力的药物（中枢性抗高血压药）
高血压危象和高血压脑病	强效、速效降压药，静脉给药，可选用硝普钠、二氮嗪或呋塞米	

3. 根据药物特点联合用药

在目前常用的四类药物（利尿药、β受体阻断药、二氢吡啶类钙通道阻滞药和 ACEI）中，任何两类药物的联用都是可行的，其中又以β受体阻断药或 ACEI 加二氢吡啶类钙通道阻滞药的联用效果较好。若两种仍不能控制血压或重度高血压，可加用第三种药。

4. 有效治疗与终生治疗　就是将血压控制在 140/90 mmHg 以下。

5. 个体化治疗

6. 保护靶器官　对靶器官保护作用比较好的药物是 ACEI、AT_1 受体阻断药和长效钙通道阻滞药。

7. 平稳降压　使用短效的降压药常使血压波动增大，真正 24 h 有效的长效制剂比较好。

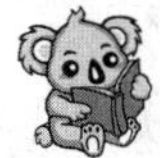

考点集锦

抗高血压药
- 血管紧张素转换酶抑制药（ACEI）：卡托普利，用于各型高血压
- 血管紧张素Ⅱ受体阻断药（ARB）：氯沙坦，用于各型高血压，不良反应少
- 肾上腺素受体阻断剂
  - α_1受体阻断药：哌唑嗪，单用治疗轻、中度高血压；有首剂现象
  - β受体阻断药：普萘洛尔，适用于各型高血压，对伴有心排血量增多、肾素水平偏高或伴有心动过速、心绞痛、脑血管病变的高血压患者尤其适用
  - α和β受体阻断药：拉贝洛尔、卡维地洛
- 钙通道阻滞药：硝苯地平，用于治疗各型高血压，尤其适用于伴有肾功能不全、心力衰竭或心绞痛的患者
- 利尿药：氢氯噻嗪、吲达帕胺，基础降压药
- 作用于中枢的降压药：可乐定、莫索尼定，激动I_1-咪唑啉受体；高血压合并消化性溃疡者，首选可乐定
- 影响去甲肾上腺素能递质的药物：利血平，作用缓慢、温和而持久；引起消化性溃疡、抑郁症
- 扩血管药：硝普钠，主要用于高血压急症
- 钾通道开放剂：米诺地尔、吡那地尔、尼克地尔
- 抗高血压药的应用原则

第二十二节　利尿药和脱水药

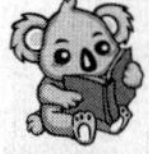

考点梳理

考点 1　利尿药

1. 呋塞米的药理作用、作用机制、临床应用及主要不良反应（★★★）

（1）药理作用

①利尿：强大、迅速、短暂。由于 Na^+ 排出较多，促进 K^+-Na^+ 交换和 H^+-Na^+ 交换，故尿中 H^+ 及 K^+ 排出增多，可引起低血钾。Cl^- 的排出大于 Na^+ 的排出，易引起低氯性碱中毒。还能抑制 Ca^{2+}、Mg^{2+} 的重吸收，促进 Ca^{2+}、Mg^{2+} 排出，产生低镁血症，而 Ca^{2+} 流经远曲小管时被重吸收，故较少发生低钙血症。

②扩血管：能扩张肾血管，降低肾血管阻力，增加肾血流量，肾衰竭时尤为明显。

（2）作用机制：主要作用于髓袢升支粗段，与腔膜侧 $K^+-Na^+-2Cl^-$ 同向转运系统载体的 Cl^- 结合部位结合，干扰 $K^+-Na^+-2Cl^-$ 同向转运系统，抑制 NaCl 的重吸收，使稀释功能受抑制。同时因 NaCl 向间质转运减少，使肾髓质间液渗透压梯度降低，导致尿液流经集合管时，

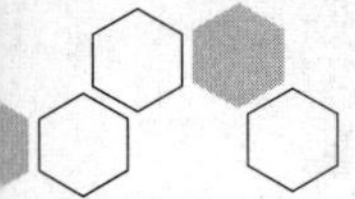

水的重吸收减少，影响浓缩过程。

（3）临床应用

①消除各种顽固性水肿和严重水肿，因易引起电解质紊乱，对于一般水肿不宜作为首选药使用。

②治疗急性肺水肿和脑水肿。

③预防急性肾衰竭，也用于甘露醇无效的少尿患者，但禁用于无尿的肾衰患者。

④加速毒物排泄。

（4）不良反应：水与电解质紊乱（低血容量、低血钾、低血钠、低氯性碱血症、低血镁症）；高尿酸血症；耳毒性（与氨基苷类合用可诱发或加重耳聋，应避免与氨基苷类合用）；胃肠道反应；皮疹、骨髓抑制。

2. 氢氯噻嗪的药理作用、作用机制、临床应用及主要不良反应（★★★）

（1）药理作用

①利尿：增强 NaCl 和水的排出，产生中等强度和持久的利尿作用。由于转运至远曲小管的 Na^+增加，促进了 K^+-Na^+交换。此外，尚有轻度抑制碳酸酐酶的作用，使 H^+生成减少，当 H^+-Na^+交换受抑制时，促进了 K^+-Na^+交换而致低血钾。还可减少尿酸排出，引起高尿酸；促进钙的重吸收，产生高钙血症；促进 Mg^{2+}排出引起低镁血症。

②抗利尿：①通过降低血钠浓度而减轻渴感；②能抑制磷酸二酯酶，增加远曲小管和集合管细胞内 cAMP 的含量，后者能提高远曲小管和集合管对水的通透性，使水的重吸收增加，减少尿的排出。

③降压作用。

（2）作用机制：利尿作用机制是作用于远曲小管始端，与 Na^+-Cl^-同向转运系统的 Cl^-结合点结合，干扰 Na^+-Cl^-同向转运系统，抑制 NaCl 的重吸收。

（3）临床应用

①水肿：可用于各种原因引起的水肿，是轻、中度心性水肿的首选利尿药。

②高血压：单用治疗轻度高血压，常作为基础降压药，与其他降压药合用治疗中、重度高血压效果较好。

③尿崩症：治疗轻型尿崩症，重症疗效差。

（4）不良反应：水电解质紊乱（低血容量、低血钾、低血钠、低血镁、低氯性碱血症、高血氨症）；高尿酸血症及高尿素氮血症；高钙血症；升高血糖（抑制胰岛素释放和组织对葡萄糖的利用）；高脂血症（增加血浆胆固醇含量）；过敏性皮炎、粒细胞及血小板减少、胃肠道反应。

> **从旁指点**
>
> 呋塞米和氢氯噻嗪的不良反应均有低血钾、低血钠、低血镁、低氯性碱血症、高尿酸血症。

3. 螺内酯的药理作用、作用机制、临床应用及主要不良反应（★★★）

（1）药理作用：仅作用于远曲小管和集合管，对肾小管其他各段无作用，利尿作用较弱，其利尿作用与体内醛固酮水平有关。

（2）作用机制：为醛固酮的竞争性拮抗药。可竞争性地与胞浆中的醛固酮受体结合而拮抗醛固酮的保钠排钾作用，促进 Na^+和水的排出，减少 K^+排出。

（3）临床应用：主要用于伴有醛固酮升高的顽固性水肿，如充血性心力衰竭、肝硬化腹水及肾病综合征。

（4）不良反应：久用易致高血钾，肾功能不良时更易发生，严重肾功能不全和高血钾患者禁用。还可引起嗜睡、头痛、女性面部多毛、男性乳房女性化等，后两者与其性激素样作用有关，停药后可恢复。

4. 布美他尼的作用特点和应用（★）

（1）作用特点：是目前最强的利尿药。其特点为起效快、作用强、毒性低，用量小。

（2）临床应用：主要作为呋塞米的代用品。

5. 吲达帕胺的作用特点和应用（★）

通过抑制远端肾小管皮质部起始段的水与电解质重吸收而利尿，利尿作用较氢氯噻嗪强，但失K^+作用弱，是相对安全、不良反应较少的中效能利尿药。

6. 氨苯蝶啶、阿米洛利的作用特点和应用（★）

利尿作用较弱、较快、较久。作用于远曲小管末端和集合管，阻滞Na^+通道而减少Na^+的重吸收，抑制K^+-Na^+交换，使Na^+和水排出增加而利尿，同时伴有血钾升高。单用疗效较差，与噻嗪类合用疗效较好。

> **从旁指点**
>
> 脱水药的特点是：①静脉注射后不易从毛细血管进入组织；②易经肾小球滤过；③不易被肾小管重吸收；④在体内不被或少被代谢。

考点2 脱水药（渗透性利尿药）（★★）

1. 甘露醇的药理作用和临床应用

（1）药理作用：脱水；利尿。

（2）临床应用

①预防急性肾衰竭。

②脑水肿及青光眼：甘露醇是治疗脑水肿、降低颅内压安全而有效的首选药物。也可用于青光眼急性发作和手术前降低眼压。

2. 山梨醇、葡萄糖的作用特点

（1）山梨醇：基本作用与甘露醇相似，由于山梨醇进入体内后，部分转化为果糖而影响其脱水作用，故疗效不如甘露醇。

（2）葡萄糖：50%葡萄糖静脉注射可产生高渗性利尿和脱水作用。脱水作用较弱，持续时间较短。单用可有“反跳”现象，一般与甘露醇交替使用。主要用于脑水肿和急性肺水肿。

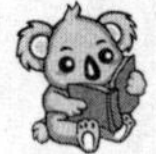

考点集锦

- 利尿药
  - 高效能利尿药
    - 呋塞米：利尿、扩血管；消除各种顽固性水肿和严重水肿；引起水和电解质紊乱，耳毒性
    - 布美他尼：是目前最强的利尿药；主要作为呋塞米的代用品
  - 中效能利尿药
    - 氢氯噻嗪：利尿，抗利尿，降压；用于水肿、高血压、尿崩症
    - 吲达帕胺：作用强于氢氯噻嗪，不良反应少
  - 低效能利尿药
    - 螺内酯：用于伴有醛固酮升高的顽固性水肿
    - 氨苯蝶啶、阿米洛利：作用于远曲小管末端和集合管，阻滞Na^+通道
    - 乙酰唑胺：用于治疗青光眼和脑水肿；可致代谢性酸中毒

- 脱水药
  - 甘露醇：脱水、利尿；预防急性肾衰竭；脑水肿（首选药）及青光眼
  - 山梨醇：基本作用与甘露醇相似，较弱
  - 葡萄糖：高渗性利尿和脱水作用，用于脑水肿和急性肺水肿

第二十三节　血液及造血系统药

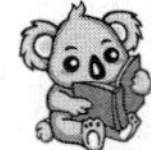

考点梳理

考点1　抗贫血药（★★）

铁制剂、维生素 B_{12}、叶酸的作用和临床应用

从旁指点

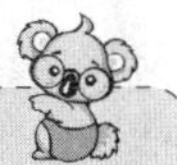

口服铁剂以 Fe^{2+} 形式吸收。胃酸、维生素 C、果糖、半胱氨酸等有助于 Fe^{2+} 吸收，胃酸缺乏、食物中高钙、高磷、茶叶、四环素等可妨碍铁吸收。

药物名称	作用	临床应用
铁制剂	铁是构成血红蛋白、肌红蛋白、细胞色素及组织酶的主要成分。吸收到骨髓的铁，吸附在有核红细胞膜上并进入细胞内的线粒体，与原卟啉结合，形成血红素，再与珠蛋白结合，形成血红蛋白	铁剂主要用于下列因素引起的缺铁性贫血：①失铁过多（如溃疡出血、月经过多、痔疮、钩虫病等慢性失血）；②铁需要量增加（如妊娠、哺乳及儿童生长发育期等）；③铁吸收障碍（如慢性腹泻、萎缩性胃炎等）
维生素 B_{12}	口服维生素 B_{12} 必须与胃壁细胞分泌的内因子（糖蛋白）结合，才能免受消化液破坏进入回肠。当胃黏膜萎缩而致内因子减少时，B_{12} 吸收减少引起恶性贫血。B_{12} 为细胞分裂和维持神经组织髓鞘完整所必需的辅酶，并参与体内多种生化反应	主要用于治疗恶性贫血和其他巨幼细胞贫血，也用于神经炎、神经萎缩、神经痛等神经系统疾病的辅助治疗
叶酸	叶酸进入体内参与一碳单位的传递，与维生素 B_{12} 共同促进红细胞的分裂和成熟。叶酸 缺乏，则出现巨幼细胞贫血	可用于各种原因所致巨幼细胞贫血，与维生素 B_{12} 合用可有效治疗恶性贫血，对二氢叶酸还原酶抑制剂如甲氨蝶呤、乙胺嘧啶等引起的巨幼细胞贫血，因叶酸还原受阻，应使用亚叶酸钙治疗

考点2　促凝血药和抗凝血药

1. 肝素、华法林、维生素 K 的作用及应用（★★★）

（1）肝素

1）药理作用：体内、体外均有强大而迅速的抗凝血作用，但对已形成的血栓无溶解作用。其抗凝机制主要是通过增强或促进血浆中抗凝血酶Ⅲ（ATⅢ）活性，加速凝血因子Ⅱa、Ⅸa、Ⅹa、Ⅺa、Ⅻa 的灭活。还具有调节血脂及抗血小板聚集等作用。

2）临床应用：①血栓栓塞性疾病，防止血栓的形成和扩大；②弥散性血管内凝血；③其他体内、外抗凝。

（2）华法林

1）药理作用：仅在体内有抗凝作用。结构与维生素 K 相似，抑制维生素 K 依赖性凝血因子Ⅱ、Ⅶ、Ⅸ、Ⅹ在肝的合成，对已形成的凝血因子无作用，须待体内已合成的上述凝血因子耗竭后才出现抗凝血作用，作用缓慢持久。

2）临床应用：主要用于防治血栓性疾病。常采用先用肝素，再用香豆素类维持的序贯疗法。

（3）维生素 K

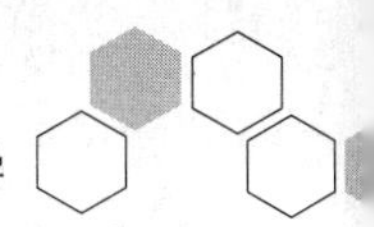

1）药理作用：促进肝脏合成凝血因子Ⅱ、Ⅶ、Ⅸ、Ⅹ。维生素 K 在肝内活化后促使上述凝血因子的谷氨酸残基 γ－羧化，并与 Ca^{2+} 结合到磷脂表面而具有凝血活性。

2）临床应用：①主要用于因维生素 K 缺乏引起的出血性疾病；②抗凝药过量的解毒，治疗双香豆素类或水杨酸过量引起的出血；③治疗胆道蛔虫所致的胆绞痛。

2. 链激酶、尿激酶的药理作用及临床应用（★★★）

（1）链激酶：能与纤溶酶原结合形成 SK－纤溶酶原复合物，促进纤溶酶原转变成纤溶酶，迅速水解纤维蛋白使血栓溶解，但对形成已久并已机化的血栓无效。主要用于急性血栓栓塞性疾病，如深部静脉栓塞、肺栓塞、眼底血管栓塞及心肌梗死的早期治疗，静脉或冠脉内注射可使急性心肌梗死面积缩小，梗死血管重建血流。但需早期用药，血栓形成不超过 6 小时疗效最佳。

（2）尿激酶：可直接激活纤维蛋白溶酶原转变为纤溶酶，促使血栓溶解。无抗原性，不引起过敏反应，可用于对链激酶过敏者。

3. 低分子量肝素、氨甲苯酸、氨甲环酸特点（★★）

（1）低分子量肝素：作用与肝素相似，但对Ⅹa 抑制作用强，而对Ⅱa 的抑制作用较弱，出血性不良反应亦较少。临床常用的药物有替地肝素、依诺肝素等。

（2）氨甲苯酸、氨甲环酸：均为抗纤维蛋白溶解药。主要用于纤溶亢进所致的出血，如子宫、甲状腺等内脏手术后的异常出血。也可用于链激酶和尿激酶过量引起的出血。过量可致血栓形成。有血栓栓塞性疾病者慎用或禁用。

> **从旁指点**
>
> 对抗肝素过量引起的出血性疾病需要静脉缓慢注射硫酸鱼精蛋白。香豆素类药物导致的自发性出血用维生素 K 解救。链激酶和尿激酶过量引起的出血用氨甲苯酸或氨甲环酸解救。

考点 3　抗血小板药的特点（★）

1. 阿司匹林

小剂量（50～75 mg/d）能不可逆地抑制血小板环氧酶（COX）活性，减少血小板内 TXA_2 的合成，抑制血小板聚集和释放功能，有抗血栓形成作用。大剂量也抑制血管内皮细胞 COX，使 PGI_2 的合成减少，降低其抗血栓作用。主要用于预防手术后血栓形成及心肌梗死。对急性心肌梗死或变异型心绞痛者，可降低死亡率及梗死率；也能减少短暂性脑缺血的发生率。

2. 双嘧达莫

激活腺苷酸环化酶，促进 ATP 转化成 cAMP，又能抑制磷酸二酯酶，减少 cAMP 分解，cAMP 具有抗血小板凝聚作用。主要用于防治血栓形成，一般与阿司匹林或香豆素类合用。

3. 噻氯匹定

抑制纤维蛋白原与血小板膜受体结合，抑制血小板的聚集和释放，达到抗血栓作用。主要用于脑血管和冠状动脉栓塞性疾病。

考点 4　升高白细胞药物和造血生长因子（★）

药物名称	特点	应用
维生素 B_4	核酸和某些辅酶的组成部分，参与体内 RNA 和 DNA 的合成，促进白细胞生成	主要用于放疗、化疗及某些药物引起的粒细胞下降及急性粒细胞减少症
重组人红细胞生成素	促进红细胞分化增殖，当红细胞生成素缺乏时则出现贫血	主要用于各种原因所致的红细胞生成素缺乏性贫血

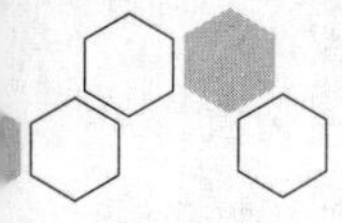

续表

药物名称	特点	应用
重组粒细胞集落刺激因子	可促进造血干细胞从静止期进入细胞增殖周期，使其增生、分化、成熟、释放，使外周血象的中性粒细胞明显增加，同时还增加嗜中性粒细胞的趋化及吞噬功能，刺激单核细胞和巨噬细胞生成	主要用于血液系统多种疾病的中性粒细胞减少症，如骨髓移植时引起的粒细胞减少、肿瘤化疗中的粒细胞减少症
重组粒细胞/巨噬细胞刺激因子	与白细胞介素-3共同作用于多向干细胞和多向祖细胞等细胞分化较原始部位，刺激骨髓细胞的分化、增殖、成熟，使粒细胞、单核细胞、巨噬细胞增加，并使之活化，提高粒细胞的吞噬及免疫活性	主要用于骨髓移植患者，也用于化疗患者、再生障碍性贫血、艾滋病患者中性粒细胞减少症的辅助治疗
重组人血小板生成素	利用基因重组技术由中国仓鼠卵巢细胞表达，经提纯制成的全长糖基化血小板生成素，与内源性血小板生成素具有相似的升高血小板的药理作用	适用于治疗实体瘤化疗后所致的血小板减少症

考点5　血容量扩充药（★）

右旋糖酐的作用特点

中分子和低分子右旋糖酐分子量较大，不易渗出血管，可提高血浆胶体渗透压，从而扩充血容量，维持血压，用于低血容量休克。

低分子和小分子右旋糖酐能抑制红细胞和血小板凝集，因而能防止血栓形成和改善微循环，常用于防治血栓栓塞性疾病，如休克后期的弥散性血管内凝血、心肌梗死和脑血栓等。还有渗透性利尿作用，可用于防治急性肾衰竭。

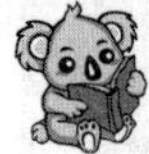

考点集锦

血液及造血系统药
- 抗贫血药
  - 铁剂：硫酸亚铁、枸橼酸铁铵、葡萄糖酸亚铁（口服），右旋糖酐铁（注射）；用于缺铁性贫血；急性中毒时特殊解毒剂是去铁胺
  - 叶酸：巨幼细胞贫血，与维生素B_{12}合用可有效治疗恶性贫血
  - 维生素B_{12}：用于治疗恶性贫血和其他巨幼细胞贫血
- 促凝血药
  - 维生素K：促进肝脏合成凝血因子Ⅱ、Ⅶ、Ⅸ、Ⅹ；主要用于因维生素K缺乏引起的出血性疾病
  - 氨甲苯酸、氨甲环酸：抗纤维蛋白溶解药；用于纤溶亢进所致的出血
- 抗凝血药
  - 肝素：增强或促进血浆中抗凝血酶Ⅲ活性；过量引起的出血性疾病需要静脉缓慢注射硫酸鱼精蛋白
  - 低分子量肝素替地肝素、依诺肝素
  - 香豆素类：仅在体内有作用；自发性出血用维生素K解救；常用药物有双香豆素、华法林和醋硝香豆素
  - 枸橼酸钠：体外抗凝血药
- 溶栓药
  - 链激酶：急性血栓栓塞性疾病
  - 尿激酶：溶解血栓
- 抗血小板药
  - 阿司匹林：用于预防手术后血栓形成及心肌梗死
  - 双嘧达莫、噻氯匹定
- 升高白细胞药物和造血生长因子：维生素B_4、重组人红细胞生成素、重组粒细胞集落刺激因子、重组人血小板生成素、重组粒细胞/巨噬细胞刺激因子
- 血容量扩充药：中分子和低分子右旋糖酐用于低血容量休克

第二十四节　消化系统药物

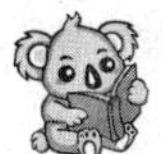

考点梳理

考点1　抗消化性溃疡药

1. 抗酸药的药理作用及临床应用（★）

（1）药理作用：多属弱碱性的镁盐或铝盐，口服后能中和过多的胃酸，解除胃酸对胃、十二指肠黏膜的侵蚀和刺激，降低胃蛋白酶分解胃壁蛋白的活性，具有促进溃疡愈合和缓解疼痛的作用。如碳酸氢钠、氢氧化铝、三硅酸镁、氧化镁、碳酸钙等。

（2）临床应用：由于抗酸药仅仅是直接中和已经分泌的胃酸，而不能调节胃酸的分泌，有些甚至可能造成反跳性的胃酸分泌增加，所以抗酸药物并不是治疗消化性溃疡的首选药物或是单独使用的药物。大多制成复方制剂，以增强治疗效果，减少不良反应。

2. 前列腺素类米索前列醇的药理作用及临床应用（★）

（1）药理作用：增加胃黏液和HCO_3^-的分泌，增加局部血流量。

（2）临床应用：主要用于胃、十二指肠溃疡及急性胃炎引起的消化道出血，特别是非甾体抗炎药引起的慢性胃出血。

3. 抗胆碱药的药理作用及临床应用（★）

（1）药理作用：能选择性阻断胃壁细胞膜上的M_1受体，抑制胃酸分泌。

（2）临床应用：用于治疗胃及十二指肠溃疡。包括哌仑西平、替仑西平，后者较前者作用强，作用维持时间长，不良反应少而轻。

4. H_2受体阻断药西咪替丁、雷尼替丁、法莫替丁的药理作用及临床应用（★★★）

（1）药理作用：①可竞争性阻断H_2受体，显著抑制组胺引起的胃酸分泌；②抑制五肽胃泌素、咖啡因、进食等刺激引起的胃酸分泌，并降低其酸度；③减少胃蛋白酶的分泌，对胃黏膜有保护作用。此类药中抑制胃酸分泌的强度依次为法莫替丁、雷尼替丁、尼扎替丁、罗沙替丁、西咪替丁。

（2）临床应用

①主要用于消化性溃疡的治疗，对十二指肠溃疡的治疗优于胃溃疡，用药4～6周后溃疡面愈合明显，延长用药可减少复发。

②治疗卓－艾综合征、反流性食管炎及其他胃酸分泌过多。

③可用于消化性溃疡及急性胃炎引起的出血。

5. 质子泵抑制剂奥美拉唑的药理作用及临床应用（★★★）

（1）药理作用：能选择性抑制胃壁细胞H^+泵的作用，使胃壁细胞分泌H^+减少，从而减少胃酸分泌，有利于溃疡愈合。

（2）临床应用：适用于胃及十二指肠溃疡，溃疡愈合率高于H_2受体阻断药，复发率较低。也用于反流性食管炎、上消化道出血、胃肠吻合部溃疡等。

6. 黏膜保护药枸橼酸铋钾的作用和用途（★）

（1）药理作用：与溃疡基底膜的坏死组织中的蛋白或氨基酸结合，形成蛋白质－铋复合物，覆盖于溃疡表面起到黏膜保护作用。

（2）临床应用：主要用于消化不良，胃、十二指肠溃疡，与抗菌药合用治疗卓－艾综合征。不宜与牛奶、四环素、抗酸药等同服，以免影响疗效。

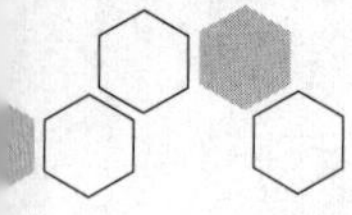

7. 黏膜保护药硫糖铝的作用和用途（★）

（1）药理作用：在胃的酸性环境下聚合成胶冻，牢固地黏附于上皮细胞和溃疡基底膜上，覆盖溃疡面，形成溃疡保护膜，抵御胃酸和消化酶的侵蚀，减轻黏膜损伤。还能吸附胃蛋白酶和胆酸，抑制其活性，促进胃黏液和碳酸氢盐分泌，对溃疡黏膜具有保护作用。

（2）临床应用：主要用于胃及十二指肠溃疡。

8. 常用抗幽门螺杆菌药及三联疗法（★）

（1）常用的抗幽门螺杆菌药物有铋制剂、阿莫西林、硝基咪唑类（甲硝唑、奥硝唑、替硝唑）、克拉霉素、庆大霉素、四环素、多西环素、呋喃唑酮等。

（2）三联疗法

①标准的 H^+，K^+－ATP 酶＋阿莫西林＋甲硝唑或呋喃唑酮。

②标准的 H^+，K^+－ATP 酶＋克拉霉素＋阿莫西林或甲硝唑或呋喃唑酮。

③枸橼酸铋钾＋四环素或阿莫西林＋甲硝唑。

④枸橼酸铋钾＋克拉霉素＋甲硝唑或呋喃唑酮。

考点 2　泻药与止泻药（★★）

1. 硫酸镁（容积性泻药）的作用和临床应用

（1）作用

①导泻：口服难吸收，在肠内形成高渗而阻止水分吸收，并使肠壁水分转向肠腔，肠腔容积增大，刺激肠壁，增强肠蠕动，产生导泻作用。硫酸镁的导泻作用强大而迅速，若空腹服药，大量饮水效果更好。

②利胆：口服高浓度硫酸镁或用导管直接注入十二指肠内刺激肠黏膜反射性引起胆总管括约肌松弛，胆囊收缩、排空、利胆。

③抗惊厥：注射给药。

④降压：注射给药后，Mg^{2+}可直接松弛血管平滑肌，降低外周阻力，血压迅速下降。

⑤消肿止痛：50%硫酸镁溶液局部热敷患处，能改善局部血液循环，有消肿止痛功效。

（2）临床应用

①主要用于排除肠内毒物及应用驱虫药后以加快虫体排出。

②可用于慢性胆囊炎，阻塞性黄疸等。

③临床可用于破伤风和子痫所致的惊厥。

④用于治疗高血压危象、高血压脑病及妊娠期高血压疾病。

⑤可用于扭、挫伤引起的局部肿痛。

2. 酚酞（接触性泻药）的作用和临床应用

（1）作用：口服后在碱性肠液中形成可溶性钠盐，刺激结肠黏膜，促进肠推进性蠕动，并抑制水的重吸收而起缓泻作用。

（2）临床应用：作用温和而持久，适用于慢性或习惯性便秘。

3. 液体石蜡（润滑性泻药）的作用和临床应用

（1）作用：润滑肠壁、软化粪便作用，使粪便易于排出。

（2）临床应用：适于年老、体弱、腹部或肛门手术后及患高血压、动脉瘤、痔、疝等患者的便秘。久服可减少脂溶性维生素及钙、磷吸收。

4. 地芬诺酯的作用和临床应用

（1）作用：具有收敛作用，能提高肠张力，减少肠蠕动。

（2）临床应用：用于急性功能性腹泻。大剂量长期服用可产生成瘾性。

考点3 止吐药及胃肠动力药（★★）

甲氧氯普胺、多潘立酮（吗丁啉）、西沙必利、昂丹司琼的作用机制和临床应用

药物名称	作用机制	临床应用
甲氧氯普胺	阻断CTZ的D_2受体，而产生强大的中枢性止吐作用	主要用于胃肠功能失调所致的呕吐，对放疗、手术后及药物引起的呕吐也有效，但对前庭功能紊乱所致的呕吐无效。还用于功能性胃肠道张力低下
多潘立酮	选择性阻断外周多巴胺受体而止吐	对偏头痛、颅外伤、放射治疗引起的恶心、呕吐有效，对胃肠运动障碍性疾病也有效
西沙必利	阻断多巴胺受体，拮抗5-HT受体引起的胃松弛作用，改善胃窦部和十二指肠的协调作用	主要适用于胃-食管反流、非溃疡性消化不良、胃轻瘫、便秘、肠梗阻等
昂丹司琼	选择性阻断中枢及迷走神经传入纤维5-HT_3受体，产生强大止吐作用。对顺铂、环磷酰胺、阿霉素等引起呕吐可产生迅速而强大的止吐作用	主要用于化疗、放疗引起的恶心、呕吐

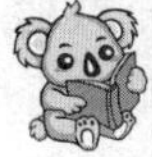

考点集锦

消化系统药物
- 抗消化性溃疡药
  - 抗酸药：口服后能中和过多的胃酸，如碳酸氢钠、氢氧化铝、三硅酸镁、氧化镁、碳酸钙
  - 胃酸分泌抑制药：H_2受体阻断药（西咪替丁）、M_1受体阻断药、促胃液素受体阻断药（丙谷胺）、质子泵抑制剂（奥美拉唑）
  - 黏膜保护药：硫糖铝、铋制剂（枸橼酸铋钾、胶体果胶铋）、前列腺素类（米索前列醇、恩前列醇）
  - 抗幽门螺杆菌药物：三联疗法
- 泻药
  - 硫酸镁、硫酸钠（容积性泻药）：强大而迅速
  - 酚酞（接触性泻药）：作用温和而持久，适用于慢性或习惯性便秘
  - 液体石蜡、甘油（润滑性泻药）：适于年老、体弱、腹部或肛门手术后及患高血压、动脉瘤、痔、疝等患者的便秘
- 止泻药（地芬诺酯）：用于急性功能性腹泻；大剂量长期服用可产生成瘾性
- 止吐药及胃肠动力药
  - 甲氧氯普胺：阻断CTZ的D_2受体；用于胃肠功能失调所致的呕吐
  - 多潘立酮：选择性阻断外周多巴胺受体；对偏头痛、颅外伤、放射治疗引起的恶心、呕吐有效
  - 西沙必利：阻断多巴胺受体，拮抗5-HT
  - 昂丹司琼：选择性阻断中枢及迷走神经传入纤维5-HT_3受体；主要用于化疗、放疗引起的恶心、呕吐

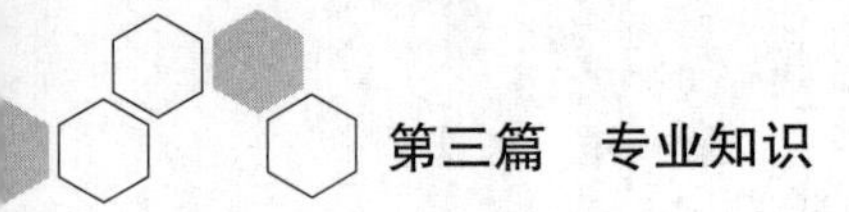

第二十五节　呼吸系统药

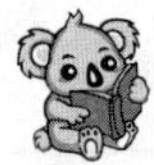

考点梳理

考点1　平喘药

1. β受体激动药（★★★）

通过激动β受体而激活支气管平滑肌的腺苷酸环化酶，催化cAMP的合成，激活cAMP依赖蛋白激酶而松弛支气管平滑肌，同时能抑制肥大细胞及中性粒细胞释放炎性介质，减少渗出，促进黏液分解，有利于哮喘的治疗。

非选择性β受体激动药有肾上腺素、异丙肾上腺素、麻黄碱等。其特点是作用迅速、强大、短暂，不良反应多，多数不能口服，常采用吸入给药。

选择性地兴奋β_2受体的药物有沙丁胺醇、克仑特罗（“瘦肉精”中主要成分的通用名称）、特布他林等，对支气管平滑肌有强而持久的舒张作用，对心血管系统和中枢神经系统的影响较小。

2. 茶碱类（★★★）

松弛支气管平滑肌作用与下列因素有关：①抑制磷酸二酯酶，使cAMP的含量增加，引起气管舒张；②抑制过敏性介质释放，降低细胞内钙，减轻炎性反应；③阻断腺苷受体，对腺苷或腺苷受体激动剂引起的哮喘有明显作用。还有强心、利尿及中枢兴奋作用，能引起震颤和失眠。茶碱个体差异大，安全范围窄，故现已少用。

氨茶碱主要用于各种哮喘（包括支气管哮喘、心源性哮喘等）及急性心功能不全。因碱性较强，口服可致恶心、呕吐，饭后服可减轻刺激性。

胆茶碱、二羟丙茶碱主要用于不能耐受氨茶碱治疗的患者。

3. M受体阻断药（★）

异丙托溴铵口服很难吸收，气雾吸入起效快。临床主要用于防治喘息型慢性支气管炎及支气管哮喘，尤其适用于年龄较大、合并心血管疾病、对糖皮质激素疗效较差、不能耐受或禁用β_2受体激动药的哮喘患者。

4. 过敏介质阻释药（★★）

色甘酸钠通过稳定肥大细胞膜，阻止肥大细胞释放过敏介质而发挥平喘作用。还能直接抑制其他刺激引起的支气管痉挛性收缩以及抗炎作用。对已发作的支气管哮喘无效。不适用于哮喘急性发作的治疗。主要用于预防哮喘发作，能防止过敏反应或运动引起的速发和迟发性哮喘，目前已成为轻、中度哮喘的一线药。也可用于过敏性鼻炎、溃疡性结肠炎以及胃肠过敏性疾病的预防。

5. 糖皮质激素（★★）

具有极强的平喘作用，对顽固性哮喘或哮喘持续状态的危重患者应用糖皮质激素，可迅速控制症状，是重要的抢救药物。其平喘作用与抑制T细胞、减少炎性介质释放、抑制变态反应等有关。

倍氯米松具有强大的局部抗炎作用，气雾吸入直接作用于气道发挥平喘作用，是治疗哮喘发作间歇期及慢性哮喘的首选药。常见不良反应是口腔真菌感染和声音嘶哑，多漱口可降低发生率。

考点2 祛痰药（★）

氯化铵、乙酰半胱氨酸、氨溴索的作用和用途

药物名称	作用	用途
氯化铵	口服后刺激胃黏膜，反射性地兴奋迷走神经，引起恶心，使支气管腺体分泌增加，黏痰变稀，易于咳出	祛痰作用较弱，较少单用，常与其他药物合用
乙酰半胱氨酸	结构中的巯基能与黏蛋白二硫键结合，使黏蛋白分子裂解，降低痰的黏性，易于咳出	对黏稠的脓性以及非脓性痰液疗效良好
氨溴索	可促进呼吸道内部黏稠分泌物的排除并溶解分泌物	适用于伴有痰液分泌不正常及排痰功能不良的急性、慢性呼吸系统疾病

考点3 镇咳药（★）

1. 可待因的作用和用途

（1）作用：能直接抑制延髓咳嗽中枢，镇咳强度约为吗啡的1/4，镇咳剂量不抑制呼吸，也有镇痛作用。

（2）用途：主要用于剧烈干咳，对干咳伴有胸痛的胸膜炎患者尤为适宜。连续应用可产生耐受性和成瘾性，故应控制使用。伴多痰的咳嗽患者禁用。

2. 右美沙芬的作用和用途

（1）作用：镇咳作用与可待因相当或略强，无镇痛、成瘾和便秘，治疗量不抑制呼吸。

（2）用途：适用于无痰干咳。

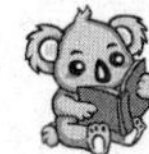

考点集锦

呼吸系统药
- 平喘药
  - 支气管平滑肌松弛药
    - β受体激动药：非选择性药物多数不能口服，常采用吸入给药；选择性兴奋β_2受体的药物有沙丁胺醇
    - 茶碱类：氨茶碱主要用于各种哮喘及急性心功能不全
    - M受体阻断药：异丙托溴铵
  - 抗过敏平喘药
    - 色甘酸钠：主要用于预防哮喘发作
    - 酮替芬
  - 抗炎平喘药：糖皮质激素；倍氯米松气雾吸入是治疗哮喘发作间歇期及慢性哮喘的首选药
- 祛痰药
  - 氯化铵：常与其他药物合用
  - 乙酰半胱氨酸
  - 氨溴索
- 镇咳药
  - 中枢性镇咳药：可待因（有依赖性）、右美沙芬（非依赖性）、喷托维林，均用于无痰干咳
  - 外周性镇咳药：苯佐那酯，用于干咳和阵咳

第二十六节 抗组胺药

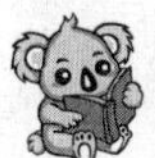

考点梳理

考点1 H_1受体阻断药的药理作用特点、临床应用和注意事项（★★）

第一代药物有苯海拉明、异丙嗪、氯苯那敏、赛庚啶；第二代药物有西替利嗪、氯雷他定（开

瑞坦）。

1. 药理作用特点

（1）H_1受体阻断作用：H_1受体阻断药对组胺引起的胃肠道、支气管和子宫平滑肌的痉挛性收缩均有拮抗作用。对组胺引起的血管扩张、毛细血管通透性增加、局限性水肿有一定拮抗作用。

（2）中枢作用：多数第一代药物因易通过血－脑屏障阻断中枢H_1受体，拮抗组胺的觉醒反应，产生镇静催眠作用，以异丙嗪、苯海拉明作用最强，氯苯那敏较弱。第二代则难通过血－脑屏障，故中枢作用较弱或几乎无中枢镇静及抗胆碱作用。

（3）抗胆碱作用：中枢抗胆碱作用表现为镇静、镇吐。镇吐作用与抑制延髓化学催吐感受区有关。抗晕动症作用可能与其减少前庭兴奋和抑制迷走冲动有关，外周性抗胆碱作用可引起阿托品样不良反应。

（4）其他：有微弱的α受体阻断作用和局麻作用。

从旁指点

苯海拉明、东莨菪碱对晕动病有效；氯丙嗪对晕动病无效。

2. 临床应用

（1）变态反应性疾病：对荨麻疹、花粉病、过敏性鼻炎等以释放组胺为主的皮肤黏膜变态反应疗效好；对虫咬性皮炎、药疹及接触性皮炎等引起的皮肤瘙痒也有疗效；对支气管哮喘疗效差，对过敏性休克几乎无效。

（2）晕动病和呕吐：用于晕车、晕船、妊娠及放射反应性呕吐有良好效果，常用药物苯海拉明、异丙嗪等。

（3）镇静催眠：中枢抑制作用较强的异丙嗪、苯海拉明可用于治疗失眠。

3. 注意事项

常见不良反应有中枢抑制，表现为嗜睡、头晕、乏力、反应迟钝等，以苯海拉明、异丙嗪最多见。第二代多数无中枢抑制。其次是胃肠反应。阿司咪唑及特非那定可致严重的心律失常，应予注意。

考点2 H_2受体阻断药西咪替丁、雷尼替丁、法莫替丁的药理作用、临床应用（★★）

1. 药理作用 能特异性阻断胃壁细胞H_2受体，拮抗组胺或组胺受体激动剂所致的胃酸分泌。

2. 临床应用 主要用于胃及十二指肠溃疡的治疗。

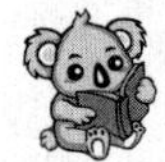

考点集锦

抗组胺药
- H_1受体阻断药
  - 第一代药物：苯海拉明、异丙嗪、氯苯那敏、赛庚啶
  - 第二代药物：西替利嗪、氯雷他定
  - 临床应用：变态反应性疾病；晕动症和呕吐；镇静催眠
  - 不良反应：中枢抑制，以苯海拉明、异丙嗪最多见；阿司咪唑及特非那定可致严重的心律失常
- H_2受体阻断药
  - 常用药物
  - 临床应用：用于胃及十二指肠溃疡的治疗

第二十七节 作用于子宫平滑肌的药物

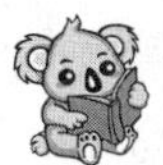

考点梳理

考点1 子宫平滑肌兴奋药

1. 缩宫素的药理作用、作用特点、临床应用、不良反应（★★★）

（1）药理作用

①兴奋子宫：能选择性直接兴奋子宫平滑肌，加强子宫的收缩，增加收缩频率。

②其他：可使乳腺腺泡周围的肌上皮细胞收缩，能促进排乳，但不增加排乳总量。大剂量缩宫素还有舒张血管和抗利尿作用。

（2）作用特点

①收缩性质取决于剂量大小。小剂量缩宫素（2～5U）加强子宫（尤其对妊娠末期子宫）节律性收缩。收缩性质类似于正常分娩，利于胎儿顺利娩出；大剂量缩宫素（5～10U）使子宫产生持续强直性收缩，可利于产后止血。

②收缩强度受女性激素的影响。雌激素能提高子宫对缩宫素的敏感性，孕激素降低其敏感性。妊娠早期孕激素水平高、雌激素水平低，故妊娠早期子宫对缩宫素不敏感，妊娠中、后期子宫对缩宫素的敏感性逐渐增高，临产时达到高峰。

③作用快速、短暂。

（3）临床应用

①催产和引产：小剂量缩宫素用于胎位正常，无产道障碍，宫缩无力产妇的催产，促进分娩。对于死胎、过期妊娠或患有心脏病、肺结核等病的孕妇，需提前中断妊娠者，可用其引产。

②产后止血。

（4）不良反应：剂量过大可导致子宫持续地强直收缩，引起胎儿宫内窒息或子宫破裂。偶有过敏反应。大剂量出现抗利尿作用，输液过多过快可致钠水潴留。

2. 三种生物碱（包括麦角新碱、麦角胺、麦角毒）的作用、临床应用和不良反应（★）

（1）作用

①兴奋子宫：选择性兴奋子宫平滑肌，其中以麦角新碱作用强而迅速。妊娠较未孕子宫对麦角碱类更敏感，临产时最敏感，作用较缩宫素强而持久。剂量稍大可引起子宫强直性收缩，对子宫体和子宫颈的作用无显著差异，因此不适用于催产和引产。

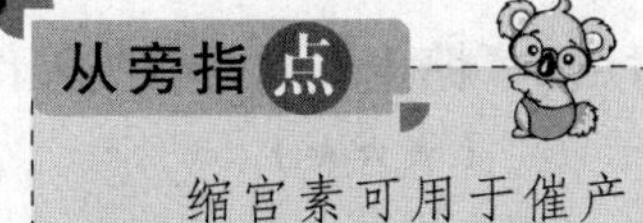

缩宫素可用于催产和引产；大剂量麦角生物碱不适宜催产和引产。

②收缩血管：麦角胺能收缩末梢血管，使脑血管收缩，减少脑动脉搏动幅度，从而减轻偏头痛。

③阻断α受体：麦角毒的衍生物二氢麦角碱有阻滞α受体的作用，翻转肾上腺素的升压作用。

（2）临床应用

①子宫出血：麦角新碱主要用于产后、刮宫后或其他原因引起的子宫出血。

②产后子宫复旧。

③偏头痛：麦角胺与咖啡因合用能通过收缩脑血管，减少搏动幅度，治疗偏头痛。

④中枢抑制：麦角毒的氢化物具有中枢抑制和血管舒张作用，与异丙嗪、哌替啶合用，组成

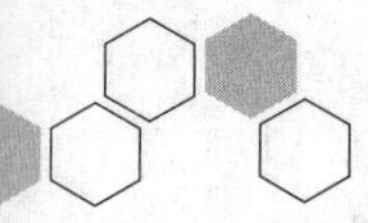
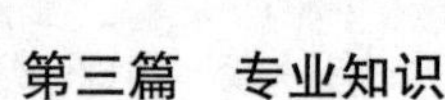

冬眠合剂。

（3）不良反应：注射麦角新碱可引起恶心、呕吐、血压升高，伴有妊娠毒血症的产妇应慎用。偶见变态反应，严重者出现呼吸困难，长期使用可损害血管内皮细胞，特别对患有肝脏或周围血管疾病者更为敏感，孕妇、血管硬化及冠状疾病患者忌用。

考点 2 子宫平滑肌松弛药（★）

沙丁胺醇、硫酸镁、利托君的作用机制和用途

药物名称	作用机制	用途
沙丁胺醇	能兴奋子宫平滑肌的 β_2 受体，激活腺苷酸环化酶，使 cAMP 增加，后者抑制子宫平滑肌收缩	用于防治早产
利托君	激动子宫平滑肌的 β_2 受体，抑制子宫平滑肌的收缩；对妊娠和非妊娠子宫均有抑制作用	
硫酸镁	镁离子通过拮抗钙离子的作用，使子宫肌平滑肌松弛，降低子宫对缩宫素的敏感性，从而抑制子宫收缩	主要用于防治早产和妊娠期高血压疾病

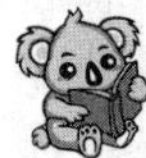

考点集锦

- 作用于子宫平滑肌的药物
  - 子宫平滑肌兴奋药
    - 缩宫素：注射给药，小剂量用于催产和引产，大剂量用于产后止血
    - 麦角生物碱类：作用强而持久；麦角新碱主要用于子宫出血、产后子宫复旧；麦角胺用于偏头痛；麦角毒的氢化物具有中枢抑制作用
    - 前列腺素类：主要用于中期妊娠引产
  - 子宫平滑肌松弛药
    - 沙丁胺醇、利托君：能兴奋子宫平滑肌的β_2受体，防治早产
    - 硫酸镁：防治早产和妊娠期高血压疾病

第二十八节 肾上腺皮质激素类药

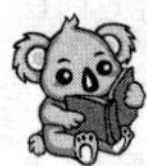

考点梳理

考点 1 糖皮质激素的药理作用、作用机制、药动学特点、临床应用、不良反应及禁忌证（★★★）

1. 药理作用

（1）抗炎作用：糖皮质激素具有强大的非特异性抗炎作用，对炎症发展的不同阶段均有对抗作用。糖皮质激素在抑制炎症、减轻症状的同时，也降低了机体的防御和修复功能，可导致感染扩散与伤口愈合迟缓甚至不愈合。

（2）抗免疫作用：糖皮质激素对于免疫反应的多个环节均有抑制作用。治疗量能抑制细胞免疫反应，大剂量可抑制体液免疫反应。

> **从旁指点**
>
> 可的松、氢化可的松属短效类，中效类常用的有泼尼松、泼尼松龙、甲泼尼龙、曲安西龙等，长效类有地塞米松、倍他米松。

（3）抗毒素作用：糖皮质激素可提高机体对内毒素的耐受力，能迅速退热并缓解毒血症状。对严重感染和癌症晚期的发热具有迅速良好的退热作用。这与糖皮质激素稳定溶酶体膜而减少内源性致热原的释放，以及抑制下丘脑体温调节中枢对致热原的反应有关。糖皮质激素不能杀灭细菌，不能中和、破坏内毒素，对细菌外毒素无作用。

（4）抗休克作用：大剂量的糖皮质激素对各种休克均有效，特别是感染中毒性休克。其机制除抗炎、抗免疫及抗内毒素作用外，还与下列因素有关：①加强心肌收缩力，使心排血量增多；②使痉挛血管扩张，改善微循环；③稳定溶酶体膜，减少心肌抑制因子的形成，从而防止其所致的心肌收缩无力与内脏血管收缩。

（5）对血液和造血系统的影响：①糖皮质激素能刺激骨髓造血功能；②大剂量可使血小板增多、提高纤维蛋白原浓度，缩短凝血时间；③使中性粒细胞数量增多，但降低其游走、吞噬、消化等功能，减弱其对炎症区的浸润与吞噬功能；④使血中淋巴细胞减少，淋巴组织萎缩；⑤使血中嗜酸性粒细胞、嗜碱性粒细胞减少。

（6）对中枢神经系统的影响：能提高中枢神经系统的兴奋性，大剂量对儿童可致惊厥或癫痫样发作。

（7）对消化系统的影响：长期大剂量应用可诱发或加重溃疡。

（8）对内分泌系统的作用：①雄激素样作用：引起痤疮、多毛、女性男性化等；②负反馈调节：大剂量长期应用糖皮质激素可导致肾上腺皮质功能减退，肾上腺皮质萎缩。

2. 作用机制

糖皮质激素进入细胞后，与胞质特异受体结合。受体激活，发生变构，暴露出一个 DNA 结合域。类固醇–受体复合物形成二聚体，然后进入胞核，结合到 DNA 的类固醇反应元件上。效应可以是阻遏或诱导特殊基因转录。

3. 药动学特点

本类药物脂溶性大，口服、注射均可吸收。可的松和氢化可的松口服吸收快而完全。氢化可的松在血浆中 80%与皮质激素转运蛋白（CBG）结合，10%以游离型发挥作用。肝肾疾病时 CBG 合成减少，可使游离型增多。本类药物主要在肝中代谢，大部分由尿迅速排出。可的松和泼尼松需在肝内分别转化为氢化可的松和泼尼松龙才有活性，故严重肝功能不全者不宜选用可的松或泼尼松。

4. 临床应用

（1）替代疗法：适用于急、慢性肾上腺皮质功能减退症、脑垂体前叶功能减退及肾上腺次全切除术后。

（2）严重感染或炎症

①严重急性感染：主要用于中毒性感染或同时伴有休克者。采用大剂量突击疗法。在治疗严重感染时必须与足量有效的抗菌药物合用，以免感染病灶扩散而导致严重后果。病毒性感染（如带状疱疹、水痘等）一般不用糖皮质激素。

②抗炎治疗及防止某些炎症后遗症：早期应用糖皮质激素，可防止后遗症发生。对于眼科疾病，如虹膜炎、角膜炎、视网膜炎和视神经炎等非特异性眼炎，应用后也可迅速消炎止痛、防止角膜混浊及疤痕粘连的发生。

（3）自身免疫性疾病、异体器官移植排异反应和过敏性疾病

①自身免疫性疾病：一般采用综合疗法，不宜单用，以免引起不良反应。

②过敏性疾病：荨麻疹、花粉症、血清病、血管神经性水肿、过敏性鼻炎、支气管哮喘和过

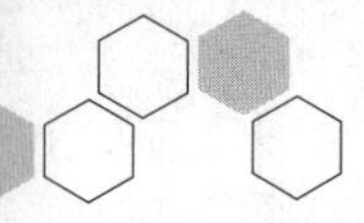

敏性休克等，当应用抗组胺药和肾上腺素受体激动药治疗无效或病情严重时，也可应用糖皮质激素治疗。

（4）休克：主要用于感染性休克的辅助治疗。作为次选药，糖皮质激素常与首选药肾上腺素合用治疗过敏性休克，对心源性休克和低血容量性休克要结合病因进行治疗。

（5）血液病：糖皮质激素对急性淋巴细胞性白血病、再生障碍性贫血、粒细胞缺乏症、血小板减少性紫癜、过敏性紫癜等有效，但疗效维持时间短，停药易复发。

（6）局部应用：对接触性皮炎、湿疹、牛皮癣等局部应用有效，宜用氢化可的松、泼尼松龙、氟轻松等外用制剂，对剥脱性皮炎等严重病例仍需配合全身用药。当肌肉韧带或关节劳损时，可将氢化可的松或泼尼松龙混悬液加入普鲁卡因注射液，局部封闭以消炎止痛。

5. 不良反应

（1）长期大量应用引起的不良反应

①医源性肾上腺皮质功能亢进症（类肾上腺皮质功能亢进症）：过量激素引起糖、蛋白质、脂肪和水盐代谢紊乱所致，表现满月脸、水牛背、向心性肥胖、皮肤变薄、痤疮、多毛、浮肿、低血钾、高血压、糖尿等。一般不需特殊治疗，停药后可自行消退。采用低盐、低糖、高蛋白饮食等。

②诱发或加重感染：长期应用可诱发感染或使体内潜在感染病灶扩散。必要时应与有效抗菌药物合用。

③诱发或加重溃疡：大量应用时可考虑加用抗胆碱药或抗酸药。

④伤口愈合减慢和骨质疏松：糖皮质激素抑制蛋白质合成，促进蛋白质分解，增加钙、磷的排泄，以及炎症后期抑制肉芽组织形成等，可造成伤口愈合减慢甚至不愈合，肌肉萎缩。骨质疏松多见于儿童、老年人和绝经妇女，严重者可有自发性骨折。

⑤生长发育减慢：对儿童因抑制生长激素分泌和造成负氮平衡，所以影响生长发育。

⑥中枢兴奋。

⑦致畸。

（2）停药反应

①医源性肾上腺皮质功能不全症：当减量过快或突然停药时，可出现肾上腺皮质功能不全症状。长期应用糖皮质激素应逐渐减量，缓慢停药；尽量减少每日维持量或采用隔日给药法；停药后一年内如遇应激情况应及时给予足量的糖皮质激素。

②反跳现象与停药症状。

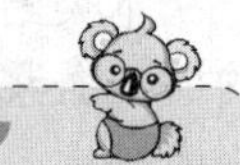

从旁指点

清晨是糖皮质激素的分泌高峰，采用隔日清晨一次给药法对垂体-肾上腺皮质轴功能反馈性抑制作用弱。

6. 禁忌证

有严重的精神病和癫痫病史者、活动性消化性溃疡、新近胃肠吻合术、骨折、创伤修复期、角膜溃疡、肾上腺皮质功能亢进症、严重高血压、糖尿病、孕妇、抗菌药物不能控制的感染如水痘、麻疹、真菌感染等禁用。

从旁指点

糖皮质激素是抗炎作用强，几乎无潴钠作用的激素。盐皮质激素是潴钠作用强，几乎无抗炎作用的激素。

考点2 促皮质素（ACTH）、盐皮质激素（★）

1. 促皮质素

（1）药理作用：促进肾上腺皮质分泌糖皮质激素，其中以氢化可的松为主，其作用需要依赖肾上腺皮质功能完好。ACTH 只

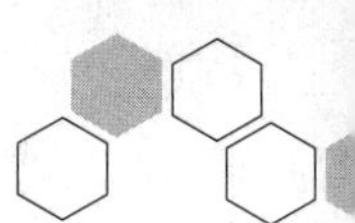

能注射使用，但显效慢，不适用于急救。

（2）临床应用：主要用于诊断脑垂体－肾上腺皮质功能水平，以及长期皮质激素治疗后的撤停，以防肾上腺皮质功能不全。

2. 盐皮质激素

（1）药理作用：主要促进肾远曲小管和集合管对 Na^+ 的主动重吸收，伴有 Cl^- 和水的重吸收。同时使 K^+ 和 H^+ 排出增加，即有留 Na^+ 排 K^+，潴留水钠的作用。几乎无抗炎作用。

（2）临床应用：主要用于替代治疗慢性肾上腺皮质功能减退症，补充患者因皮质功能减退而引起的盐皮质激素分泌不足。

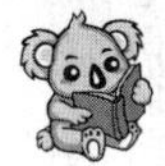

考点集锦

肾上腺皮质激素类药
- 糖皮质激素
  - 药动学：可的松和泼尼松需在肝内分别转化为氢化可的松和泼尼松龙才有活性
  - 作用机制：与细胞内受体结合，阻遏或诱导特殊基因转录
  - 药理作用：抗炎；抗免疫；抗休克；抗毒素；淋巴细胞、嗜酸性粒细胞、嗜碱性粒细胞减少，红细胞、血红蛋白、血小板、中性粒细胞增多；兴奋中枢；增加胃酸和胃蛋白酶分泌；雄激素样作用
  - 临床应用：替代疗法；严重感染或炎症；自身免疫性疾病、异体器官移植排异反应和过敏性疾病；休克；血液病；局部应用
  - 不良反应：医源性肾上腺皮质功能亢进症；诱发或加重感染、溃疡；伤口愈合减慢和骨质疏松；生长发育减慢；中枢兴奋；致畸；医源性肾上腺皮质功能不全症；反跳现象与停药症状
- 促皮质素：促进肾上腺皮质分泌糖皮质激素，其中以氢化可的松为主
- 盐皮质激素：如醛固酮、去氧皮质酮，留 Na^+ 排 K^+，潴留水钠作用；几乎无抗炎作用

第二十九节　性激素和避孕药

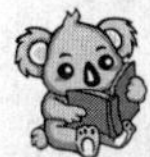

考点梳理

考点1　性激素（★）

1. 雌激素的药理作用和临床应用

（1）药理作用

①促进女性性器官发育成熟及维持女性第二性征。

②参与形成月经周期。

③影响排卵：小剂量促使排卵，大剂量则抑制排卵。

④调控腺垂体激素的释放：刺激生长激素的释放，大剂量可反馈性抑制催乳素对乳腺刺激作用，从而抑制乳汁分泌。还具有拮抗雄激素的作用。

⑤使醛固酮分泌增加，有轻度水钠潴留作用，使血压升高。

⑥增加高密度脂蛋白形成，减少低密度脂蛋白形成，降低胆固醇，有预防动脉粥样化作用。

⑦通过刺激降钙素，增加骨骼钙沉积，减少骨骼钙吸收，加速骨骺闭合，可预防骨质

疏松。

⑧促进凝血。

（2）临床应用：①卵巢功能不全和闭经；②更年期综合征；③功能失调性子宫出血；④晚期乳腺癌；⑤前列腺癌；⑥乳房胀痛及回乳；⑦与孕激素合用组成复方制剂用于避孕；⑧痤疮；⑨其他：a．局部应用雌激素，对老年性阴道炎及女阴干燥症有效；b．雌激素合用雄激素，对绝经期和老年性骨质疏松症可有一定疗效；c．小剂量雌激素长期应用可有效预防冠心病和心肌梗死等心血管疾病。

2. 抗雌激素类药的药理作用和临床应用

（1）他莫昔芬：为雌二醇竞争性拮抗剂，用于绝经期后妇女晚期乳腺癌，对卵巢癌、子宫内膜癌也有一定疗效。此外，对乳腺癌复发患者也有效。

（2）雷洛昔芬：为选择性雌激素受体调节剂，主要用于抗骨质疏松。

3. 雄激素类药的药理作用和临床应用

（1）药理作用

①青春期促进男性生殖器官发育和副性征的出现，维持男性生殖器官的功能，促进精子的生成。

②促进蛋白质合成代谢（同化作用），增加肌肉力量，同时减少蛋白质的分解，减少尿素的生成，造成正氮平衡。伴有水、盐潴留。皮肤变厚、变黑。

③钙、磷潴留，促进骨质形成的作用。

④刺激骨髓造血功能，特别是刺激红细胞的生成。雄激素可使促红细胞生成素增加。

⑤大剂量雄激素有对抗雌激素的作用，且有抑制垂体分泌促性腺激素的作用。

⑥促进免疫球蛋白合成，增强机体免疫功能和抗感染能力。尚有糖皮质激素样抗炎作用。

（2）临床应用：①补充不足；②功能失调性子宫出血；③绝经期综合征及子宫肌瘤；④迁移性乳腺癌和卵巢癌；⑤用于贫血、再生障碍性贫血、手术后或各种长期消耗性慢性疾病以及老年性骨质疏松等。

4. 同化激素的药理作用和临床应用

（1）药理作用：可以增加蛋白质合成，促进肌肉发育，增加食欲，带来舒适感。

（2）临床应用：主要用于蛋白质吸收和合成不足，或分解亢进、损失过多的慢性衰弱和消耗性疾病患者，如营养不良、贫血、再生障碍性贫血、严重烧伤、肿瘤化疗期、手术后恢复期、骨折不易愈合、老年性骨质疏松等。服用时应增加食用蛋白质。

考点 2　避孕药（★）

1. 女用避孕药的药理作用、主要不良反应和注意事项

（1）药理作用：①抑制排卵；②改变宫颈黏液性质、子宫内膜结构及输卵管功能。

（2）不良反应：可有类早孕反应、突破性出血、经量减少、凝血功能加强，吸烟者可能增加血栓栓塞性疾病发生率。少数人可产生面部黄褐斑等。

（3）注意事项：避孕药可减少子宫内膜癌、卵巢癌、子宫肌瘤，以及乳腺纤维囊性和纤维腺性病变的发生率，但是可以显著增加子宫颈癌和乳腺癌的发生率。如长期用药后可能出现乳房肿块，此时应立即停止用药。宫颈癌患者绝对禁用此类避孕药。

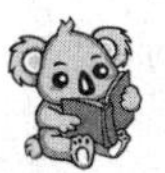

考点集锦

- 性激素类药
  - 雌激素类药
    - 代表药物：天然雌激素包括雌二醇（活性最强）、雌酮和雌三醇；人工合成的如炔雌醇、已烯雌酚
    - 临床应用：①卵巢功能不全和闭经；②更年期综合征；③功能失调性子宫出血；④晚期乳腺癌；⑤前列腺癌；⑥乳房胀痛及回乳；⑦与孕激素合用组成复方制剂用于避孕；⑧痤疮；⑨其他
  - 抗雌激素类药
    - 他莫昔芬：用于绝经期后妇女晚期乳腺癌、卵巢癌、子宫内膜癌
    - 雷洛昔芬：主要用于抗骨质疏松
    - 氯米芬
  - 雄激素类药
    - 代表药物：天然雄激素为睾酮，临床多用人工合成的如甲睾酮、丙酸睾酮等
    - 临床应用：①补充不足；②功能失调性子宫出血；③绝经期综合征及子宫肌瘤；④迁移性乳腺癌和卵巢癌；⑤用于贫血、再生障碍性贫血、手术后或各种长期消耗性慢性疾病以及老年性骨质疏松
  - 同化激素
    - 代表药物：苯丙酸诺龙、美雄酮、司坦唑醇
    - 药理作用
    - 临床应用：用于蛋白质吸收和合成不足，或分解亢进、损失过多的慢性衰弱和消耗性疾病
  - 女用避孕药：抑制排卵；改变宫颈黏液性质、子宫内膜结构及输卵管功能

第三十节　甲状腺激素与抗甲状腺药

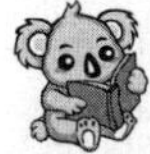

考点梳理

考点1　甲状腺激素的药理作用、应用及不良反应（★★）

1. 药理作用

（1）维持正常生长发育：适量甲状腺激素能促进蛋白质合成，促进骨骼的生长发育，对神经系统的生长发育尤为重要。甲状腺功能不足时，在婴幼儿可引起呆小病（克汀病），成人可发生黏液性水肿。

（2）促进代谢：能促进蛋白质、糖、脂肪正常代谢，促进物质氧化，使耗氧量增加、基础代谢率升高，产热量增多。甲亢时有怕热、多汗等症状。

（3）提高交感神经系统的敏感性：甲状腺激素能维持中枢神经系统的兴奋性，提高机体对儿茶酚胺的反应性。

2. 临床应用

主要用于替代补充疗法，需终身治疗。

（1）呆小症。

（2）黏液性水肿。甲状腺片从小剂量开始逐渐增加，2～3周后如基础代谢率恢复正常，可逐渐减至维持量。应终身服用，不可漏服、加倍或改变服药间隔。伴有垂体功能减退者应先给皮质激素；伴有昏迷者先静脉注射，待患者苏醒后改为口服。

（3）单纯性甲状腺肿。适量甲状腺激素可抑制 TSH 分泌，缓解甲状腺组织代偿性增生肥大。

3. 不良反应

剂量过大可引起甲亢的临床表现，如心悸、多汗、失眠、手震颤、体重减轻等，重者可出现腹泻、呕吐、发热、心律失常等。

考点 2　抗甲状腺药

1. 硫脲类药物的药理作用、应用及不良反应（★★★）

（1）药理作用

①通过抑制过氧化物酶，阻止酪氨酸碘化及耦联，从而抑制 T_3、T_4 的生物合成。显效慢。

②抑制甲状腺免疫球蛋白的生成，因此对甲状腺功能亢进症有一定的病因性治疗作用；丙硫氧嘧啶抑制 T_4 转化为 T_3 的作用较强，能迅速控制血清中 T_3 水平，故可作为重症甲亢和甲状腺危象的首选药物。

（2）临床应用

①甲状腺功能亢进症的内科治疗：适用于轻症和不宜手术或放射性碘治疗者。

②甲状腺功能亢进症的手术前准备：术前给予硫脲类，使甲状腺功能恢复或接近正常，可减少麻醉和术后并发症，防止术后发生甲状腺危象。术前 2 周，同时合用大剂量碘剂，可使腺体缩小、变硬，减少手术中出血。

③甲状腺危象的辅助治疗：临床主要用大剂量碘剂抑制甲状腺激素释放，同时应用大剂量硫脲类阻止甲状腺激素的合成作为辅助治疗。

（3）不良反应：过敏反应；胃肠反应；粒细胞缺乏（严重不良反应，应定期检查血象）；甲状腺肿和甲状腺功能减退症。

2. 碘及碘化物的药理作用特点（★★★）

（1）小剂量碘促进甲状腺激素合成，补充摄入的不足，用于防治单纯性甲状腺肿。

（2）大剂量碘产生抗甲状腺作用：主要通过抑制甲状腺球蛋白水解酶而抑制甲状腺激素释放；其次通过抑制过氧化物酶，抑制甲状腺激素的合成。还能抑制垂体分泌 TSH，使甲状腺缩小。碘化物不能单独用于甲亢的内科治疗。大剂量碘剂同时合用硫脲类，用于甲状腺功能亢进症手术前准备和甲状腺危象。

3. β 受体阻断药的应用（★）

主要用于控制甲亢症状、甲亢术前准备及甲状腺危象的辅助治疗，适于不宜手术、不宜用抗甲状腺药及 ^{131}I 治疗的甲亢患者。甲亢手术前应用大剂量 β 受体阻断药可避免甲状腺充血，缩短手术时间，利于手术进行；静脉注射给药可帮助甲状腺危象患者度过危险期。

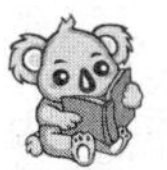

考点集锦

- 甲状腺激素
  - 代表药物：甲状腺素（T_4）和三碘甲腺原氨酸（T_3）
  - 药理作用：维持正常生长发育；促进代谢；提高交感神经系统的敏感性
  - 临床应用：呆小症；黏液性水肿；单纯性甲状腺肿
  - 不良反应：甲亢症状
- 抗甲状腺药
  - 硫脲类
    - 代表药物：甲硫氧嘧啶、丙硫氧嘧啶，甲巯咪唑、卡比马唑
    - 药理作用：①抑制T_3、T_4的生物合成；②抑制甲状腺免疫球蛋白生成
    - 临床应用：①甲状腺功能亢进症的内科治疗；②甲状腺功能亢进症的手术前准备；③甲状腺危象的辅助治疗
    - 不良反应：过敏反应；胃肠反应；粒细胞缺乏（严重不良反应，应定期检查血象）；甲状腺肿和甲状腺功能减退症
  - 碘及碘化物
    - 代表药物：碘化钾、碘酸钾、复方碘溶液
    - 药理作用：小剂量碘剂促进甲状腺激素合成；大剂量碘剂产生抗甲状腺作用
    - 临床应用：单纯性甲状腺肿、甲状腺功能亢进症手术前准备、甲状腺危象
    - 不良反应：过敏反应；慢性碘中毒；诱发甲状腺功能紊乱
  - 放射性碘^{131}I：用于甲亢治疗，甲状腺功能检查
  - β受体阻断药：控制甲亢症状、甲亢术前准备及甲状腺危象的辅助治疗，适于不宜手术、不宜用抗甲状腺药及^{131}I治疗的甲亢患者

第三十一节　胰岛素及口服降血糖药

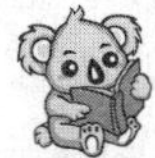

考点梳理

考点1　胰岛素与胰岛素类似物的药理作用、类别特点、应用及主要不良反应（★★★）

1. 药理作用

（1）糖代谢：增加糖原合成和储存；抑制糖原的分解和异生。

（2）脂肪代谢：促进脂肪合成，促进糖转化成为脂肪；抑制脂肪分解，减少游离脂肪酸和酮体的生成。

（3）蛋白质代谢：促进核酸、蛋白质合成，抑制蛋白质分解，与生长激素有协同作用。

（4）钾离子转运：促进K^+内流，增加细胞内K^+浓度，降低血钾。

2. 类别特点　易被消化酶破坏，口服无效，必须注射给药。皮下注射吸收快，较常用。

3. 临床应用

（1）治疗糖尿病：对胰岛素缺乏的各型糖尿病均有效，主要适用于：①1 型糖尿病：胰岛素是唯一有效的治疗药物，且须终身用药；②2 型糖尿病：经饮食控制或用口服降血糖药物疗效不满意者；③糖尿病急性并发症：糖尿病酮症酸中毒、高渗性非酮症糖尿病昏迷及乳酸性酸中毒诱发的高血糖症状；④糖尿病伴有并发症：合并严重感染、消耗性疾病、高热、创伤及手术、妊娠等情况；⑤继发性糖尿病：如因垂体疾病、胰腺疾病、胰腺切除、药物及化学物质等引起的糖尿病。

（2）高钾血症。

（3）纠正细胞内缺钾：临床上将葡萄糖、胰岛素、氯化钾三者合用组成极化液，可促进 K^+ 内流，纠正胞内缺钾，并提供能量，可用于防治心肌梗死时的心律失常。胰岛素可与 ATP、辅酶 A 等组成能量合剂。

4. 不良反应

（1）低血糖反应：最常见和严重的不良反应。

（2）变态反应：可用抗组胺药和糖皮质激素治疗，改换高纯度胰岛素或人胰岛素。

（3）耐受性：急性耐受常因机体处于应激状态所致，需短时间内增加胰岛素剂量达数百乃至数千单位，消除诱因后可恢复常规治疗量。慢性耐受时换用其他动物的胰岛素或改用高纯度胰岛素并适当调整其剂量常可奏效。

（4）局部反应：皮下注射局部可出现红肿、硬结和皮下脂肪萎缩等，所以注射部位应有计划地转换顺序。

考点 2　口服降血糖药

1. 磺酰脲类的作用机制、临床应用、不良反应和药物相互作用（★★）

（1）降血糖作用机制：①刺激胰岛 B 细胞分泌胰岛素，使血中胰岛素增多，是其主要作用机制；②降低胰岛素代谢，增加靶细胞膜上胰岛素受体的数目与亲和力，增强胰岛素的作用；③减少胰高血糖素的分泌。

（2）临床应用：①糖尿病。用于单用饮食不能控制且胰岛功能尚存 30%以上的 2 型糖尿病；②尿崩症选用氯磺丙脲。

（3）不良反应：有胃肠道反应，减量后反应可减轻。少数患者可出现黄疸及肝损害、粒细胞减少、过敏性皮疹，故应注意定期检查肝功能和血象。用量过大可致持久性低血糖反应。

（4）药物相互作用：水杨酸类、磺胺类、双香豆素类、磺吡酮类抗痛风药、乙醇、单胺氧化酶抑制剂、氯霉素、抗真菌药氟康唑、咪康唑、甲氨蝶呤等，与磺酰脲类合用可产生严重的低血糖，可能是竞争代谢酶的原因。与血浆蛋白的竞争性结合使本类药物游离型增加也起部分作用。降低磺酰脲类药物作用的药物包括：噻嗪类和强利尿药、糖皮质激素、氯丙嗪、口服避孕药。

2. 双胍类药物的药理作用、临床应用、不良反应（★★）

（1）药理作用：能明显降低胰岛功能尚存和完全丧失的糖尿病患者血糖水平，但对正常人血糖无影响。其作用机制是由于减少葡萄糖经肠道吸收、促进组织摄取葡萄糖、增加肌肉组织中糖的无氧酵解、减少糖异生、增加胰岛素与受体的结合能力、抑制胰高血糖素的释放等。还能降低血脂，延缓糖尿病患者并发症的发生。

（2）临床应用：主要用于轻、中度 2 型糖尿病，尤其是单用饮食不能控制的伴有肥胖的患者。也可与胰岛素或磺酰脲类合用，治疗对胰岛素耐受的患者。

（3）不良反应：可有食欲下降、口苦、口中金属味、恶心、呕吐、腹泻等消化道反应。由于本类药物可增加糖的无氧酵解，使乳酸产生增多，可出现罕见但严重的酮尿或乳酸血症。

3. α－葡萄糖苷酶抑制剂的作用机制、临床应用、不良反应（★★）

（1）作用机制：能竞争性抑制小肠 α－葡萄糖苷酶，使淀粉类和蔗糖分解转化为单糖的速度减慢，减少葡萄糖的吸收，从而降低餐后血糖。不导致低血糖。还可以降低三酰甘油和体重。

（2）临床应用：主要用于空腹血糖正常而餐后血糖升高的患者，尤其肥胖型糖尿病患者。

（3）不良反应：由于口服吸收量少，无全身不良反应，但可引起胃肠症状，表现有腹胀、嗳气、排气多，甚至腹痛或便秘。

4. 噻唑烷二酮类的作用机制、临床应用和不良反应（★★）

（1）作用机制：胰岛素增敏剂，可增强靶细胞对胰岛素的敏感性，提高细胞对葡萄糖的利用而降低血糖。

（2）临床应用：对尚有一定胰岛功能、以胰岛素抵抗为主的患者和其他降血糖药疗效不佳的 2 型糖尿病患者，单独使用有效。尤其适合于合并高血压、血脂异常的患者应用。对于胰岛功能已经严重损害、不能分泌胰岛素的糖尿病患者，如 1 型糖尿病、2 型糖尿病胰岛严重损害者，单独使用是无效的。

（3）不良反应：主要有嗜睡、水肿、体重增加、头痛、肌肉和骨骼痛及胃肠道刺激症状，与胰岛素合用时较为明显。与胰岛素或促胰岛素分泌剂合用时低血糖发生率增加。对已有潜在心衰危险的患者可以诱导或加重心衰。女性患者有增加骨折的风险。

5. 其他降血糖药瑞格列奈的作用特点及临床应用（★）

（1）作用特点：属于新型胰岛素增敏剂，特点是口服吸收迅速，起效快而持续时间短，耐受性好、安全性高。既可降低餐后血糖，又极少发生低血糖。

（2）临床应用：适用于 2 型糖尿病降低餐后血糖，老年糖尿病、糖尿病肾病患者均可服用。与双胍类药物有协同作用。

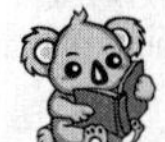

考点集锦

- 胰岛素
  - 药动学特点：易被消化酶破坏，口服无效；皮下注射吸收快，较常用
  - 药理作用：①使血糖来源减少，去路增加，降血糖；②促进脂肪合成，抑制脂肪分解；③促进核酸、蛋白质的合成，抑制蛋白质分解；④降低血钾
  - 临床应用：糖尿病；高钾血症；纠正细胞内缺钾
  - 不良反应：低血糖反应、变态反应、耐受性、局部反应
- 口服降血糖药
  - 磺酰脲类
    - 代表药物：甲苯磺丁脲、氯磺丙脲、格列本脲、格列吡嗪
    - 作用机制：刺激胰岛B细胞分泌胰岛素
    - 药理作用：降血糖；抗利尿
    - 临床应用：糖尿病、尿崩症
  - 双胍类
    - 代表药物：二甲双胍、苯乙双胍
    - 药理作用
    - 临床应用：轻、中度2型糖尿病，尤其是单用饮食不能控制的伴有肥胖的患者
    - 不良反应：酮尿或乳酸血症
  - α-葡萄糖苷酶抑制剂
    - 代表药物：阿卡波糖、伏格列波糖、米格列醇
    - 作用机制：能竞争性抑制小肠α-葡萄糖苷酶
    - 临床应用：空腹血糖正常而餐后血糖升高的患者，尤其肥胖型糖尿病患者
  - 噻唑烷二酮类：对尚有一定胰岛功能、以胰岛素抵抗为主的患者和其他降血糖药疗效不佳的2型糖尿病患者；尤其适合于合并高血压、血脂异常的患者应用
  - 瑞格列奈：2型糖尿病降低餐后血糖，老年糖尿病、糖尿病肾病

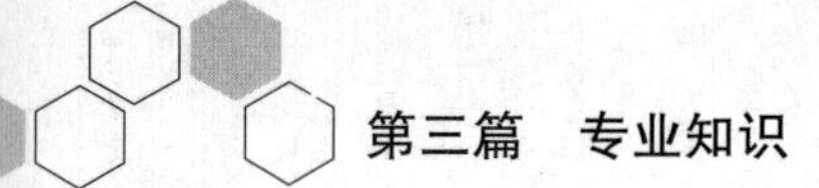

第三十二节　影响其他代谢的药物

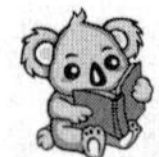

考点梳理

考点 1　影响骨代谢的药物（★）

雌激素、双膦酸盐类、维生素 D、降钙素、钙制剂的作用特点及临床应用

药物名称	作用特点	临床应用
雌激素	与成骨细胞的雌激素受体结合后促进成骨。雌激素缺乏时，破骨细胞对甲状旁腺素敏感性增高，骨吸收增强。雌激素补偿疗法可使绝经期后妇女骨折发生率减少，在骨质明显缺失之前用药效果更加明显。雌激素可使已发生脊椎压缩性骨折的老年妇女骨吸收减少，延缓骨质疏松症发展	防治骨质疏松
双膦酸盐类（阿仑膦酸钠）	可进入羟磷灰石晶体中，当破骨细胞溶解晶体时，药物就会释放出来，起到抑制破骨细胞活性的作用。除了这一对破骨细胞的直接作用外，二磷酸盐还能通过成骨细胞间接起抑制骨吸收的效应。可引起食管炎	用于高钙血症、Paget 病、骨质疏松症及甲状旁腺功能亢进症。临床上应小剂量间歇性使用
维生素 D	每天口服小剂量的活性维生素 D 制剂能提高骨密度、降低腰椎骨折率	对于有肠钙吸收不良和骨化三醇合成障碍的骨质疏松患者尤为适用
降钙素（鲑鱼降钙素）	①降低破骨细胞活性和数目，直接抑制骨吸收，减慢骨转换，降低血钙 ②抑制肾小管对钙磷重吸收，增加尿钙磷排泄 ③抑制疼痛介质释放，阻断其受体，增加 β-内啡肽释放，起到周围和中枢性镇痛效果	用于 Paget 病、骨质疏松症、高钙血症及痛性骨病
钙制剂	单独用钙剂对维持与老龄化有关的皮质骨骨量、使其丢失相对减少有一定作用，对减少绝经后松质骨骨量丢失的作用不如雌激素、二磷酸盐，但优于不补钙者	防治骨质疏松

考点 2　减肥药物奥利司他的作用特点及临床应用（★）

1. 作用特点

是目前唯一的 OTC 减肥药。直接在胃肠道内发挥药效，通过使脂酶失活，食物中的脂肪（主要是三酰甘油）不能水解为可吸收的游离脂肪酸和单酰基甘油，减少了食物中 30%脂肪的吸收，降低了能量的摄入，从而达到减轻体重的作用。

2. 临床应用

用于已进行适度饮食控制和运动锻炼的肥胖和超重者，包括已经出现与肥胖相关危险因素（糖尿病、高血压、血脂异常等）的患者的长期治疗。

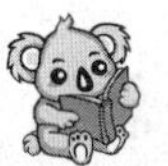

考点集锦

减肥药奥利司他
- 特点：目前唯一的 OTC 减肥药
- 作用特点：减少三酰甘油在肠道吸收，减少了能量的摄入
- 临床应用：用于已进行适度饮食控制和运动锻炼的肥胖和超重者

影响骨代谢的药物（治疗骨质疏松症的药物）
- 双膦酸盐类
  - 代表药物：阿仑膦酸钠
  - 药理作用：抑制破骨细胞活性，抑制骨吸收
  - 临床应用：小剂量间歇性使用用于高钙血症、Paget 病、骨质疏松症及甲状旁腺功能亢进症
  - 不良反应：食管炎
- 降钙素
  - 作用特点：①降低血钙；②增加尿钙磷排泄；③周围和中枢性镇痛
  - 临床应用：用于 Paget 病、骨质疏松症、高钙血症及痛性骨病
  - 不良反应：过敏反应，先做皮试
- 雌激素类
  - 作用特点：抑制骨吸收
  - 临床应用：雌激素补偿疗法可使绝经期后妇女骨折发生率减少
- 维生素D及其衍生物
  - 代表药物：维生素D_3、骨化三醇
  - 作用特点：促进骨的矿化，抑制骨的吸收、促进骨的形成
  - 临床应用：有肠钙吸收不良和骨化三醇合成障碍的骨质疏松患者
- 钙剂：抑制骨的吸收、促进骨的形成

第三十三节　抗微生物药物概论

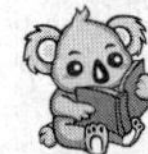

考点梳理

考点1　基本概念（★★★）

1. **化学治疗**　指用化学药物抑制或杀灭机体内的病原微生物（包括病毒、衣原体、支原体、立克次体、细菌、螺旋体、真菌）、寄生虫及恶性肿瘤细胞，消除或缓解由它们所引起的疾病。所用药物简称化疗药物。

2. **抗菌谱**　指药物抑制或杀灭病原微生物的范围。

3. **抗菌活性**　指药物抑制或杀灭病原微生物的能力。

4. **抑菌剂**　指有抑制微生物生长、繁殖能力的药物。

5. **最低抑菌浓度（MIC）**　指能够抑制培养基内细菌生长的最低浓度。

6. **杀菌剂**　指具有杀灭微生物能力的药物。

7. **最低杀菌浓度（MBC）**　指能够杀灭培养基内细菌的最低浓度。

8. **抗生素后效应（PAE）**　指细菌短暂接触抗生素后，虽然抗生素血清浓度降至最低抑菌浓度以下或已消失，但对微生物的抑制作用依然持续一定时间。

9. **化疗指数（CI）**　是对化疗药物评价的指标，化疗指数大表明药物的毒性低，疗效高，使用药物安全度大。但化疗指数高者并不是绝对安全，如青霉素几乎无毒性，但可引起过敏性休克。化疗指数以动物半数致死量（LD_{50}）和治疗感染动物的半数有效量（ED_{50}）之比，或者以 5%致死量（LD_5）和95%有效量（ED_{95}）之比来衡量。

考点2　抗菌作用机制及耐药性（★）

1. 青霉素结合蛋白　青霉素属于β-内酰胺类抗生素，抗菌作用机制主要是与青霉素结合蛋白结合，抑制转肽作用，阻碍了肽聚糖的交叉联结，导致细菌细胞壁缺损，丧失屏障作用，使细菌细胞肿胀、变形、破裂而死亡。

2. 固有耐药性　指细菌对某些抗菌药物的天然不敏感，也称天然耐药性。固有耐药性是由细菌种属特性决定的，如革兰阴性菌具有外膜通透性屏障，决定了这类细菌对多种药物不敏感。

3. 获得耐药性　指由于细菌DNA的改变导致其获得了耐药性的表型。获得耐药性发生有三种因素：染色体突变、质粒介导的耐药性、转座因子介导的耐药性。

4. 多药耐药性（MDR）　指对一种药物具有耐药性的同时，对其他结构不同，作用靶点不同的抗菌药物也具有耐药性，是导致抗感染药物治疗失败的重要原因之一。

考点3　合理应用

1. 基本原则（★★）

（1）诊断为细菌性感染者，方有指征应用抗菌药物。

（2）尽早查明感染病原，根据病原种类及细菌药物敏感试验结果选用抗菌药物。

（3）按照药物的抗菌作用特点及其体内过程特点选择用药。

（4）抗菌药物治疗方案应综合患者病情、病原菌种类及抗菌药物特点制订。

2. 联合应用（★★）

单一药物可有效治疗的感染，不需联合用药，仅在下列情况时有指征联合用药：

（1）病原菌尚未查明的严重感染，包括免疫缺陷者的严重感染。

（2）单一抗菌药物不能控制的需氧菌及厌氧菌混合感染，2种或2种以上病原菌感染。

（3）单一抗菌药物不能有效控制的感染性心内膜炎或败血症等重症感染。

（4）需长程治疗，但病原菌易对某些抗菌药物产生耐药性的感染，如结核病、深部真菌病。

（5）由于药物协同抗菌作用，联合用药时应将毒性大的抗菌药物剂量减少。

3. 预防用药（★）

（1）内科及儿科预防用药的原则

①用于预防一种或两种特定病原菌入侵体内引起的感染，可能有效。

②预防在一段时间内发生的感染可能有效。

③患者原发疾病可以治愈或缓解者，预防用药可能有效。原发疾病不能治愈或缓解者（如免疫缺陷者），预防用药应尽量不用或少用。

④通常不宜常规预防性应用抗菌药物的情况：普通感冒、麻疹、水痘等病毒性疾病，昏迷、

从旁指点

抗生素分类：①繁殖期杀菌药：β-内酰胺类；②静止期杀菌药：氨基糖苷类；③快速抑菌药：大环内酯类（红霉素）、四环素类；④慢速抑菌药：磺胺类。联合用药的相互作用：①+②=协同；①+③=拮抗；②+④=协同或无关；③+④=相加；①+④=相加或无关；③+②=相加或协同。

休克、中毒、心力衰竭、肿瘤、应用肾上腺皮质激素等患者。

（2）外科手术预防用药的原则：根据手术野有否污染或污染可能，决定是否预防用抗菌药物。

4. 特殊人群应用（★）

（1）肾功能减退患者

①尽量避免使用肾毒性抗菌药物，确有应用指征时，必须调整给药方案。

②根据感染的严重程度、病原菌种类及药敏试验结果等选用无肾毒性或肾毒性低的抗菌药物。

③根据患者肾功能减退程度以及抗菌药物在人体内排出途径调整给药剂量及方法。

（2）肝功能减退患者

①主要由肝脏清除的药物，但无明显毒性，应用需谨慎，必要时减量给药。

②药物主要经肝脏清除或代谢，并可导致毒性反应，肝功能减退患者应避免使用。

③药物经肝、肾两途径消除，肝功能减退同时有肾功能减退的患者，但药物本身的毒性不大，使用此类药物时需减量。

④药物主要由肾排泄，肝功能减退者不需调整剂量。

（3）老年患者

①老年人肾功能呈生理性减退，接受主要自肾排出的抗菌药物时，应按肾功能减退情况减量给药。

②老年患者宜选用毒性低并具杀菌作用的抗菌药物，肾毒性大的药物应尽可能避免应用。

（4）新生儿患者

①新生儿期肝、肾均未发育成熟，应避免应用毒性大的抗菌药物，确有应用指征时，必须进行血药浓度监测，据此调整给药方案。

②避免应用或禁用可能发生严重不良反应的抗菌药物。

③主要经肾排出的药物需减量应用。

④按日龄调整给药方案。

（5）小儿患者

①氨基糖苷类有明显耳、肾毒性，应尽量避免应用。

②万古霉素类也有一定肾、耳毒性，仅在有明确指征时方可选用。

③四环素类可导致牙齿黄染及牙釉质发育不良，不可用于8岁以下小儿。

④喹诺酮类由于对骨骼发育可能产生影响，避免用于18岁以下未成年人。

（6）妊娠期患者

①对胎儿有致畸或明显毒性者避免应用。

②对母体和胎儿均有毒性者避免应用，确有应用指征时，须在血药浓度监测下使用。

③药毒性低，对胎儿及母体均无明显影响，也无致畸作用者，妊娠期感染时可选用。

（7）哺乳期患者

①应避免选用氨基糖苷类、喹诺酮类、四环素类、氯霉素、磺胺药等。

②用任何抗菌药物时，均宜暂停哺乳。

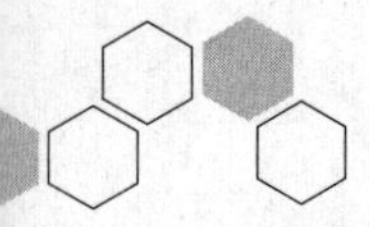

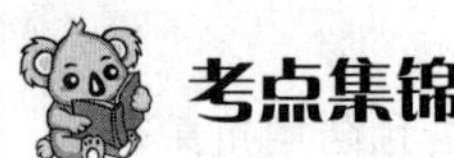

考点集锦

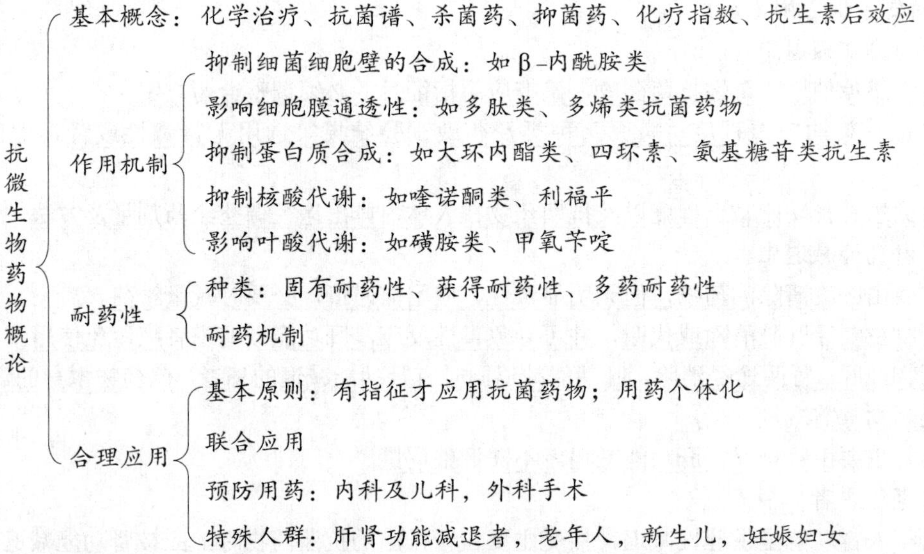
抗微生物药物概论
基本概念：化学治疗、抗菌谱、杀菌药、抑菌药、化疗指数、抗生素后效应
作用机制
抑制细菌细胞壁的合成：如β-内酰胺类
影响细胞膜通透性：如多肽类、多烯类抗菌药物
抑制蛋白质合成：如大环内酯类、四环素、氨基糖苷类抗生素
抑制核酸代谢：如喹诺酮类、利福平
影响叶酸代谢：如磺胺类、甲氧苄啶
耐药性
种类：固有耐药性、获得耐药性、多药耐药性
耐药机制
合理应用
基本原则：有指征才应用抗菌药物；用药个体化
联合应用
预防用药：内科及儿科，外科手术
特殊人群：肝肾功能减退者，老年人，新生儿，妊娠妇女

第三十四节　喹诺酮类、磺胺类及其他合成抗菌药物

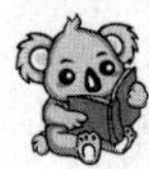

考点梳理

考点1　喹诺酮类（★★★）

1. 作用机制、抗菌谱、共性

（1）作用机制：主要是通过抑制细菌DNA回旋酶，干扰细菌DNA的复制而杀菌。

（2）抗菌谱：广谱杀菌药，抗菌活性强，具有较长的抗菌后效应（PAE）。第三代药物尤其对 G^-菌具有强大杀菌作用，对 G^+菌也有良好抗菌作用；某些药物对铜绿假单胞菌、结核分枝杆菌、支原体、衣原体及厌氧菌也有作用。第四代药物进一步增强了对 G^+菌的作用，对结核分枝杆菌、军团菌、支原体及衣原体的杀灭作用也进一步增强，特别是提高了对厌氧菌的抗菌活性。

（3）共性：用于敏感菌引起的泌尿生殖道、呼吸道、肠道及骨、关节、皮肤软组织感染。可替代青霉素和头孢菌素等治疗全身感染，可替代大环内酯类用于肺炎支原体肺炎、肺炎衣原体肺炎、军团菌病，可作为治疗伤寒的首选药。

不良反应主要有：①胃肠道反应（最常见）；②中枢神经系统反应，不宜用于有精神病或癫痫病史者；③过敏反应，少数出现光敏性皮炎，尤以洛美沙星、氟罗沙星、司氟沙星多见，故用药期间应避免日照和紫外线照射；④软骨损害，故不宜用于儿童、孕妇及哺乳期妇女；⑤心脏毒性，罕见但后果严重。

> **从旁指点**
> 喹诺酮类为考试常考点，考生应掌握。

2. 环丙沙星、左氧氟沙星的作用特点、应用及不良反应

（1）环丙沙星：抗菌谱广，体外抗菌活性为目前在临床应用喹诺酮类中最强者。对铜绿假单胞菌、肠球菌、肺炎链球菌、葡萄球菌（包括甲氧西林耐药株）均较诺氟沙星强。一些对氨基糖苷类、第三代头孢菌素等耐药的革兰阴性和阳性细菌对环丙沙星仍然敏感。主要用于对其他抗菌药产生耐药的革兰阴性杆菌所致的呼吸道、泌尿生殖道、消化道、骨与关节和皮肤软组织感染。环丙沙星和培氟沙星抑制茶碱代谢，并由于提高甲基黄嘌呤浓度而可发生毒性反应。

（2）左氧氟沙星：为氧氟沙星的左旋异构体。可用于由敏感细菌引起的呼吸道、泌尿道、盆腔、腹腔、皮肤及软组织、耳鼻咽喉及口腔感染、外科手术感染的预防，剂量仅为氧氟沙星的1/2。不良反应少而轻微，发生率比氧氟沙星更低。

考点2　磺胺类（★★）

1. 抗菌谱

抗菌谱较广，对多种G^+菌和G^-菌均有较强的抑制作用，对沙眼衣原体、疟原虫、放线菌也有效，但对支原体、立克次体和螺旋体无效。

2. 作用机制

磺胺药的结构与对氨苯甲酸（PABA）相似，可与之竞争二氢叶酸合成酶，阻止二氢叶酸的合成，从而影响细菌核酸合成而抑制细菌的生长繁殖，产生抗菌作用。

3. 常用药物的特点

（1）磺胺嘧啶：口服易吸收，血浆蛋白结合率为45%，低于其他磺胺药，因而易透过血－脑脊液屏障，在脑脊液中的浓度最高可达血药浓度的80%。

（2）磺胺甲噁唑：消除半衰期为10～12小时，脑脊液中浓度低于磺胺嘧啶。

（3）柳氮磺吡啶：口服生物利用度10%～20%，药物大部分集中在小肠远端和结肠，本身无抗菌活性。

4. 临床应用

可治疗敏感菌引起的疾病。

①磺胺嘧啶（SD）易通过血－脑屏障，用于治疗流行性脑脊髓膜炎。

②复方磺胺甲噁唑（复方新诺明）用于敏感菌引起的呼吸道感染、泌尿道感染、肠道感染等。

③柳氮磺吡啶治疗急性或慢性溃疡性结肠炎、节段性回肠炎。

④磺胺嘧啶银和磺胺米隆治烧伤创面感染。

⑤磺胺醋酰治沙眼、结膜炎、角膜炎等眼科感染性疾病。

5. 不良反应及防治

（1）泌尿系统损害：用药期间应多饮水（每日至少1500 ml），可同服等量碳酸氢钠碱化尿液；服用时间较长者，应定期查尿常规，如发现结晶尿，应立即停药，可口服或静注4%碳酸氢钠。失水、休克和老年人及肾功能不全者慎用或禁用。

（2）过敏反应：一旦发生应立即停药，必要时可使用H_1受体阻断药或糖皮质激素治疗。

（3）造血系统反应：用药期间应定期检查血常规。

（4）其他：消化道反应，饭后服可减轻；中枢神经系统反应，用药期间避免驾驶、高空作业；新生儿、早产儿可出现黄疸，甚至引起胆红素脑病；可能致畸；可致肝损害甚至急性重型肝炎。

考点3　其他合成抗菌药（★）

1. 甲氧苄啶（TMP，磺胺增效剂）的特点

抗菌谱与磺胺药相似，抗菌作用稍强于磺胺药。通过抑制细菌二氢叶酸还原酶，使二氢叶酸无法还原成四氢叶酸，阻止细菌核酸合成而抑制细菌生长繁殖。与磺胺药合用时可使抗菌作用增强数倍至数十倍，且抗菌谱扩大，并减少细菌耐药性的产生。常与SMZ组成复方磺胺甲噁唑（复方新诺明）用于治疗呼吸道、泌尿道、肠道感染等。

2. 硝基呋喃类的特点

（1）呋喃妥因：为抑菌剂，多数大肠埃希菌、肠球菌对其敏感。血药浓度很低，不适用于全身感染的治疗，临床主要用于敏感细菌所致的泌尿道感染。

（2）呋喃唑酮：口服吸收少，肠内浓度高，主要用于细菌性痢疾和旅游者腹泻，也可用于伤寒、霍乱等。

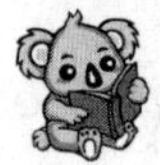

考点集锦

喹诺酮类
- 代表药物：环丙沙星，左氧氟沙星
- 作用机制：通过抑制细菌DNA回旋酶，干扰细菌DNA的复制而杀菌
- 抗菌谱：广谱，对G^-、G^+菌、结核分枝杆菌、军团菌、支原体、衣原体及厌氧菌均有抗菌活性
- 临床应用：用于敏感菌引起的泌尿生殖道、呼吸道、肠道及骨、关节、皮肤软组织感染
- 不良反应：胃肠道反应；中枢神经系统反应；光敏性皮炎；软骨损害；心脏毒性

磺胺类
- 代表药物：磺胺甲噁唑、磺胺嘧啶、柳氮磺吡啶、磺胺嘧啶银、磺胺醋酰钠
- 作用机制：结构与对氨苯甲酸相似，可与之竞争二氢叶酸合成酶，阻止二氢叶酸的合成，从而影响细菌核酸合成而抑制细菌的生长繁殖
- 抗菌谱：较广，对多种G^+菌和G^-菌均有较强的抑制作用，对沙眼衣原体、疟原虫、放线菌也有效，对支原体、立克次体和螺旋体无效
- 临床应用：磺胺嘧啶用于治疗流行性脑脊髓膜炎，复方磺胺甲噁唑用于敏感菌引起的呼吸道感染、泌尿道感染、肠道感染等，磺胺嘧啶银和磺胺米隆治烧伤创面感染，磺胺醋酰治眼科感染性疾病
- 不良反应：泌尿系统损害，过敏反应，造血系统反应

其他合成抗菌药物
- 甲氧苄啶：常与SMZ组成复方磺胺甲噁唑（复方新诺明）用于治疗呼吸道、泌尿道、肠道感染
- 硝基呋喃类：呋喃妥因主要用于敏感细菌所致的泌尿道感染，呋喃唑酮主要用于细菌性痢疾和旅游者腹泻

第三十五节　β-内酰胺类抗生素

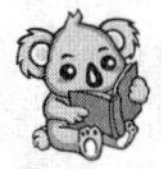

考点梳理

考点1　青霉素类

1. β-内酰胺类抗生素的作用机制（★★★）

抗菌作用机制主要是与敏感菌胞浆膜上的青霉素结合蛋白（PBPs）结合，抑制转肽酶的活性，阻止黏肽合成，造成细胞壁缺损。由于敏感菌的菌体内渗透压高，细胞壁缺损使菌体失去渗透屏障，水分不断内渗，导致菌体膨胀、变形，同时增加菌体胞壁自溶酶的活性，使菌体裂解、死亡。

2. 天然青霉素抗菌作用、药动学特点、临床应用、不良反应及用药注意事项（★★★）

（1）抗菌作用

1）抗菌作用强大，具有高度抗菌活性的是：①大多数G^+球菌，如溶血性链球菌、肺炎链球菌、草绿色链球菌、不产酶的金黄色葡萄球菌和表皮葡萄球菌等；②G^+杆菌，如白喉棒状杆菌、炭疽芽孢杆菌、产气荚膜梭菌、破伤风梭菌等；③G^-球菌，如脑膜炎奈瑟菌、敏感的淋病奈瑟菌等；④少数G^-杆菌，如流感杆菌、百日咳鲍特菌等；⑤螺旋体、放线菌，如梅毒螺旋体、钩端螺旋体、回归热螺旋体、牛放线杆菌等。

2）耐药性：金黄色葡萄球菌、淋病奈瑟菌、肺炎链球菌、脑膜炎奈瑟菌等极易对青霉素产生耐药性，耐药机制主要是产生青霉素酶（属β-内酰胺酶），水解β-内酰胺环，使青霉素失去抗菌活性。

3）抗菌特点：①对G^+菌作用强，对G^-菌作用弱；②对繁殖期细菌作用强，对静止期细菌作用弱，属于繁殖期杀菌药；③对真菌、病毒无效，对人和动物的毒性小。

（2）药动学特点：不耐酸，口服易被胃酸和消化酶破坏，不宜口服给药。肌内注射吸收迅速而完全，广泛分布于细胞外液，不易透过血-脑屏障，脑膜炎时药物较易进入，可达有效浓度。青霉素几乎全部以原形经肾排泄。

（3）临床应用

①G^+球菌感染：溶血性链球菌引起的咽炎、扁桃体炎、中耳炎、蜂窝织炎、心内膜炎、丹毒、猩红热、产褥热等；草绿色链球菌引起的心内膜炎，常需特大剂量静滴；肺炎链球菌引起的大叶性肺炎、支气管肺炎、脓胸等；敏感的金黄色葡萄球菌引起的疖、痈、脓肿、骨髓炎、败血症等。

②G^+杆菌感染：白喉、破伤风、炭疽、气性坏疽等，因青霉素不能中和细菌产生的外毒素，需合用相应的抗毒素。

③G^-球菌感染：脑膜炎奈瑟菌引起的流行性脑脊髓膜炎，淋病奈瑟菌引起的淋病。

④螺旋体感染：钩端螺旋体病、梅毒、回归热等。

⑤放线菌感染：放线菌引起的局部肉芽肿样炎症、脓肿、多发性瘘管及肺部感染、脑脓肿等，应大剂量、长疗程用药。

（4）不良反应

①过敏反应：最常见，居各种抗菌药之首，以皮肤过敏和血清病样反应较多见，但多不严重，停药或服用H_1受体阻断药后可消失。最严重的反应为过敏性休克。

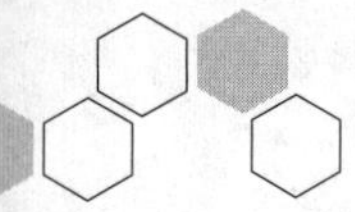

②赫氏反应：应用青霉素治疗螺旋体感染时，可出现症状加剧现象，表现为全身不适、寒战、发热、咽痛、肌痛、心跳加快等。

③局部反应：肌内注射可引起局部红肿、疼痛、硬结等局部刺激症状，钾盐尤甚，故宜深部肌内注射。

④高钾血症或高钠血症。

⑤青霉素脑病。

（5）用药注意事项

①详细询问患者用药过敏史，有青霉素过敏史者禁用。

②凡初次使用、停药3天以上或更换批号者用药前必须做皮试，应用普鲁卡因青霉素时，应分别进行普鲁卡因、青霉素皮试，皮试阳性者禁用。

③注射后观察30分钟，无异常反应者方可离去。

④备好急救药品和器材，做好抢救准备。一旦发生过敏性休克，立即皮下注射或肌内注射0.1%肾上腺素0.5～1.0 ml，严重者可稀释后缓慢静脉注射或静脉滴注，必要时可重复一次，并加用糖皮质激素和H_1受体阻断药。血压过低者可给予间羟胺或去甲肾上腺素，呼吸困难者可给予氨茶碱，采取人工呼吸、吸氧、气管切开等抢救措施。

⑤严格掌握适应证，避免滥用和局部用药；静滴时最好选用生理盐水稀释；溶解后立即使用，因为在室温中放置24小时，大部分降解失效，并生成具有抗原性的降解产物，易引起过敏反应；避免与其他药物混合注射；避免在饥饿时注射。

3. 半合成青霉素的分类、作用特点及临床应用（★★）

（1）耐酸青霉素。可口服，有青霉素V。

（2）耐酶青霉素。由于侧链保护β-内酰胺环不受β-内酰胺酶的破坏，对耐青霉素G的金黄色葡萄球菌有效。但对其他细菌的作用弱。以苯唑西林、氯唑西林、双氯西林为代表，既耐酶又耐酸，可口服。

（3）广谱青霉素。主要包括氨基青霉素类，如氨苄西林、阿莫西林，能透过G^-杆菌细胞壁进入细胞膜，破坏黏肽合成，对革兰阴性杆菌也有杀灭作用，但对铜绿假单胞菌无效。

（4）抗铜绿假单胞菌青霉素。包括羧基青霉素类（羧苄西林、替卡西林等）及脲基青霉素类（呋布西林、美洛西林等）。前者主要用于铜绿假单胞菌、变形杆菌和某些吲哚阳性杆菌等对氨基青霉素耐药的细菌引起的感染。后者除对铜绿假单胞菌有效外，还对克雷伯杆菌有较好的疗效。但此类药物均不耐酶。

考点2　头孢菌素类（★★）

各代头孢菌素的抗菌作用特点、代表药物、临床应用及主要不良反应

（1）作用特点：对β-内酰胺酶一代比一代稳定；对肾的毒性一代比一代低；前三代对革兰阳性菌的抗菌力一代不如一代，而对革兰阴性菌的抗菌力则一代比一代强；第四代对革兰阳性、革兰阴性的抗菌力都很强。

（2）代表药物

第一代：头孢氨苄、头孢羟氨苄、头孢唑林、头孢拉定。

第二代：头孢孟多、头孢呋辛、头孢西丁、头孢克洛。

第三代：头孢噻肟、头孢唑肟、头孢哌酮、头孢曲松。

第四代：头孢吡肟、头孢匹罗。

（3）临床应用

①第一代头孢菌素主要用于治疗肺炎链球菌、溶血性链球菌、耐青霉素金黄色葡萄球菌及其他敏感菌所致呼吸道、泌尿道、皮肤软组织感染及心内膜炎、败血症等。

②第二代头孢菌素主要用于治疗大肠埃希菌、肺炎链球菌、克雷伯菌、变形杆菌等所致的呼吸道、泌尿道、胆道、皮肤软组织、盆腔感染及败血症、腹膜炎等。

③第三代头孢菌素主要用于治疗重症耐药 G^- 杆菌感染或以 G^- 杆菌为主要致病菌、兼有厌氧菌和 G^+ 菌的重症混合感染。可用于危及生命的败血症、脑膜炎、肺炎、骨髓炎及严重的呼吸道、泌尿道、胃肠道、胆道、胸腔、腹腔、盆腔、皮肤软组织等等部位的感染。本类药物中，治疗铜绿假单胞菌感染宜选用头孢他啶，新生儿脑膜炎和肠杆菌科细菌所致的成人脑膜炎宜选用头孢曲松或头孢他啶。头孢曲松、头孢哌酮可作为治疗伤寒的首选药物之一。

④第四代头孢菌素主要用于治疗对第三代头孢菌素耐药的细菌所致的严重感染。

（4）不良反应

①过敏反应：常见，但较青霉素发生率低。与青霉素有部分交叉过敏反应，故青霉素皮试阳性或有青霉素过敏史者慎用，必要时做皮试。

②肾毒性：第二代肾毒性较第一代轻，第三代对肾脏基本无毒，第四代则几乎没有肾毒性。

③局部刺激：口服可引起胃肠道反应，静脉给药可发生静脉炎。

④其他：长期应用第三代和第四代头孢菌素偶见二重感染；头孢孟多、头孢哌酮可引起低凝血酶原血症或血小板减少而致严重出血，可用维生素 K 防治；大剂量使用头孢菌素可发生头痛、头晕及可逆性中毒性精神病等中枢神经系统反应。

考点 3　其他 β–内酰胺类

1. 克拉维酸、舒巴坦、三唑巴坦的药理作用

细菌对 β–内酰胺类抗生素产生耐药的主要机制是产生 β–内酰胺酶，使 β–内酰胺环断裂而失去抗菌活性。本类药物主要是针对细菌产生的 β–内酰胺酶发挥作用，其特点是本身没有或只有较弱的抗菌活性，但与其他 β–内酰胺类抗生素联合应用时，可发挥抑酶增效作用。

2. 常用复方制剂

阿莫西林/克拉维酸、替卡西林/克拉维酸、氨苄西林/舒巴坦、头孢哌酮/舒巴坦、头孢噻肟/舒巴坦、哌拉西林/他唑巴坦。

3. 亚胺培南的药理作用特点及应用

（1）作用特点：在体内可被肾脱氢肽酶水解而失活，需与肾脱氢肽酶抑制剂西司他丁合用。临床所用制剂为二者按 1∶1 配比的复方制剂（泰能），因其不耐酸，仅供注射用。

（2）临床应用：主要用于 G^+ 和 G^- 需氧菌和厌氧菌感染，以及耐甲氧西林金黄色葡萄球菌（MRSA）所致的各种严重感染，且为其他常用抗菌药疗效不佳者，如泌尿道、皮肤软组织、呼吸道、腹腔、妇科感染以及败血症、骨髓炎等。

4. 氨曲南的药理作用特点及应用

（1）作用特点：对需氧 G^- 菌包括铜绿假单胞菌有强大抗菌作用，对 G^+ 菌和厌氧菌作用弱。具有耐酶、低毒、体内分布广、与青霉素类和头孢菌素类无交叉过敏等特点。

（2）临床应用：可用于青霉素过敏的患者或作为氨基糖苷类、第三代头孢菌素的替代品，用于大肠埃希菌、沙门菌属、克雷伯杆菌、铜绿假单胞菌等所致的下呼吸道、泌尿道、软组织感染及脑膜炎、败血症的治疗。

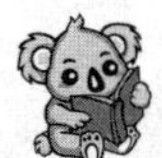

考点集锦

- β-内酰胺类抗生素
  - 作用机制：与敏感菌胞浆膜上的PBPs结合，抑制转肽酶的活性，阻止黏肽合成，造成细胞壁缺损
  - 天然青霉素
    - 代表药物：青霉素G
    - 抗菌作用：大多数G^+球菌和杆菌，G^-球菌和少数G^-杆菌
    - 药动学特点：不耐酸，口服易被胃酸和消化酶破坏，注射给药
    - 临床应用：G^+球菌、杆菌感染；G^-球菌感染；螺旋体感染；放线菌感染
    - 不良反应：过敏反应（甚至过敏性休克），局部反应，赫氏反应，青霉素脑病
  - 半合成青霉素
    - 耐酸青霉素：可口服，有青霉素V
    - 耐酶青霉素：不受β-内酰胺酶的破坏，对耐青霉素G的金黄色葡萄球菌有效以苯唑西林、氯唑西林、双氯西林为代表，既耐酶又耐酸，可口服
    - 广谱青霉素：氨苄西林、阿莫西林，对G^-杆菌也有杀灭作用
    - 抗铜绿假单胞菌青霉素：包括羧苄西林、替卡西林、呋布西林、美洛西林
  - 头孢菌素
    - 代表药物：第一代有头孢氨苄、头孢羟氨苄等；第二代有头孢孟多、头孢呋辛、头孢克洛等；第三代有头孢噻肟、头孢哌酮等；第四代有头孢吡肟、头孢匹罗
    - 作用特点
    - 临床应用与不良反应（过敏反应、肾毒性、局部刺激）
  - 其他
    - 碳青霉烯类：代表药物亚胺培南，对β-内酰胺酶高度稳定而本身又抑制β-内酰胺酶活性
    - 头霉素类：头孢西丁、头孢美唑，抗厌氧菌作用强，对β-内酰胺酶高度稳定
    - 单环β-内酰胺类：氨曲南，对需氧G^-菌包括铜绿假单胞菌有强大抗菌作用
    - β-内酰胺酶抑制剂：克拉维酸、舒巴坦、三唑巴坦

第三十六节 大环内酯类、林可霉素及其他抗生素

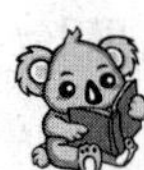

考点梳理

考点1 大环内酯类（★★）

1. 红霉素的抗菌作用、药动学特点、临床应用及主要不良反应

（1）抗菌作用：抗菌谱与青霉素相似，但抗菌效力不如青霉素。对G^+菌如金黄色葡萄球菌（包括耐药菌）、溶血性链球菌、肺炎链球菌、白喉棒状杆菌、炭疽芽孢杆菌、破伤风梭菌等抗菌作用强，对部分G^-菌如脑膜炎奈瑟菌、淋病奈瑟菌、流感嗜血杆菌、百日咳鲍特菌、布鲁斯菌、军团菌等高度敏感，对弯曲杆菌、支原体、衣原体、立克次体、螺旋体、厌氧菌及幽门螺杆菌等也有抗菌作用。

> **从旁指点**
>
> 大环内酯类药物的抗菌机制是通过与细菌核糖体50 S亚基结合，抑制移位酶，从而抑制细菌蛋白质的合成，为快速抑菌药。

（2）药动学特点：不耐酸，口服易被胃酸破坏，临床用其肠溶片或酯化物。自小肠上部吸收，2～4 h 血药浓度达到高峰。体内分布广，易扩散到细胞内液，尤以胆汁中浓度高，可达血药浓度的10～30倍，但不易透过血-脑屏障。主要在肝脏代谢，经胆汁排泄，可形成肝肠循环，少量以原形经肾排泄。

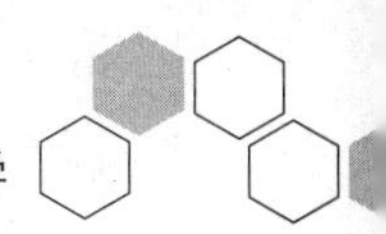

（3）临床应用：①治疗耐青霉素的 G^+球菌感染（尤其是金黄色葡萄球菌感染）和对青霉素过敏的患者，也可用于其他敏感菌感染；②对肺炎军团菌肺炎、肺炎支原体肺炎、白喉带菌者、沙眼衣原体所致的新生儿结膜炎和婴儿肺炎、弯曲杆菌所致肠炎或败血症等可作为首选药。

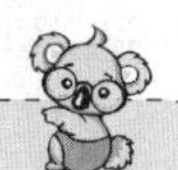

从旁指点

红霉素与β-内酰胺类合用使后者疗效降低，与林可霉素类、氯霉素合用因竞争核糖体 50S 亚基而发生竞争性拮抗作用，与四环素合用可加重肝损害，均不宜合用。

（4）主要不良反应

①局部刺激：以胃肠道反应多见，口服或静脉给药均可引起；肌内注射可引起剧烈疼痛，不宜采用；静脉滴注浓度不应超过0.1%，速度宜缓慢，否则易发生静脉炎。

②肝损害：大剂量或长期使用可致胆汁淤积、转氨酶升高、肝肿大、黄疸等，一般停药数日可自行恢复。尤其酯化红霉素的发生率高，故只宜短期小剂量应用。

③耳毒性：大剂量或静脉给药可致耳鸣、暂时性耳聋。

2. 阿奇霉素、克拉霉素、罗红霉素的药理作用特点及应用

药物名称	药理作用	应用
阿奇霉素	抗菌谱与红霉素相仿，对金黄色葡萄球菌、链球菌属抗菌活性比红霉素略差，对肺炎支原体的作用是大环内酯类中最强的，对流感嗜血杆菌和淋球菌、弯曲菌的作用也较强	用于呼吸道感染、沙眼衣原体、解脲脲原体引起的泌尿道感染和单纯性淋病的治疗
克拉霉素	对 G^+菌的作用比红霉素略强，是大环内酯类中的最强者。对嗜肺军团菌、肺炎衣原体、解脲脲原体、沙眼衣原体、肺炎支原体的抗菌活性为红霉素数倍	主要用于呼吸道感染、皮肤软组织感染、泌尿生殖系统感染的治疗
罗红霉素	对 G^+菌和厌氧菌的作用与红霉素相仿，对肺炎支原体、衣原体有较强的作用，但对流感嗜血杆菌的作用较红霉素弱。对嗜肺军团菌的作用略强于红霉素	用于上、下呼吸道感染及皮肤软组织感染治疗，也可用作非淋球菌性尿道炎的治疗

考点 2　其他药物

1. 克林霉素的作用特点、应用及主要不良反应（★★）

（1）作用特点：窄谱抑菌药，抗菌谱与红霉素相似而较窄。克林霉素的抗菌活性比林可霉素强，最主要的特点是对各类厌氧菌有强大抗菌作用。对 G^+需氧菌有显著抗菌活性，对部分 G^-需氧球菌、人型支原体和沙眼衣原体也有抑制作用，但肠球菌、G^-杆菌、耐甲氧西林金黄色葡萄球菌（MRSA）、肺炎支原体不敏感。抗菌机制与大环内酯类相同。

（2）临床应用：用于治疗厌氧菌包括脆弱拟杆菌、产气荚膜梭菌等感染或厌氧菌与需氧菌的混合感染；也用于治疗需氧 G^+球菌引起的呼吸道、骨及软组织、胆道感染及败血症、心内膜炎等；对金黄色葡萄球菌引起的急、慢性骨髓炎为首选药。克林霉素与庆大霉素合用对肠穿孔导致的腹腔内感染有疗效。

（3）不良反应：口服或肌注均可引起胃肠道反应，口服较常见。可发生严重的假膜性肠炎，与艰难梭状芽孢杆菌大量繁殖和产生外毒素有关，主要表现为发热、腹痛、腹胀、腹泻，可用万古霉素与甲硝唑治疗。

2. 磷霉素的作用特点、应用及主要不良反应（★）

（1）作用特点：抗菌谱广，对金黄色葡萄球菌（包括 MRSA）、大肠埃希菌、沙雷菌属、志贺菌属有较高抗菌活性；对部分厌氧菌、铜绿假单胞菌、某些克雷伯杆菌、变形杆菌、链球菌等也有一定抗菌作用，但抗菌活性较β-内酰胺类抗生素差。

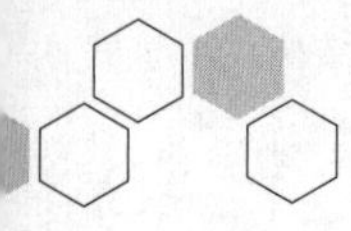

（2）临床应用：静脉给药主要用于敏感菌引起的败血症、骨髓炎、肺部感染、脑膜炎等严重感染，口服给药用于呼吸道、泌尿道、肠道、皮肤软组织等部位的轻、中度感染。

（3）不良反应：口服可致轻度胃肠道反应，静脉给药过快可致血栓性静脉炎、心悸，肌内注射可致局部疼痛、硬结。偶可发生皮疹、转氨酶升高等。

3. 万古霉素类（万古霉素、去甲万古霉素、替考拉宁）的作用特点、应用及主要不良反应（★）

（1）作用特点：抗菌谱窄。对G^+菌呈现强大杀菌作用，尤其是对MRSA和耐甲氧西林表皮葡萄球菌（MRSE）。通过抑制细菌细胞壁合成而呈现快速杀菌作用。

（2）临床应用：仅用于严重G^+菌感染，特别是MRSA、MRSE和肠球菌属所致的感染如败血症、心内膜炎、骨髓炎、呼吸道感染等及对其他抗生素耐药或对β-内酰胺类抗生素过敏者；口服给药用于治疗假膜性肠炎、消化道感染。

（3）不良反应：万古霉素和去甲万古霉素毒性较大，替考拉宁较小。主要有耳毒性、肾毒性，应避免同服有耳毒性或肾毒性的药物。偶见斑块皮疹和过敏性休克。快速静滴万古霉素时，出现极度皮肤潮红、红斑、荨麻疹、心动过速、低血压等特征性症状，称为“红人综合征”。口服可引起恶心、呕吐、金属异味感、眩晕。对血管有刺激性，静滴可致疼痛和血栓性静脉炎。

考点集锦

大环内酯类抗生素
- 代表药物：红霉素、阿奇霉素、克拉霉素、罗红霉素。
- 红霉素
  - 药动学：不耐酸，口服易被胃酸破坏
  - 抗菌作用：对G^+菌抗菌作用强，对部分G^-菌有效
  - 临床应用：用于治疗耐青霉素的G^+球菌感染（尤其是金黄色葡萄球菌感染）和对青霉素过敏者
  - 不良反应：局部刺激（胃肠道反应、静脉炎）；肝损害；耳毒性
- 阿奇霉素：对肺炎支原体的作用是大环内酯类中最强的；用于呼吸道感染、沙眼衣原体、解脲原体引起的泌尿道感染和单纯性淋病的治疗
- 克拉霉素：对G^+菌的作用是大环内酯类中的最强者；主要用于呼吸道感染、皮肤软组织感染、泌尿生殖系统感染
- 罗红霉素：用于上、下呼吸道感染及皮肤软组织感染、非淋球菌性尿道炎

林可霉素类
- 代表药物：克林霉素、林可霉素
- 抗菌机制：通过与细菌核糖体50S亚基结合，抑制移位酶，从而抑制细菌蛋白质的合成
- 抗菌作用：窄谱，主要对各类厌氧菌有强大抗菌作用
- 临床应用：对金黄色葡萄球菌引起的急、慢性骨髓炎为首选药
- 不良反应：伪膜性肠炎（用万古霉素与甲硝唑治疗）

万古霉素类
- 代表药物：万古霉素、去甲万古霉素、替考拉宁
- 抗菌机制：通过抑制细菌细胞壁合成，为快速杀菌药
- 临床应用：仅用于严重G^+菌感染
- 不良反应：耳毒性；肾毒性；红人综合征（快速静滴万古霉素）

磷霉素
- 抗菌机制：通过抑制细菌细胞壁合成，为快速杀菌药
- 抗菌作用：抗菌谱广
- 临床应用：静脉给药主要用于敏感菌引起的败血症、骨髓炎、肺部感染、脑膜炎等严重感染

第三十七节　氨基糖苷类与多黏菌素类抗生素

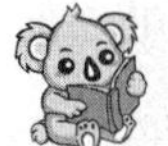

考点梳理

考点1　氨基糖苷类

1. 氨基糖苷类抗生素的共性，抗菌作用、药动学特点、应用及主要不良反应（★★★）

（1）抗菌作用：对各种需氧 G^- 杆菌包括大肠埃希菌、变形杆菌属、克雷伯杆菌属、肠杆菌属、志贺菌属、枸橼酸杆菌属等具有强大抗菌活性，对沙雷菌属、沙门菌属、产碱杆菌属、不动杆菌属、嗜血杆菌属等也有一定抗菌活性；对淋病奈瑟菌、脑膜炎奈瑟菌等 G^- 球菌作用较差；对 MRSA 和 MRSE 有较好抗菌活性，对各组链球菌作用微弱，对肠球菌和厌氧菌不敏感。

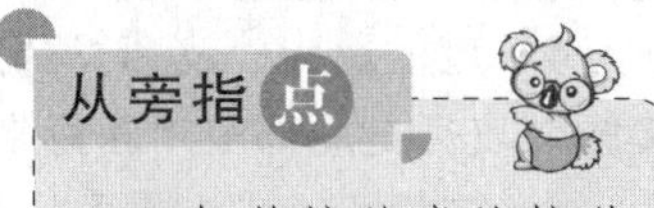

氨基糖苷类的抗菌谱、不良反应应重点掌握，常以多种题型考察。

杀菌特点是：①杀菌速率和杀菌持续时间与浓度呈正相关；②仅对需氧菌有效，且抗菌活性显著强于其他类药物；③PAE 长，且持续时间与浓度呈正相关；④具有初次接触效应，即细菌首次接触氨基糖苷类时，能被迅速杀死；⑤在碱性环境中抗菌活性增强，Ca^{2+}、Mg^{2+}等阳离子可抑制其抗菌活性。

（2）药动学特点：口服难吸收。多采用肌内注射，吸收迅速而完全。穿透力弱，主要分布于细胞外液，在肾皮质部和内耳淋巴液高浓度聚积，且浓度下降很慢，与其肾毒性和耳毒性直接相关；可透过胎盘屏障，不易透过血–脑屏障。在体内不被代谢，约 90%以原形经肾排泄，尿中药物浓度高，有利于泌尿道感染的治疗，碱化尿液可增强抗菌疗效。

（3）临床应用：主要用于敏感 G^- 杆菌所致的全身感染，如脑膜炎、呼吸道、泌尿道、皮肤和软组织、烧伤、创伤、骨关节感染等，对脑膜炎、肺炎、败血症等严重感染。口服给药可用于治疗为肠道感染、肠道术前准备、肝昏迷。外用可治疗局部感染，如新霉素用于皮肤黏膜感染。链霉素、卡那霉素用于结核病。

（4）不良反应

1）耳毒性：包括前庭神经和耳蜗神经的损害。①前庭神经功能损害出现较早，新霉素＞卡那霉素＞链霉素＞西索米星＞阿米卡星≥庆大霉素≥妥布霉素＞奈替米星＞依替米星；②耳蜗神经功能损害较迟，新霉素＞卡那霉素＞阿米卡星＞西索米星＞庆大霉素＞妥布霉素＞奈替米星＞链霉素＞依替米星。避免与高效能利尿药、红霉素、万古霉素类、甘露醇、H_1受体阻断药等合用，与镇静催眠药及其他有镇静作用的药物合用也要慎重。

从旁指点

链霉素的前庭神经功能损害毒性大于耳蜗神经功能损害。

2）肾毒性：氨基糖苷类抗生素是诱发药源性肾衰的最常见因素。发生率为新霉素＞卡那霉素＞庆大霉素＞妥布霉素＞阿米卡星＞奈替米星＞链霉素＞依替米星。避免合用有肾毒性的药物如高效能利尿药、第一代头孢菌素、多黏菌素类、两性霉素 B、万古霉素类、杆菌肽、右旋糖酐、顺铂等。

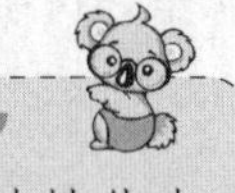

从旁指点

链霉素过敏性休克发生率仅次于青霉素，但死亡率较高，用前需做皮试。

3）神经肌肉麻痹：与给药剂量和给药途径有关，最常见于大剂量腹膜内或胸膜内给药或静脉滴注速度过快时，也偶见于肌内注射后。新霉素最严重，其次是链霉素。

为防止神经肌肉麻痹的发生，不宜大剂量腹膜内或胸膜内给药，静脉滴注速度不宜过快，不宜静脉注射给药，避免合用肌松药和全麻药，血钙过低、重症肌无力患者禁用。抢救时应立即静脉注射新斯的明和钙剂等。

4）过敏反应：皮疹、药热、血管神经性水肿、口周发麻等常见，严重者可发生过敏性休克。接触性皮炎是局部应用新霉素最常见的反应。

2. 链霉素、庆大霉素、阿米卡星的药理作用特点、临床应用和不良反应（★★）

药物名称	作用特点	临床应用	不良反应
链霉素	对多种 G^-杆菌如大肠埃希菌、鼠疫杆菌、痢疾杆菌、肺炎杆菌、布氏杆菌有较强的杀灭作用；对结核杆菌有强大的抗菌作用。易产生耐药性	用于鼠疫和兔热病（土拉菌病）及抗结核病	耳毒性以前庭神经损害早而多见，易恢复；耳蜗神经损害发生迟，但不可逆；过敏性休克发生率低但死亡率高，急性毒性可用钙剂治疗；肾毒性停药后可恢复
庆大霉素	抗菌谱较链霉素广而抗菌活性高，对铜绿假单胞菌和金黄色葡萄球菌均有效。细菌对庆大霉素耐药产生慢，是目前临床应用最广泛的氨基糖苷类抗生素	用于 G^-杆菌感染、铜绿假单胞菌感染、心内膜炎，口服可用于肠道感染或肠道手术前准备	前庭神经损害较耳蜗神经明显，但较链霉素少见
阿米卡星	抗菌谱较广，对各种 G^-菌、G^+菌、铜绿假单胞菌等具有较强抗菌作用	常用于对其他氨基糖苷类抗生素耐药菌株所引起的感染	主要是耳毒性，引起耳蜗神经损害，也可在少数患者中出现前庭功能损害。对肾脏的毒性与庆大霉素相似

考点2　多黏菌素类

多黏菌素B的作用特点、应用及主要不良反应（★）

（1）作用特点：窄谱慢效杀菌药，仅对某些 G^-杆菌具有强大抗菌活性，如大肠埃希菌、肠杆菌属、克雷伯杆菌属高度敏感，尤其对铜绿假单胞菌作用显著。对 G^-球菌、G^+菌和真菌无抗菌作用。抗菌活性高于多黏菌素E。细菌不易产生耐药性。

（2）临床应用：全身应用主要用于对其他抗生素耐药而难以控制但对本类药仍敏感的铜绿假单胞菌感染及其他 G^-杆菌感染。用于治疗肠道感染和肠道手术前准备。也局部用于创面、五官、皮肤、黏膜、鞘内 G^-杆菌感染。

（3）不良反应：常用剂量时即可出现。肾毒性常见且突出；神经系统毒性的程度与剂量有关；呼吸抑制，新斯的明抢救无效，钙剂可能有效；还可引起过敏反应；肌内注射可致局部疼痛，静脉给药可引起静脉炎；偶见粒细胞减少和肝损害。

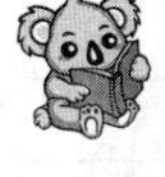

考点集锦

多黏菌素类
- 抗菌作用：窄谱，仅对某些G^-杆菌具有抗菌活性，尤其对铜绿假单胞菌作用显著
- 临床应用：主要治疗铜绿假单胞菌引起的败血症、泌尿道和烧伤创面感染
- 不良反应：肾毒性；神经系统毒性；过敏反应

氨基糖苷类抗生素
- 代表药物：链霉素、庆大霉素、阿米卡星
- 抗菌机制：通过影响细菌蛋白质合成的各个阶段而抑制细菌蛋白质合成；还能破坏细菌细胞膜的完整性，使通透性增加
- 药动学：口服难吸收，穿透力弱，多数以原形经肾代谢
- 临床应用：主要用于敏感G^-杆菌所致的全身感染
- 不良反应：耳毒性；肾毒性；神经肌肉阻滞；过敏反应（链霉素引起过敏性休克）
- 链霉素：用于鼠疫和兔热病（土拉菌病）及抗结核病，易产生耐药性；耳毒性、肾毒性、过敏性休克
- 庆大霉素：对铜绿假单胞菌和金黄色葡萄球菌均有效；用于G^-杆菌感染、铜绿假单胞菌感染、心内膜炎，口服可用于肠道感染或肠道手术前准备；耳毒性
- 阿米卡星：抗菌谱较广，对各种G^-菌、G^+菌、铜绿假单胞菌等具有较强抗菌作用；耳毒性、肾毒性

第三十八节　四环素类及氯霉素

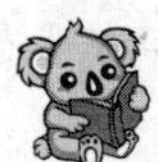

考点梳理

考点1　四环素类（★）

1. 药动学特点及影响因素、抗菌作用和作用机制，临床应用和不良反应

（1）药动学特点及影响因素：口服吸收不规则，易受以下因素影响：①如有Mg^{2+}、Ca^{2+}、Al^{3+}、Fe^{2+}等多价阳离子，能与四环素形成难溶性的络合物，使吸收减少；②饭后服药，血药浓度比空腹减少50%；③铁剂使其吸收率下降40%～90%，故需同时服用两药时，应间隔3小时；④碱性环境影响吸收，而胃酸酸度高时能促进吸收；⑤吸收量有限度。服药量超过0.5 g以上，血药浓度不再随剂量增加而增高，多者随粪便排出。分布广泛，可透过胎盘屏障，在骨、牙、肝中浓度高，存在肝肠循环，主要由肾排泄。

（2）抗菌作用：抗菌谱广，对G^+菌的抗菌活性强于G^-菌，但对G^+菌的作用不如青霉素类和头孢菌素类，对G^-菌的作用不如氨基糖苷类和氯霉素。对立克次体、支原体、衣原体、螺旋体、放线菌有较强抑制作用，对阿米巴原虫有间接抑制作用。对铜绿假单胞菌、结核分枝杆菌、伤寒沙门菌、病毒和真菌无效。

（3）作用机制：药物特异性与敏感菌核糖体30 S亚基结合，阻止肽链延伸，抑制细菌蛋白质合成；改变细菌细胞膜的通透性，导致胞内核苷酸及其他重要成分外漏，从而抑制DNA复制。

（4）临床应用

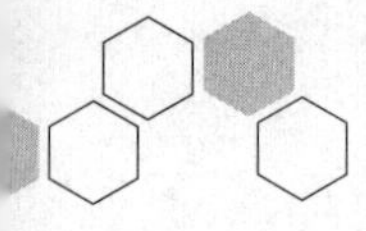

感染源	药物选择
立克次体感染（斑疹伤寒、恙虫病）	首选四环素类
支原体感染（支原体肺炎和泌尿生殖系统感染）	首选四环素类或大环内酯类
衣原体感染（鹦鹉热、性病淋巴组织肉芽肿）	四环素类有较好疗效
螺旋体感染（回归热）	
霍乱、布鲁杆菌感染、幽门螺杆菌感染（消化性溃疡）	
肉芽肿鞘杆菌感染（腹股沟肉芽肿）	
敏感的 G^+ 菌和 G^- 菌感染	四环素类不作为首选药
急性阿米巴痢疾和肠道感染	土霉素效果较好，对肠外阿米巴病无效

（5）不良反应

1）局部刺激：口服可引起胃肠道刺激症状，土霉素多于四环素，服药时应多饮水，饭后服可减轻，但影响吸收。不宜皮下注射和肌内注射。静脉滴注可引起静脉炎，应稀释至浓度＜0.1%，缓慢滴入。

2）二重感染：长期大量应用四环素类抗生素，敏感菌被抑制，体内正常菌群间的生态平衡被破坏，致使一些不敏感菌（耐药菌和真菌等）乘机大量繁殖，造成新的感染，称为二重感染或菌群交替症。较常见：①真菌感染，多由白色念珠菌引起，表现为鹅口疮、肠炎，应立即停药，并应用抗真菌药治疗；②对四环素耐药的艰难梭状芽孢杆菌引起的假膜性肠炎，表现为剧烈的腹泻、发热、肠壁坏死、体液渗出甚至休克死亡，应立即停药，并口服万古霉素或甲硝唑治疗。

3）对骨骼和牙齿生长的影响：可致牙齿黄染，牙釉质发育不全，还抑制婴幼儿骨骼发育。故孕妇、哺乳期妇女及 8 岁以下儿童禁用。

4）其他：严重肝损伤或加重原有肾损伤。偶见过敏反应，可引起光敏反应和前庭反应。

2. 多西环素（强力霉素）的作用特点及临床应用

（1）作用特点：抗菌谱、抗菌机制与天然四环素类相同，抗菌活性比四环素强，具有速效（脂溶性高）、强效和长效（由于显著的肝肠循环）的特点，耐药菌株少。

（2）临床应用：现已取代天然四环素作为各种适应证的首选药或次选药，是四环素类药物中的首选药。特别适合治疗肾外感染伴肾功能不全患者及胆道感染。

3. 米诺环素的作用特点及临床应用

（1）作用特点：脂溶性高于多西环素，口服吸收迅速而完全，吸收率接近 100%，不受食物和乳制品的影响。组织穿透力强，脑脊液中浓度高于其他四环素类药物。抗菌活性在四环素类药物中最强。

（2）临床应用：临床主要用于酒糟鼻、痤疮和沙眼衣原体所致的性传播疾病及耐药菌感染。

考点 2　氯霉素的药动学特点、抗菌作用和机制、临床应用、不良反应（★☆）

（1）药动学特点：口服后由胃肠吸收，迅速而完全。广泛分布于体内各组织和体液中，脑脊液中药物浓度较高。可进入乳汁、唾液腺，通过胎盘进入胎儿体内。以原形物迅速由尿排泄。

（2）抗菌作用：抗菌谱广，对 G^+ 菌和 G^- 菌都有效。对 G^- 菌作用强于 G^+ 菌，特别对伤寒沙门菌、流感嗜血杆菌、脑膜炎奈瑟菌、肺炎链球菌作用强，对厌氧菌、百日咳鲍特菌、布鲁斯菌作用较强；对 G^+ 菌作用不如青霉素类和四环素类。对立克次体、支原体、衣原体、螺旋体等有抑制作用。对铜绿假单胞菌、结核分枝杆菌、真菌、病毒及原虫无效。

（3）作用机制：与敏感菌核糖体 50 S 亚基结合，阻止肽链延伸，使细菌蛋白质合成受阻。

（4）临床应用：目前主要用来治疗严重的细菌性脑膜炎、立克次体感染及其他抗生素无效的

G⁻杆菌感染。

（5）不良反应：①骨髓造血功能的抑制；②灰婴综合征；③其他。

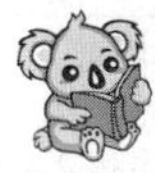

考点集锦

四环素类抗生素
- 作用机制：特异性与敏感菌核糖体30S亚基结合，阻止肽链延伸，抑制细菌蛋白质合成
- 天然四环素类
  - 代表药物：四环素、土霉素
  - 药动学：吸收不规则，易受多重因素影响
  - 抗菌作用：抗菌谱广，G^+菌的抗菌活性强于G^-菌
  - 临床应用：立克次体感染、支原体感染，首选四环素类
  - 不良反应：局部刺激；二重感染（白色念珠菌感染，伪膜性肠炎）；对骨骼和牙齿生长的影响（8岁以下儿童禁用）；光敏反应
- 半合成四环素类
  - 米诺环素：抗菌活性在四环素类药物中最强，临床主要用于酒糟鼻、痤疮和沙眼衣原体所致的性传播疾病及耐药菌感染
  - 多西环素：现已取代天然四环素作为各种适应证的首选药或次选药

氯霉素
- 抗菌机制：与敏感菌核糖体50S亚基结合，阻止肽链延伸，使细菌蛋白质合成受阻
- 抗菌作用：抗菌谱广
- 临床应用：治疗严重的细菌性脑膜炎、立克次体感染及其他抗生素无效的G^-杆菌感染
- 不良反应：骨髓造血功能抑制（不可逆的再生障碍性贫血）；灰婴综合征

第三十九节　抗真菌药与抗病毒药

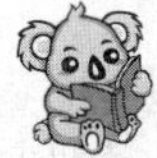

考点梳理

考点1　抗真菌药（★★）

两性霉素B、唑类、特比萘芬、卡泊芬净的作用特点、临床应用及主要不良反应

药物名称	作用特点	临床应用	不良反应
两性霉素B	对多种深部真菌有强大的抑制作用。可选择性地与真菌细胞膜的麦角固醇相结合形成孔道，从而增加膜的通透性，导致胞内许多小分子物质外漏，造成细胞死亡	目前治疗深部真菌感染的首选药	高热、寒战、头痛、恶心、呕吐；心律失常、惊厥、肾损害及溶血
唑类	可抑制真菌细胞膜中麦角固醇合成，抑制真菌生	新型隐球菌、白色念珠菌等深部真菌感染和浅部真菌感染（如甲癣）	酮康唑常见有恶心、呕吐等胃肠道反应，以及皮疹、头晕、嗜睡、畏光等，偶见肝毒
特比萘芬	对各种浅部真菌如毛癣菌属、小孢子癣菌属、表皮癣菌属均有明显的抗菌活性，对酵母菌、假丝酵母菌也有抑菌效应。可选择性抑制角鲨烯环氧化酶，抑制细胞膜麦角固醇的合成，影响真菌细胞膜的形成	口服或外用可治疗由皮肤癣菌引起的甲癣、体癣、股癣、手癣、足癣	常见胃肠道反应，较少发生肝炎和皮疹

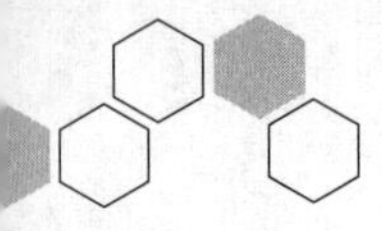

续表

药物名称	作用特点	临床应用	不良反应
卡泊芬净	干扰真菌细胞壁的合成，有广谱抗真菌活性	治疗对其他治疗无效或不能耐受的侵袭性曲霉菌病。治疗念珠菌败血症、念珠菌感染所致腹腔脓肿、腹膜炎和腹腔感染和食管念珠菌病	可有发热、头痛、恶心、呕吐、腹痛、腹泻、皮疹、瘙痒、贫血、转氨酶水平升高等症状，静滴可发生血栓性静脉炎

从旁指点

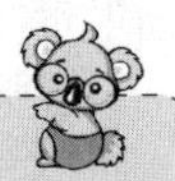

两性霉素B不能与有肾毒性的药物合用，如氨基糖苷类药物。

考点2 抗病毒药

1. 常用抗病毒药的分类（★）

（1）穿入和脱壳抑制剂：金刚烷胺、金刚乙胺、恩夫韦地、马拉韦罗。

（2）DNA聚合酶抑制剂：阿昔洛韦、更昔洛韦、伐昔洛韦、泛昔洛韦、膦甲酸钠。

（3）逆转录酶抑制剂：①核苷类：拉米夫定、齐多夫定、恩曲他滨、替诺福韦、阿德福韦酯；②非核苷类：依法韦伦、奈韦拉平、地拉韦定。

（4）蛋白酶抑制剂：沙奎那韦、利托那韦、英地那韦、奈非地韦和安普那韦等。

（5）神经氨酸酶抑制剂：奥司他韦、扎那米韦。

（6）广谱抗病毒药：利巴韦林、干扰素。

2. 阿昔洛韦的作用特点及用途（★★）

（1）作用特点：属于鸟嘌呤核苷类似物，是目前最有效的抗单纯疱疹病毒（HSV）药物之一。阿昔洛韦在感染细胞内被HSV的胸苷激酶及宿主细胞的激酶磷酸化，生成阿昔洛韦三磷酸，可以竞争性抑制病毒DNA聚合酶，也可掺入病毒DNA中，使病毒DNA合成受阻。耐药性的产生与病毒的胸苷激酶或病毒的DNA聚合酶的基因突变有关。

（2）用途：为HSV感染的首选药。静脉给药用于HSV脑炎，局部应用治疗疱疹性角膜炎、单纯疱疹和带状疱疹。与免疫调节剂（α－干扰素）联合应用治疗乙型肝炎有效。

3. 更昔洛韦的作用特点及用途（★★）

（1）作用特点：对HSV及水痘－带状疱疹病毒的抑制作用与阿昔洛韦相似，而对巨细胞病毒（CMV）的抑制作用强于阿昔洛韦，作用机制为更昔洛韦进入感染细胞内首先被激活为更昔洛韦三磷酸，后者与鸟苷三磷酸（GTP）竞争相应的酶，从而抑制病毒DNA的合成。

（2）用途：①仅用于防治免疫缺陷和免疫抑制患者的CMV视网膜炎；②预防和治疗器官移植者和艾滋病患者的CMV感染。

4. 拉米夫定的作用特点及用途（★★）

（1）作用特点：抑制RNA逆转录酶，对HIV包括对齐多夫定耐药的HIV以及乙肝病毒（HBV）均有抗病毒作用，细胞毒性低于齐多夫定。

（2）用途：单用易产生耐药性，主要与齐多夫定合用。

5. 利巴韦林的作用特点及用途（★★）

（1）作用特点：抗病毒谱较广，作用机制与进入细胞内磷酸化，竞争性地抑制病毒的三磷酸鸟苷合成，抑制病毒mRNA合成有关。但本药对宿主细胞核酸合成也有一定作用，因此选择性不强。

（2）用途：①气雾吸入用于治疗幼儿呼吸道合胞病毒感染性肺炎和支气管炎；②可治疗甲型或乙型流感病毒引起的感染性疾病。

6. 齐多夫定的作用特点及用途（★）

（1）作用特点：经宿主细胞酶的作用，转化为齐多夫定三磷酸，以假底物的形式竞争性抑制RNA逆转录酶，并掺入到正在合成过程中的单链DNA中，终止病毒DNA链的延伸。

（2）用途：用于治疗艾滋病及重症艾滋病相关症候群。治疗艾滋病主张联合用药疗法（鸡尾酒治疗法），一般采用三联疗法，如齐多夫定与拉米夫定和阿波卡韦合用，或齐多夫定与拉米夫定和蛋白酶抑制药合用。

7. 干扰素的作用特点及用途（★）

（1）作用特点：具有广谱抗病毒作用，通过诱导机体组织细胞产生抗病毒蛋白酶而抑制病毒的复制。口服无效，须注射给药。

（2）用途：①慢性病毒性肝炎（乙、丙、丁型）；②用于尖锐湿疣、生殖器疱疹及HIV患者的卡波西肉瘤。

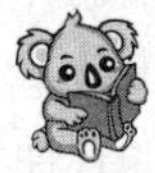

考点集锦

抗真菌药
- 全身性抗真菌药
  - 两性霉素B：可选择性地与真菌细胞膜的麦角固醇相结合形成孔道，从而增加膜的通透性；是目前治疗深部真菌感染的首选药；不良反应有肾毒性
  - 氟胞嘧啶：抑制真菌DNA合成；用于深部真菌感染
  - 酮康唑、伊曲康唑、氟康唑：用于对新型隐球菌、白色念珠菌等深部真菌感染和浅部真菌感染（如甲癣）的治疗
  - 特比萘芬：可选择性抑制角鲨烯环氧化酶，抑制细胞膜麦角固醇的合成，影响真菌细胞膜的形成；口服或外用可治疗皮肤癣菌等浅部真菌感染
  - 卡泊芬净：念珠菌和曲霉菌感染
- 外用抗真菌药
  - 咪康唑：皮肤癣菌或假丝酵母菌引起的皮肤黏膜感染
  - 克霉唑：表浅部真菌病、皮肤黏膜或阴道假丝酵母菌感染

抗病毒药
- 穿入和脱壳抑制剂：金刚烷胺（预防和治疗甲型流感）、金刚乙胺
- DNA多聚酶抑制剂：阿昔洛韦（单纯疱疹病毒感染的首选药）
  - 更昔洛韦（治疗巨细胞病毒感染，易诱发骨髓抑制）
  - 膦甲酸钠、碘苷（局部外用）
- 逆转录酶抑制剂
  - 核苷类：拉米夫定（治疗HIV以及乙肝病毒感染）
    - 齐多夫定（治疗艾滋病及重症艾滋病相关症候群）
  - 非核苷类：依法韦伦、奈韦拉平、地拉韦定
- 蛋白酶抑制剂：利托那韦
- 神经氨酸酶抑制剂：奥司他韦、扎那米韦
- 广谱抗病毒药：干扰素→注射给药，治疗慢性病毒性肝炎（乙、丙、丁型）；利巴韦林→幼儿呼吸道合胞病毒感染性肺炎和支气管炎

第四十节　抗结核病药和抗麻风病药

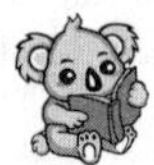

考点梳理

考点 1　抗结核病药

1. 一线抗结核病药异烟肼（INH）抗菌作用及其机制、药动学特点和主要不良反应（★★）

（1）抗菌作用：对结核分枝杆菌具有高度选择性。抗菌活性强，对生长旺盛的结核杆菌有强大的杀灭作用，对静止期的结核杆菌有抑制作用，作用强度与渗入到病灶部位的药物浓度呈正相关。穿透力强，可渗入吞噬细胞内及纤维化或干酪样病灶内产生杀菌作用，是全效杀菌药。

（2）作用机制：抑制分枝菌酸的合成，使结核杆菌细胞壁合成受阻而死亡。也可能是抑制结核杆菌 DNA 的合成或与敏感菌的酶结合引起代谢紊乱而杀菌。

（3）药动学特点：口服吸收迅速而完全，广泛分布于全身的组织和体液中，易透过血－脑屏障。穿透力强，可渗入骨组织、关节腔、胸水、腹水、肾组织、淋巴结以及纤维化或干酪样病灶中，也易渗入细胞内。大部分在肝内经乙酰转移酶代谢为无活性的乙酰化异烟肼和异烟酸，代谢物及少量原形药由肾排泄。肝乙酰化的速度有明显的种族差异，故临床用药时应根据患者的代谢类型确定给药方案。

（4）不良反应：发生率与剂量相关，治疗量时不良反应少而轻。

1）神经系统毒性：①周围神经炎：常见，多见于剂量大、维生素 B_6 缺乏及慢性乙酰化型者。②中枢神经系统毒性：可能是维生素 B_6 缺乏导致。

2）肝毒性：可损伤肝细胞，使转氨酶升高，少数患者可出现黄疸，严重时可出现肝小叶坏死，甚至死亡。与利福平合用时，肝功能异常的发生率明显增高。用药期间应定期检查肝功能，应忌酒。

3）其他：可见皮疹、药热等过敏反应，粒细胞减少、血小板减少、溶血性贫血等血液系统反应，口干、上消化道不适等胃肠道反应。

2. 一线抗结核病药利福平（RFP）抗菌作用及其机制、药动学特点及主要不良反应（★★）

（1）抗菌作用：抗菌谱广且抗菌作用强。对结核分枝杆菌、麻风分枝杆菌、多种 G^+ 球菌（特别是耐药金黄色葡萄球菌）、G^- 球菌（如脑膜炎奈瑟菌）有强大杀灭作用，对 G^- 杆菌（如大肠埃希菌、变形杆菌、流感嗜血杆菌）也有抑制作用，高浓度时对某些病毒和沙眼衣原体也有抑制作用。对繁殖期结核杆菌杀菌作用最强，对静止期的结核杆菌作用较弱，疗效与异烟肼相当。对细胞内的结核杆菌也有杀菌作用，是全效杀菌药。

（2）作用机制：特异性抑制细菌 DNA 依赖性的 RNA 多聚酶，阻碍 mRNA 合成。

（3）药动学特点：口服吸收快而完全，食物和对氨基水杨酸（PAS）可以减少其吸收，宜空腹服用，一般晨起顿服，与 PAS 合用时，应该间隔 8～12 h。广泛分布于全身各组织，穿透力强。主要在肝内代谢为去乙酰基利福平，其抗菌作用比利福平小。本药为肝药酶诱导剂。主要经胆汁排泄，形成肝肠循环，延长抗菌作用时间。因利福平及其代谢产物均呈橘红色，故服药后尿、粪、唾液、泪液、痰和汗等均呈橘红色。

（4）不良反应：①胃肠道反应；②肝毒性；③“流感综合征”（大剂量间歇给药时可诱发发热、寒战、头痛、肌肉酸痛等类似感冒的症状，现已不使用这种给药方法）；④过敏反应；⑤致畸。

3. 一线抗结核病药乙胺丁醇抗菌作用及其机制、药动学特点及主要不良反应（★★）

（1）抗菌作用：对繁殖期结核分枝杆菌有较强的抑制作用，对异烟肼或链霉素耐药的结核分枝杆菌仍有效，对其他细菌无效。

（2）作用机制：与二价金属离子（如 Mg^{2+}）络合，阻止菌体内亚精胺与 Mg^{2+} 络合，干扰细菌 RNA 的合成。

（3）药动学特点：口服吸收良好，分布广泛。大部分以原形经肾排泄，肾功能不全时可发生蓄积，少部分在肝内转化为醛及二羧酸衍生物经肾排泄，对肾脏有一定毒性。

（4）不良反应：治疗量不良反应较少。连续大剂量使用引起的严重毒性反应为球后视神经炎，表现为弱视、视野缩小、红绿色盲等，尤其与利福平合用时。用药期间应定期作眼科检查，如发现异常，应及时停药并给予大剂量的维生素 B_6 治疗，有望恢复。糖尿病患者必须在控制糖尿病的基础上方可使用，已发生糖尿病性眼底病变者慎用。

4. 二线抗结核病对氨基水杨酸的药理作用特点（★）

对结核分枝杆菌只有抑菌作用，活性较弱，单用无临床价值。耐药性出现缓慢，与其他抗结核病药合用，可以延缓耐药性的发生并增强疗效。其抗菌机制可能与抑制结核分枝杆菌的叶酸代谢和分枝杆菌素合成有关。与利福平合用时不能同时服用。

5. 二线抗结核病乙硫异烟胺的药理作用特点（★）

主要抑制分枝菌酸的合成而发挥抗结核作用，但抗结核活性较低。对异烟肼、链霉素耐药的菌株对乙硫异烟胺仍然敏感。在第一线药物无效或不能应用时，乙硫异烟胺可与其他药物联合应用。

6. 一线抗结核病吡嗪酰胺（PZA）的药理作用特点（★）

对结核分枝杆菌有较强的抑制和杀灭作用，弱于异烟肼、利福平、链霉素，在酸性环境抗菌作用增强。单用易产生耐药性，与其他抗结核病药无交叉耐药性。

7. 抗结核病药的应用原则（★）

结核病药在用药过程中应遵循：早期用药、联合用药（一般在异烟肼基础上加用其他药物，采用二联、三联或四联的治疗方案）、适量用药、规律用药和全程用药原则。

考点 2　抗麻风病药氨苯砜（DDS）的抗菌作用和应用特点（★）

1. 抗菌作用

对麻风分枝杆菌有较强的直接抑制作用，为抑菌剂，作用机制与磺胺类相似。麻风分枝杆菌对氨苯砜可产生耐药性，多药合并治疗，可延缓耐药性的产生并缩短疗程。

2. 应用特点

为治疗各型麻风病的首选药，通常采用联合疗法。溶血是常见不良反应，大剂量或葡萄糖-6-磷酸脱氢酶缺乏者尤易发生。

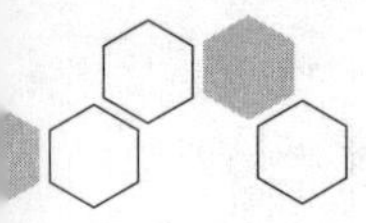

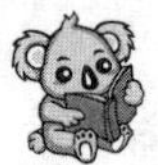
考点集锦

抗麻风病药→氨苯砜：抑菌剂，治疗各型麻风病的首选药

抗结核病药
- 异烟肼
  - 作用机制：抑制结核分枝菌酸的合成，使结核杆菌细胞壁合成受阻而死亡
  - 临床应用：治疗各型结核病的首选药
  - 不良反应：神经系统毒性（周围神经炎与神经系统毒性）；肝毒性
- 利福平
  - 抗菌作用：抗菌谱广且抗菌作用强；对繁殖期结核杆菌杀菌作用最强，对细胞内的结核杆菌也有杀菌作用
  - 作用机制：特异性抑制细菌DNA依赖性的RNA多聚酶，阻碍mRNA合成
  - 临床应用：治疗结核病、麻风病、耐药金黄色葡萄球菌感染、重症胆道感染
- 乙胺丁醇：对繁殖期结核分枝杆菌有较强的抑制作用；严重毒性反应为球后视神经炎
- 吡嗪酰胺：用于对其他抗结核病药产生耐药或不能耐受的复治患者，严重肝损害
- 对氨基水杨酸：对结核分枝杆菌只有抑菌作用，活性较弱，单用无临床价值；可能与抑制结核分枝杆菌的叶酸代谢和分枝杆菌素合成有关
- 用药原则：早期用药、联合用药、适量用药、规律用药和全程用药原则

第四十一节 抗疟药

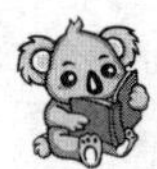
考点梳理

考点1 常用抗疟药（★）

1. 氯喹的药理作用、临床应用及主要不良反应

（1）药理作用

①抗疟作用。氯喹对间日疟和三日疟原虫，以及敏感的恶性疟原虫的红细胞内期的裂殖体有杀灭作用。

②抗肠道外阿米巴病作用。

③大剂量氯喹能抑制免疫反应。

（2）临床应用

①能迅速治愈恶性疟，有效地控制间日疟的症状发作，也可用于症状抑制性预防。

②对阿米巴肝脓肿或阿米巴肝炎有效。

③偶尔用于类风湿关节炎，也常用于系统性红斑狼疮。但用量大，易引起毒性反应。

（3）不良反应：常见的有头痛、头晕、胃肠道反应、皮肤瘙痒等，停药后可消失。长期大剂量应用可见角膜浸润，应定期进行眼科检查。大剂量或快速静脉给药时，可致低血压、心功能受抑等心血管反应。给药剂量大于 5 g 可致死。有致畸作用。

2. 青蒿素类的药理作用、临床应用及主要不良反应

（1）药理作用：能杀灭红内期的裂殖体，对耐氯喹虫株感染也有效。

（2）临床应用：主要用于治疗间日疟、恶性疟，特别用于抗氯喹疟原虫引起的疟疾；对脑型恶性疟的治疗有良效。

（3）不良反应：罕见，可有一过性心脏传导阻滞、血白细胞减少和短暂发热。

3. 伯氨喹的药理作用、临床应用及主要不良反应

（1）药理作用

①对良性疟继发性红外期的疟原虫有杀灭作用。

②杀灭人体血液中的各种疟原虫配子体。

（2）临床应用

①用于控制良性疟的复发，与氯喹合用可根治良性疟。

②用于控制疟疾的传播。

（3）不良反应：严重，治疗量可引起头昏、恶心、呕吐、腹痛等反应；先天性红细胞葡萄糖-6-磷酸脱氢酶缺乏的特异质患者可发生急性溶血性贫血及高铁血红蛋白血症，出现发绀、胸闷、缺氧等严重的毒性反应。

4. 乙胺嘧啶的药理作用、临床应用及主要不良反应

（1）药理作用：对恶性疟及良性疟的原发性红外期疟原虫有抑制作用。对人体内配子体无作用，但当含有乙胺嘧啶的血液被吸入蚊体内后，乙胺嘧啶能阻止疟原虫在蚊体内的有性生殖。疟原虫对乙胺嘧啶易产生耐药性，与磺胺类或砜类合用可对叶酸代谢起到双重阻断作用，增强疗效，又可减少抗药性的产生。

（2）临床应用：用于病因性预防的首选药。在疟疾流行区可用于群众性预防，以阻断疟疾的传播。

（3）不良反应：较少，长期服用可引起巨幼细胞贫血或白细胞减少症，可用亚叶酸钙（甲酰四氢叶酸钙）治疗。

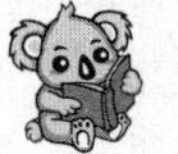

考点集锦

抗疟药
- 控制疟疾症状药
  - 氯喹：疗效高、起效快、作用持久；能迅速治愈恶性疟，有效地控制间日疟的症状发作，也可用于症状抑制性预防；对阿米巴肝脓肿或阿米巴肝炎有效
  - 奎宁：抗疟活性弱于氯喹，用于抗氯喹恶性疟的治疗
  - 青蒿素：主要用于治疗间日疟、恶性疟，特别用于抗氯喹疟原虫引起的疟疾；对脑型恶性疟的治疗有良效
- 控制复发和传播药——伯氨喹
- 用于预防的药——乙胺嘧啶：长期服用可引起巨幼细胞贫血或白细胞减少症

第四十二节　抗阿米巴病药及抗滴虫病药

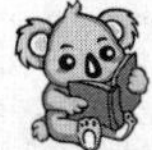

考点梳理

考点1　甲硝唑的作用、临床应用及不良反应（★★）

1. 作用特点

①抗阿米巴作用：对肠内、肠外阿米巴滋养体有直接杀灭作用。但对肠腔内阿米巴原虫则无明显作用。

②抗滴虫作用：对阴道滴虫亦有直接杀灭作用。治疗剂量对阴道内正常菌群无影响。

③抗贾第鞭毛虫作用。

④抗厌氧菌作用：对 G^+ 性或 G^- 性厌氧杆菌和球菌都有较强的抗菌作用，对脆弱拟杆菌感染尤为敏感。

2. 临床应用

①治疗急性阿米巴痢疾和肠外阿米巴感染效果显著。

②对女性和男性泌尿生殖道滴虫感染都有良好疗效。

③目前治疗贾第鞭毛虫病最有效的药物。

④常用于厌氧菌引起的产后盆腔炎、败血症、骨髓炎等，均有良好的防治作用。

3. 不良反应　常见的有头痛、消化道症状、口干、金属味感、皮疹、白细胞减少等，极少数患者出现惊厥、共济失调和肢体感觉异常等神经系统症状。甲硝唑可干扰酒精的氧化代谢过程，引起体内乙醛蓄积，服药期间应禁酒。

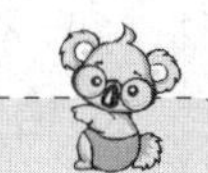

从旁指点

在服用部分头孢类抗生素、咪唑衍生物（如甲硝唑）、氯霉素、灰黄霉素、沙星类、磺脲类降糖药、双胍类降糖药以及含有乙醇的药物（如藿香正气水）和食物（如酒心巧克力）时，必须禁酒！否则会发生双硫仑样反应。如要饮酒，必须停药7天以上。

考点2　替硝唑的临床应用（★）

对阿米巴痢疾和肠外阿米巴病的疗效与甲硝唑相当，毒性偏低，可作为治疗阿米巴肝脓肿的首选药。

考点3　依米丁的特点（★）

对组织内阿米巴滋养体有直接杀灭作用，临床上用于治疗肝、肺、脑阿米巴脓肿，效果良好；能杀灭肠壁内滋养体，迅速控制急性阿米巴痢疾症状，不能根治。依米丁毒性太大，有心肌毒性、胃肠道刺激，应用受局限。

考点4　氯喹的特点（★）

口服后肝中浓度比血药浓度高数百倍，而肠壁分布量少。能杀灭组织内阿米巴滋养体。用于甲硝唑无效的阿米巴肝脓肿、肺脓肿等，可与甲硝唑交替使用，防止耐药菌株的出现。

考点集锦

抗阿米巴病药：
- 甲硝唑：①急性阿米巴痢疾和肠外阿米巴感染；②女性和男性泌尿生殖道滴虫感染；③贾第鞭毛虫病；④厌氧菌引起的产后盆腔炎、败血症、骨髓炎
- 替硝唑：治疗阿米巴肝脓肿的首选药
- 依米丁：用于治疗肝、肺、脑阿米巴脓肿
- 氯喹：用于甲硝唑无效的阿米巴肝脓肿、肺脓肿等

抗滴虫药→首选药为甲硝唑，遇到抗甲硝唑滴虫感染时，可选用乙酰胂胺、曲古霉素等

第四十三节　抗血吸虫病药及抗丝虫病药

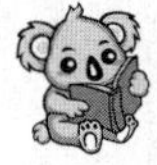

考点梳理

考点1　吡喹酮的药理作用、临床应用、主要不良反应及注意事项（★）

1. 药理作用

可增加虫体细胞膜对 Ca^{2+} 的通透性，使 Ca^{2+} 大量内流，导致虫体 Ca^{2+} 大量增加，而产生痉挛性收缩致死。由于虫体发生痉挛性麻痹，使其不能附着于血管壁，被血流冲入肝，即出现肝移。

在肝内由于失去完整体被的保护，更易被吞噬细胞所消灭。

2. 临床应用

治疗日本、埃及和曼氏血吸虫病的首选药。

3. 不良反应

较轻微，主要表现为神经系统和消化系统，少数出现心电图异常。

4. 注意事项

药物在肝内迅速代谢，但是血吸虫患者由于肝脏病变，代谢能力降低。

第四十四节　抗肠道蠕虫病药

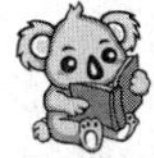

考点梳理

考点1　甲苯达唑的作用机制和应用特点（★）

1. 作用机制

与蠕虫细胞内微管结合，抑制微管装配，干扰虫体对葡萄糖的摄取和利用，使虫体能源障碍而死亡。

2. 应用特点

高效、广谱驱肠蠕虫药，对蛔虫、蛲虫、鞭虫、钩虫、绦虫都有较高疗效。该药显效缓慢，给药后数日才能将虫排尽。对虫卵具抑制发育作用，有控制传播的意义。

考点2　哌嗪的特点（★）

对蛔虫、蛲虫均有驱除作用。其作用机制是能阻断神经肌肉接头处的胆碱受体，妨碍了乙酰胆碱对蛔虫肌肉的兴奋作用，引起肌肉松弛性麻痹随肠蠕动而排出体外。

考点3　氯硝柳胺的特点（★）

对血吸虫尾蚴和毛蚴有杀灭作用，用于血吸虫病的预防。对牛肉绦虫疗效最佳，是驱绦虫的首选药。用于治疗牛肉绦虫病和短小膜壳绦虫病。

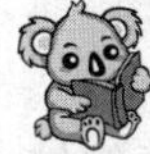

考点集锦

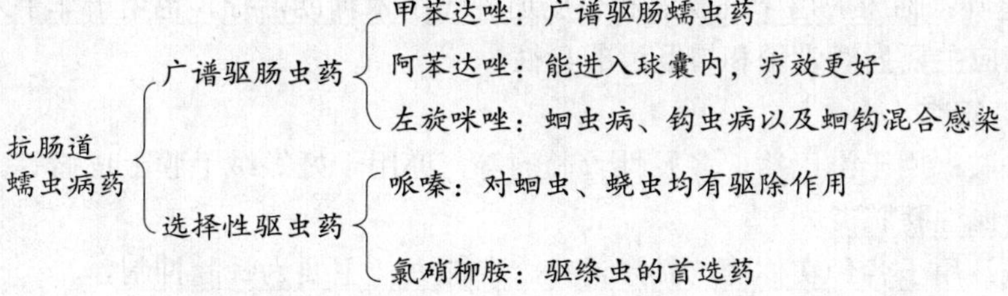
抗肠道蠕虫病药
广谱驱肠虫药
甲苯达唑：广谱驱肠蠕虫药
阿苯达唑：能进入球囊内，疗效更好
左旋咪唑：蛔虫病、钩虫病以及蛔钩混合感染
选择性驱虫药
哌嗪：对蛔虫、蛲虫均有驱除作用
氯硝柳胺：驱绦虫的首选药

第四十五节　抗恶性肿瘤药

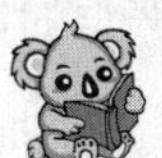

考点梳理

考点1　作用机制分类（★）

1. 影响核酸形成

根据药物主要干扰的生化步骤或所抑制靶酶的不同，可进一步分为：①二氢叶酸还原酶抑制

剂，如甲氨蝶呤等；②胸苷酸合成酶抑制剂，如氟尿嘧啶等；③嘌呤核苷酸互变抑制剂，如巯嘌呤等；④核苷酸还原酶抑制剂，如羟基脲等；⑤DNA 聚合酶抑制剂，如阿糖胞苷等。

2. 直接破坏 DNA，阻止其复制

药物分别破坏 DNA 结构或抑制拓扑异构酶活性，影响 DNA 复制和修复功能。①DNA 交联剂，如氮芥、环磷酰胺和塞替派等烷化剂；②破坏 DNA 的铂类配合物，如顺铂；③破坏 DNA 的抗生素，如丝裂霉素和博来霉素；④拓扑异构酶抑制剂，如喜树碱类。

3. 嵌入 DNA 中，干扰转录过程

药物可嵌入 DNA 碱基对之间，干扰转录过程，阻止 mRNA 的形成，属于 DNA 嵌入剂。如多柔比星等蒽环类抗生素和放线菌素 D。

4. 干扰有丝分裂，影响蛋白质合成

药物可干扰微管蛋白聚合功能、干扰核蛋白体的功能或影响氨基酸供应。

①微管蛋白活性抑制剂，如长春碱类和紫杉醇类等；②干扰核蛋白体功能的药物，如三尖杉生物碱类；③影响氨基酸供应的药物，如 L－门冬酰胺酶。

5. 影响激素平衡

药物通过影响激素平衡从而抑制某些激素依赖性肿瘤。如糖皮质激素、雌激素、雄激素等激素类或其拮抗药。

考点 2　不良反应（★★）

①主要表现在骨髓毒性，出现白细胞减少，对感染的抵抗力降低；②影响伤口愈合；③脱发；④胃肠道受损（恶心、呕吐）；⑤儿童生长抑制；⑥不育；⑦肝肾损害（如顺铂）；⑧心脏毒性（如柔红霉素、多柔比星）；⑨肺毒性（如博来霉素）；⑩致畸或致癌。

考点 3　常用抗肿瘤药物

1. 甲氨蝶呤、氟尿嘧啶（★★）

（1）甲氨蝶呤：可竞争性地与二氢叶酸还原酶结合，阻止二氢叶酸还原成四氢叶酸，而影响 DNA 的合成，抑制肿瘤细胞的增殖。主要作用于细胞周期 S 期。临床应用于儿童急性淋巴性白血病疗效较好，对绒毛膜癌也有较好疗效。不良反应主要是骨髓抑制，胃肠道上皮毒性。

（2）氟尿嘧啶：临床应用于乳腺癌和胃肠道肿瘤手术辅助治疗，也用于非手术恶性肿瘤的姑息治疗。不良反应主要为对骨髓和胃肠道的毒性。

2. 烷化剂、铂类（★★）

（1）环磷酰胺：用于淋巴瘤、多发性骨髓瘤等，亦用于妊娠绒毛膜上皮瘤等。不良反应主要为骨髓抑制和出血性膀胱炎。

（2）塞替派：用于各种实体瘤的姑息治疗。毒性大，主要为骨髓抑制。

（3）白消安：治疗慢性粒细胞白血病效果显著，急性白血病无效。不良反应为骨髓抑制，偶见恶心、呕吐、腹泻、阳痿、畸胎等。

（4）卡莫司汀：适用于治疗脑瘤和恶性肿瘤的脑转移，对霍奇金淋巴瘤疗效显著。最严重的不良反应是延迟和累积性骨髓抑制。

（5）达卡巴嗪：治疗恶性黑色素瘤、霍奇金淋巴瘤和成人肉瘤等。

（6）顺铂：抗瘤谱较广，主要用于治疗转移性睾丸癌和卵巢癌，是治疗睾丸肿瘤最有效的药物之一。最常见最严重的毒性是由于直接对肾小管的毒性作用而引起的肾功能损害。

（7）卡铂：抗瘤活性较强，毒性较低，肾毒性轻微且不常见。

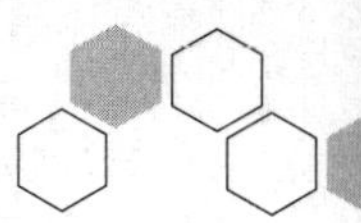

3. 放线菌素D、柔红霉素、多柔比星（★★）

（1）放线菌素D：对霍奇金**淋巴瘤**、绒膜癌和肾母细胞瘤有较好疗效。不良反应为骨髓抑制、厌食、恶心和呕吐等。

（2）柔红霉素：对S期细胞最敏感。用于治疗急性白血病，与长春新碱及泼尼松合用可提高疗效。还可治疗神经母细胞瘤和淋巴瘤。不良反应主要是心脏毒性。

（3）多柔比星：对S期及M期作用最强。用于急慢性白血病、恶性淋巴瘤等。不良反应有骨髓抑制及口腔炎，最严重的为心肌退行性病变和心肌间质水肿。

4. 长春新碱、紫杉醇、三尖杉酯碱（★★）

（1）长春新碱：通过与微管蛋白结合，阻滞微管装配，影响纺锤丝形成，从而阻断有丝分裂，使细胞分裂停止于M期，是M期细胞周期特异性药物。主要用于治疗急性淋巴性白血病、霍奇金淋巴瘤和恶性淋巴瘤。长春新碱不引起严重的骨髓抑制，可广泛用于联合用药方案中。

（2）紫杉醇：现已为治疗卵巢癌和乳腺癌的一线药物。毒性反应为骨髓抑制、神经毒性和心脏毒性。

（3）三尖杉酯碱：抑制真核细胞蛋白质合成的起始阶段，使多聚核糖体分解，释放出新生肽链。用于各型白血病、恶性淋巴瘤等。

5. 他莫昔芬

为抗雌激素药，可在靶组织上拮抗雌激素的作用。可用于治疗晚期乳腺癌，是停经后晚期乳腺癌的首选药物。

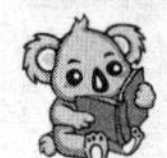

考点集锦

抗恶性肿瘤药
- 干扰核酸DNA生物形成
  - 甲氨蝶呤：用于儿童急性淋巴性白血病、绒毛膜癌；不良反应主要是骨髓抑制
  - 氟尿嘧啶：用于乳腺癌和胃肠道肿瘤手术辅助治疗，也用于非手术恶性肿瘤的姑息治疗
- 影响DNA结构和功能
  - 烷化类：环磷酰胺、塞替派、白消安、卡莫司汀
  - 铂类：顺铂（用于治疗转移性睾丸癌和卵巢癌，最严重的毒性是肾毒性）、卡铂
- 干扰转录，阻止RNA合成
  - 多柔比星：急慢性白血病、恶性淋巴瘤
  - 柔红霉素：急性白血病、神经母细胞瘤和淋巴瘤
  - 放线菌素D：霍奇金淋巴瘤、绒毛膜癌和肾母细胞瘤
- 影响蛋白质合成
  - 长春碱类：急性淋巴性白血病、霍奇金淋巴瘤和恶性淋巴瘤
  - 紫杉醇类：治疗卵巢癌和乳腺癌的一线药物
  - 三尖杉酯碱：于各型白血病、恶性淋巴瘤
- 影响激素平衡→他莫昔芬：用于治疗晚期乳腺癌，是停经后晚期乳腺癌的首选药物

第四十六节 影响免疫功能的药物

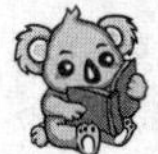

考点梳理

考点1 免疫抑制剂环孢素的药理作用及应用（★）

1. 药理作用

主要特点是选择性抑制T细胞活化，使辅助性T细胞明显减少并降低其与抑制性T细胞的比

例。对 B 细胞的抑制作用弱，对巨噬细胞的抑制作用不明显，对自然杀伤（NK）细胞活力无明显抑制作用，但可间接通过干扰素的产生而影响 NK 细胞的活力。

2. 临床应用

（1）器官移植：为异体器官或骨髓移植时抗排异反应的首选药，已广泛用于肾、肝、胰、心、肺、皮肤、角膜及骨髓移植，防止排异反应。

（2）自身免疫性疾病：可试用于治疗其他药物无效的难治性自身免疫性疾病，如类风湿关节炎、系统性红斑狼疮、银屑病、皮肌炎等。

考点 2　他克莫司、麦考酚酸酯、免疫增强药左旋咪唑的药理作用及应用（★）

药物名称	药理作用	应用
他克莫司	与细胞内结合蛋白形成复合物，抑制白细胞介素 2 基因转录，产生强大免疫抑制作用	主要用于肝脏、肾脏、心脏及骨髓移植
麦考酚酸酯	主要机制与霉酚酸（MPA）选择性、可逆性地抑制次黄嘌呤单核苷膦酸脱氢酶，从而抑制经典途径中嘌呤的合成，导致鸟嘌呤减少有关	主要用于肾移植和其他器官的移植
左旋咪唑	可增强细胞免疫功能，使受抑的细胞免疫功能恢复正常，使 T 淋巴细胞的增殖、淋巴因子的产生、抑制性细胞的功能及抗体形成的能力等都恢复到正常水平	应用于免疫功能低下的慢性反复感染、结缔组织病、癌症

考点 3　白介素–2、干扰素（IFN）的药理作用及应用（★）

1. 白介素–2

（1）药理作用：是 T 淋巴细胞增殖分化所需的调控因子，对 B 细胞、NK 细胞、抗体依赖性杀伤细胞和淋巴因子激活的杀伤细胞等具有促进分化增殖的作用，可刺激许多细胞因子如 TNF、IFN、IL 等的产生。

（2）临床应用：主要用于治疗黑色素瘤、肾细胞癌、霍奇金淋巴瘤等。

2. 干扰素（IFN）

（1）药理作用：①免疫调节作用；②广谱抗病毒作用；③抗肿瘤作用。

（2）临床应用：①小剂量的 IFN 增强细胞免疫和体液免疫；②应用于疱疹性结膜炎、带状疱疹等皮肤疾病及慢性乙型肝炎。IFN–γ 试用于艾滋病，对患者合并的 Kaposi's 肉瘤有一定的抑制作用，并能抑制人类免疫缺陷病毒；③对多种肿瘤如肾细胞癌、某些类型的淋巴瘤、黑色素瘤、乳腺癌有效，特别是对毛细胞白血病效果好。

考点集锦

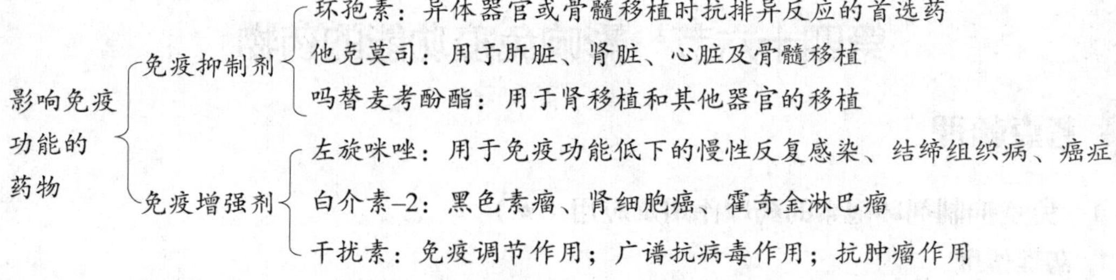
影响免疫功能的药物
免疫抑制剂
环孢素：异体器官或骨髓移植时抗排异反应的首选药
他克莫司：用于肝脏、肾脏、心脏及骨髓移植
吗替麦考酚酯：用于肾移植和其他器官的移植
免疫增强剂
左旋咪唑：用于免疫功能低下的慢性反复感染、结缔组织病、癌症
白介素–2：黑色素瘤、肾细胞癌、霍奇金淋巴瘤
干扰素：免疫调节作用；广谱抗病毒作用；抗肿瘤作用

第二章　生物药剂学与药动学

第一节　生物药剂学概述

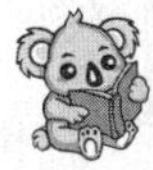

考点梳理

考点 1　生物药剂学基本概念（★★★）

1. 概念

生物药剂学是研究药物及其制剂在体内的吸收、分布、代谢与排泄过程，阐明药物的剂型因素、机体生物因素与药物效应间关系的学科。

2. 药物效应

药物效应是机体对药物作用的反应，既指治疗作用也指副作用，表现为药物临床应用的有效性与安全性问题。

3. 剂型因素

剂型因素是药物及其制剂所表现出的内在与外在的所有性质，既包括针剂、片剂、胶囊剂等狭义的剂型概念，也包括药物的理化性质、制剂处方组成、制备工艺、贮存条件和给药方法等。

4. 生物因素

机体生物因素包括：种属差异、性别差异、年龄差异、个体差异、不同生理病理状态导致的差异。

生物药剂学的具体任务包括：①活性物质的设计与筛选；②药物给药途径及剂型的选择；③制剂处方筛选及工艺优化；④药物及其制剂质量的评价；⑤指导临床合理用药。

> **从旁指点**
>
> 生物药剂学的概念需要考生熟练掌握，熟悉药物效应、剂型因素所包含的内容，考试对该部分内容偶有考查。

考点 2　研究内容与目的（★★）

1. 研究内容

（1）候选化合物的筛选及评价。

（2）给药途径选择及剂型设计。

（3）制剂处方工艺筛选及优化。

（4）药物质量评价。

（5）指导临床合理用药。

2. 研究目的

通过研究不同药物，或相同药物的不同剂型在不同个体的体内过程与药物效应间的关系，揭示药物作用规律，并应用于药物研究开发、药品质量控制以及药物临床应用。

考点 3　药物的体内过程（★★★）

1. 吸收

药物从用药部位进入体循环的过程。

2. 分布

药物吸收进入体循环后，通过细胞膜屏障向机体可布及的组织、器官或体液转运的过程。

3. 代谢

代谢又称为生物转化，药物在吸收过程或进入体循环后，在体内酶系统、体液的 pH 或肠道菌丛的作用下，发生结构转变的过程。

4. 排泄

药物或其代谢产物排出体外的过程。

5. 转运

药物的吸收、分布和排泄过程以部位的改变为主，统称为转运。

6. 消除

代谢与排泄过程反映原形药物从循环中的消失，合称为消除。分布、代谢和排泄过程主要表现出机体对药物的作用，被统称为处置。

从旁指点

考生应记忆药物吸收、分布、代谢和排泄的定义，注意区分转运、消除、处置所包含的体内过程。

考点集锦

生物药剂学概述
- 基本概念：生物药剂学、药物效应、剂型因素、生物因素
- 研究内容与目的
  - 研究内容
  - 目的：揭示药物作用规律，并应用于药物研发、质量控制及临床应用
- 药物的体内过程
  - 吸收：药物从用药部位进入体循环的过程
  - 分布：通过细胞膜屏障向机体的组织、器官或体液转运的过程
  - 代谢：在体内酶系统、体液pH或肠道菌丛的作用下，发生结构转变的过程
  - 排泄：药物或其代谢产物排出体外的过程
  - 转运：吸收、分布和排泄
  - 处置：分布、代谢和排泄
  - 消除：代谢与排泄

第二节　口服药物的吸收

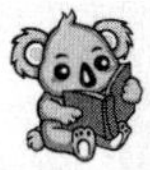

考点梳理

考点 1　药物的膜转运与胃肠道吸收

1. 药物的转运机制（★★★）

药物通过生物膜转运的机制主要分为被动转运、载体媒介转运和膜动转运等三种方式。

转运方式	定义	特点	举例
被动转运	药物从生物膜高浓度侧向低浓度侧转运过程；包括单纯扩散和膜孔转运	顺浓度梯度转运；不需要载体，膜对药物无特殊选择性；不消耗能量，不受细胞代谢抑制剂影响；不存在饱和现象和同类物竞争抑制现象	O_2、CO_2、N_2、类固醇激素、乙醇、尿素、甘油、水等

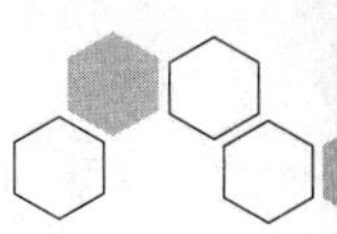

续表

转运方式		定义	特点	举例
载体媒介转运	主动转运	药物借助载体或酶促系统，从生物膜低浓度侧向高浓度侧转运的过程	逆浓度梯度转运；需消耗能量；需要载体参与；转运的速率及转运量与载体量及其活性有关；受代谢抑制剂的影响；有吸收部位特异性	Na^+、I^-、单糖、氨基酸、水溶性维生素及一些有机弱酸、弱碱等弱电介质的离子型
	促进扩散	又称易化扩散，指某些物质在细胞膜载体帮助下，由膜高浓度侧向低浓度侧扩散的过程	需载体参与、结构特异性、饱和现象、顺浓度梯度扩散，不消耗能量	在小肠上皮细胞、脂肪细胞、血－脑屏障血液侧的细胞膜中，氨基酸、D－葡萄糖、D－木糖、季铵盐类药物的转运
膜动转运		通过细胞膜的主动变形，将药物摄入细胞内或从细胞内释放到细胞外的转运过程	被摄取的药物为液态称为胞饮作用；被摄取的药物为大分子或颗粒状物则称吞噬作用	脂溶性维生素、三酰甘油和重金属等

2. 胃肠道的结构与功能（★）

（1）胃：胃与食管相接的部位为贲门，与十二指肠相连的为幽门；胃液 pH 为 0.9～1.5，含有以胃蛋白酶为主的酶类和 0.4%～0.5%的盐酸，具有稀释、消化食物的作用。

（2）小肠：由十二指肠、空肠和回肠组成，小肠 pH 为 5～7，小肠是药物主要吸收部位，药物的吸收以被动扩散为主，同时小肠也是药物主动转运吸收的特异性部位。

（3）大肠：由盲肠、结肠和直肠组成，pH 为 8 左右，主要功能是储存食物糟粕，吸收水分、无机盐并形成粪便。大肠此对药物吸收不起主要作用。

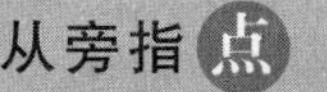

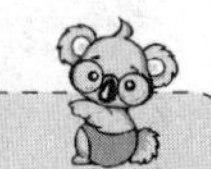

药物的转运机制是考试的重点和易错点，考生应熟练掌握三种转运方式的特点，注意区别单纯扩散和促进扩散（易化扩散）的异同处，并熟悉一些典型物质转运所属的转运类型，考试可能有涉及。

考点 2　影响药物吸收的因素

1. 生理因素（★）

（1）胃肠液的成分与性质：消化道中不同的 pH 环境决定弱酸性和弱碱性药物的解离状态，主动转运的药物不受消化道 pH 的影响。胃蛋白酶、胰酶等可以分解多肽及蛋白类药物。胆汁中含有胆酸盐能增加吸收能力。黏蛋白可能与药物产生结合而影响药物的吸收。

（2）胃排空：胃排空速率加快，有利于多数药物的吸收。

影响胃空速率的因素包括：①食物的理化性质；②胃内容物的黏度和渗透压；③食物的组成：糖类的排空时间较蛋白质为短，蛋白质又较脂肪为短；④药物的影响：服用某些药物如抗胆碱药、抗组胺药、止痛药、麻醉药等都可使胃空速率下降；⑤其他因素：右侧卧比左侧卧胃排空快；⑥精神因素等也会对胃排空产生影响。

（3）胃肠运动：肠的固有运动有利于难溶性药物的吸收。

（4）食物。

（5）循环系统：药物在消化道中的吸收主要通过毛细血管向循环系统转运，淋巴系统的转运几乎可忽略。

（6）肝首过作用：肝首过效应愈大，药物被代谢越多，其血药浓度也愈小，药效会受到明显的影响。

（7）病理因素的影响。

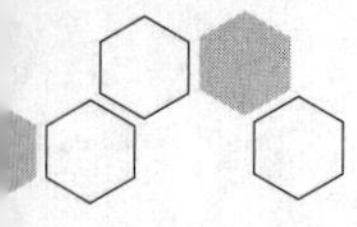

2. 药物理化性质及剂型因素（★★★）

（1）药物解离度和脂溶性对吸收的影响：酸性环境下，弱酸性药物未解离型比例高，易吸收，弱碱性药物解离型比例高，不易吸收；而在弱碱性环境下，情况相反。脂溶性较大的未解离型药物比解离型药物更容易通过生物膜吸收。

（2）药物溶出速率对吸收的影响

1）溶出速率：指在一定溶出条件下，单位时间药物溶解的量。固体药物制剂中药物的溶出是难溶性药物吸收的限速因素。药物的溶出速率影响药物的起效时间，药效强度和作用持续时间。

2）影响药物溶出速率的因素

①溶出有效表面积：影响因素包括药物粒子大小、润湿、溶出介质体积、溶出介质黏度、扩散层厚度。

②药物溶解度：影响药物溶解度因素包括多晶型、表面活性剂、pH 与 pK_a、形成复合物、溶剂化物。

（3）药物剂型对吸收的影响：口服剂型吸收顺序：溶液剂＞混悬剂＞颗粒剂＞胶囊剂＞片剂＞包衣片

（4）制剂处方对药物吸收的影响

①影响药物吸收的辅料：黏合剂、填充剂、崩解剂、润滑剂、增稠剂、表面活性剂等。

②药物间及药物与辅料间的相互作用：胃酸调节、络合作用、吸附作用、固体分散作用、包合作用。

（5）制剂工艺对药物吸收的影响：影响药物吸收的制剂工艺过程：混合、制粒、压片、包衣。

> **从旁指点**
>
> 掌握药物解离度和脂溶性对吸收的影响，酸酸碱碱促吸收，脂溶性大的未解离型药物比解离型易吸收；熟悉影响药物溶出速率的因素；掌握口服剂型吸收顺序。

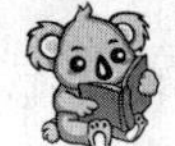

考点集锦

- 口服药物的吸收
  - 药物的转运机制
    - 被动转运
      - 单纯扩散和膜孔转运
      - 顺浓度梯度转运；
      - 不需载体，不消耗能量，不存在饱和现象
    - 载体媒介转运
      - 主动转运
        - 逆浓度梯度转运；消耗能量；需载体参与
        - Na^+、I^-、单糖、氨基酸、水溶性维生素及一些有机弱酸、弱碱等弱电介质离子型
      - 促进扩散
        - 易化扩散，顺浓度梯度扩散，不消耗能量
        - 需载体参与、结构特异性、饱和现象
        - 氨基酸、D-葡萄糖、D-木糖、季铵盐类药物
    - 膜动转运
      - 胞饮作用和吞噬作用
      - 脂溶性维生素、三酰甘油和重金属
  - 影响吸收的因素
    - 药物理化性质
      - 解离度：酸性条件下，弱酸性药物未解离型比例高，易吸收，弱碱性药物则不易吸收；在弱碱条件下，情况相反
      - 脂溶性：脂溶性较大的未解离型药物比解离型药物易吸收
      - 溶出速率
        - 定义：一定溶出条件下，单位时间药物溶解的量
        - 影响因素：溶出有效表面积、药物溶解度
    - 剂型因素：口服剂型吸收顺序：溶液剂＞混悬剂＞颗粒剂＞胶囊剂＞片剂＞包衣片

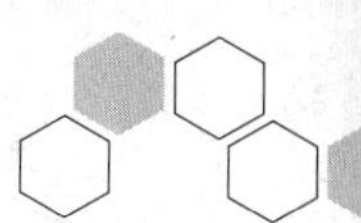

第三节　非口服药物的吸收

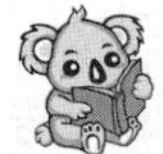

考点梳理

考点 1　注射给药

1. 给药部位与吸收途径（★★）

静脉注射（i.v.）、动脉注射（i.a.）、皮内注射（i.c.或 i.d.）、皮下注射（s.c.）、肌内注射（i.m.）、关节腔内注射和脊髓腔注射。除血管内给药没有吸收过程外，其他途径注射有吸收过程。

（1）静脉注射：不存在吸收过程，注射结束时血药浓度最高，作用迅速；分静脉推注和静脉滴注，前者用量小，一般为 5～50 ml，后者用量可大至数千毫升，注射溶媒常为水或乙醇。

（2）肌内注射：存在吸收过程，药物先经结缔组织扩散，再经毛细血管和淋巴进入血液循环。一般吸收程度与静注相当，但少数药物吸收不比口服好。肌内注射容量一般为 2～5 ml。

（3）皮下注射与皮内注射：药物吸收较肌内注射慢，甚至比口服慢。需延长药物作用时间时可采用皮下注射。皮内注射吸收差，只适用于诊断与过敏试验。

（4）其他部位注射：动脉内给药可使药物靶向特殊组织或器官。腹腔注射后药物经门静脉进入肝脏，可能影响药物的生物利用度。鞘内注射可克服血－脑屏障，使药物向脑内分布。

2. 影响注射给药吸收的因素（★）

（1）生理因素的影响：注射部位血流状态影响药物的吸收速度，淋巴流速则影响水溶性大分子药物或油性注射液的吸收。局部热敷、运动等可使血流加快，促进药物吸收。

（2）药物理化性质的影响：分子量小的药物主要通过毛细血管吸收，分子量大的主要通过淋巴吸收，淋巴流速缓慢，吸收速度也比血液系统慢。

（3）剂型因素：各种注射剂中药物的释放速率排序为：水溶液＞水混悬液＞O/W 乳剂＞W/O 乳剂＞油混悬液。

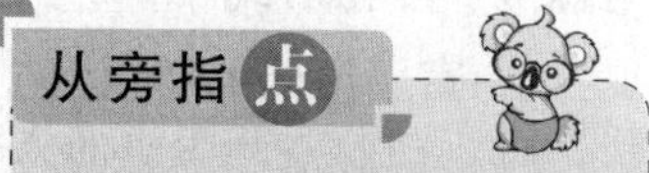

熟悉常见注射途径的英文简称，重点掌握静脉注射和肌内注射的注射容量，以及皮下注射与皮内注射的特点和使用。

考点 2　口腔黏膜给药（★）

1. 口腔黏膜的给药特点

口腔吸收的药物经颈内静脉到达心脏，再入体循环，避免肝的首过作用，也不受胃肠道 pH 和酶系统的破坏，有利于首过效应大或在胃肠中不稳定的药物。

2. 药物口腔黏膜的吸收途径

口腔黏膜吸收主要指颊黏膜吸收和舌下黏膜膜吸收。颊黏膜表面积较大，但药物渗透能力比舌下黏膜差，一般药物吸收和生物利用度不如舌下黏膜，但颊黏膜受口腔中唾液冲洗作用影响小，能够在黏膜上保持相当长时间，有利于多肽、蛋白质类药物吸收，有利于控释制剂释放；舌下黏膜易受唾液冲洗作用影响，且保留时间短。

考点 3　皮肤给药

1. 皮肤给药的特点（★）

（1）避免药物在胃肠道的灭活及肝首过效应。

（2）使血药浓度平稳并能较长时间保持在有效浓度范围内。

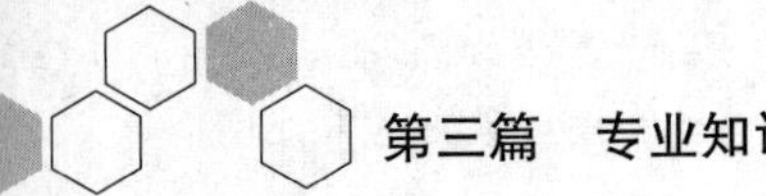

（3）减少药物对胃肠道的刺激性。

（4）提高安全性，患者可随时停止用药。

2. 皮肤给药的吸收途径（★）

（1）经完整皮肤吸收，通过角质层等表皮结构进入真皮组织，主要允许脂溶性和非解离型药物透过。

（2）经细胞间隙途径。

（3）经附属器途径吸收。

3. 影响药物皮肤吸收的因素（★★）

影响皮肤吸收的因素包括药物性质、基质性质、透皮吸收促进剂、皮肤状况等。

考点4 鼻黏膜给药（★）

鼻腔给药优点主要有：为蛋白多肽类药物提供一条非注射的给药途径；避免肝首过效应；增加药物脑内递送；鼻腔免疫。

考点5 肺部给药（★）

肺部给药的特点：能产生局部或全身治疗作用，与其他途径相比，肺部给药吸收表面积大，肺泡上皮细胞膜薄，通透性高；吸收部位血流丰富，酶的活性相对较低，能够避免肝首过效应，生物利用度较高。

考点6 直肠给药（★）

1. 直肠给药的特点

（1）口服给药困难或不能口服给药时，可采用直肠给药。

（2）对胃肠道有刺激或在胃中不稳定的药物，通过直肠给药能够避免上述缺点。

（3）可避免首过效应，提高生物利用度。

（4）连续肌内注射给药不能耐受者，尤其适用于哮喘、糖尿病、贫血等慢性病的长期治疗。

（5）直肠吸收比口服吸收慢，可延长药物作用时间。

2. 直肠给药的吸收途径

（1）通过直肠中、下静脉和肛管静脉吸收，汇集于下腔静脉，直接进入体循环；给药部位距肛门口 2 cm 左右时，药物主要通过此途径吸收，可避免首过效应。

（2）通过直肠上静脉吸收，经门静脉进入肝脏，然后进入体循环；给药部位距肛门口 6 cm 处给药时，大部分通过直肠上静脉吸收，具有明显的首过效应。

考点7 眼部给药（★）

1. 药物吸收途径

眼吸收途径有两条：①渗入角膜，经前房到达虹膜和睫状肌，主要用于眼局部疾病的治疗；②从结膜吸收，经巩膜转运至眼球后部，可治疗全身性疾病。

2. 影响眼部吸收的因素

影响药物眼部吸收的因素有生理因素、药物理化性质、剂型因素和渗透促进剂等。

考点8 阴道给药（★）

1. 阴道给药特点

阴道中酶的降解很少，药物吸收直接进入体循环，避免首过效应，提高生物利用度；阴道环等用于计划生育的给药系统安全、长效、使用方便。

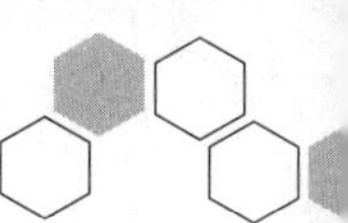

2. 阴道给药吸收途径

药物通过阴道黏膜以被动扩散透过细胞膜的脂质通道为主，同时阴道吸收也可通过含水的微孔通道。

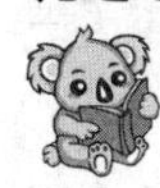

考点集锦

非口服药物的吸收
- 注射给药
  - 静脉注射：不存在吸收；分推注和滴注，推注用量一般为5～50 ml
  - 肌内注射：存在吸收；一般吸收程度与静注相当；肌内注射容量一般为2～5 ml
  - 皮下注射与皮内注射：吸收较肌内注射慢，只适用于诊断与过敏试验
  - 其他部位注射：动脉给药、腹腔注射、鞘内注射
- 影响皮肤吸收的因素包括药物性质、基质性质、透皮吸收促进剂、皮肤状况等
- 其他非口服药物的吸收途径：主要有口腔黏膜给药、鼻黏膜给药、直肠给药、眼部给药、阴道给药

第四节　药物的分布

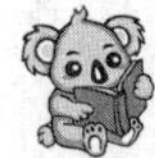

考点梳理

考点1　概述

1. 组织分布与药效（★）

药物分布到达作用部位的速度越快，起效就越迅速；亲和力越强，药效越强越持久；在靶部位停留时间越长，药效就越持久。血药浓度与药效不一定都呈现正比关系，药效的起始时间和药效强度受给药剂量及药物在血液中的分布影响。药物作用的持续时间则主要取决于药物消除速度。

2. 表观分布容积（V）（★★）

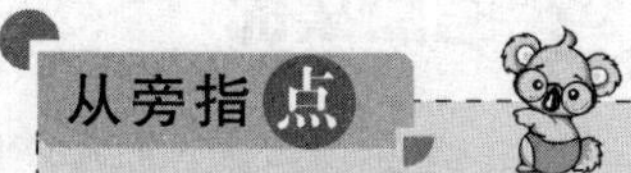

表观分布容积是考试的常考点，考生应掌握表观分布容积的定义及其所表达的含义和意义。

（1）定义：指假设在药物充分分布的前提下，体内全部药物按血中同样浓度分布时所需的体液总容积。

（2）表示方法：$V=D/C$，式中，D 表示体内药量，C 表示相应的血药浓度；单位为 L 或 L/kg。

（3）意义：表观分布容积不是指体内药物分布的真实容积，没有生理学意义；但可推测药物在体内的分布特点，如药物和蛋白结合的程度、药物在组织中分布的程度，还可根据 V 值和血药浓度的关系推算出机体内药物总量，或推算出期望达到某一血药浓度所需要的剂量。

3. 血浆蛋白结合率（★）

与蛋白质结合的药物和血浆中的全部药物的比例，称血浆蛋白结合率。血浆中游离药物浓度和血浆蛋白总浓度是影响血浆蛋白结合率的重要因素。肝脏疾病或者由于体内蛋白质总浓度降低，会导致药物蛋白结合率改变。血浆蛋白结合率高的药物，在血浆中的游离浓度小，结合率低的在血浆中的游离药物浓度高。

考点 2　影响分布的因素（★）

1. 血液循环与血管通透性对体内分布的影响

（1）血液循环的影响：除中枢神经系统外，药物穿过毛细血管壁速度的快慢，主要取决于血液循环的速度，其次为毛细血管通透性。

（2）血管通透性的影响：大多药物通过被动扩散透过毛细血管壁，小分子水溶性药物分子可从毛细血管膜孔中透出（微孔途径），脂溶性药物还可通过血管的内皮细胞（类脂途径）。

2. 药物与血浆蛋白结合率对体内分布的影响

（1）蛋白结合与体内分布：药物与蛋白结合后，不能向组织转运，只有游离型分子才能从血液向组织转运，并在作用部位发挥药理作用。

（2）蛋白结合与药效：药物与血浆蛋白的可逆性结合，能降低药物的分布与消除，使血浆中游离型药物保持一定浓度和维持一定时间，不致因很快消除而作用短暂；毒性作用大的药物与蛋白结合可起到减毒和保护机体的作用。

（3）影响蛋白结合的因素：药物的理化性质、给药剂量、药物与蛋白质的亲和力、药物相互作用、动物种属差异、性别差异、生理和病理状态。

3. 药物的理化性质对体内分布的影响

药物以简单扩散方式透过细胞膜的速度取决于药物的油/水分配系数、解离度及膜两侧药物浓度差。

4. 药物与组织亲和力对体内分布的影响

药物与组织的亲和力药物在体内的选择性分布，除决定于生物膜的转运特性外，不同组织对药物亲和力的不同也是重要原因之一。

5. 药物相互作用对体内分布的影响

对于一些蛋白结合率高的药物，与另一种与其竞争使其结合率下降的药物合用，则会使游离型药物大量增加，进而引起该药的作用发生改变。

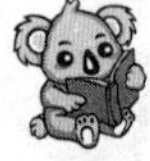

考点集锦

药物的分布
- 表观分布容积
  - 定义：体内全部药物按血中同样浓度分布时所需的体液总容积
  - 表示方法：$V=D/C$，单位为L或L/Kg
- 影响分布的因素：包括血液循环与血管通透性、药物与血浆蛋白结合率、药物的理化性质、药物与组织亲和力、药物相互作用等

第五节　药物的代谢

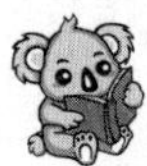

考点梳理

考点 1　药物代谢酶和代谢部位

1. 药物代谢酶系统（★★）

（1）微粒体药物代谢酶系：哺乳动物肝微粒体中存在一类氧化反应类型极为广泛的氧化酶系，称为肝微粒体混合功能氧化酶系统或称单加氧酶；它不是一族特异性很强的酶系统，除肝脏外还主

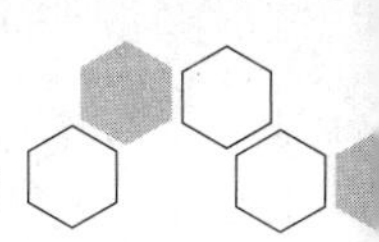

要存在于肾脏、胃肠道、皮肤和肺等组织细胞的内质网亲脂性膜上，催化氧化、还原和水解反应。

（2）非微粒体药物代谢酶系：又称Ⅱ型酶，除肝脏外也存在于血液及其他组织，主要催化葡萄糖醛酸化、硫酸化或乙酰化反应。通常，凡结构类似于体内正常物质、脂溶性较小、水溶性较大的药物都由这组酶系代谢。

2. 药物代谢的部位（★）

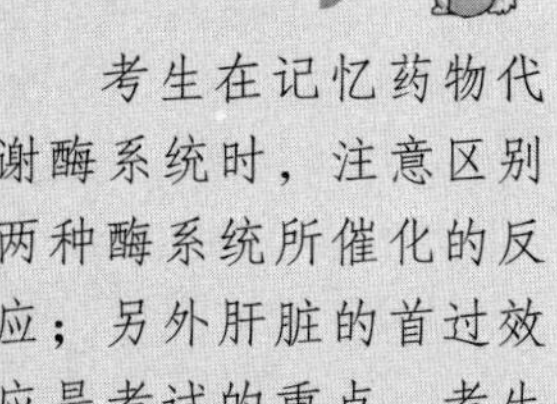

考生在记忆药物代谢酶系统时，注意区别两种酶系统所催化的反应；另外肝脏的首过效应是考试的重点，考生应理解记忆。

肝脏是药物代谢的最主要器官，肝脏代谢以氧化反应为主。药物代谢酶主要位于肝细胞的微粒体中，其次是线粒体和溶酶体；其他代谢部位包括消化道、肺、皮肤、脑、肾脏、鼻黏膜等。

3. 首过效应（★★★）

经胃肠道吸收的药物，在到达体循环前，首先经过门静脉进入肝脏，在首次通过肝脏的过程中，有相当大的一部分药物在肝组织被代谢或与肝组织结合，使进入体循环的原形药物量减少的现象，称为“首过效应”；有首过效应的药物生物利用度低。

考点2　药物代谢反应的类型（★）

1. 第一相反应

药物代谢过程的第一阶段，包括氧化反应、还原反应和水解反应，通过反应使药物结构中引入极性基团；通常是脂溶性药物通过反应生成极性基团，使分子水溶性增大，利于排泄。

2. 第二相反应

即结合反应，是代谢过程的第二阶段，通常是药物或第一相反应生成的代谢产物结构中的极性基团与机体内源性物质反应生成结合物，形成水溶性更大、极性更大、药理活性降低的化合物，更易于排出体外。包括葡萄糖醛酸结合、硫酸结合、谷胱甘肽结合、氨基酸结合、甲基化、乙酰化等。

考点3　影响药物代谢的因素（★★）

1. 给药途径

给药途径和方法所产生代谢过程的差异主要与药物代谢酶在体内的分布以及局部器官和组织的血流量有关；由于肝脏和胃肠道存在众多的药物代谢酶，口服药物的“首过效应”明显，因此“首过效应”是导致药物体内代谢差异的主要原因。

2. 给药剂量和剂型

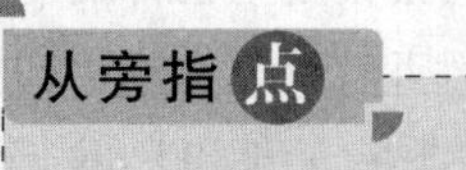

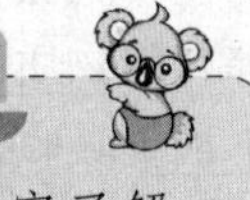

本部分内容了解一下第一相和第二相反应，熟悉影响药物代谢的因素，重点掌握酶抑或酶促作用。

（1）剂量对代谢的影响：通常药物代谢速度和体内药量成正比，当体内药物量增加到一定程度，达到药物代谢酶的最大代谢能力时，代谢反应会出现饱和现象，不再随剂量增加而增加，此时可导致体内血药浓度异常升高，引起中毒反应。

（2）剂型对代谢的影响：剂型对代谢的影响主要针对一些会在胃肠道代谢的药物。

3. 酶抑或酶促作用

（1）酶抑制作用：药物代谢被减慢的现象，称为酶抑制作用，能使代谢减慢的物质称为酶抑制剂。

（2）酶诱导作用：药物代谢被促进的现象，称为酶诱导作用，能使代谢加快的物质称为酶诱导剂。

4. 生理因素

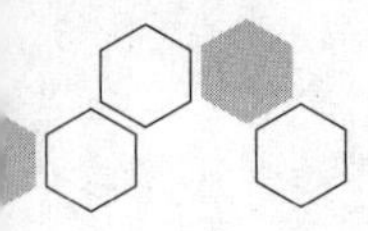

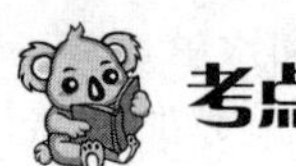

考点集锦

- 药物的代谢
  - 药物代谢酶系统
    - 肝微粒体代谢酶系：也称单加氧酶；一类氧化酶系，特异性不强，催化氧化、还原和水解反应
    - 非微粒体酶系：又称Ⅱ型酶；主要催化葡萄糖醛酸化、硫酸化或乙酰化反应
    - 首过效应：经胃肠道吸收的药物，到达体循环前，有一部分药物在肝组织被代谢或与肝组织结合，使进入体循环的原形药物量减少的现象
  - 影响代谢的因素
    - 给药途径："首过效应"是导致药物体内代谢差异的主要原因
    - 给药剂量和剂型：通常药物代谢速度和药量成正比，但代谢会出现饱和现象
    - 酶抑或酶促作用：药物代谢被减慢的现象，称酶抑制作用；代谢被促进的现象，称为酶诱导作用
    - 生理因素

第六节　药物排泄

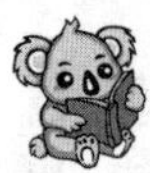

考点梳理

考点 1　肾排泄（★★）

1. 肾小球滤过

除细胞和蛋白质外一般物质均可无选择滤过肾小球，药物滤过方式为膜孔转运，即被动转运为主，滤过率较高；药物若与血浆蛋白结合，则不能滤过。

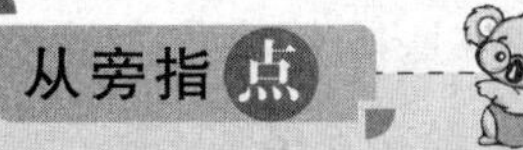

> 掌握"肾排泄率"，肾排泄率 = 肾小球滤过率 + 肾小管分泌率 − 肾小管重吸收率，考试可能以单选题出现；熟悉并理解肾小球滤过、肾小管重吸收、肾小管主动分泌的概念或特点。

2. 肾小管重吸收

指被肾小球滤过的药物，通过肾小管时重新转运回到血液的过程。重吸收是生物体的一种必要生理功能，水分、钠、氯、钾等有用物质可被重吸收；而代谢产生的废物、尿素和尿酸等几乎不被重吸收，肌酸酐则完全不被重吸收。重吸收存在主动和被动重吸收两种形式，重吸收程度与药物的脂溶性、pK_a、尿 pH 和尿量有关。

3. 肾小管主动分泌

指药物由血管侧通过上皮细胞侧底膜摄入细胞，再从细胞内通过刷状缘膜向管腔侧流出的过程；该过程是主动转运过程，肾小管主动分泌属于载体介入系统，需能量供应，载体系统受到能量限制，可以被饱和，类似结构的药物可竞争同一载体。

考点 2　胆汁排泄（★★★）

除肾排泄外，胆汁排泄也是药物排泄的重要途径。

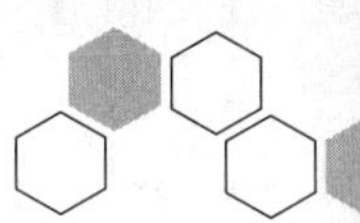

1. 肝清除率

药物的总清除率一般指肾清除率和非肾清除率之和；非肾清除率主要是指肝清除率，其表示肝中经过代谢的代谢产物和部分未代谢物向胆汁排泄的清除率之和。

2. 肠肝循环

随胆汁排入十二指肠的药物或其代谢物，如果在小肠被重吸收，会经门静脉返回到肝，重新进入全身循环，然后再分泌直至最终从尿中排除的现象称肠肝循环。肠肝循环可能会使药物在体内存留时间变长。

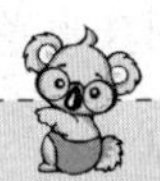

从旁指点

肠肝循环的概念需要考生熟练掌握，考试经常出现，考生必须强化记忆；同时考生需知道肠肝循环对药物作用影响，即可能使药物在体内存留时间变长。

考点 3　其他途径排泄（★）

药物的其他途径排泄：消化道排泄、肺排泄、乳汁排泄、汗排泄和唾液排泄。

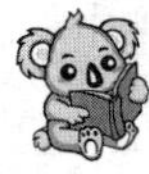

考点集锦

- 药物排泄
  - 肾排泄
    - 肾小球滤过：以被动转运为主
    - 肾小管重吸收：水、钠等可被重吸收；代谢废物、尿素等几乎不重吸收，肌酸酐完全不被重吸收
    - 肾小管主动分泌：主动转运过程
  - 胆汁排泄
    - 肝清除率：肝中经代谢的产物和部分未代谢物向胆汁排泄的清除率之和
    - 肠肝循环：能使药物在体内存留时间变长

第七节　药动学概述

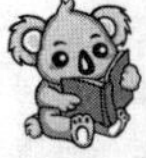

考点梳理

考点 1　药动学定义（★★）

药动学是研究各种途径给药后生物体内的药量或药物浓度随时间变化的规律，也即是应用动力学原理，采用数学处理的方法定量地研究药物在体内的吸收、分布、代谢（生物转化）和排泄过程动态变化规律的一门科学。

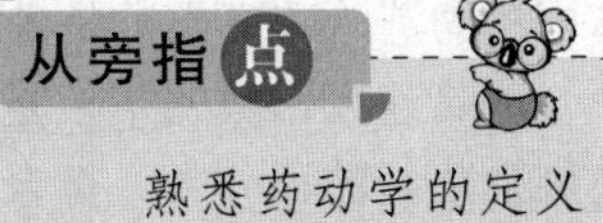

熟悉药动学的定义即可，考试单独出题的可能性不大，一般以单选题的某个选项出现。

考点 2　血药浓度与药物效应

1. 治疗浓度范围（★★）

治疗浓度范围即治疗窗，指给药后产生药效的最低有效浓度和产生毒性的最低中毒浓度之间的浓度范围。治疗窗窄的药物，易发生治疗失败或不良反应，常需进行治疗药物浓度监测。

2. 血药浓度与药物效应的关系（★）

对大多数药物，血药浓度与作用靶位的实际浓度呈正相关，从而间接反映药物的临床效应，包括治疗效果及毒副作用。血液中游离药物浓度常与总浓度保持一定的比例，药动学中常以血液

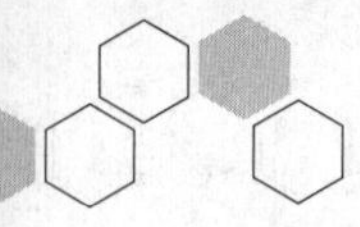

中的药物总浓度作为观察指标。

从旁指点

掌握治疗浓度范围，即最低有效浓度和产生毒性的最低中毒浓度之间的浓度范围。

考点 3　药动学的基本概念和主要参数

1. 血药浓度 – 时间曲线（★★★）

给药后按适当时间间隔抽血，检测血药浓度，每一个时间点对应一个药物浓度，由此得到的一系列血药浓度相对于时间的实验数据，称为药 – 时数据；用坐标图表示，称为血药浓度 – 时间曲线，简称药 – 时曲线。血管内给药的药 – 时曲线通常为曲线，血管外给药一般为抛物线。常将药 – 时曲线的不同时间段用吸收相、平衡相和消除相来表示，以表明该时间段体内过程的主要影响。

2. 血药浓度 – 时间曲线下面积（★★★）

药 – 时曲线图中，药 – 时曲线与时间轴共同围成的面积称为血药浓度 – 时间曲线下面积，简称药 – 时曲线下面积，用 AUC 表示。AUC 与药物吸收的总量成正比，能够反映药物吸收的程度；AUC 越大，表明制剂中的药物被生物体吸收越完全。

3. 峰浓度和达峰时间（★★★）

血药峰浓度即药时数据中的最大浓度，用 C_{max} 表示，其大小能够反映药物的疗效情况和毒性水平；与 C_{max} 相对应的时间称为达峰时间，用 t_{max} 表示，它能够反映药物吸收的快慢，t_{max} 越小，药物的吸收越快。

4. 速率过程（★★★）

与生物体药动学相关的速率过程主要有三种：

（1）一级速率过程：表示药物在体内某一部位的变化速率与该部位药量或血药浓度的一次方成正比，多数药物在常规给药剂量时的体内过程符合一级速率过程。

（2）零级速率过程：表示体内药物的变化速率与该部位药量或血药浓度的零次方成正比，恒速静脉滴注的给药速率，理想控释制剂的释药速率都符合零级速率过程。

（3）非线性速率过程：符合非线性药动学特征的药物的速率过程通常以米氏方程描述。

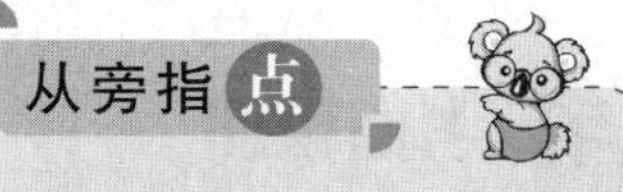

从旁指点

本部分内容重点掌握 AUC 所表示的含义、三种速率过程的特点、消除速率常数（k）的特性。

5. 速率常数（k）（★★★）

k 越大，体内药物的量或浓度变化得越快。速度常数有多种，其中消除速度常数是最主要的一种。消除速度常数具有加和性，体内总的消除速度常数是各种途径消除速度常数之和。

消除速度常数的单位是时间的倒数，表示单位时间内消除体内剩余药量的百分数。符合线性药动学特征的药物的消除速度常数在健康人体内是一个常数，它只依赖于药物本身的性质，与剂型及给药方法无关；但消除速度常数与患者的肝肾功能等病理因素有很大关系。

6. 半衰期（★★★）

药物的消除半衰期是指体内药量或者血药浓度减少一半所需要的时间。大多数药物在一定剂量范围内符合一级消除，它的消除半衰期与消除速度常数有如下关系：

$$t_{1/2} = \frac{0.693}{k}$$

消除半衰期也是药物的固有性质，对于健康人也是个常数，与剂量、剂型和给药途径无关。半衰期的任何变化都将反映体内消除器官功能的变化，如肝肾功能衰退时，半衰期延长；老

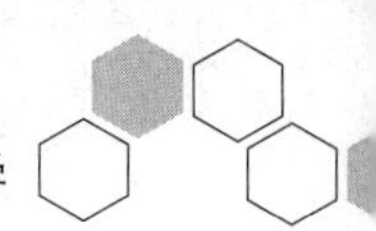

年人的消除半衰期一般也比年轻人长；药物相互作用，如酶促或酶抑作用，也可能使半衰期改变。

7. 表观分布容积（★★★）

表示给药剂量若按所测得的血药浓度来分布，而求算得到的体积数，是以血药浓度估算体内药量的一个比例常数，用 V 表示，没有直接的生理意义。对于一室模型药物的静脉注射，给药剂量或体内药量 X_0 与血药初浓度 C_0 之间存在如下关系：

$$V=\frac{X_0}{C_0}$$

V 能反映药物在组织器官中分布的大致情况，V 越大，表明药物的体内分布广泛。一般来说，亲脂性药物，组织的亲和性大，体内分布广泛，V 相对也较大，它们的数值往往大于体液总体积；而亲水性药物，主要分布在水性的细胞外液中，V 值较小。

表观分布容积还与人的体形和病理状态有关。亲脂性药物在肥胖者体内的 V 值高于一般体型的人。某些疾病如白蛋白血症，对于血浆蛋白结合力高的药物，血中的药物浓度升高，V 值下降。水肿患者，因体液总量增加，药物的 V 值也会发生变化。

8. 清除率（★★★）

清除率（CL）：指单位时间内从体内清除的药物表观分布容积数；可用消除速度常数和消除半衰期来表示，计算公式为：$CL=k\cdot V$；单位 L/h 或 L/（h·kg）。

各种途径的清除率也具有加和性，体内总的清除率是各种途径清除率之和。

9. 隔室模型（★）

药物进入血液循环后向体内各组织分布，药物的性质不同，其分布速度和分布部位也可能存在差异。可分为一室模型、二室模型、多室模型。

10. 线性与非线性药动学（★★）

药动学按给药剂量与动力学参数的线性关系不同可分为线性和非线性药动学两大类，临床应用的大部分药物符合线性药动学特征。

（1）线性药动学：药物在体内的转运和消除速度常数与给药剂量或药物浓度不相关，给予不同剂量时，AUC 与 C_{max} 和给药剂量呈线性关系，药动学参数（如 $t_{1/2}$、CL 等）不会发生显著改变。

（2）非线性药动学：转运和消除速度常数与剂量或浓度相关，给予不同剂量时，AUC 与 C_{max} 和给药剂量不呈现线性关系，药动学参数发生显著改变；具有非线性药动学特征的药物，尤其治疗窗窄的药物，剂量少许增加可能引起血药浓度的急剧上升，导致药物中毒。

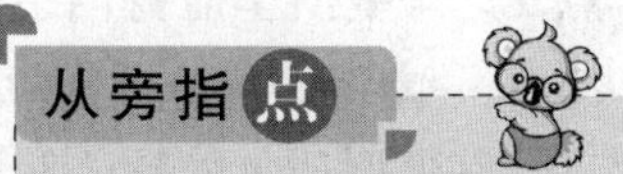

熟练掌握一级消除半衰期的计算公式，考试一般给出 k 值求药物的半衰期；掌握表观分布容积与药物理化性质及人的体形和病理状态间的联系；注意线性药动学和非线性药动学的异同点，最好通过比较记忆。

11. 统计矩（★）

在药动学的统计矩分析中，通常将 AUC 定义为零阶矩，而将时间与血药浓度的乘积 – 时间曲线下面积（AUMC）定义为一阶矩，一阶矩与零阶矩的比值即为药物在体内的平均滞留时间（MRT），表示消除给药剂量的 63.2%所需要的时间，与消除半衰期的意义类似。

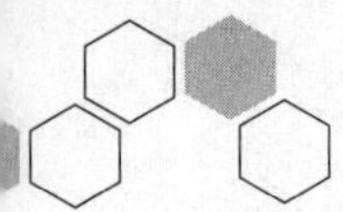

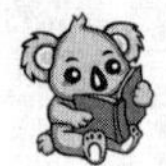

考点集锦

药动学
- 药动学定义：应用动力学原理，采用数学处理方法定量研究药物在体内吸收、分布、代谢和排泄过程动态变化规律的一门科学
- 治疗浓度范围：最低有效浓度和产生毒性的最低中毒浓度之间的浓度范围
- 药动学参数
  - 药时曲线下面积：用 AUC 表示；AUC 越大，表明制剂中的药物被生物体吸收越完全
  - 峰浓度：用 C_{max} 表示，反映药物的疗效情况和毒性水平
  - 达峰时间：C_{max} 相对应的时间，用 t_{max} 表示，反映药物吸收的快慢
  - 速率过程
    - 一级：速率与药量或血药浓度的一次方成正比
    - 零级：速率与药量或血药浓度的零次方成正比
    - 非线性：通常以米氏方程描述
  - 消除速度常数（k）：具加和性；单位是时间的倒数；依赖于药物本身性质，与剂型及给药方法无关
  - 半衰期：药量或血药浓度减少一半所需要的时间；$t_{1/2}=0.693/k$
  - 表观分布容积：$V=X_0/C_0$；V 越大，表明药物的体内分布越广泛
  - 清除率 (CL)：单位时间从体内清除的药物表观分布容积数
  - 线性药动学与非线性药动学

第八节　药物应用的药动学基础

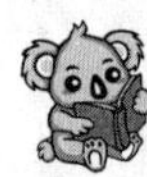

考点梳理

考点 1　一室模型血管内给药的药动学

1. 一室模型静脉注射单次给药的药动学（★★）

一室模型药物静脉注射后很快在体内达到分布平衡，药物基本只有消除过程，血药浓度与时间的关系式为：

$$C=C_0\cdot e^{-kt}$$

两边取对数后变为：$\ln C=\ln C_0-kt$

药–时曲线下面积计算式：

$$AUC_{0\to\infty}=X_0/CL$$

2. 一室模型静脉滴注单次给药的药动学（★★）

血药浓度与时间的关系式为：

$$C=\frac{k_0}{k\cdot V}\cdot(1-e^{-kt})\quad k_0\text{为滴注速度}$$

稳态血药浓度（坪浓度）C_{ss} 计算式为：

$$C_{ss}=\frac{k_0}{k\cdot V}$$

> **从旁指点**
>
> 掌握一室模型药物静脉注射血药浓度与时间的关系式和药–时曲线下面积的计算式；熟悉一室模型静脉滴注单次给药血药浓度与时间的关系式、达稳浓度和达稳时间的计算式；考试常列出几个计算公式让考生找出归属哪种类型给药方式的药动学参数。

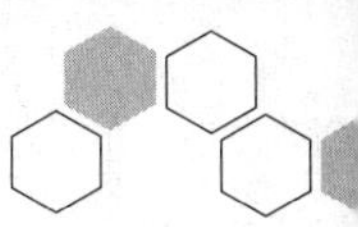

达稳时间：

$$t = -3.22 \cdot t_{1/2} \cdot \lg(1 - f_{ss})$$

f_{ss}为达稳态分数或达坪分数

达到稳态某一分数 f_{ss} 所需要的时间与药物的 $t_{1/2}$ 成正比，$t_{1/2}$ 越短，达到稳态的时间越快；与滴注速度 k_0 的快慢完全无关。

静脉滴注 T 时间后停止静滴 t 时刻的血药浓度 C 与时间的关系式为：

$$\ln C = \ln \frac{k_0}{k \cdot V} \cdot (1 - e^{-kT}) - kt$$

> **从旁指点**
>
> 一室模型血管外给药的血药浓度－时间关系式也是考试的常考点，考生不需记忆整个公式，只需记住公式里含吸收速度常数 k_a 和吸收分数 F 即可。

考点2　一室模型血管外给药的药动学（★★）

血管外给药的血药浓度－时间关系式为：

$$C = \frac{k_a \cdot F \cdot X_0}{V(k_a - k)} \cdot (e^{-kt} - e^{-k_a t})$$

式中　k_a为吸收速度常数，F为吸收分数

血管外给药存在吸收过程，其药－时曲线为一条抛物线。

考点3　二室模型药动学（★）

多室模型又称延迟分布模型，主要由于不同组织的药物分布平衡速度不同。通常，将药物在组织器官中分布相对较快的部分组织连同血液系统称为中央室，分布较慢的组织器官归为为周边室，由此构成二室模型。静脉注射二室模型的血药浓度与时间关系为：

$$C = A \cdot e^{-\alpha} \cdot t + B \cdot e^{-\beta} \cdot t$$

式中，α为分布速度常数或快处置速度常数，β为消除速度常数或称为慢处置速度常数。

考点4　多剂量给药的药动学（★）

1. 平均稳态血药浓度

平均稳态血药浓度（$\overline{C}_{ss}$）：可反映多剂量给药达稳态时血药浓度的平均特征，指血药浓度达到稳态后，在一个给药间隔时间 τ 内，药－时曲线下面积除以 τ 所得的商：

$$\overline{C}_{ss} = \frac{X_0}{k \cdot V \cdot \tau}$$

2. 蓄积因子（R）

R 是指稳态时的血药浓度与单剂量给药时相应血药浓度的比值；可用来评价药物在体内的蓄积程度。

3. 波动度（DF）

描述多剂量给药达稳态后一个给药间隔内的血药浓度波动情况。

考点5　非线性药动学（★）

1. 非线性药动学的特点

（1）给药剂量与血药浓度及 AUC 不成正比关系。

（2）消除半衰期随剂量增加而变化。

（3）容量限制过程的饱和，会受其他需要相同酶或载体系统药物的竞争性影响。

（4）药物代谢物的组成比例可能由于剂量变化而变化。

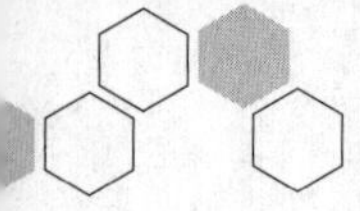

2. 非线性药动学方程

采用表示酶动力学过程的米氏方程拟合动力学过程：

$$-\frac{dC}{dt}=\frac{V_m \cdot C}{K_m+C}$$

式中，C 为血药浓度，V_m 为药物体内消除的理论最大速率，K_m 为米氏常数，它反映酶或载体系统的催化或转运能力；K_m 不是消除常数，而是酶动力学的一个混合速率常数，指药物体内的消除速率为 V_m 一半时的血药浓度。

考点 6 给药方案的药动学基础（★★★）

1. 给药方案

（1）定义：指在药物治疗方案中，患者用药的计划表，包括给药途径、给药剂量、给药速度、给药间隔和给药方法等的选择与确定。最佳给药方案是众多给药方案中安全性、有效性和经济性最佳的方案。

（2）临床给药方案的要求

① 对青霉素、头孢菌素等抗生素，安全性好，有效血药浓度范围广，药物剂量常常根据临床观察，只要将血药浓度维持在最低有效血药浓度以上即可。

② 治疗窗窄的药物、在治疗剂量即表现出非线性药动学特征的药物、生理活性强的药物，都需要进行血药浓度监测，实现临床给药方案个体化。

（3）给药方案设计的基本步骤

①选择最佳给药途径和药物制剂。病情危急，宜静脉给药；慢性疾病，宜口服给药和选择长效缓、控释制剂；若为皮肤浅表损伤或炎症，宜选择刺激性小的药物局部给药。

②确定期望的血药浓度。一种方法是查阅文献获得药物最低有效浓度和最低中毒浓度；另一种是通过临床经验先给予一定剂量药物，观察疗效，并测血药浓度，以观察到获得最佳临床疗效的血药浓度作为期望的血药浓度。

③确定必要的药动学参数。

④计算、确定初步的给药方案。

⑤试用方案，并进行方案调整。

2. 根据药动学参数设计给药时间

不同半衰期类型药物	代表药物	给药方案
超快速消除类药物（$t_{1/2}$≤1 h）	青霉素 G、头孢噻吩、对氨基水杨酸	两类药物都属于 $t_{1/2}$ 很短的药物，吸收快，消除亦快，可多次应用；若该药物治疗窗较宽，可采用适当加大给药剂量，适当延长给药间隔的方案，但必须使给药间隔末期仍能保持有效血药浓度水平；若治疗窗较窄，可采用静脉滴注给药方案
快速消除类药物（$t_{1/2}$=1～4 h）	利多卡因、庆大霉素、乙胺丁醇	
中速消除类药物（$t_{1/2}$=4～8 h）	茶碱	多采用按 $t_{1/2}$ 作为给药间隔时间用药；为迅速达到有效血药浓度，可首次给以负荷剂量
慢速或超慢速消除类药物（$t_{1/2}$≥8 h）	地高辛、地西泮	临床多采用适当缩短给药间隔、多次分量的给药方案，以减小血药浓度波动
非线性动力学类药物	苯妥英钠	此类药物 $t_{1/2}$ 随剂量变化而变化，变化情况因人而异，用药剂量较难掌握；若长期应用，最好在血药浓度监测下调整用药方案，在接近治疗浓度时，小剂量增加药量，以防中毒

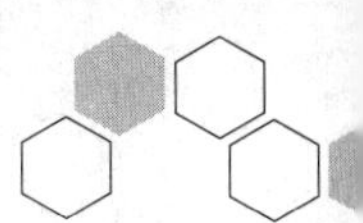

3. 根据药动学参数设计给药剂量

负荷剂量：首剂给予的较大剂量称为负荷剂量。

（1）静脉给药：为了在短时间内使血药浓度接近稳态浓度，临床上常采用以下 2 种方法：

①常规静脉滴注前先静脉注射一个负荷剂量 $X_{负荷}$，使血药浓度能够迅速达到或接近稳态血药浓度 C_{ss}。

$$X_{负荷} = C_{ss} \cdot V = k_0 / k$$

②常规静脉滴注前先快速滴注一个负荷剂量，先以速度 k_1 快速滴注 T 时间，使血药浓度迅速达到或接近稳态浓度，然后再按常规速度 k_0 滴注。

$$k_1 = \frac{k_0}{1-e^{-kT}}$$

从旁指点

不同半衰期类型药物的给药方案需要考生熟练掌握，考生应记住不同半衰期类型的典型药物，考试常在此处出考点。

（2）口服给药：若 $\tau = t_{1/2}$ 时，先给予两倍维持剂量的负荷剂量后即可达到最小稳态浓度，继以在后分布相给予维持剂量，即可维持血药浓度不低于最小稳态浓度。

考点 7　个体化给药（★★）

1. 给药方案个体化

导致药物体内过程表现个体差异的因素按重要性排序，依次为遗传、疾病、年龄与体重、合并用药、环境因素、时辰节律、生活习惯等。

若按拟定的方案给药后血药浓度与期望的有效血药浓度范围有一定差距，只要临床有效，便无需调整给药方案，如果临床效果不佳或出现毒副反应，则必须调整给药方案。

2. 治疗药物监测

（1）定义：简称 TDM，指在药物治疗过程中，监测体内药物浓度，依据药物的浓度信息，利用药动学原理，判断药物应用合理性和制定合理给药方案的临床药学实践。

（2）TDM 的核心：给药方案个体化。

（3）TDM 使用的基本原则

①治疗指数低的药物。药物治疗指数是最小中毒浓度与最小有效血药浓度的比值，治疗指数低的药物即药物有效治疗血药浓度范围窄、毒副作用强的药物。

②具有非线性药动学特性的药物。

③需长期服用药物的患者。

④怀疑患者药物中毒。

⑤肝、肾或胃肠功能不良的患者。

⑥合并用药。

⑦药物体内过程个体差异大的药物。

⑧成分不明的药物。

⑨提供治疗上的医学法律依据。

（4）常见需要进行 TDM 的药物：通常，对于临床上药效易于判断且能定量测定，药物治疗浓度范围很大及血药浓度不能预测药理作用强度时，不需要进行 TDM。如抗高血压药物，可通过观察血压变化判断降压药的疗效。有必要进行 TDM 的常见药物如下表：

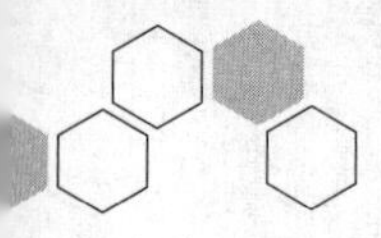

药物分类	代表药物
强心苷	地高辛、洋地黄毒苷
抗心律失常药	普鲁卡因胺、丙吡胺、普萘洛尔、奎尼丁、利多卡因
抗癫痫药	苯巴比妥、苯妥英、丙戊酸、卡马西平、扑米酮
三环类抗抑郁药	阿米替林、去甲丙米嗪
抗躁狂药	锂盐
抗哮喘药	茶碱、氨茶碱
氨基糖苷类抗生素	庆大霉素、阿米卡星、奈替米星、妥布霉素、卡拉霉素
其他抗生素	氯霉素、去甲万古霉素、万古霉素、氟胞嘧啶
抗肿瘤药	甲氨蝶呤
免疫抑制剂	环孢素、他克莫司、吗替麦考酚酯、西罗莫司
抗风湿药	水杨酸

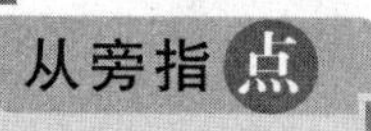

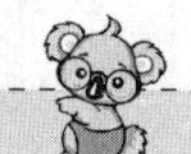

熟悉 TDM 使用的基本原则，记住一些常见的需要进行 TDM 的药物。

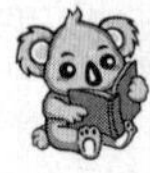

考点集锦

药物应用的药动学基础

- 一室模型静注：$C=C_0 \cdot e^{-kt}$，$AUC_{0\to\infty}=X_0/CL$
- 一室模型静滴：$C=\dfrac{k_0}{k\bullet V}\bullet(1-e^{-kt})$，$C_{ss}=\dfrac{k_0}{k\bullet V}$，达稳时间 $t=-3.32\bullet t_{1/2}\bullet\lg(1-f_{ss})$
- 一室模型血管外给药：$C=\dfrac{k_a\bullet F\bullet X_0}{V(k_a-k)}\bullet(e^{-kt}-e^{-k_a t})$
- 给药时间设计
  - 超快速消除类药物（$t_{1/2}\leqslant 1\ h$）：青霉素G、头孢噻吩、对氨基水杨酸
  - 快速消除类药物（$t_{1/2}=1\sim4\ h$）：利多卡因、庆大霉素、乙胺丁醇
  - 中速消除类药物（$t_{1/2}=4\sim8\ h$）：茶碱
  - 慢速或超慢速消除类药物（$t_{1/2}\geqslant 8\ h$）：地高辛、地西泮
  - 非线性动力学类药物：苯妥英钠
- 给药剂量设计
  - 负荷剂量：首剂给予的较大剂量称为负荷剂量
  - 静脉滴注前先静注负荷剂量$X_{负荷}$，可迅速达到或接近稳态血药浓度C_{ss}：$T_{负荷}=C_{ss}\cdot V=k_0/k$
  - 静脉滴注前先以k_1快速滴注T时间，可迅速达到或接近稳态浓度，维持可按常规速度k_0滴注：$k_1=k_0/1-e^{-kT}$
- 个体化给药
  - TDM：治疗药物监测
  - TDM使用基本原则：治疗指数低、非线性药动学的药物；需长期服药患者；怀疑药物中毒；肝、肾或胃肠功能不良患者；合并用药；体内过程个体差异大的药物；成分不明药物；提供治疗上的医学法律依据
  - 常见需进行TDM的药物：地高辛、茶碱、甲氨蝶呤、苯妥英钠、环孢素、水杨酸、氨基糖苷类抗生素等。

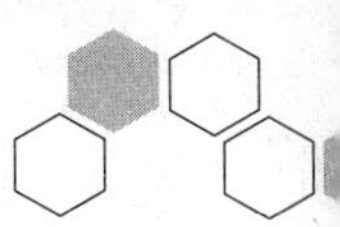

第九节　新药的药动学研究

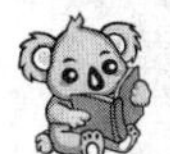

考点梳理

考点 1　药动学与新药研发的关系（★）

新药的临床药动学是研究新药在人体内吸收、分布和消除的变化规律和作用特点，揭示疾病对药物体内过程的影响规律，考察联合用药的药物相互作用等，目的是为拟订新药临床试验的给药方案提供参考资料，为制订新药上市后的临床治疗方案提供重要依据。

考点 2　非临床药动学研究

1. 非临床药动学研究的内容与目的（★★）

（1）主要研究内容：包括药物的吸收、分布、代谢和排泄的过程和特点等，并根据数学模型提供重要的药动学参数。

（2）研究目的：揭示药物在人体外及动物体内动态变化的规律和特点，为临床用药安全性和合理性提供依据。

2. 试验对象的选择（★）

一般采用成年、健康的动物，常用动物有小鼠、大鼠、兔、豚鼠、小乳猪、狗和猴等。

3. 试验样品的选择（★）

试验样品的基本要求是：质量稳定且与药效学或毒理学研究所用的试验样品一致。

4. 试验方案的设计（★）

（1）确定动物数：药–时曲线的每个时间点不少于 5 只动物数据。

（2）确定采样点：整个采样时间至少应持续到被测定药物半衰期的 3 倍以上，或检测到峰浓度 C_{max} 的 1/10～1/20。

（3）确定给药剂量和途径。

5. 药动学参数的计算与统计分析（★★）

进行血药浓度–时间曲线拟合，选择最佳条件得到血药浓度–时间拟合曲线，给出血药浓度–时间的数学表达式，并提供有关的药动学参数。

> **从旁指点**
>
> 本考点考试出题的内容较少，考生只需了解非临床药动学研究的内容与目的即可。

考点 3　新药临床药动学研究

1. 临床药动学的研究内容与目的（★★）

（1）主要研究内容

①Ⅰ期临床试验中，健康受试者单次给药和多次给药的药动学研究。

②Ⅱ期或Ⅲ期临床试验中，相应患者单次和多次给药的药动学。

③前体药物或主要以代谢方式进行消除的药物，需进行该药的代谢途径、药物代谢物结构及其药动学的研究。

④药物相互作用的药动学研究。

⑤特殊药动学研究。

⑥群体、特殊人群的药动学及人体内血药浓度和临床药理效应相关性的考察与研究等。

（2）研究目的：了解新药在人体内吸收、分布和消除的动力学规律和特点，为指导临床试验设计合理给药方案和临床安全有效用药提供理论依据

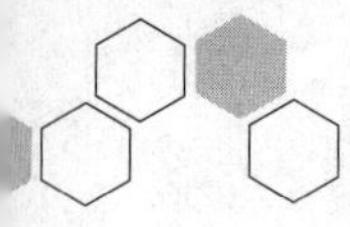

2. 临床药动学研究中受试者权益的保护（★）

在药物临床试验过程中，受试者的权益、安全和健康必须高于对科学和社会利益的考虑。伦理委员会与知情同意书是保障受试者权益的主要措施。

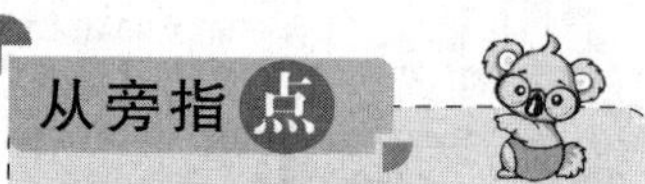

考生需熟悉新药临床药动学研究的内容；对比新药临床药动学研究的目的与非临床药动学研究目的的不同，考试可能出题混淆考生，但题型一般较简单，容易选出答案。

3. 健康受试者的临床药动学研究（★）

（1）单剂量和多剂量给药试验一般选择健康受试者 8～12 名，兼顾男女。

（2）试验样品的选择：试验药物应为经国家药检部门检验符合临床研究用质量标准（草案）的中试放大产品，其含量、体外溶出度、稳定性及安全性检查均符合要求，并为报送生产及进行Ⅰ期临床耐受性试验的同批药品。

（3）药物剂量的确定：一般选高、中、低三种剂量。

4. 疾病对药物体内过程的影响研究（★）

新药在相应患者体内的药动学研究，包括单剂量给药或多剂量给药的药动学研究，也可采用群体药动学研究方法；以观察病理状态对新药药动学的影响。

5. 特殊人群的临床药动学研究（★）

研究工作：包括肝、肾功能损害患者的药动学研究；老年人、儿科人群的药动学研究。

考点集锦

- 新药的药动学研究
  - 非临床药动学研究
    - 目的：揭示药物在体外及动物体内动态变化的规律和特点，为临床用药安全性和合理性提供依据
    - 内容：药物的吸收、分布、代谢和排泄过程和特点等，并根据数学模型提供药动学参数
  - 临床药动学研究
    - 目的：了解新药在体内吸收、分布和消除的动力学规律和特点，为指导临床试验设计合理给药方案和临床安全有效用药提供理论依据
    - 内容
    - 研究中受试者权益的保护
    - 健康受试者的临床药动学研究
    - 疾病对药物体内过程的影响

第十节　药物制剂的生物等效性与生物利用度

考点梳理

考点 1　基本概念及意义（★★★）

1. 生物利用度

（1）定义：药物制剂中，活性成分在作用部位可利用的速度和程度。

（2）分类：根据参比标准不同，生物利用度分为绝对生物利用度和相对生物利用度。

以同一药物的静脉注射剂为参比制剂，试验制剂与参比制剂的血药浓度－时间曲线下面积之比称为绝对生物利用度；以同一药物的非血管内给药制剂为参比制剂，试验制剂与参比制剂的血

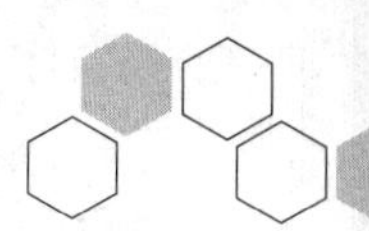

药浓度–时间曲线下面积之比称为相对生物利用度。

2. 生物等效性

指含有相同活性的两种药品药剂学等效或可替代，在相同试验条件下，服用相同剂量，其活性成分吸收程度和速度的差异无统计学意义。

3. 药学等效性

两制剂含等量的相同活性成分，具有相同的剂型，符合同样的或可比较的质量标准，则互为药学等效。具有药学等效性的药物制剂间，互称为药学等效剂。

4. 主要的生物利用度参数

（1）达峰时间 t_{max}：血管外给药后达到最高血药浓度所对应的时间。可作为药物吸收速度的近似指标，当药物吸收速度增大时，t_{max} 值减小。

（2）达峰浓度 C_{max}：血管外给药后达到的最高血药浓度。是药物吸收能否产生疗效的指标，也是评判出现药物中毒的指标。

（3）AUC：药物生物利用度高低的指标，反映活性药物进入体循环的总量。

从旁指点

掌握生物利用度的定义；区分绝对生物利用度和相对生物利用度的异同点，两个概念是考试的常考点，考生只需记住参比制剂即可：绝对——静脉注射剂，相对——非血管内给药制剂；生物等效性和药学等效性的概念也需考生熟练掌握，应对比记忆，不要混淆。

考点 2　生物利用度试验与生物等效性试验的基本要求

1. 受试者的选择（★）

对于一般制剂，选择健康成年男性 18～24 例，个体内变异较大的制剂，适当增加受试人数。

2. 参比制剂与受试制剂的要求（★）

（1）参比制剂：绝对生物利用度选静脉注射剂，相对生物利用度首选国内外已上市的相同剂型的制剂或被仿制的原制剂为参比制剂。

（2）受试制剂：中试放大产品，经省或国家药检部门检验合格，体外释放度、稳定性、含量合格及安全性均符合要求。

3. 试验设计（★★）

一个受试试验制剂和一个参比制剂的研究一般采用双交叉试验设计。两个周期至少间隔 7～10 个药物半衰期作为清洗期。服药剂量一般与临床用药剂量一致，在血药浓度检测方法的灵敏度有限时，可适当增加剂量，但不得超过临床最大安全剂量，且要确保处于药物线性动力学的剂量范围内。

4. 生物样本的采集（★）

服药前应先取空白血样。一般在吸收相取 2～3 个点，峰浓度附近至少需 3 个点，消除相取 3～5 个点。采样持续到受试药原形或其活性代谢物 3～5 个半衰期时，或至血药浓度为 C_{max} 的 1/10～1/20。

5. 生物样品的检测（★）

对于生物样品中微量药物的定量分析时，首选色谱法；为保证测定方法的可靠性，须建立生物样品分析的质量控制标准。

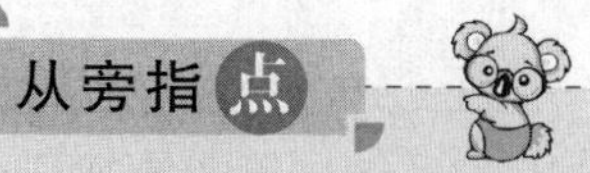

6. 药动学参数的计算（★）

一般用非房室数学模型分析方法来估算药动学参数。

7. 统计学分析（★）

采用多因素方差分析进行显著性检验，以判断药物制剂间、个体间、周期间和服药顺序间的差异，可提示试验中误差的来源。

本部分内容考生只需熟悉生物利用度试验与生物等效性试验的试验设计要求，其他知识点作了解即可。

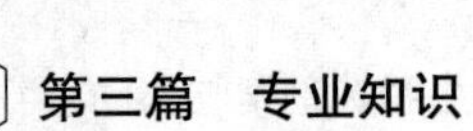

考点集锦

药物制剂的生物等效性与生物利用度
- 生物利用度
  - 定义：药物制剂中，主药成分进入血液循环的速度和程度。
  - 绝对生物利用度：$AUC_{试验试剂}/AUC_{静脉注射剂}$
  - 相对生物利用度：$AUC_{试验试剂}/AUC_{非血管内给药制剂}$
- 生物等效性：指药学等效剂或可替换药物在相同试验条件下，服用相同剂量，其活性成分吸收程度和速度的差异无统计学意义
- 药学等效性：两制剂含等量的相同活性成分，具有相同的剂型，符合同样的或可比较的质量标准，则互为药学等效；具有药学等效性的药物制剂间，互称药学等效剂
- 生物利用度参数
  - t_{max}：可作为药物吸收速度的近似指标
  - C_{max}：药物吸收能否产生疗效的指标，也是评判出现药物中毒的指标
  - AUC：药物生物利用度高低的指标，反映活性药物进入体循环的总量

第四篇

专业实践能力

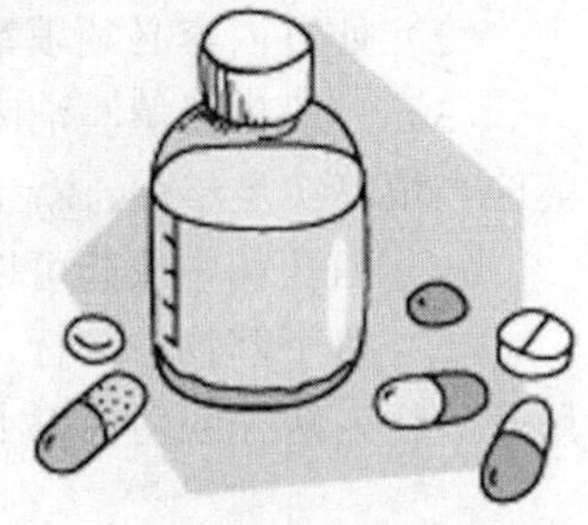

第一章　岗位技能

第一节　药品调剂

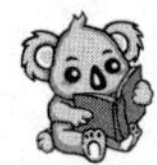

考点梳理

考点1　处方的概念、结构、种类和保存

1. 处方的概念和意义（★★）

处方是指由注册的执业医师和执业助理医师为患者开具的、由取得药学专业技术职务任职资格的药学专业技术人员审核、调配、核对、并作为发药凭证的医疗文件，包括医疗机构病区用药医嘱单，具有法律、技术和经济上的意义。

2. 处方的结构（★★★）

由前记、处方正文、处方后记三部分组成。

（1）前记：包括医疗机构名称、门诊或住院病历号、处方编号、科别或病室和床位号、费别、患者姓名、性别、年龄、临床诊断、开具日期等，并可添列专科要求的项目。

（2）正文：以处方头 Rp 或 R（拉丁文 Recipe“请取”的缩写）标示，分列药物名称、剂型、规格、数量、用法用量。

（3）后记：医生签名和（或）加盖专用签章、药品金额以及审核、调配、核对、发药的药学专业技术人员签名。

> **从旁指点**
>
> 考生可以利用一下规律进行记忆：红绿黄，马儿急（麻、儿、急）。

3. 处方的种类（★★★）

处方种类	处方颜色	右上角标注	保存年限
普通处方	白色		1年
急诊处方	淡黄色	急诊	1年
儿科处方	淡绿色	儿科	1年
麻醉药品和第一类精神药品处方	淡红色	麻、精一	3年
第二类精神药品处方	白色	精二	2年

考点2　处方规则和处方缩写词

1. 处方规则（★★★）

（1）处方必须在专用处方笺上书写，每张处方限于一名患者的用药。

（2）处方内容必须填写完整，字迹清晰，不得涂改；如需涂改，须在涂改处签名并注明日期。

（3）一般项目填写清晰完整，除特殊情况外，应注明临床诊断，并与病历记录一致。患者年龄应当填写实足年龄，新生儿、婴幼儿应填写日龄、月龄，必要时要注明体重。

（4）西药和中成药可以分别开具处方，也可以开具一张处方，中药饮片应当单独开具处方。

（5）每个药物占一行，在药名后写明剂型，规格和数量写在药名右面，用药方法写在下一行。所开药物为两种或两种以上时，按主次顺序写。每张处方不得超过5种药物。

（6）药品名称、剂型、规格、数量、用法、用量必须准确规范。药品名称应使用药品通用名称即国际非专利名称（INN）、新活性化合物的专利药物名称和复方制剂药物名称；药品数量、剂量一律用阿拉伯数字表示；药品用量单位采用药典规定的法定计量单位。

（7）药物剂量应按药典规定的常规剂量使用，一般不得超过药典规定的极量，如因病情特殊需要超过极量时，应在剂量旁边签名。

（8）药物总量应根据病情和药物的性质决定。处方一般不得超过 7 日用量；急诊处方一般不得超过 3 日用量；对于某些慢性病、老年病或特殊情况，处方用量可适当延长，但医师必须注明理由。麻醉药品、精神药品、医疗用毒性药品、放射性药品的处方用量应当严格执行国家有关规定。

（9）处方开具当日有效。特殊情况下需延长有效期的，需由开具处方的医师注明有效期限，但最长不得超过 3 天。急诊处方当日有效。

（10）开具处方后的空白处划一斜线以示处方完毕。

2. 药物通用名（★★★）

包括通用名、商品名（专利名），化学名。

（1）通用名：为列入国家标准的药品名称，又称为药品法定名称。

①国际非专利名称是由 WHO 制定的一种原料药或活性成分的唯一名称，INN 已被全球公认且属公共财产。

②中国药品通用名是中国法定的药物名称，由国家药典委员会负责制定，《中国药典》（2015 年版）收载的中文药物名称均为法定名称，为文献、资料、教材、药品说明书中标明有效成分的名称。

（2）商品名：是厂商为药品流通所起的专用名称，有专利性，其他厂商的同一制品不可使用此名称，常在名称的右上角加“®”。

①只有新注册药品才能使用商品名。除新的化学结构、新的活性成分的药物，以及持有化合物专利的药品外，其他品种一律不得使用商品名称。生产企业生产的同一药品，成分相同但剂型或规格不同的应当使用同一商品名称。

②药品包装上的通用名必须显著标示，单字面积必须是商品名的两倍大；在横版标签上，通用名必须在上三分之一范围内显著位置标出（竖版为右三分之一范围内）；字体颜色应当使用黑色或者白色。

3. 药物分类及通用的药名词干（★）

药物类别	英文词干	中文词干	药物
抗微生物药	–bactam	–巴坦	β–内酰胺酶抑制剂类
	cef–	头孢–	头孢菌素类
	–cillin	–西林	青霉素类
抗寄生虫药	–nidazole	–硝唑	甲硝唑类
神经系统药	–caine	–卡因	局部麻醉药
	–oxicam	–昔康	苯并噻嗪类
	–profen	–洛芬	布洛芬类
	–azepam	–西泮	地西泮类
	–barbital	–巴比妥	巴比妥类
	–toin	–妥英	乙内酰脲衍生物类

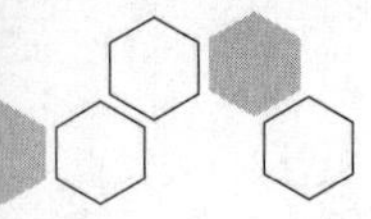

4. 处方缩写词（★★★）

缩写	中文含义	缩写	中文含义
q.d.	每日一次	h.s.	睡时
b.i.d.	每日二次	a.c.	饭前
t.i.d.	每日三次	p.c.	饭后
q.i.d.	每日四次	a.m.	上午
q.h.	每小时一次	p.m.	下午
q.m.	每晨	p.r.n.	必要时（可重复次数；长期医嘱）
q.n.	每晚	s.o.s.	需要时（限用一次；短期医嘱）
p.o.	口服	stat!；st!	立即
i.d.	皮内注射	i.v.	静脉注射
i.h.	皮下注射	i.v.drip	静脉滴注
i.m.	肌内注射	Rp.	取

从旁指点

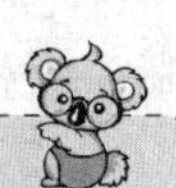

考生要熟记上述常用处方缩写，考试时易出现类似选项迷惑考生。

考点 3　处方调配

1. 处方调配的一般程序（★★★）

一般程序为：收方→审方→计价→调配→包装标示→核对→发药。

（1）收方：从患者处接收处方。

（2）审方：包括“处方规范审核”和“用药安全审核”。

1）处方规范审核：开方医师的资质符合、不同的药品用规定的处方笺开写、处方内容完整、书写规范、字迹清晰。

2）用药安全审核：①对规定必须作皮试的药物，处方医师是否注明过敏试验及结果的判定；②处方用药与临床诊断是否符合；③药品名称、剂量、用法是否正确；④选用的剂型与给药途径是否合理；⑤是否有重复给药现象；⑥是否有潜在的临床意义的药物相互作用和配伍禁忌。

审方后如认为存在用药安全性问题，应拒绝调配，并及时告知处方医师，但不得擅自更改或配发代用药品。

（3）计价自费药品先经患者同意，处方上注明“自费”字样。

（4）调配处方：①仔细阅读，按顺序自上而下逐一调配，贵重药品、麻醉药品等分别登记账卡；②取药完毕后应及时将储放药品的容器或包装归原位；③药品配齐后，与处方逐条自下而上核对药名、剂型、规格、数量和用法，调配的药品必须完全与处方相符；④调配好一张处方上的所有药品后再调配下一张处方，以免发生差错；⑤严禁用手直接接触药品；⑥配方人签名。

（5）包装、标示：于分装袋或分装容器上贴上或写上药名、规格、用法、用量、用药注意事项及有效期限，对需要特殊保存的药品加贴醒目的标签提示患者注意。标注用法、用量及用药注意事项要明确易懂。

（6）核对调配处方必须做到"四查十对"：查处方，对科别、姓名、年龄；查药品，对药名、剂型、规格、数量；查配伍禁忌，对药品性状、用法用量；查用药合理性，对临床诊断。在核对剂量时，对老年人和婴幼儿患者尤应仔细。核对人签名。

（7）发药：①核对患者姓名，逐一核对药品与处方的相符性，检查规格、剂量、数量并签名；②详细交代每种药品的用法、用量、不良反应和用药注意事项，耐心回答患者的询问。

2. 药物的摆放及注意事项（★★★）

（1）根据药品性质所要求的条件，对不同性质的药品应按规定冷藏、置于干燥处，常温以及避光、冰冻等分别保存。

（2）根据药品管理法要求，分别对麻醉、精神、毒性等药品分别专柜加锁保存。

（3）从药品价格出发，对贵重药品单独保存。

（4）高警示药品，即若使用不当或发生用药错误会对患者造成伤害/死亡的药品，如氯化钾注射液、凝血酶冻干粉等需要在明显张贴高警示药品标示处单独存放。

（5）对于名称相近、包装外形相似、同种药品不同规格等常引起混淆的药品应分开摆放并要有明显标记。

考点4 处方差错的防范与处理

1. 处方差错的性质（★）

①药品名称出现差错；②药品调剂或剂量差错；③药品与适应证不符；④剂型或给药途径差错；⑤给药时间差错；⑥疗程差错；⑦药物配伍禁忌；⑧药物标识差错如贴错标签、错写药袋及其他。

2. 处方差错的原因及类别（★）

（1）原因：调配工作时精神不集中或业务不熟练，选择药品错误，处方辨认不清，缩写不规范，药品名称相似，药品外观相似。

（2）类别：①客观环境或条件可能引起的差错（差错未发生）；②发生差错但未发给患者（内部核对控制）；③发给患者但未造成伤害；④需要监测差错对患者的后果，并根据后果判断是否需要采取预防或减少伤害；⑤差错造成患者暂时性伤害；⑥差错对患者的伤害可导致患者住院或延长患者住院时间；⑦差错导致患者永久性伤害；⑧差错导致患者生命垂危；⑨差错导致患者死亡。

3. 防范措施（★★）

（1）正确摆放药品。

（2）配方

①配方前先读懂处方上所有药品的名称、规格和数量，有疑问时可咨询上级药师或电话联系处方医师。

②配齐一张处方后再取下一张处方，以免发生混淆。

③贴服药签时再次与处方逐一核对。

④如果核对人发现调配错误，应将药品退回配方人，并提醒配方人注意。

（3）发药

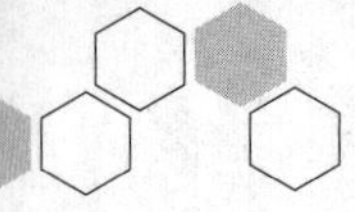

①确认患者的身份。

②对照处方逐一向患者交代每种药的使用方法，可帮助发现并纠正配方及发药差错。

③对理解服药标签有困难的患者或老年人，需耐心仔细地说明用法并辅以服药标签。

④在咨询服务中确认患者/家属已了解用药方法。

4. 对差错的应对措施（★★）

（1）根据差错后果的严重程度，分别采取救助措施，如请相关医师帮助救治、到病房或患者家中更换、致歉、随访、取得谅解。

（2）若遇到患者自己用药不当、请求帮助，应积极提供救助指导，并提供用药教育。

5. 处理原则（★★）

（1）建立本单位的差错处理预案。

（2）当患者或护士反映药品差错时，须立即核对相关的处方和药品；如果是发错了药品或错发了患者，药师应立即按照本单位的差错处理预案迅速处理并上报部门负责人。

（3）认真总结经验，对引起差错的环节进行改进，制定防止再次发生的措施。

考点5　调剂室工作制度

1. 岗位责任制度（★★）

调剂室工作人员岗位责任制的内容要求具体化、数据化，这样便于对岗位工作人员的考核审查。调剂室工作人员除确保药品质量和发给患者药品准确无误外，还应明确调剂室工作环境的卫生责任，并应经常进行对患者热情服务的教育。

2. 查对制度（★★★）

可以保证药品质量和发药质量。配方时，查对处方的内容、药物剂量、配伍禁忌。发药时，查对药名、规格、剂量、用法与处方内容是否相符；查对标签（药袋）与处方内容是否相符；查对药品有无变质，是否超过有效期；查对姓名、年龄，并交代用法及注意事项。

3. 错误处方的登记、纠正及缺药的处理（★★）

差错登记一方面是对医师处方差错进行登记，另一方面是对药剂人员调配和发药的差错登记。一般与经济利益结合的差错登记制度有利于提高医师和药剂工作人员责任心。

4. 领发药制度（★★）

调剂室药品从药库领取，应有领药制度，控制领药的品种、数量和有效期，发到治疗科室病房及其他部门的药品必须有发药制度。领发制度除保证医疗、教学、科研的供应外，还具有药品账目管理的目的。

5. 药品管理制度（★★）

药品管理分三级管理，一级管理是麻醉药品和毒性药品原料药的管理，二级管理是精神药品、贵重药品和自费药品的管理，三级管理是普通药品的管理。

6. 特殊药品管理制度（★★★）

特殊管理药品是指麻醉药品、精神药品、医疗用毒性药品和放射性药品。

（1）麻醉药品：具有麻醉药品处方权的医务人员必须具有医师以上技术职称，并经考核能正确使用麻醉药品，本院医务人员的麻醉药品处方权需经医务科负责批准，并将医师签字式样送药剂科备查。患者须有病例，每次开药后在病历上记录。用过的空瓶全部交回药房。严格执行“五专管理”，即专人负责、专柜加锁、专用处方、专用账册、专册登记。每张处方注射剂不得超过2日常用量，片剂、配剂、糖浆剂等不得超过3日常用量，连续使用不得超过7天。凭“晚期癌症

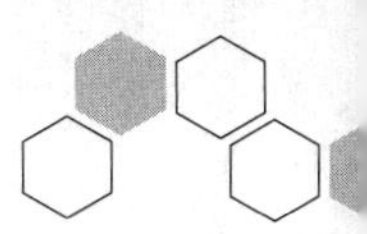

病人麻醉药品专用卡”每次发药不超过5日用量。处方应保存3年备查。

（2）精神药品：第一类精神药品处方不得超过3日常用量，第二类精神药品处方不得超过7日常用量。处方应保存2年备查。

（3）医疗用毒性药品的管理要做到专人负责、专柜加锁、专用账册。处方应保存2年备查。

（4）部分价格昂贵的药品作为贵重药品也应专账专人管理。

7. 有效期药品管理制度（★★★）

调剂室对效期药品的使用应注意按批号摆放，做到先产先用，近期先用。应定期由专人检查，并做好登记记录；发现临近失效期且用量较少的药品，应及时报告药剂科，以便各调剂室之间调配使用。调剂室对距失效期6个月的药品不能领用；发给患者的效期药品，必须计算在药品用完前应有一个月的时间。失效的药品不能发出。

考点6　调剂室的位置、设施与设备

1. 调剂室的设置和环境要求（★）

应以方便患者、便于管理为原则。根据医院规模、门诊患者数量和药品品种多少确定调剂室的面积和环境。急症调剂室与普通门诊调剂室分开，急症调剂室24小时值班，药品准备应突出速效、高效、安全和全面的特点。

2. 调剂室的设备和条件要求（★）

调剂室除必备的药架和工作人员的坐凳外，还应配备冰箱以及温、湿度计和其他必备的称量设备，如天平、量筒、量杯及分装和稀释药品用的干净空瓶、纯化水等。

3. 调剂室的药品摆放（★★★）

（1）按药理作用分类摆放。如条件允许，每类药物可细分。每一种药品存放位置要有标签注明药物名称、规格，如有变化，应随时更改标签以防差错。

（2）按剂型分类摆放。综合性医院片剂、注射剂是品种数量最多的剂型，应有足够的摆放空间并且要放在容易拿取的地方，其他剂型也应根据使用情况排列。

（3）按使用频率摆放。这是目前最广泛、最实用的摆放方法。

（4）按内服药与外用药分开摆放。摆放外用药处要用醒目的标识（红字白底），以提示调配时注意。

（5）麻醉药品、精神药品的摆放。第二类精神药品使用广泛且用量大，在摆放时应固定位置，并在使用的标签颜色上与普通药品有所区别，以便于管理。麻醉药品和第一类精神药品需专人负责、专用账册、专柜存放，其品种数量要有每个班次的交班记录，定时凭处方与保管人员兑换。

（6）西药与中成药分类摆放。中成药也应按功能主治分类摆放。

4. 门诊、急诊、病房调剂的特性与差异（★）

急诊药房的工作人员应由药学专业院校毕业、并取得相应的药学专业技术职务任职资格的药师组成，应具有丰富的工作经验，并有一定的医学基础知识，对危重疾病和药物中毒等治疗，能够在用药选择、用药剂量、给药途径及可能出现的不良反应等方面提出合理建议。急诊药房药品准备突出速效、高效、安全和全面的特点。

门诊药房实现大窗口或柜台式发药，住院药房实行单剂量配发药品。门诊的发药方式一般为独立法、流水法和结合法，病房的发药方式有凭处方发药、小药柜和摆药制。

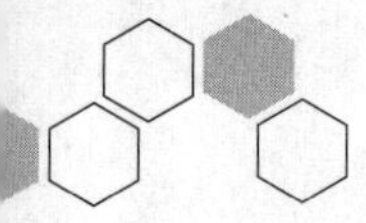

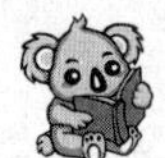

考点集锦

药品调剂
- 处方
  - 结构：由前记、处方正文、处方后记三部分组成
  - 种类：普通、急诊、儿科、麻醉和精一、精二处方
  - 开具
    - 注册的执业医师和执业助理医师为患者开具
    - 新生儿、婴幼儿应填写日龄、月龄，必要时要注明体重
    - 使用药品通用名称即国际非专利名称（INN）、新活性化合物的专利药物名称和复方制剂药物名称
    - q.d.每日一次、a.c.饭前、i.v.静脉注射、p.o.口服
    - 处方一般不得超过 7 日用量；急诊处方一般不得超过 3 日用量
  - 调配
    - 取得药学专业技术职务任职资格的药学专业技术人员审核、调配、核对
    - 流程：收方→审方→计价→调配→包装标示→核对→发药
    - “四查十对”：查处方，对科别、姓名、年龄；查药品，对药名、剂型、规格、数量；查配伍禁忌，对药品性状、用法用量；查用药合理性，对临床诊断
- 调剂室工作制度
  - 查对制度
  - 药品三级管理，麻醉药品和毒性药品原料药为一级管理，精神药品、贵重药品和自费药品为二级管理，普通药品为三级管理
  - 麻醉药品：专人负责、专柜加锁、专用处方、专用账册、专册登记。处方应保存 3 年备查
  - 精神药品：第一类精神药品处方不得超过 3 日常用量，第二类精神药品处方不得超过 7 日常用量；第一类精神药品处方保存 3 年，第二类精神药品处方应保存 3 年备查
  - 按药理作用分类、剂型分类、使用频率、内服药与外用药分开摆放；麻醉药品、精神药品按相关规定摆放、西药与中成药分类摆放

第二节　临床用药的配制

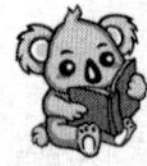

考点梳理

考点 1　危害药品的配制

配制和使用过程中应注意的问题（★）

《静脉用药集中调配质量管理规范》适用于肠外营养液、危害药品和其他静脉用药调剂的全过程。

（1）《静脉用药集中调配质量管理规范》的基本要求

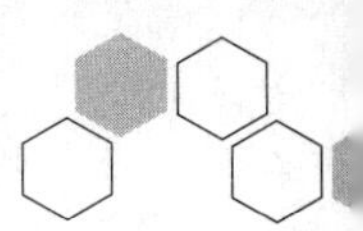

人员基本要求	静脉用药调配中心（室）负责人	药学专业本科以上学历，本专业中级以上专业技术职务任职资格
	负责静脉用药医嘱或处方适宜性审核的人员	药学专业本科以上学历、5 年以上临床用药或调剂工作经验、药师以上专业技术职务任职资格
	负责摆药、加药混合调配、成品输液核对的人员	药士以上专业技术职务任职资格
房屋、设施和布局、仪器和设备基本要求	洁净区的洁净标准	一次更衣室、洗衣洁具间：十万级
		二次更衣室、加药混合调配操作间：万级
		层流操作台：百级
	抗生素类和危害药品经脉用药调配	配备百级生物安全柜
	肠外营养液和普通输液经脉用药调配	设置营养药品调配间，配备百级水平层流洁净台
静脉用药集中调配的全过程进行规范化质量管理基本要求	药师应按《处方管理办法》的有关规定和《静脉用药集中调配操作规程》审核用药医嘱所列静脉用药混合配伍的合理性、相容性和稳定性，对不合理用药与医师沟通，提出调整建议	

（2）《静脉用药集中调配操作规程》操作要点

工作流程：临床医师开具静脉输液治疗处方或用药医嘱→用药医嘱信息传递→药师审核→打印标签→贴签摆药→核对→混合调配→输液成品核对→输液成品包装→分病区放置于密闭容器中、加锁或封条→由工人送至病区→病区药疗护士开锁（或开封）核对签收→给患者用药前护士应当再次与病历用药医嘱核对→给患者静脉输注用药。

考点 2　肠外营养

1. 临床营养支持的意义、重要性和进展（★）

（1）意义：通过静脉途径提供患者每日所需的能量及各种营养物质，维持机体正常代谢，改善其营养状况。

（2）重要性：已成为重危患者的综合治疗措施之一。手术前后给予营养支持能降低手术并发症的发生率和手术的死亡率，抗肿瘤治疗同时给予积极的营养支持能提高患者对放疗或化疗的耐受力和治疗的效果，重症胰腺炎等危重患者给予有力的营养支持有利于度过漫长的危险期，提高治愈率。

（3）进展：随着医药科技的发展，营养支持的目的已从维持氮平衡，发展到维持细胞代谢、改善与修复组织、器官的结构，调整生理功能，促进患者的康复。在肠内肠外营养液中加入特殊营养物质，可获得特殊的治疗效果。

2. 配制和使用过程中应注意的问题（★★）

（1）配制过程中应注意的问题

1）影响肠外营养液稳定性的因素

因素	影响
葡萄糖液	葡萄糖注射液 pH 为 3.3～5.5，脂肪乳剂的 pH 约为 8.0，两者直接混合会因 pH 的急速下降而破坏脂肪乳剂的稳定性
氨基酸液	可缓冲和调节 pH

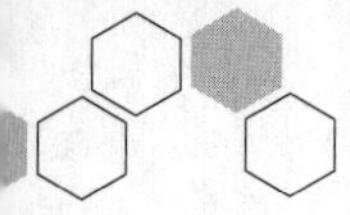

续表

因素	影响
脂肪乳剂在混合液中的稳定性	脂肪乳剂静脉注射液平均粒径要求在 1 μm 以下，加入药物往往容易影响乳浊液的稳定性，产生乳析、破裂、转相等现象
维生素在营养液中的稳定性	氨基酸可对维生素 A 有一定的保护作用；维生素 C 和维生素 B_{12} 能加速分解维生素 K_1
微量元素在混合液中的稳定性	肠外营养溶液的缓冲作用可保护硒；铜能促进维生素 C 的氧化分解，降低维生素 B_{12} 的活性；铁在含磷酸的输液中缓慢产生胶体铁沉淀
电解质	混合物中只有一价金属离子，放置于 4 ℃至少稳定 9 天；在含有二价金属离子的混合物中，于 4 ℃后 48 h 后粒子增长到 1.5～1.85 μm；9 天后增大为 3.3～3.5 μm；室温 24 h 后，再放置于 4 ℃储存 18 h，有些粒子超过 5 μm
放置的温度和时间	TPN 液在室温下 36 h 内完全稳定，但在室温下 48 h 或 35 ℃下，12 h 脂粒开始聚集；在 4 ℃下冷藏 7 天，再于室温下放置 48 h，则出现脂肪乳微粒破坏
配液袋的材质	聚氯乙烯（PVC）袋可释放出脂溶性增塑剂，对脂肪粒有破坏性作用；聚乙烯醋酸酯（EVA）已作为目前肠外营养袋的主要原料

2）肠外营养液的配制：按《静脉用药集中调配操作规程》操作。

3）肠外营养液的混合顺序

①将微量元素和电解质加入到氨基酸溶液中。

②将磷酸盐加入到葡萄糖液中。

③将上述两液转入 3 L 静脉营养输液袋中。如需要，可将另外数量的氨基酸和葡萄糖在此步骤中加入。

④将水溶性维生素和脂溶性维生素混合后加入脂肪乳中。

⑤将脂肪乳、维生素混合液转移入 TNA 袋中。

⑥排气，轻轻摇动 TNA 袋中的混合物，备用。

4）注意事项

①混合顺序非常重要，在终混前氨基酸可被加到脂肪乳剂中或葡萄糖中，以保证氨基酸对乳剂的保护作用，避免因 pH 改变和电解质的存在而使乳剂破裂。

②钙剂和磷酸盐应分别加在不同的溶液中稀释，以免发生磷酸钙沉淀。在氨基酸和葡萄糖混合后，先用肉眼检查袋中有无沉淀生成，在确认没有沉淀后再加入脂肪乳剂。

③混合液中不要加入其他药物，除非已有资料报道或验证过。

④加入液体总量应≥1500 ml，混合液中葡萄糖的最终浓度为 0～23%，有利于混合液的稳定。

⑤现配现用。24 h 输完，最多不超过 48 h。如不立即使用，应将混合物置于 4 ℃冰箱保存。

⑥电解质不应直接加入脂肪乳剂中。

⑦配好的口袋上应注明配方组成、床号、姓名及配制时间。

（2）使用过程中应注意的问题

①采用同一条通路输注 TPN 和其他治疗液中间要用基液冲洗过渡。

②输注速度：应在 18～20 h 输完。

③输注时不能在 Y 型管中加入其他药物，避免配伍禁忌。

④使用 PVC 袋时应避光。

考点 3　药物配伍变化

1. 溶剂性质改变引起配伍禁忌（★★）

因改变溶媒的性质而析出沉淀，某些注射剂内含有非水溶剂，目的是使药物溶解或制剂稳定，若把这类药物加入水溶液中，由于溶媒的性质的改变而析出药物产生沉淀，如氯霉素注射液（含乙醇、甘油等）加入5%葡萄糖注射液或氯化钠注射液中，可析出氯霉素沉淀。

2. pH变化引起药物沉淀（★★）

5%硫喷妥钠10 ml加入5%葡萄糖注射液500 ml中产生沉淀，系由于pH下降所致。

3. 配伍引起氧化还原反应（★★）

由于化学作用产生新的有色产物所致。酚类化合物水杨酸及其衍生物，以及含酚基的药物如肾上腺素与铁盐发生络合作用，或受空气氧化都能产生有色物质，异烟肼或维生素C与氨茶碱、多巴胺与苯妥英钠等合用均可导致颜色改变。

4. 混合顺序引起变化（★★）

混合顺序非常重要，入肠外营养液在终混前氨基酸可被加到脂肪乳剂中或葡萄糖中，以保证氨基酸对乳剂的保护作用，避免因pH改变和电解质的存在而使乳剂破裂。

5. 其他配伍变化（★）

电解质的盐析作用：对亲水胶体或蛋白质药物自液体中被脱水或因电解质的影响而凝集析出。两性霉素B注射剂与氯化钠注射液合用可发生盐析作用而出现沉淀。

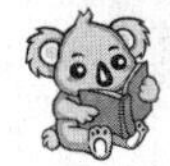

考点集锦

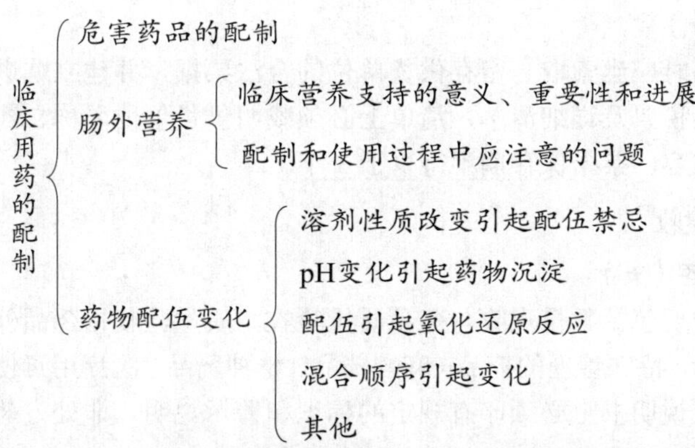

第三节　药品的仓储与保管

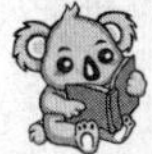

考点梳理

考点1　药品的采购

1. 药品采购计划编制、采购流程（★）

编制药品采购计划要以药品的质量为重要依据，贯彻质量否决权制度，同时必须符合国家的法律法规和医药卫生行业的方针政策。药品购进计划要符合实际情况，要对影响医药市场供求变化的因素进行调查、研究及预测，作为编制计划的依据。

编制药品采购计划基本方法：根据综合平衡原理，常用平衡公式、编制平衡表、召开平衡会议等方法。医疗机构应当根据《国家基本药物目录》《处方管理方法》等制订本机构《药品处方集》和《基本用药供应目录》，编制药品采购计划，按规定购入药品。

2. 供应商资质审核、采购合同签订（★）

（1）供应商资质审核：医疗机构必须从具有药品生产、经营资格的企业购进药品。应符合以

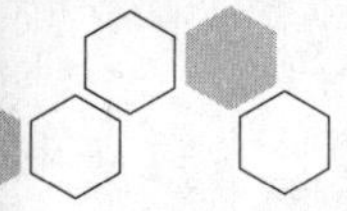

下条件：

①合法企业所生产和经营的药品。

②具有法定的质量标准。

③除国家规定的以外，应有法定的批准文号和生产批号。进口药品应有符合规定的、加盖了供货单位质量检验机构原印章的《进口药品注册证》和《进口药品检验报告书》复印件。

④包装和标示符合有关规定和储运要求。

⑤中药材应标明产地。

医疗机构购进药品，应当查验供货单位的《药品生产许可证》或者《药品经营许可证》和《营业执照》、所销售药品的批准证明文件等相关证明文件，并核实销售人员持有的授权书原件和身份证原件，应当妥善保存首次购进药品加盖供货单位原印章的前述证明文件的复印件，保存期不得少于 5 年。

（2）采购合同签订：药品购销合同一经签订，并有双方加盖合同专用章后，即产生法律效力，双方必须认真履行其义务。签订药品采购合同的主要条款与合同内容包括：①确定标的和数量；②明确合同中的质量条款；③协议价款和付款方式；④确定合同期限、地点和方式；⑤确定标的物的验收方法；⑥确定违约责任及解决合同纠纷方式；⑦其他约定事项。

3. 购进记录（★★）

医疗机构购进药品时应当索取、留存供货单位的合法票据，并建立购进记录，做到票、账、货相符。合法票据包括税票及详细清单，清单上必须载明供货单位名称、药品名称、生产厂商、批号、数量、价格等内容，票据保存期不得少于 3 年。

考点 2　药品的入库验收

1. 药品的验收内容（★）

药品的验收内容主要包括数量点收与药品质量验收。质量验收指药品外观的性状检查和药品内外包装及标识的检查。特殊管理的药品（麻醉药品、精神药品、医疗用毒性药品和放射性药品）、外用药品包装的标签或说明书上必须印有规定的标识和警示说明。非处方药的包装有国家规定的标示。

2. 药品的外观检查内容、方法、判断依据与处理（★★★）

外观是对药品的色泽和外表的感官规定。外观性状检查简便易行，是药品质量检查的重要内容。

3. 药品的验收记录：填写要求与注意事项（★★）

（1）填写要求：药品验收记录应当包括药品通用名称、生产厂商、规格、剂型、批号、生产日期、有效期、批准文号/供货单位、数量、价格、购进日期、验收日期、验收结论等内容。

（2）注意事项：验收记录必须保存至超过药品有效期 1 年，但不得少于 3 年。

4. 药品入库手续与程序（★★）

仓库要及时准确地完成入库业务，应做到：数量准确、质量完好、搬运迅速、手续简便、把关稳妥、交接认真。在做好入库前的准备工作外，应按核对凭证、大数点收、检查包装、办理交接手续、库内验收、签收等程序完成入库工作。

考点 3　药品的效期管理

1. 有效期的概念、表示方法、识别方法（★★★）

（1）概念：药品的有效期是指药品在规定的储藏条件下能保持其质量的期限。

（2）表示方法及识别方法

①直接标明有效期：如某药品的有效期为 2015 年 7 月 7 日，表明本品自 2015 年 7 月 8 日起便不得使用。国内多数药厂都用这种方法。

②直接标明失效期：如某药品的失效期为 2015 年 7 月 7 日，表明本品可使用至 2015 年 7 月 6 日。一些进口药品可见这种表示方法。

③标明有效期年限：则可由批号推算如某药品批号为 20150922，有效期为 3 年。由批号可知本产品为 2015 年 9 月 22 日生产，有效期 3 年，表明本品可使用到 2018 年 9 月 21 日为止。

从旁指点

考生要熟练掌握药品有效期的表示与识别方法，药品有效期不仅与考试息息相关，也是日常工作常用的。

2. 效期药品的管理、存放、色标管理、帐卡登记（★★★）

（1）有计划地采购药品，以免积压或缺货。

（2）验收时检查效期，并按效期先后在账目上登记。库房内要设“效期药品一览表”，将每批药品失效期的先后分别标明。方法是在一个小牌上注明数量和失效日期，挂在该药品堆架下。每次购进新货时，再按效期先后作适当调整，发药时取排在最先的该批药品。

（3）每一货位要设货位卡，注明效期与数量，记录发药、进药情况应与“效期药品一览表”相一致。要定期检查，按效期先后及时调整货位，做到近期先用。

（4）在库药品均应实行色标管理。其统一标准是：待验药品库（区）、退货药品库（区）为黄色；合格药品库（区）、待发药品库（区）为绿色；不合格药品库（区）为红色。

（5）药剂科因配方需要常将药品倒入砂塞玻瓶中使用；因此必须注意再次补充药品时，要尽量将瓶中的药品用完，必要时可将剩余的少量药品用纸另外包开先用，防止旧药积存瓶底，久而久之出现过期失效。

（6）库房人员要勤检查。一般效期药品在到期前 2 个月，要向药剂科主任提出报告，及时做出处理。

（7）超过有效期的药品一律不得再使用，因超过有效期的药品，即使在正常的储存条件下，其效价（含量）也会下降，甚至增加毒性，不能保证药品的有效性和安全性。

3. 过期药品的处理办法（★★）

经质量管理部门核实后，应作报废处理。对报废药品，要填写报损单，经质量管理部门核对签署意见后方可转账。销毁药品应由质量管理部门写出销毁报告，经领导审批和有关部门核对签字后，按规定进行销毁。

考点 4　药品的储存与养护

1. 影响药品储存质量的因素（环境、人为及药物本身因素）（★）

因素	影　响
日光	日光中的紫外线能加速药品的氧化、分解
空气	对药品质量影响较大的为氧气和二氧化碳
湿度	湿度太大能使药品潮解、液化、变质或霉败；湿度太小，则容易使某些药品风化
温度	过高或过低都能使药品变质
贮存时间	有些药品因其性质或效价不稳定，尽管贮存条件适宜，时间过久也会逐渐变质、失效
微生物和昆虫	药品中的淀粉、油脂、蛋白质、糖类等成分是微生物的良好培养基和昆虫的饵料

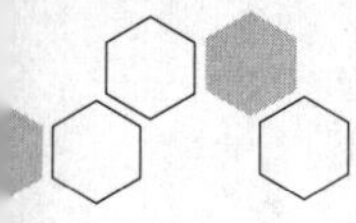

2. 药品的储存：分区分类、规划货位、货位编号、堆垛（★★★）

按照药品属性和类别分库、分区、分垛存放；并实行色标管理。药品与非药品分开存放；中药饮片、中成药化学药品分别储存、分类存放；过期、变质、被污染等药品应当放置在不合格库（区）。

（1）分区、分类管理药品：分区是根据仓库保管场所的建筑、设备等条件，将库区划分为若干个保管区，以便分区储存一定种类的药品。分类即是将仓储药品按其自然属性、养护措施及消防方法的一致性划分为若干个类别，分别存放于普通库、阴凉库、冷藏库、麻醉药品库、毒品库和危险品库。

（2）规范货位：药品堆垛和搬运操作，遵守药品外包装图示标志的要求，不得倒置存放；对一些包装不坚固或过重药品，不宜码放过高，以防下层受压变形。贮藏在药库的货物应便于搬运，对于质重、体积庞大的药品应堆离装卸地点较近的货区；码垛时应注意符合防火规定，要与防火门等电器装置保持一定距离，利于药库检查，搬运、消防工作。

（3）货位编号是将仓库范围的库房、仓间、货架按顺序编号，做出标志，以便识别寻找。

（4）堆垛：药品堆码与散热或者供暖设施的间距不小于 30 cm，距离墙壁间距不少于 20 cm，距离房顶及地面间距不小于 10 cm，库房内通道宽度不小于 200 cm，照明灯具垂直下方不堆放药品，垂直下方与货垛的水平距离不小与 50 cm。

3. 药品的保管与养护：在库检查、药品的分类保管与养护措施（★★★）

（1）在库检查：每月由药库管理人员对库存药品质量进行检查，做好库房温、湿度检查记录，注意库房通风换气，并做检查记录。检查发现药品内包装破损的药品，由于破损、变质、过期不可供药用的药品，应清点登记，列表上报，必要时监督销毁，由监销人员签字备查，不得随便处理。检查时发现药品质量有疑问，要及时进行送检。

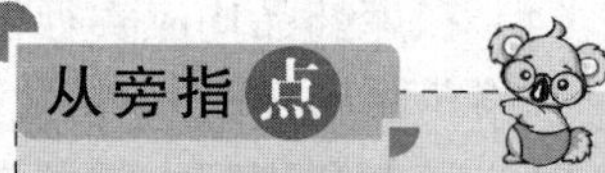

考生需注意区分阴凉、凉暗、冷处、常温对应的温度条件，考试时易出现相似选项混淆考生。

（2）药品的分类保管与养护措施

①药品分类保管：药品存放时，应注意内服和外用药分别存放；名称易混的药品分别存放；性能相互影响的药品分别存放；药品贮存期间应实行色标管理；对有条件的医院中药与西药分库贮存，未有条件应做到分区贮存；对中药材的贮存应做到分库贮存；严禁药品库贮存非药用物品、混库（混区）储存。

②养护措施：应按照质量标准“贮藏”项下规定的条件分类储存。对药品贮存于保管的基本要求，用下列名词术语表示：

遮光	用不透光的容器包装，如棕色容器或黑纸包裹的无色透明、半透明容器
密闭	将容器密闭，防止尘土和异物进入
密封	将容器密封，以防止风化、吸潮、挥发或异物进入
熔封或严封	将容器熔封或用适当的材料严封，防止空气和水分及其他气体入侵，防止污染
阴凉处	不超过 20 ℃
凉暗处	避光且温度不超过 20 ℃
冷处	2 ℃～10 ℃
常温	10 ℃～30 ℃

考点5 特殊管理药品的保管方法

1. 麻醉药品的保管方法（★★）

专人负责、专柜加锁、专用账册、专用处方、专册登记，处方保存3年备查。

2. 精神药品的保管方法（★★）

医疗机构应建立精神药品收支账目，定期盘点，做到账物相符，发现问题及时报告有关部门。处方应保存2年备查。

3. 医疗用毒性药品的保管方法（★★）

（1）医疗用毒性药品的分类与常用品种：分西药和中药两大类。西药毒性药品品种是指原料药及制剂。

（2）毒性药品的采购管理：严格按照国家关于医疗用毒性药品的管理法规要求采购。根据临床诊断治疗需要编制医疗用毒性药品年需求计划，报经当地卫生行政管理部门及公安局毒品管理部门批准后，凭管理部门发给的购买卡到指定的供应单位购买。

（3）毒性药品的验收与保管

①一般可根据检验报告书或产品合格证验收。外观检查验收，可从塑料袋或瓶外查看，不能随意拆开内包装。毒性药品的包装容器必须贴有规定的毒药标记：黑底白字的“毒”字。

②毒性药品必须储存在设有必要安全设施的单独仓间内（铁门、铁栅窗）或专柜加锁并由专人保管。

③毒性药品的验收、收货，均应由两人进行并共同在单据上签字。严防收假，严禁与其他药品混放。

④建立毒性药品收支账目，定期盘点，做到账物相符。发现问题应立即报告当地医药主管部门及公安部门及时查处。

（4）毒性药品的销毁处理

①对不可供药用的毒性药品，经单位领导审核，报当地主管部门批准后方可销毁。按毒性药品的理化性质，采取不同方法销毁。销毁工作应在熟知所销毁药品的理化性质和毒性的技术人员指导下进行，确保安全。销毁地点应远离水源、住宅、牧场等。

②建立销毁档案，包括销毁日期、时间、地点、品名、数量、方法等。销毁批准人、监理人均应签字盖章。

考点6 药品的出库发放（★）

1. 药品出库发放的要求与原则

按照《药品管理法》的要求，应建立并执行药品出库检查复核制度。《药品经营质量管理规范》要求药品出库应遵循“先产先出”“近期先出”和按批号发货的原则，并做好药品质量跟踪记录。

2. 药品出库工作程序、复核、记录

药品出库时，应按照发货凭证对实物进行质量检查和数量、项目的核对，核对无误后标明质量状况，做好出库复核记录，记录应包括以下内容：出库日期、药品通用名称、药品商品名称、剂型、规格、数量、产品批号、有效期、生产企业、购货单位、发货人、质量状况、复核人等，记录要保存至超过药品有效期1年，但不得少于3年。

考点7 药品盘点与结算（★）

1. 药品盘点操作流程、对账与结账操作

（1）盘点操作流程：药品盘点操作前要做好盘点前的准备工作，主要是药品整理和单据整理工作。药品盘点后要完成资料整理、计算盘点结果、结果上报、根据盘点结果找出问题提出改善对策等。

盘点作业的方法包括：①点货（点库存药品），对卡（对货卡，以卡对账），对账（对药品明细账）；②核对相符应做好盘点标记并盖章，若盘点库存药品数量有溢余或短缺，填制盘点损溢情况说明表。

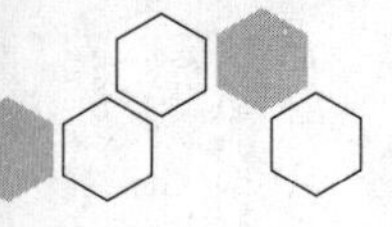

盘点作业：包括初点作业、复点作业和抽点作业。

（2）对账与结账操作

①对账就是把账簿上所反映的资料，进行内部核对，内外核对，做到账证相符（账簿与凭证），账账相符（总账与所属明细账），账实相符（账面数与实物数），在对账中发现差错和疑问，应及时查明原因，加以更正与处理。

②结账是把一定时期内所发生的经济业务全部登记入账后，结算出各账户本期发生额和期末余额，结束本期账簿记录。

2. 药品报损与退换货

（1）对销后退回的药品，凭销售部门开具的退货凭证收货。存放于退货药品库（区），由专人保管并做好退货记录。退货记录应保存 3 年。

（2）不合格药品应存放在不合格库（区），并有明显标志。不合格药品的确认、报告、报损、销毁应有完善的手续和记录。

（3）对于过期药品以及国家明令淘汰的药品，经质量管理部门核实后，应作报废处理。对报废药品，要填写报损单，经质量管理部门核对签署意见后方可转账。销毁药品应由质量管理部门写出销毁报告，经领导审批和有关部门核对签字后，按规定进行销毁。

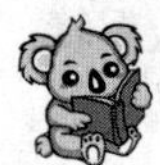

考点集锦

药品的仓储与保管
- 采购：应当索取、留存供货单位的合法票据，并建立购进记录，做到票、账、货相符
- 入库验收：验收→外观检查→验收记录→入库
- 效期管理
  - 有效期是指药品在规定的储藏条件下能保持其质量的期限
  - 直接标明有效期、直接标明失效期、标明有效期年限
  - 待验药品库（区）、退货药品库（区）为黄色；合格药品库（区）、待发药品库（区）为绿色；不合格药品库（区）为红色
  - 超过有效期的药品一律不得再使用
- 储存与养护
  - 分区分类，货位编号
  - 规范货位：遵守药品外包装图示标志的要求，不得倒置存放，对一些包装不坚固或过重药品，不宜码放过高等
  - 堆垛：应注意垛与垛之间、垛与墙之间、供暖管道与储存物品之间应留有一定的间距
  - 药品分类保管，按照质量标准“贮藏”项下规定的条件分类储存
  - 在库检查：药品养护应设专职或兼职管理人员，配备必要的仪器设备，制定管理计划，建立管理档案
- 特殊药品的管理
  - 麻醉药品：专人负责、专柜加锁、专用账册、专用处方、专册登记，处方保存3年备查
  - 精神药品：建立精神药品收支账目，定期盘点，做到账物相符，发现问题及时报告有关部门；处方应保存2年备查
  - 医疗用毒性药品：严格按照国家关于医疗用毒性药品的管理法规要求采购、验收保管以及销毁处理

第四节　医院制剂

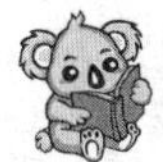

考点梳理

考点1　称量操作

1. 常用天平及量器（★★）

医院制剂室常用的天平有架盘天平和电子天平两种。

医院制剂室常用的量器主要有量筒、量杯、量瓶、滴定管等。

2. 称重方法（★★★）

医院制剂常用的称重方法主要有直接称量法及减重称量法。

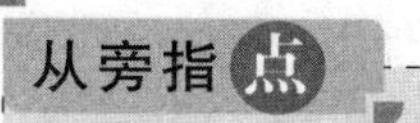

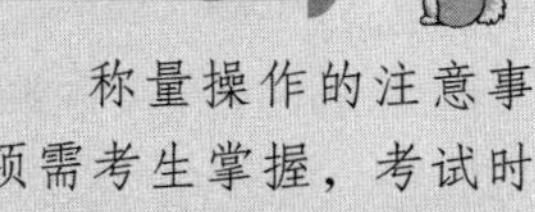

称量操作的注意事项需考生掌握，考试时可能混淆考生。

3. 称量操作注意事项（★★★）

（1）称重操作注意事项

①根据称取药物的轻重和称重的允许误差正确选用感量适宜的天平，且天平经校准且在有效期内。

②称重前，须将天平放置在平稳的台面上，架盘天平的游码应移到标尺的零刻度，调节天平的平衡螺母使指针指到分度盘的中央，或左右偏转的格数相同；电子天平开机前，应观察天平后部水平仪内的水泡是否位于圆环的中央，否则通过调节天平的地脚螺栓使水泡位于水准器中心。

③任何药物称重时，须根据药物性质（如普通药物、腐蚀性药物、半固体或液体药物）在盘上衬以普通白纸称量纸、硫酸纸称量纸、表面皿或其他适当容器。

④电子天平每次开机后必须等显示器归零后方可进行称重。

⑤称重过程中应注意“三看”，即取药瓶时看、称重前看、药瓶放回原位时看。称重中原则上不允许将药物进行反向操作，每次称取药物后要求处理药匙使其清洁、干燥。

⑥使用架盘天平称重时，药物与砝码均应放置于盘的中心，以避免误差；无论是否用到砝码，砝码盒与天平要始终在一起。架盘天平不用时两个托盘原则上置于一侧，使天平处于休止状态，以保护刀口。

（2）量取操作注意事项

①量杯或量筒的选择：根据量取药物容量的多少，选择适宜的量器（量杯、量筒），一般不少于量器总量五分之一为度。

②使用量筒和量杯时，要保持量器垂直。读数时，透明液体以液体凹面最低处为准；不透明液体以液体表面为准。

③药液注入量器，应将瓶口紧靠量器边缘，沿其内壁徐徐注入，以防止药液溅溢器外。

④将量器中液体倾倒出时，要根据液体的黏度适当地倒置停留数秒钟。

⑤量取某些用量 1 ml 以下的溶液或配剂，需以滴作单位；如无标准滴管时，可用普通滴管，即先以该滴管测定所量液体 1 ml 的滴数，再凭此折算所需滴数。

⑥量过的量器，需洗净沥干或烘干后再量其他的液体，量器是否要求干燥要根据药物或制剂过程的要求。

考点2　粉碎、过筛、混合操作

1. 常用粉碎与过筛设备（★）

（1）粉碎设备：研钵、球磨机、万能粉碎机、流能磨、胶体磨。

（2）过筛设备：旋涡式振荡筛、手摇筛。

2. 混合方法及混合原则（★★★）

（1）常用的混合方法：搅拌混合、研磨混合、过筛混合以及混合筒混合。

（2）混合原则

①组分的比例量：混合物料比例量相差悬殊时，应采用等量递加法（配研法）混合。即将量大的物料先取出部分，与量小物料约等量混合均匀，如此倍量增加量大的物料，直至全部混匀为止。

②组分的堆密度：混合物料堆密度不同时，应将堆密度小的物料先放入容器内，再加堆密度大的物料，混匀。

③混合器械的吸附性：若将量小的药物先置于混合机中，量小的药物可被混合机器壁吸附造成较大的损耗，故应先取少部分量大的辅料于混合机内先行混合，再加入量小的药物混匀。

④组分的粒径：在混合操作中，一般被混合的组分间的粒径大小相近时，物料容易混合均匀；粒径不同或相差较大时，由于粒子间的离析作用而不易混合均匀。当组分粒径相差大时，在混合之前，应将它们粉碎处理，使各组分的粒子都比较小且大小分布均匀。此外，混合机中装料量以占容器体积的30%为宜；混合时间以混合均匀为宜，不宜做过久。

考点3　灭菌与无菌操作

1. 洁净室操作技术（洁净室设计要求及清洁消毒、人员及物料管理）（★★）

（1）洁净室设计要求：各种制剂应根据剂型的需要和工序合理衔接，设置不同的操作间，按工序划分操作岗位。各工作间应按制剂工序和空气洁净度级别要求合理布局。

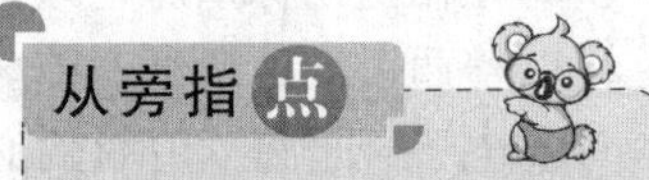

考生对灭菌技术及无菌操作掌握，考试可能对各灭菌及术适用范围进行考察。

①一般区和洁净区分开；配制、分装与贴签、包装分开；内服制剂与外用制剂分开；无菌制剂与其他制剂分开。

②洁净区应设有一次更衣、二次更衣和洗手、消毒等设施。

③洁净室的内表面（墙壁、地面、天棚）应平整光滑，无裂缝、接口严密，无颗粒物脱落并能耐受清洗和消毒。墙壁与地面等交界处宜呈弧形或采取其他措施，以减少积尘和便于清洁。

④洁净室内各种管道、灯具、风口以及其他公用设施在设计和安装时应避免出现不易清洁的部位，应当尽可能在生产区外部对其进行维护。

⑤洁净室的窗户、技术夹层及进入室内的管道、风口、灯具与墙壁或顶棚的连接部位均应密封。

⑥进入洁净室（区）的空气必须净化，并根据生产工艺要求划分空气洁净级别。

（2）洁净室的清洁消毒

①普通制剂净化区的卫生清洁：每日生产操作前、工作结束后进行一次清洁；每周工作结束后，进行清洁、消毒一次；每月生产结束后，进行大清洁消毒一次，包括拆洗设备附件及其他附属装置。根据室内菌检情况，决定消毒频率。

②洁净工作台的卫生清洁：洁净工作台使用后，先用清洁布蘸纯化水清洁台面，除去附着物，再用清洁布蘸消毒液擦拭。再取一清洁布蘸75%乙醇擦拭消毒。每周工作结束后，进行全面清洁、消毒一次。清洁范围是以消毒剂擦拭台面及室内一切表面，包括墙面、照明和顶棚。

（3）洁净室的人员管理：制剂人员应有健康档案，并每年至少体检一次。D区服装必须覆盖

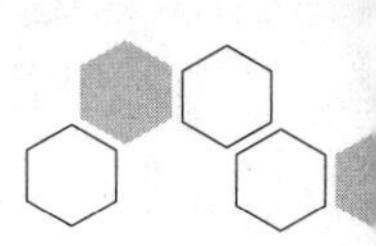

头发、耳朵、胡须，穿大褂，戴鞋套或换鞋；C 区服装必须完全覆盖头发、耳朵、胡须，穿连体工作服，戴手套和口罩，戴鞋套或换鞋，衣服要求要无纤维脱落；B/A 区服装必须完全覆盖头发、耳朵、胡须，穿连体工作服，戴无菌手套和口罩，穿无菌靴，戴护目镜，衣服要求要无纤维脱落及无菌。

（4）洁净室的物料管理：制剂配制所用物料的购入、储存、发放与使用等应制定管理制度。应当由指定人员按照操作规程进行配料，核对物料后，精确称量或计量，并作好标识。配制的每一物料及其重量或体积应当由他人独立进行复核，并有复核记录。用于同一批药品生产的所有配料应当集中存放，并作好标识。制剂的标签、使用说明书必须与药品监督管理部门批准的内容、式样、文字相一致，不得随意更改；应专柜存放，专人保管，不得流失。

2. 物理灭菌技术（热压灭菌、干热灭菌、紫外线灭菌）（★★★）

物理灭菌法		方法	适用范围
干热灭菌	火焰灭菌法	用火焰直接灼烧	耐火焰材质（金属、玻璃及瓷器）的物品与用具
	干热空气灭菌法	将物品置于干热灭菌柜、隧道灭菌器等设备中，利用干热空气达到杀灭微生物或消除热原物质的方法	耐高温的玻璃和金属器具以及不允许湿气穿透的油脂类和耐高温的粉末化学药品的灭菌
热压灭菌法		将物品置于灭菌柜内利用高压饱和蒸汽、过热水喷淋等手段使微生物菌体中的蛋白质、核酸发生变性而杀灭微生物	药品、容器、培养基、无菌衣、胶塞以及其他遇高温和潮湿不发生变化或损害的物品
紫外线灭菌法		用于灭菌的紫外线波长是 200～300 nm，灭菌力最强的紫外线波长为 254 nm	纯净水、空气灭菌和表面灭菌

3. 化学灭菌技术（气体灭菌、药液灭菌）（★★）

化学灭菌技术	化学消毒剂	适用范围
气体灭菌法	环氧乙烷、气态过氧化氢、甲醛、臭氧	在气体中稳定的物品灭菌、环境消毒以及不耐加热灭菌的医用器具、设备和设施、粉末注射剂的消毒
药液灭菌法	0.1%和 0.2%苯扎溴铵溶液（新洁尔灭）、2%作用的酚或煤酚皂溶液、75%乙醇	皮肤、无菌器具和设备的消毒

4. 无菌操作技术

（1）无菌操作室的灭菌

①对无菌操作室的流动空气采用过滤介质除菌法。

②对于静止环境的空气采用化学药剂的蒸气熏蒸、臭氧灭菌和紫外线灭菌法等。

③除用上述方法定期进行较彻底的灭菌外，还要对室内的空间、用具（桌椅等）、地面、墙壁等，用 3%酚溶液、2%煤酚皂溶液、0.2%新洁而灭或 75%酒精喷洒或擦拭，其他用具尽量用热压灭菌法或干热灭菌法灭菌。

（2）无菌操作：无菌操作室、洁净工作台和无菌操作柜是无菌操作的主要场所。无菌操作所用的一切物品、器具及环境，均需采用适宜的灭菌法灭菌，操作人员进入操作室之前要洗澡，并换上已灭菌的工作服和清洁的鞋子和帽子，不使头发、内衣等露出来，以免造成污染机会。小量无菌制剂的制备，可采用层流洁净工作台进行无菌操作，使用方便，效果可靠。

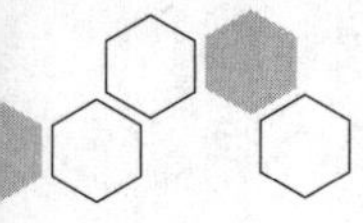

考点4　制药用水（★★★）

分类	制备	使用范围
饮用水	天然水经净化处理所得的水	药材净制时的漂洗、制药用具的粗洗用水，除另有规定外，也可作为饮片的提取溶剂
纯化水	饮用水经蒸馏法、离子交换法、反渗透法或其他适宜的方法制备的制药用水，不含任何附加剂	配制普通药物制剂用的溶剂或试验用水；制备中药注射剂、滴眼剂等灭菌制剂所用饮片的提取溶剂；口服、外用制剂配制用溶剂或稀释剂；非灭菌制剂用器具的精洗用水；非灭菌制剂所用饮片的提取溶剂
注射用水	纯化水经蒸馏所得的水	配制注射剂、滴眼剂等的溶剂或稀释剂及容器的精洗
灭菌注射用水	注射用水按照注射剂生产工艺制备所得，不含任何附加剂	注射用灭菌粉末的溶剂或注射剂的稀释剂

考点5　外用制剂

1. 洗剂的制备及举例（★★★）

（1）制备

①溶液型洗剂按溶解法配制。

②混悬型洗剂如含有不溶性亲水性药物时，应先研细过六号筛，再用加液研磨法配制；如含有疏水性药物时，应先用乙醇、甘油等润湿，或酌加适当的助悬剂，然后再用加液研磨法配制。

③乳浊液型洗剂将油相、水相、乳化剂采用适当的乳化方法使其均匀分散而制成。

（2）举例：复方炉甘石洗剂

取炉甘石 150 g、氧化锌 100 g 加适量纯化水研成糊状；另取 10 g 液化苯酚溶于 100 g 甘油后，再缓缓加入上述糊状物中，随加随研，加纯化水使成 100 ml，搅匀，即得。

2. 滴鼻剂、滴耳剂的制备及举例（★★）

（1）制备

①滴鼻剂多以水、甘油、丙二醇、液体石蜡、植物油为溶剂。

②溶液型滴耳剂的制备，一般通过溶解、搅拌、过滤而制得。对较不易溶解，但不易挥发且对热稳定的原料药，溶解时可加热，或加助溶剂溶解。混悬型滴耳剂常采用的制备方法是分散法，要求颗粒细腻，分布均匀，若出现沉淀物，经振摇应易分散。

（2）举例

①复方薄荷脑滴鼻液：取薄荷脑、樟脑各 10 g 加入液体石蜡中，待溶解后，搅匀，即得。

②硼酸滴耳液：取硼酸 30 g 加适量 70%乙醇溶解，滤过，加 70%乙醇使成 1000 ml，搅匀，即得。

3. 软膏剂的制备及举例（★★★）

（1）制备：软膏剂的制备方法有熔合法、研和法和乳化法。

（2）举例：氧化锌软膏

取氧化锌细粉 150 g，加等量熔化的凡士林，研匀后，分次添加剩余的凡士林使成 1000 g，研匀，直至冷凝，即得。

4. 外用散剂的制备及举例（★★）

（1）制备：药物与适宜的辅料经粉碎、均匀混合制成的干燥粉末状制剂。

（2）举例：复方锌硼散

取樟脑 10 g 加少量乙醇研细，再加少量滑石粉研匀后，依次加入预先研细的枯矾 30 g，水杨酸 60 g、硼酸 140 g、氧化锌粉末 140 g，混匀，再加剩余的滑石粉使成 100 g，过筛，混匀，即得。

考点 6 内服制剂

1. 合剂制备及举例（★★★）

（1）制备：制备合剂时，应注意以下几点：

①药物溶解时应按其溶解度的难易先后溶解，然后与其他药物混合。

②不易溶解的药物应研细，搅拌促其溶解，遇热易分解的药物不宜加热。挥发性药物或芳香性药物最后加入。

③胶体型合剂一般不宜过滤，以免因带电荷不同而被滤纸吸附。

④不溶性药物如为亲水性药物或质地轻松者，可不加助悬剂；如为疏水性药物或质地较重者，因不易分散均匀，应加适宜助悬剂。

⑤两种药物混合时可发生沉淀者，可分别溶解，释后再混合，并可酌加糖浆或甘油等以避免或延缓沉淀的产生。

⑥配剂、流浸膏剂、酊剂等醇性制剂在与水混合时，应以细流将其缓缓加入，并不断搅拌或加入适量的黏性物质，使其易于混悬，减少浑浊或沉淀。

⑦凡水溶性药物应先溶于水，醇溶性药物应先溶于醇或醇溶液，然后混合，以防止或减少沉淀。

⑧合剂中含有易氧化变质的药物时，可酌加适量的抗氧剂（硫代硫酸钠、焦亚硫酸钠、亚硫酸钠等）和防腐剂。

⑨混悬液型合剂必须在标签上注明“服时摇匀”字样。

（2）举例：颠茄合剂

取颠茄酊 50 ml 与 5%羟苯乙酯溶液混合，缓缓加入约 800 ml 纯化水中，随加随搅拌，再加纯化水至 1000 ml，搅匀，分装，即得。

2. 糖浆剂制备及举例（★★）

（1）制备：除另有规定外，一般将药物用新煮沸过的水溶解，加入单糖浆；如直接加入蔗糖配制，则需煮沸，必要时滤过，并自滤器上添加适量新煮沸过的水至处方规定量。

（2）举例：硫酸亚铁糖浆

取枸橼酸 2 g 和硫酸亚铁 30 g 加入纯化水中溶解，滤过，与单糖浆混合，随加随搅拌，加单糖浆至 100 ml，搅匀，即得。

考点 7 无菌制剂（★）

1. 滴眼剂制备及举例

（1）制备：滴眼剂的制备工艺一般有三种：①药物性质稳定者：采用灭菌工艺制备；②主药不稳定者，全部采用无菌操作法制备；③用于眼部手术或眼外伤的制剂，必须制成单剂量剂型，按安瓿剂生产工艺进行。

（2）举例：氯霉素滴眼液

取注射用水约 900 ml，加热至沸，加入硼酸 19 g、硼砂 0.38 g 使溶解，待冷至约 40 ℃，加入氯霉素 2.5 g、硫柳汞 0.04 g 搅拌使溶解，加注射用水至 1000 ml，精滤至澄明后，100 ℃流通蒸气灭菌 30 分钟，无菌分装，即得。

考点集锦

- 医院制剂
  - 称量操作
    - 常用天平及量器
      - 天平：架盘天平、电子天平
      - 量器：量筒、量杯、量瓶、滴定管
    - 称重方法：直接称量法、减重称量法
    - 称量操作注意事项
  - 粉碎、过筛、混合操作
    - 常用粉碎与过筛设备
      - 粉碎设备：研钵、球磨机、万能粉碎、流能磨、胶体磨
      - 过筛设备：游涡式振荡、手摇筛
    - 混合方法及混合原则
      - 常用的混合方法：搅拌混合、研磨混合、过筛混合、混合筒混合
      - 混合原则：比例量、堆密度、混台器械的吸附性、组分粒径
  - 灭菌与无菌操作
    - 洁净室操作技术
    - 物理灭菌技术：热压灭菌、干热灭菌、紫外线灭菌
    - 化学灭菌技术：气体灭菌、药液灭菌
    - 无菌操作技术
  - 制药用水
    - 选用原则
      - 饮用水：粗洗用水
      - 纯化水：提取溶剂、稀释剂、精洗用水
      - 注射用水：配制注射剂、滴眼剂等的溶剂
      - 灭菌用水：注射用灭菌粉末的溶剂
    - 生产及质量控制
  - 外用制剂：洗剂、滴鼻剂、滴耳剂、软膏剂、外用散剂
  - 内服制剂：合剂、糖浆剂
  - 无菌制剂：滴眼剂

第五节　药品检验基本技术

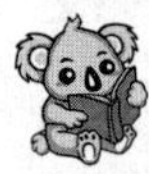

考点梳理

考点 1　玻璃仪器的洗涤、干燥与保管

1. 洗液的配制及使用（★）

（1）合成洗涤剂、洗衣粉和去污粉

①配制：合成洗涤剂和洗衣粉可用适量的自来水稀释或溶解后备用。

②使用：去污粉不需处理可直接使用。此类洗涤剂能去除无机物、轻微的油污等，污染严重的仪器需使用铬酸洗液。

（2）铬酸洗液的配制方法

①配制：称取 20 g 工业纯 $K_2Cr_2O_7$，置于烧杯中，加 40 ml 水，加热使溶解，冷却后，在不

断搅拌下，缓慢加入350 ml浓硫酸中。配制好的溶液应呈深红色。待溶液冷却后转入玻璃瓶中备用。

②使用：先用自来水冲洗仪器，除去大量杂质，尽量沥干水分，再用铬酸洗液浸润 15～30 分钟，倒出铬酸洗液，用自来水冲洗干净，再用纯化水冲洗 3 次。

（3）有机溶剂混合洗涤剂

HNO_3－乙醇（1∶1）洗涤液：适合于洗涤有油脂或其他有机物污物的酸式滴定管。使用时先在滴定管中加入 3 ml 乙醇，沿管壁加入 4 ml 浓硝酸，用小表面皿或小滴帽盖住滴定管。让溶液在管中保留一段时间，即可除去污垢。

HCl－乙醇（1∶1）洗涤液：适合于洗涤被有机染料污染的比色皿、容量瓶和移液管等。

2. 玻璃仪器的洗涤（★★）

（1）对一般玻璃仪器，如锥形瓶、烧杯、试剂瓶等可用刷子蘸取肥皂、洗衣粉、去污粉等洗涤剂直接刷洗，要先洗去污物，再用自来水清洗干净（不挂水珠），最后用纯化水冲洗 3 次，晾干后备用。

（2）对于不便用刷子刷洗的仪器，如滴定管、移液管、容量瓶、比色皿、玻璃垂熔漏斗、凯氏烧瓶等特殊要求与特殊形状的仪器等，先用自来水冲洗，沥干，用合适的铬酸洗液浸泡后，再用自来水冲洗干净，最后用纯化水冲洗 3 次，晾干后备用。

3. 玻璃仪器的干燥（★）

（1）晾干：不急用的仪器在洗净后可置于干燥处，任其自然干燥，或用电吹风机把仪器吹干。

（2）加热烘干：洗净的仪器沥去水分，放在电烘箱或红外灯干燥箱中，在 105 ℃～120 ℃烘 1 小时左右即可干燥。

4. 玻璃仪器的保管（★）

（1）移液管洗净后置于防尘的盒中。

（2）滴定管倒置夹在滴定管夹上。

（3）比色皿用毕后洗净，在小瓷盘或塑料盘中下垫滤纸，倒置晾干后收于比色皿盒或洁净的器皿中。

（4）带磨口塞的仪器如容量瓶或比色管等最好在清洗前就用小线绳或塑料细套管把塞和管口拴好，以免打破塞子或互相弄混。需长期保存的磨口仪器要在塞间垫一张纸片，以免日久粘住。长期不用的滴定管要除掉凡士林后垫纸，用皮筋拴好活塞保存。磨口塞间如有砂粒不要用力转动，以免损伤而漏液。同理，不要用去污粉擦洗磨口部位。

考点 2　玻璃仪器的使用（★★★）

从旁指点

考生对常用玻璃仪器的使用需熟练掌握，对细节性操作应规范科学。

1. 滴定管

（1）检漏和涂凡士林：滴定管在使用前先要检查是否漏液、酸式滴定管活塞是否润滑。若酸式滴定管活塞不滑润、转动不灵活或漏水，应在活塞上涂凡士林。

（2）装液、排气

①装滴定液之前，要用该滴定液荡洗滴定管 2～3 次，滴定管处理完毕，即可将滴定液直接倒入管内（不能借助其他容器），溶液面至“0”刻线以上。

②排气，将滴定液充满滴定管后，若管下部有气泡，应排气。

（3）滴定操作

①酸式滴定管用左手控制活塞，大拇指在前，食指和中指在后，轻轻向内扣住活塞，手心空握以防将活塞顶出，滴定时根据需要快、慢速度控制自如，右手握锥形瓶，边滴定边摇。

②碱式滴定管用左手拇指（在前）和食指（在后）捏住玻璃珠部位的稍上方的橡皮管，无名

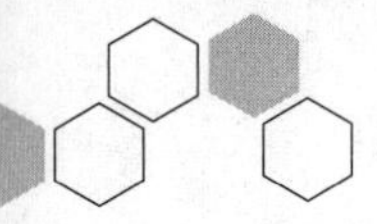

指和小指夹住尖嘴玻璃管，向手心挤捏橡皮管，使其与玻璃管形成一条缝隙，溶液即可流出。接近终点时速度应放慢，每滴加 1 滴都要观察溶液颜色变化，最后半滴半滴加，若要滴加半滴则将悬挂在管口的半滴滴定液与锥形瓶内壁接触，再用少量纯化水将其冲洗并振摇。

（4）读数方法：注入或放出溶液后稍等 1～2 min，待附着于内壁的溶液流下后再开始读数。读数时应将滴定管取下，用右手拇指和食指捏住滴定管上部无刻度处，使滴定管保持垂直状态，读取弯月面下最低处与刻度的相切之点，视线应与切线在同一水平线上。

（5）滴定后处理：滴定完毕后，将滴定管中液体倒回原试剂瓶，将滴定管洗净后倒置在滴定管架上。

2. 容量瓶

（1）检漏：容量瓶在使用前先检查是否漏水，将自来水注入至刻度线，盖好瓶塞，倒置 2 min，观察是否有水渗出，如不漏水，将瓶塞旋转 180°再试一次。

（2）溶液的配置

①以固体基准物配制标准溶液：将准确称量的固体基准物，于烧杯中溶解，再转移至容量瓶中。当定容至 2/3 时，摇匀溶液，定容至刻度后，倒转容量瓶摇转数次。

②溶液的定量稀释：准确量取一定量溶液转移至容量瓶中，稀释至刻度摇匀即可。

3. 移液管和吸量管

①移取溶液前，将洗净的移液管和吸量管用吸水纸将尖端外的水吸除掉，然后用待吸溶液转洗 3 次。

②吸取溶液时，左手拿洗耳球，右手将移液管插入溶液中吸取，当溶液吸至标线以上时，立即用右手食指将管口堵住，将管尖离开液面，稍松食指，使液面缓缓下降至弯月面下缘与标线相切，立即按紧管口，用滤纸轻拭管尖，把移液管移入稍微倾斜的容器中并同时将其竖直，使管尖与容器内壁接触，松开食指，使溶液全部流出，约等 15 秒钟后，取出移液管。注意管尖残留液体，除非管上特别注明需要“吹”，否则不要将管尖残留的液体吹出。

吸量管的使用方法与移液管基本相同。

考点 3　化学试剂的规格和常用溶液的配制

1. 化学试剂的分类和规格（★）

试剂规格	英文标志	标签颜色
优级纯	GR	深绿色
分析纯	AR	红色
化学纯	CP	中蓝色
生物试剂	BR 或 CR	黄色
基准试剂		深绿色

考生应掌握溶液配制的一般步骤，考试可能对配制过程中容易出错地方进行考察。

2. 化学试剂的保管

配制好的溶液应转移至洗净的试剂瓶中。若为易侵蚀或腐蚀玻璃的溶液，如含氟的盐类及苛性碱等应保存在聚乙烯瓶中；易挥发、分解的溶液等溶液应置棕色瓶中密闭，于阴凉暗处保存。配好的溶液应立即贴上标签，注明试液的名称、浓度、配制日期及配制者等。

3. 溶液配制一般步骤（★★）

（1）称量和量取：根据配制溶液的用途不同，固体试剂选用托盘天平或分析天平称取（后附分析天平的使用方法）；液体试剂选用量筒或移液管量取。

（2）溶解：易溶于水且不水解的固体均可用适量的水在烧杯中溶解（必要时可加热）。易水解的固体试剂须先用少量浓酸或浓碱使之溶解，然后加水稀释至所需刻度。

（3）定量转移：将溶液从烧杯向量筒或容量瓶中转移后，应用少量溶剂荡洗烧杯 2～3 次，并将荡洗液全部转移到量筒或容量瓶中，再用胶头滴管定容至所需刻度。

（4）天平的使用方法

1）调节零点。

2）称量

①直接称量法：调定零点后，将称量物置于秤盘上，天平达到平衡，所得读数即为称量物的质量。常用于空称量瓶和其他空瓶的称量。

②减重称量法：这种方法称出试样的质量不要求固定的数值。只需在要求的称量范围即可。如含量测定中药粉的称量，一般为规定重量的±10%范围。

③固定质量称量法：此法适用于在空气中没有吸湿性的试样，如用基准物质直接配制标准溶液，可用此称量法精密称取一定质量的基准物质进行配制。

4. 常用溶液的配制与标定（★★）

常用溶液	配制	标定
75%（体积分数）的消毒乙醇 50 ml	①计算配制所需的 95%的乙醇体积；②用量筒量取所需乙醇的体积，置 50 ml 烧杯中，加纯化水稀释，同时用玻璃棒搅拌，直到溶液体积达到 50 ml 为止	/
变色范围为 4.2～6.3 生物甲基红指示液	①取甲基红 0.1 g；②加 0.05 mol/L 的 NaOH 溶液 7.4 ml 使溶解；③加水稀释至 200 ml	/
氢氧化钠滴定液（0.1 mol/L）	①称取 NaOH 约 120 g，倒入装有 100 ml 纯化水的烧杯中，搅拌使之溶解，冷后贮于聚乙烯塑料瓶中，静置数日，待溶液澄清后备用；②取澄清的 NaOH 溶液 2.8 ml，置于聚乙烯塑料瓶中，加新煮沸的冷纯化水至 500 ml，摇匀，密塞，贴上标签，备用	①精密称取邻苯二甲酸氢钾 3 份，每份约 0.5 g，分别置于 250 ml 锥形瓶中，各加纯化水 50 ml，使之完全溶解；②加酚酞指示剂 2 滴，用待标定的 NaOH 溶液滴定至溶液呈红色，且 30 秒不褪色；③平行测定三次，根据消耗 NaOH 溶液的体积，计算 Na 标准溶液的浓度和平均浓度
硝酸盐滴定液（0.1 mol/L）	称取分析纯硝酸盐 4.4 g，置于 500 ml 棕色细口瓶中，加蒸馏水 250 ml 溶解，混匀，待标定	①精密称取 NaCl 0.15 g（3 份），分别置于 250 ml 锥形瓶中，各加蒸馏水 25 ml，摇动溶解；②各加 5% K_2CrO_4 指示剂 1 ml；③在不断振摇下，用待标定的 0.1 mol/L $AgNO_3$ 标准溶液滴定至出现砖红色 Ag_2CrO_4 沉淀；④分别记录 3 份硝酸银体积，计算硝酸银浓度

考点 4　药品的鉴别法

1. 试管反应（★）

试管反应是一种简单而常用的鉴别反应。其原理是根据试管中的药物与加入的某种特效试剂发生化学反应所产生的现象（颜色变化、沉淀产生、气体生成等）来判断药物的真伪。

2. 滤纸片反应（★）

滤纸片反应是将药物配成一定溶液，滴加到滤纸片上，再加入一种特效试剂，根据两者（交集面）的反应现象（颜色、荧光等）来判断药物的真伪。

3. 薄层色谱和纸色谱的一般操作步骤（★）

薄层板的制备→点样→展开→显色与检视→鉴别。

4. 对照品鉴别法举例（★★）

诺氟沙星薄层色谱法鉴别：取本品与诺氟沙星对照品适量，分别加三氯甲烷－甲醇（1∶1）

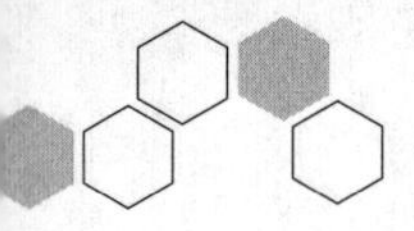

制成每 1 ml 中含 2.5 mg 的溶液。吸取上述两种溶液各 10 μL，分别点于同一硅胶 G 薄层板上，以三氯甲烷－甲醇－浓氨溶液（15∶10∶3）为展开剂，展开，晾干，置紫外光灯（365 nm）下检视。供试品溶液所显主斑点的荧光与位置应与对照品溶液主斑点的荧光与位置相同。

考点 5　一般杂质检查和制剂通则检查

1. 干燥失重操作（含仪器）（★★）

（1）常压恒温干燥法

仪器：常压恒温干燥箱、扁形称量瓶、干燥器和分析天平等。

操作：精密称定空称量瓶重，将供试品（研细）平铺于扁形称量瓶中，厚度不超过 5 mm，精密称定总重，将称量瓶置于干燥箱内，称量瓶盖斜倚在瓶的旁边。干燥温度一般为 105 ℃，时间达到指定温度后干，2～4 小时，取出后置于干燥器中放冷至室温后称重，再干燥（1 h），直至恒重，称重。干燥失重不得超过药典规定量。

（2）减压干燥法

仪器：减压干燥器或恒温减压干燥箱、扁形称量瓶和分析天平等。

操作：压力应控制在 2.67 kPa（20 mmHg）以下，温度一般为 60 ℃。其余同常压恒温干燥法。

2. pH 测定（含酸度计的使用）（★★）

（1）接通电源，将温度补偿按钮调至 25 ℃，选择量程选择 pH。

（2）校正仪器：按品种项下的规定，选择两种 pH 约相差 3 个单位的标准缓冲液，使供试液的 pH 处于二者之间。常用两点定位法：第一点，用 pH＝6.86 缓冲溶液定位；第二点，若供试液 pH＜7，则用 pH＝4.0 的缓冲溶液定位，若供试液 pH＞7，则用 pH＝9.18 的缓冲溶液定位。

（3）测定：将复合电极取出，用纯化水冲洗干净，吸水纸将电极上的水分吸干，插入供试品溶液中，读取 pH 即可。

3. 重量差异检查（见教材）（★）

系指按规定方法测定每片（粒）的重量与平均片重之间的差异程度。

平均片重与标示片重	重量差异限度
0.3 g 以下	±7.5%
0.3 g 或 0.3 g 以上	±5%

4. 无菌检查法（★）

常用的无菌检查方法是将药品或材料，在严格的无菌操作条件下，接种于适合各种微生物生长的不同培养基中，置于不同的适宜温度下培养一定的时间，逐日观察微生物的生长情况，并结合阳性和阴性对照试验的结果，判断供试品是否染菌。包括薄膜过滤法和直接接种两种方法。

考点 6　药品的含量测定

1. 常用的滴定分析方法与举例（★★）

药物的原料药含量测定通常采用滴定分析法。例如维生素 C 片剂和注射液的含量测定均采用碘量法。利用维生素 C 具有很强的还原性，在稀醋酸的酸性条件下，以淀粉为指示剂，用 0.05 mol/L 碘滴定液直接滴定，滴定至溶液显蓝色为终点。

2. 紫外分光光度计的构造和使用（★）

（1）构造：紫外分光光度计主要由光源、单色光器、吸收池、检测器、显示器等五个部件构成。

（2）使用：常用的紫外－可见分光光度计的工作波长范围 200～1000 nm。有钨丝灯（W）和氘灯（D）两种，氘灯在 200～330 nm 波长范围内使用，钨灯在 330～1000 nm 范围内使用。

3. 高效液相色谱法仪的结构和操作（★）

（1）典型的高效液相色谱仪的基本组成：贮液器→输液泵→进样器→色谱柱→检测器→记录仪（工作站）。

（2）高效液相色谱仪的操作规程

①准备：流动相超声脱气，微孔滤膜过滤；供试液、标准液的准备等；接通 ups 电源→依次打开继电保护器、泵、柱温箱、检测器、电脑和打印机开关→进入工作站软件→设置系统条件→洗泵、排气→用选定的溶剂系统洗柱至基线及压力平稳。

②系统适用性试验：色谱系统的适用性试验通常包括理论板数、分离度、重复性和拖尾因子等四个指标。根据药典对药物含量测定的规定，做相应的系统适用性试验，应符合要求。

③测定和数据处理。

④善后工作：用规定的溶剂冲洗泵和柱子→并将流速逐渐降为“0”→依次关闭泵、柱温箱、检测器和电脑开关→关闭 ups 电源开关→拔下电源插头。

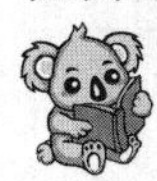

考点集锦

药品检验基本技术
- 玻璃仪器的洗涤、干燥与保管
  - 洗液的配制及使用
  - 玻璃仪器的洗涤
    - 一般玻璃仪器
    - 不便刷洗的仪器：用合适洗液浸泡后，冲洗
  - 玻璃仪器的干燥、保管
- 玻璃仪器的使用
  - 滴定管：检漏、装液、排气、滴定操作、读数、滴定后处理
  - 容量瓶：检漏、溶液的配置
  - 移液管和吸量管
- 化学试剂的规格和常用溶液的配制
  - 化学试剂的分类和规格：按纯度和使用要求分为高纯（有的叫超纯、特纯）、光谱纯、分光纯、基准、优级纯、分析纯和化学纯
  - 溶液配制一般步骤：称量和量取、溶解、定量转移、贮藏
  - 常用溶液的配制与标定
- 药品的鉴别法：试管反应、滤纸片反应、薄层色谱和纸色谱鉴别
- 一般杂质检查和制剂通则检查：干燥失重操作、pH测定、重量差异检查、无菌检查法
- 药品的含量测定：常用的滴定分析方法、紫外分光光度法、高效液相色谱法

第六节 药物信息咨询服务

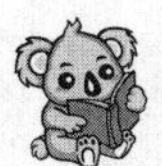

考点梳理

考点 1 药物信息与药学实践

1. 药学信息服务的意义（★）

①医务人员对药学信息的需求不断增长。

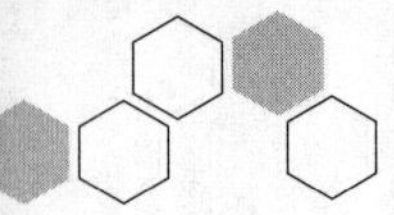

②药学人员对药学信息的依赖日益增加。

③药品消费者成为药学信息利用的主流。

2. 药学信息服务的目的（★）

①促进合理用药。

②改善药物治疗结果。

③实现药师角色的转换。

本节内容多为了解内容，考生需对各内容条目进行了解即可。

3. 如何判断文献的真实可靠性（★）

①收集准确、可靠的情报、信息，并准确无误地记录和保存起来。

②向用户提供的情报、信息必须是准确、可靠的。无论提供药物咨询，还是主动发布药物信息，情报药师都必须以高度的责任感，保证信息内容准确、可靠。

考点2　信息资料分类

信息资料分类	定义	应用
1级文献	指直接记录研究工作者首创的理论、实验结果、观察到的新发现以及创造性成果的文献	论文、学术会议宣读的报告等
2级文献	对分散的一次文献进行筛选、压缩和组织编排而形成的进一步加工产物。二次文献是管理和查找利用一次文献的工具，本身并不含有用户需要的详细情报资料	目录、索引、文摘、题录等形式的文献检索工具
3级文献	在合理利用一、二次文献的基础上，对一次文献的内容进行归纳、综合而写出的资料	专著、综述、述评、进展报告、数据手册、年鉴、指南、百科全书和教科书等
文本、计算机化资料、网上资料	/	/

考点3　临床常用资料（★）

分类		中文	外文
原始文献和数据		/	/
药学核心典籍	百科类	《中国药学年鉴》	《雷明登药学大全》
	药品集类	《新编药物学》《中药大辞典》及各种药品介绍	《马丁代尔大药典》《默克索引》
	专著和教科书类	/	/
	药品标准类	《中华人民共和国药典》	/
	工具书类	《药名词典》《化学化工词典》	/
医药文献检索工具		《中国药学文摘》	《国际药学文摘》《化学文摘》《生物学文摘》《医学索引》《医学文摘》

考点4　咨询服务方法（★）

一般分为以下六个步骤进行：

1. 明确提出的问题　认真听取咨询者的问题，注意了解提问者的受教育程度和专业背景，希望得到简单的回答还是详细的参考资料。

2. 问题归类 药师首先必须判断咨询的问题属于哪种类型，如咨询者希望了解药物的不良反应还是给药剂量，问题的难易程度如何，提问是否与抢救患者有关，要求什么时候得到答案等。

3. 获取附加的信息 药师应进一步了解提问的针对性；患者的提问是否涉及其自身疾病的药物治疗。必要时可索要病历等医疗文件以获得完整的背景资料。

4. 查阅文献 除了简单的问题药师可以负责地当即回答外，多数问题往往需要查阅有关文献资料，以保证回答的准确性和完整性。

5. 回答提问 回答提问时应当先复述咨询的问题，然后给出简练、正确、准确的解答，有时还应提供背景资料。

6. 随访咨询者 如果条件许可，药师应当对咨询者进行追踪随访，了解提供的信息是否足以解决问题，咨询者对结果是否满意，有无新的问题出现。随访不仅是保证药学信息咨询质量的需要，也有助于发现咨询工作中存在的问题，提高药学信息服务水平。

考点 5 用药咨询（★★）

（1）为医师提供新药信息、合理用药信息、药物不良反应、药物配伍禁忌、相互作用、禁忌证。

（2）为护士提供注射药物的剂量、用法、提示常用注射药物的适宜溶媒、溶解或稀释的容积、浓度和滴速、配伍变化。

（3）提供关于药品使用、贮存、运输、携带包装的方便性的信息。

考点 6 药物信息中心的管理（★）

1. 分类

首先需要做的工作就是归类。归类的依据是事先建立的分类体系，它是由上而下、由小到大、由整体到部分、由一般到特殊、由总论到专论的划分过程。

药学信息资料一般先按照体裁分成书籍、期刊（现刊和过刊）、电子出版物、视听材料等。每一种体裁的信息资料再按照特殊分类系统分类，如按照药学的分支学科或主题分成药物化学类、药物分析类等。

2. 编目与索引

简单的直接索引是将分类法中的全部类目，按照一定的字顺、音顺排列起来，并在每个类目后面标明其号码。

相关索引除了将分类表中的类目归纳成标题外，还将许多与各个标题有关的类目也集中起来。

3. 管理

信息资料经过加工整理一系列工序之后，必须进行科学的组织管理，包括文献资料的排放布局、信息资料的贮存、文献的阅览和出借、信息的查询、文献的清理以及各种安全性保护等等。

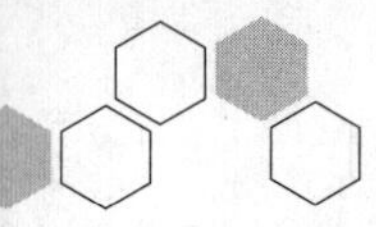

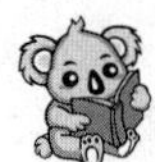

考点集锦

药物信息咨询服务
- 药物信息与药学实践
  - 药学信息服务的意义
  - 药学信息服务的目的
  - 如何判断文献的真实可靠性
- 信息资料分类
  - 1级文献：论文、学术报告
  - 2级文献：目录、索引、文摘、题录
  - 3级文献：专著、综述、述评、进展报告、数据手册、年鉴、指南、百科全书和教科书等
- 临床常用资料：原始文献和数据、药学核心典籍、医药文献检索工具
- 咨询服务方法：一般分为以下六个步骤进行，明确提出的问题；问题归类；获取附加的信息；查阅文献；回答提问；随访咨询者
- 用药咨询
- 药物信息中心的管理

第七节　用药指导

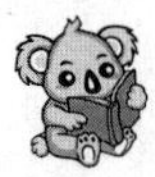

考点梳理

考点1　必要性（★）

为保证患者获得最好的医疗保健，患者必须了解所用药物的情况，并且必须按照医嘱用药。

考点2　基本内容和方法

1. 内容（★★★）

（1）治疗目的：为什么要采用此药治疗；正确用药后何时会产生效果；用药后哪些症状可消失或改善；如果不用药或不能正确使用药物会出现什么情况等。

（2）用法用量：怎样使用此药；用药的方法和技巧；何时使用此药；用量是多少；如何增减药量及用药的最大剂量；连续用药多长时间；必须按时用药。

> **从旁指点**
>
> 考生需对用药指导的内容熟练掌握，考试时有可能进行多项选择。

（3）不良反应：预先告诉患者可能出现的不良反应和处理方法，有助于减少患者的不依从性。要告知患者用药后可能会出现哪些（主要的）不良反应；怎样识别药物的不良反应；不良反应会持续多久；不良反应的严重程度；出现后应采取何种措施；是否会影响到继续用药治疗等。

（4）注意事项：说明用药的要求；如何贮藏药品及识别药品是否过期；用药期间的禁忌；是否需要复诊及何时复诊；复诊时需要向医生提供什么信息等。

2. 方法（★★★）

（1）取药：当患者拿处方取药时，首先需要了解处方中的药物治疗什么疾病，用药方案是什

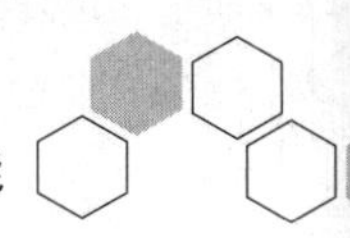

么，以及如何正确贮存药物。患者应该清楚防止或减少副作用发生的注意事项，在用药期间是否需要限制饮食或饮酒，哪些副作用是已经预知要发生的或不可避免的。哪些症状需要提请医生注意。

（2）阅读处方及核对药物：患者应该学会阅读处方，了解医生开的是什么药。拿到药物后要核对包装上的标签，以便确定药师给的是否和处方中的一致，若标签上的内容与处方不符，应向药师询问，一定要确定得到的是正确的药物，并明白正确的服用方法。

（3）与患者交谈：当患者拿到药物处方时，可能对上面的内容很明确，但回到家后是不是还很明白。如处方中写明“若需要每 4 小时服 1 粒胶囊”，但每天要吃几粒呢，4 粒、6 粒或更多？处方中“若需要”并不很明确，如果处方标示“每天 4 次”“一次 1 片”，那又是什么含义呢？对某些抗生素，它的含义为每 6 小时 1 片，而对其他某些药物，可能意味着早、中、晚以及睡前各 1 片即可。

考点 3　药品的正确使用方法

1. 口服药的使用方法（★★★）

（1）片剂、胶囊剂和口服药粉

①服药之前先漱口，或用水湿润一下，然后将药片或胶囊放于舌的后部，喝一口水，咽下。

②如果药片或胶囊太大以致不易吞咽，可将药片研碎或将胶囊打开，倒在汤匙中，用苹果汁或汤混匀。但在这样做之前一定要与药师商量，因为有些片剂或胶囊必须整个咽下而不能研碎或打开。

③某些药物被制成口服粉剂形式（如考来烯胺），这些制剂需要用液体混合完全后再吞服，而不是直接吞服干药粉。

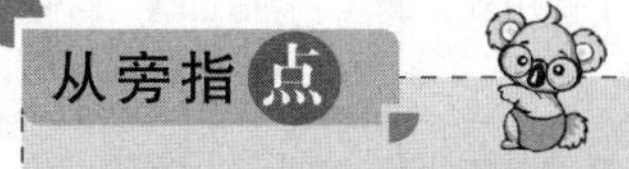

考生需对药品各剂型正确使用方法熟练掌握，尤其是细节部分例如气雾剂再脸部的正确使用方法。

2. 外用药的使用方法（★★★）

（1）滴耳剂：将头侧向一边，患耳朝上，抓住耳垂轻轻拉向后上方使耳道变直。如果给儿童滴耳，则轻轻地将耳垂向下及后方拉。将滴管吸满药液，滴入规定滴数的药物。注意不要将滴管触及耳道的壁或边缘，否则很容易污染滴管。保持耳朵侧面朝上 5～10 秒，并一直抓住耳垂。

（2）滴眼剂和眼膏剂：在滴眼药水或用眼药膏之前先洗干净手，然后坐下或躺下，头向后仰。用拇指和食指轻轻地将下眼睑向下拉，形成小囊，挤规定量的药液，然后轻轻闭上眼睛，尽量不要眨眼，用一个手指轻轻按压鼻侧眼角 1～2 分钟，然后用干净的纸巾将多余药液擦去。

（3）滴鼻剂与喷鼻剂：在使用滴鼻剂与喷鼻剂之前，最好先擤出鼻涕。滴鼻时，头后倾，向鼻中滴入规定数量的药液。为了防止对剩余药品造成污染，滴瓶不要接触鼻黏膜。保持头部向后倾斜 5～10 秒，同时轻轻用鼻吸气 2～3 次。

（4）局部用软膏和霜剂：在涂药前，将皮肤清洗、擦干，再按说明涂药。涂药后，轻轻按摩给药部位使药物进入皮肤，直到药膏或乳剂消失为止。

3. 液体药物的使用方法（★★★）

在打开装有液体的药瓶时，开口应远离自己。有些溶液在瓶中可能积聚一些压力。若药液是用于皮肤的，倒出少量液体在棉片或纱布上，不要将液体倒在手中，否则会流下来。如果需要治疗的区域很小，用手指或棉棒将药液散开，但不要把棉棒或棉花、纱布浸入药瓶中。

4. 特殊剂型的使用方法（★★★）

分类	使用方法
局部用气雾剂	振摇药罐，将药罐拿于皮肤上 10～15 cm 高，按下喷嘴几秒钟后释放
直肠栓	带橡胶指套或一次性橡胶手套，左侧卧位并弯曲右膝。将栓剂尖端朝前，只要感觉舒服，推入直肠中的距离越深越好
舌下片剂	将药片放置于舌下，闭紧嘴。吞咽前尽可能在舌下长时间地保留一些唾液以帮助药片溶解
咽喉用含片	让其在口中溶解，不要咀嚼，在药物溶解后的一段时间内，不要吃东西或饮用任何液体
喉部喷雾剂	应张大嘴并尽可能向口腔后部喷射药物，同时使药物在口中保留尽可能长的时间，用药后数分钟内不要饮用任何液体
透皮吸收的贴膜剂	将贴膜剂用于无毛发的或是刮净毛发的皮肤，尽量选择不进行剧烈运动部位，每次将贴膜剂贴于身体的不同部位
阴道用软膏和霜剂	仰卧，将膝部提起。使给药器保持水平，尖端微微向下倾斜，只要感觉正常，将给药器尽可能深地插入阴道。把活塞推下将药膏或乳剂全部挤入阴道。取出给药器，并冲洗干净
阴道用药片和栓剂	去掉箔片包装，将药片或栓剂放在提供的给药器内，给药方法同阴道用软膏和霜剂

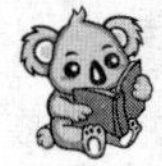

考点集锦

用药指导
- 内容：治疗目的、用法用量、不良反应、注意事项
- 方法
- 药品的正确使用方法
  - 口服药
  - 外用药：滴耳剂、滴眼剂和眼膏剂、滴鼻剂与喷鼻剂、局部用软膏和霜剂
  - 液体药物
  - 特殊剂型：局部用气雾剂、局部用气雾剂、舌下片剂、含片、喉部喷雾剂透皮吸收的贴膜剂、阴道用制剂

第八节　治疗药物监测

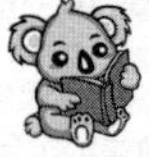

考点梳理

考点 1　概念（★★）

治疗药物监测是临床药学的重要内容之一。它采用现代分析测定技术，定量测定生物样品中的药物或其代谢物的浓度，并将所得的数据以药动学原理来探讨体液中药物浓度与药物疗效和毒性的关系，制定合理的给药方案，使给药方案个体化，以提高药物的疗效，避免或减少不良反应，同时也为药物过量中毒的诊断和处理提供有价值的实验室依据。

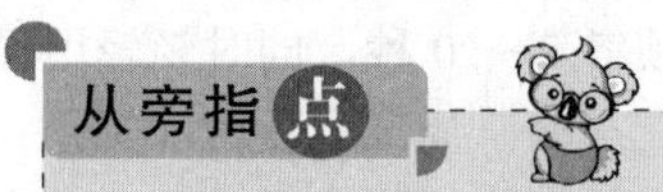

治疗药物监测的概念，以及适用范围需要考生了解。

考点 2　工作内容（★）

1. 实验室的工作内容

（1）血药浓度的测定：有条件时尽可能建立较多的测定方法，包括多种药物的测定，以及一种药物的多种测定方法，这样就可能在各种情况下供选择。另外，在测定中应有内部与外部的质控，这对保证测定结果的可靠性是极为重要的。

（2）数据的处理：实验室不能只将测定结果报告给临床就算完成任务，应该对测定结果进行处理，拟合与求算药代动力学参数，制订给药方案，预测可能达到的血药水平。

（3）结果的解释：尤其在取得异常结果时，应该分析原因，提出造成异常的可能原因及处理意见。应该研究各种病理情况下药动学参数的变异规律，并及时总结与推广这些经验，这对指导临床合理用药是极其有用。

（4）临床药代动力学研究：在进行常规 TDM 情况下，实验室还可结合临床特点开展多种科研，如疾病对药物处置的影响、活性代谢物、药物相互作用等研究。

2. TDM 的咨询服务

目前 TDM 实验室提供的咨询服务的程度不同。一般可分为二类，一类只简单测定和报告测定值，第二类不但提供测定结果而且还能帮助医生解释结果和进行个体化给药方案设计。

最基本的咨询服务包括：向临床提供合适的抽血时间、患者可接受的治疗浓度范围、影响所报告浓度的病理因素、药代动力学参数和测定结果的精确度等。

考点 3　适用范围（★★）

（1）治疗指数低、毒性大的药物。

（2）中毒症状容易和疾病本身症状混淆的药物。

（3）临床效果不易很快被觉察的药物。

（4）具有非线性药动学特征的药物。

（5）同一剂量可能出现较大的个体间血液浓度差异、并可引起较大的药动学差异的药物。

（6）肝、肾功能不全或衰竭患者。

（7）新生儿、婴幼儿及老年患者用药。

（8）患者依从性差；某些药物长期应用产生耐受性；诱导或抑制肝药酶因其药效降低或提高及原因不明的药效变化。

（9）联合用药出现相互作用而影响药效或产生严重不良反应者。

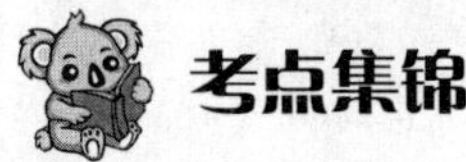

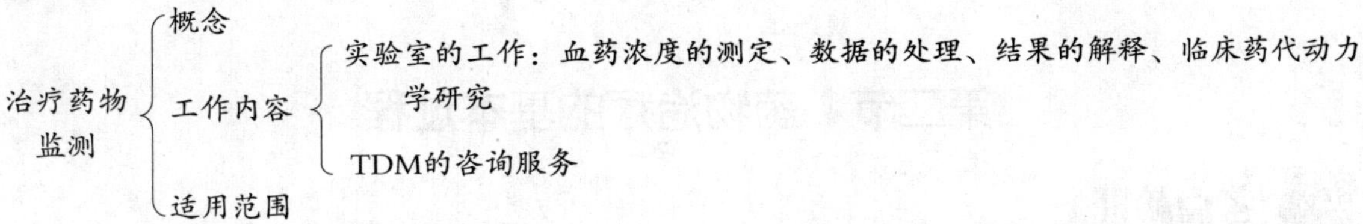

第二章　临床药物治疗学

第一节　药物治疗的一般原则

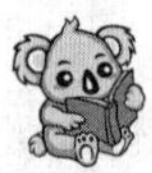

考点梳理

考点1　药物治疗方案制定的一般原则（★★）

1. 药物治疗的有效性

药物治疗的有效性是选择药物的首要标准，应考虑如下因素：

（1）只有利大于弊，药物治疗的有效性才有实际意义。

（2）药物方面因素：药物的生物学特性、药物的理化性质、剂型、给药途径、药物之间的相互作用等因素。

（3）机体方面因素：患者年龄、体重、性别、精神因素、病理状态、时间因素等对药物治疗效果。

（4）药物治疗的依从性。

2. 药物治疗的安全性

保证患者的用药安全是药物治疗的前提；产生药物治疗安全性问题的原因主要有：药物本身固有的生物学特性、药品质量问题、药物的不合理应用。

3. 药物治疗的经济性

（1）控制药物需求的不合理增长，盲目追求新药、高价药。

（2）控制有限药物资源的不合理配置、资源浪费与资源紧缺。

（3）控制被经济利益驱动的不合理过度药物治疗。

4. 药物治疗的规范性

在药物治疗方面，往往根据疾病的分型、分期、疾病的动态发展及并发症，对药物选择、剂量、剂型、给药方案及疗程进行规范指导。

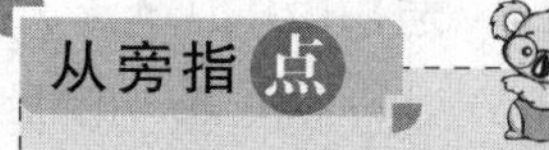

考生需掌握药物治疗的4个一般性原则：有效性、安全性、经济性、规范性。

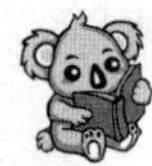

考点集锦

药物治疗一般原则
- 有效性：选择药物的首要标准
- 安全性：保证患者的用药安全是药物治疗的前提
- 经济性
- 规范性

第二节　药物治疗的基本过程

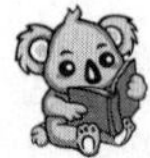

考点梳理

考点1　药物治疗方案的确定（★★）

1. 治疗药物选择的基本原则和方法

治疗药物选择的原则是药物的安全性、有效性、经济性、方便性。

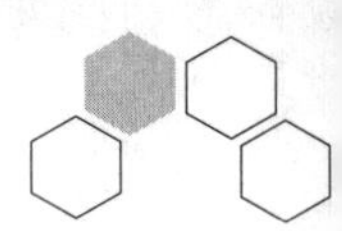

（1）安全性：用药安全是药物治疗的前提。

（2）有效性：选择药物的首要标准。

（3）经济性：治疗总成本，而不是单一的药费。

（4）方便性：可能影响患者对治疗的依从性。

2. 给药方案制定和调整的基本原则及方法

（1）制定药物治疗方案的原则：①为药物治疗创造条件：改善环境、改善生活方式；②确定治疗目的，选择合适药物；③选择合适的用药时机，强调早治疗；④选择合适的剂型和给药方案；⑤选择合理配伍用药；⑥确定合适的疗程；⑦药物与非药物疗法的结合。

> **从旁指点**
>
> 考生应熟悉治疗药物选择的基本原则和方法：有效性、安全性、经济性和规范性；注意与药物治疗的一般原则相区分。

（2）制定给药方案的方法

1）制定给药方案的一般策略

①获取患者的个体数据。

②按群体参数计算初始剂量方案，并用此方案进行治疗。

③患者评估：个体药效学和药动学。

④必要时，按个体数据重新计算剂量方案。

2）根据半衰期制定给药方案

半衰期	给药方案
小于 30 min	维持有效治疗浓度较困难，治疗指数低的药物一般静滴；指数高的药物也可分次给药，但维持量要随给药间隔时间的延长而增大
30 min～8 h	主要考虑治疗指数和用药方便性；治疗指数低的药物，每个半衰期给药 1 次，也可静滴给药；指数高的药物可每 1～3 个半衰期给药 1 次
8～24 h	每个半衰期给药 1 次；如需立即达稳态，可首剂加倍
大于 24 h	每天给药 1 次较方便，可提高依从性；如需立即达到治疗浓度，可首剂加倍

3）根据平均稳态血药浓度制定治疗方案：通过调整给药剂量或给药间隔时间，达到所需平均稳态血药浓度。

$$\overline{C}_{ss}=\frac{F\cdot D}{K\cdot V_d\cdot \tau}=\frac{F\cdot D}{CL\cdot \tau}$$

$$D=\frac{\overline{C}_{ss}\cdot CL\cdot \tau}{F}$$

式中，K 为消除速率常数，V_d 为表观分布容积，CL 为清除率，F 为生物利用度，D 为给药剂量，T 为给药间隔时间。

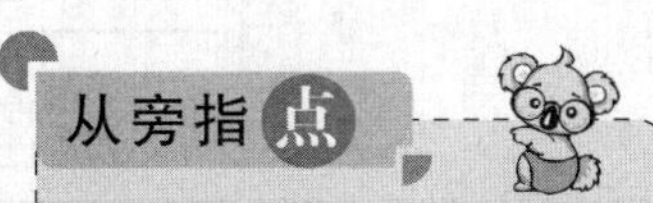

> **从旁指点**
>
> 本部分内容考生只需重点掌握根据半衰期和平均稳态血药浓度制定给药方案的方法，其他内容理解即可。

4）调整给药方案的方法：调整给药方案的途径包括改变每日剂量、改变给药间隔或两者同时改变。每日剂量决定药 – 时曲线水平位置的高低，给药间隔影响药 – 时曲线上下波动的程度。应根据药物的 PK/PD 特点确定选择何种方式。

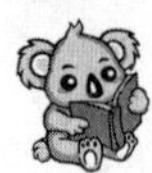

考点集锦

药物治疗的基本过程
- 治疗药物选择的原则：药物的安全性、有效性、经济性、方便性
- 根据半衰期制定给药方案
- 根据$\overline{C}_{ss}$制定治疗方案：$\overline{C}_{ss}=\dfrac{F \cdot D}{K \cdot V_d \cdot \tau}=\dfrac{F \cdot D}{CL \cdot \tau}$、$D=\dfrac{\overline{C}_{ss} \cdot CL \cdot \tau}{F}$
- 调整给药方案的方法：改变每日剂量、改变给药间隔或两者同时改变

第三节 药物不良反应

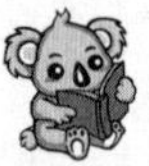

考点梳理

考点1 基本知识

1. 不良反应的定义及分型（★★）

（1）定义：药物不良反应（ADR），指合格药品在正常用法用量下出现的与用药目的无关或意外的有害反应。

（2）分型

类型	特点	举例
A型（量变型异常）	由药物药理作用增强所致，可预测，发生率高，但死亡率低	副作用、毒性反应、继发反应、后遗效应、首剂效应和撤药反应
	①常见；②剂量相关；③时间关系较明确；④可重复性；⑤在上市前常可发现	
B型（质变型异常）	与正常药理作用完全无关，常规毒理学筛选不能发现，发生率低，但死亡率高	过敏反应、特异质反应；如应用青霉素发生的过敏反应
	①罕见；②非预期的；③较严重；④时间关系明确	
C型	一般在长期用药后出现，难预测	致癌、致畸及长期用药后心血管疾患、纤溶系统变化等，或机制不清的反应；如妇女妊娠期服用己烯雌酚，子代女婴至青春期后患阴道腺癌
	①背景发生率高；②非特异性（指药物）；③没有明确时间关系；④潜伏期较长；⑤不可重现；⑥机制不清	

从旁指点

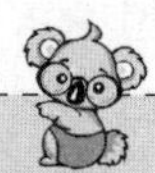

药物不良反应的分型及其特点是考试的重点，考试中常列出各种不良反应让考生判断属于何种类型。

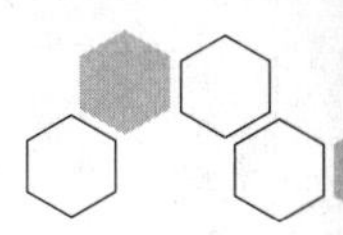

2. 各种不良反应的发生原因及临床特征（★★）

不良反应	发生原因	临床特征或实例
副作用	在治疗量出现的与治疗目的无关的不适反应；产生原因是药物选择性低，作用范围广	较轻微，多为一过性可逆的功能变化；阿托品在麻醉时利用其抑制腺体分泌，引起的腹胀、尿潴留就是副作用；用于解痉时，口干与心悸就成了副作用
毒性作用	由于患者个体差异、病理状态或合用其他药物引起敏感性增加，在治疗量时造成某种功能或器质性损害	一般具有明显的剂量反应关系，毒性程度随剂量加大而增强；氨基糖苷类抗生素具有的耳毒性
首剂效应	某些药物在开始应用时，由于机体对药物作用尚未适应，而引起较强烈的反应	哌唑嗪等降压药首次应用高血压治疗时导致的血压骤降
过敏反应（变态反应）	药物作为半抗原或全抗原刺激机体而发生的非正常免疫反应；与药物剂量无关或关系甚少，治疗量或极小量都可发生	皮疹、血管神经性水肿、过敏性休克、血清病综合征、哮喘等；注射青霉素或异种血清引发全身性变态反应
特异质反应	因先天性遗传异常，少数患者用药后发生与药物本身药理作用无关的有害反应	肝细胞缺乏乙酰化酶者，服用异烟肼出现的多发性神经炎
继发反应	药物的治疗作用所引起的不良后果，又称治疗矛盾	长期口服广谱抗生素导致敏感菌抑制，以至于一些不敏感的细菌大量繁殖，引起的继发感染；应用抗肿瘤药引起机体免疫力低下，导致的感染
停药综合征（撤药反应）	长期应用药物，致使机体对药物作用已适应，一旦停用，就会使机体处于不适应状态	主要表现是症状反跳；长期应用糖皮质激素类药，停用后引起原发疾病的复发，还可能导致病情恶化；停用抗高血压药出现血压反跳及心悸、出汗等症状

3. 不良反应的诱发因素（★）

（1）药物因素

1）药物作用：产生副作用的原因是药物选择性低，作用范围广，治疗时所用一个作用，其他作用就成了副作用。

2）药物相互作用

3）与制剂有关

①药物的理化性质、副产物、分解产物、代谢产物的作用。

②药物赋形剂、溶剂、染色剂等附加剂的影响。

③药物杂质的影响。

4）给药方法的影响

①给药途径的影响：静脉滴注、肌内注射相对于口服给药不良反应发生率高。

②给药间隔和时辰的影响：如时间依赖性抗菌药物应一日多次给药。

③给药剂量和持续时间的影响。

④配伍和给药速度的影响。

⑤减药或停药的影响。

（2）非药物因素

①机体因素：包括年龄、性别、遗传和种族、生理和病理状态等。

②外在因素：包括环境、生活和饮食习惯、食物和营养状态等。

从旁指点

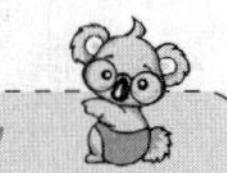

掌握各种不良反应的发生原因及临床特征，该部分内容也是考试的常考点，考生可结合药物不良反应的临床特征或实例进行理解记忆。

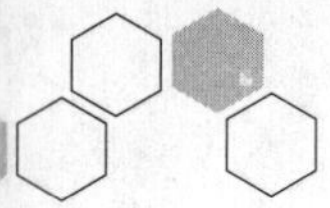

4. 预防原则（★）

（1）A 类不良反应的预防：在药物选择、用法用量和用药相互作用方面注意。

（2）B 类不良反应的预防：最常见药物过敏反应；可通过询问药物过敏、注意交叉过敏、皮试进行预防。

考点 2　监测

1. 监测的目的和意义（★）

（1）目的：及早监测出 ADR，可避免药物对人类的进一步损害，同时为药品的安全性提供证据。

（2）意义：通过 ADR 监测，除了发现 ADR，还可以发现药品质量问题、发现假药问题、发现药品的处方或标准问题、发现药物风险大于效应的问题、发现药物安全性问题，提出安全性建议。

2. 监测的方法（★）

目前常用的检测方法有自愿呈报系统（黄卡制度）、集中监测系统、记录联结系统等；我国采用自愿呈报系统监测药品不良反应。

3. 程度分级标准（★）

（1）轻度：指轻微的反应或疾病，症状不发展，一般无需治疗。

（2）中度：指不良反应症状明显，重要器官或系统功能有中度损害。

（3）重度：指重要器官或系统功能有严重损害，缩短或危及生命。

4. 因果关系评价原则（★）

（1）Karch－Lasagna 评定方法将因果关系确定程度分为肯定、很可能、可能、可疑、不可能 5 级标准。

①肯定：用药时间顺序合理；停药后反应停止；重新用药，反应再现；与已知药品不良反应相符合。

②很可能：时间顺序合理；该反应与已知的药品不良反应相符合；停药后反应停止；无法用患者疾病进行合理解释。

③可能：时间顺序合理；与已知的药品不良反应相符合；患者疾病或其他治疗也可造成这样的结果。

④可疑：时间顺序合理；与已知的药品不良反应相符合；不能合理地用患者疾病进行解释。

⑤不可能：不符合上述各项指标。

（2）国家药品不良反应监测中心所采用因果关系评定方法系在此方法的基础上发展起来的，其评价等级分为肯定、很可能、可能、可能无关、待评价和无法评价六个等级。

5. 报告范围（★★）

（1）新药：上市 5 年以内的药品和列为国家重点监测的药品，报告该药品引起的所有可疑不良反应。

（2）老药：上市 5 年以上的药品，主要报告该药品引起的严重、罕见或新的不良反应。

考点 3　信息（★）

1. 来源

（1）药学信息来源于原始文献和数据、药学相关书籍及医药文献检索工具。

（2）药品不良反应信息来源包括参考书、工具书、报纸、杂志、会议资料、临床资料及各种

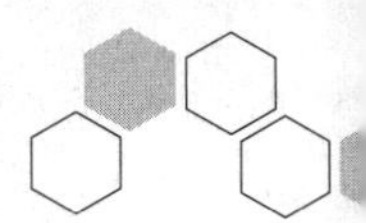

宣传材料以及药品不良反应报告系统等。

2. 种类

药品不良反应信息种类包括公开发表的病例报告、ADR 报告系统的病例报告、专题研究论文、综述性资料、ADR 方法学研究、新闻类资料及政策法规性资料。

考点 4　药源性疾病（★★）

1. 概念

药源性疾病又称药物性疾病，指药物在预防、诊断、治疗疾病过程中，因药物本身的作用、药物相互作用以及药物的使用引致机体组织或器官发生功能性或器质性损害而出现各种临床症状的异常状态。

2. 常见药源性疾病发生原因

（1）患者因素：包括年龄因素、性别因素、遗传因素、基础疾病因素、过敏反应、不良生活方式。

（2）药物因素

①与药理作用有关的因素：包括药物的副作用；药物本身的作用；药物的毒性反应；药物的继发反应；药物的后遗效应；药物的致癌作用；药物的致畸作用及药物的致突变作用等，都可引起药源性疾病。

②药物相互作用因素：包括药物配伍变化；药动学的相互作用及药效学的相互作用。

③药物制剂因素：包括药品赋形剂、溶剂、稳定剂或染色剂等因素导致的药源性疾病；药物分解产物所致的药源性疾病及污染物、异物所致的药源性疾病。

④药物使用因素：如用量过大、疗程过长、滴注速度过快、用药途径错误、配伍不当、重复用药、忽视用药注意事项和禁忌证等均可诱发药物性损害。

3. 临床特点

药源性疾病与病理性疾病的临床表现基本一致，各系统器官都可受累，异常病理体征与受累器官损害程度一致，检查和判定指标相同，其中最多见的是过敏反应。

4. 防治原则

（1）重视药源性疾病的危害，大力普及药源性疾病的知识，使广大医务工作者充分认识和掌握药源性疾病及其诊断和防治。

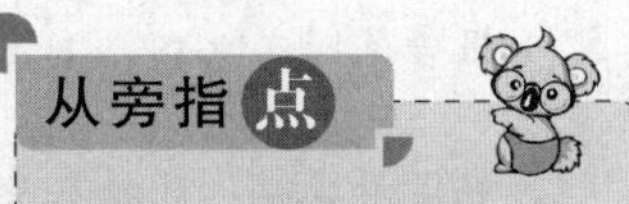

重点掌握药源性疾病的概念，其他内容熟悉即可，考试试题一般以理解判断为注。

（2）提高临床安全用药水平

①用药要有明确的指征，对症用药，切忌随便用药。

②选药时权衡利弊，尽量做到个体化给药，并注意用法与用量。

③避免不必要的过敏史或联合用药。

④了解过不良反应史。

⑤特殊人群应特殊给药。

⑥用药过程中，应注意观察药物不良反应的早期症状或迟发反应，以便及时停药和处理。

⑦加强临床药师对临床的药学服务。

（3）加强药物安全信息的收集和交流。

（4）治疗原则：发生药源性疾病要立即停药，同时对因对症治疗。停药是消除病因的第一步；及早抢救，加快药物的排泄，减少吸收。

考点5　药物流行病学（★）

1. 基本概念

应用流行病学的原理和方法，研究人群中药物的利用及其效应的一门应用科学。

2. 研究方法

包括描述性研究、分析性研究（比例对照研究和前瞻性队列研究法）和实验性研究。

3. 实施应用的价值

药物流行病学的应用可推进药物安全信息的公开交流和公共健康政策的发展，还为药物警戒、药物利用度研究、效益比较研究、风险管理等方面的管理提供支持。

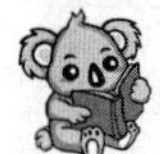

考点集锦

药物不良反应
- ADR：合格药品在正常用法用量下出现的与用药目的无关或意外的有害反应
- 不良反应分型
  - A型（量变型异常）：副作用、毒性反应、继发反应、后遗效应、首过效应和撤药反应
  - B型（质变型异常）：过敏反应、特异质反应
  - C型：致癌、致畸及长期用药后心血管疾患、纤溶系统变化等，或机制不清的反应
- 不良反应发生原因
  - 副作用：药物选择性低，作用范围广
  - 毒性作用：个体差异、病理状态或合用其他药物引起敏感性增加
  - 首剂效应：机体对药物作用尚未适应，而引起较强烈的反应
  - 过敏反应（变态反应）：机体发生的非正常免疫反应
  - 特异质反应：患者先天性遗传异常
  - 继发反应：药物的治疗作用所引起的不良后果
  - 停药综合征（撤药反应）：长期用药使机体对药物作用适应，一旦停用，机体处于不适应状态
- 不良反应报告范围
  - 新药：上市5年以内的药品，报告该药品引起的所有可疑不良反应
  - 老药：上市5年以上的药品，主要报告严重、罕见或新的不良反应
- 药源性疾病：药物本身的作用、药物相互作用及药物的使用引致机体组织或器官发生功能性或器质性损害而出现各种临床症状的异常状态

第四节　药物相互作用

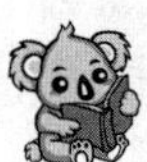

考点梳理

药物相互作用是指同时或相继使用两种或两种以上药物时，其中一个药物作用的强弱、持续时间甚至性质受到另一药物的影响而发生明显改变的现象。

考点1　药动学方面的相互作用（★★★）

1. 吸收过程的药物相互作用

（1）胃肠道pH的影响

①对药物溶解度的影响：某些抗真菌药如伊曲康唑要在胃酸性条件下充分溶解，才能在小肠

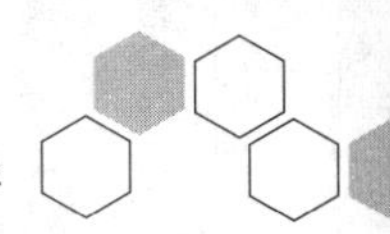

中吸收，若合用升高 pH 的药物，如质子泵抑制剂、H_2受体阻断剂和抗酸药，可显著减少这些药物的吸收，降低血药浓度。若改用氟康唑，其吸收则不受pH影响。

②对药物解离度的影响：药物在胃肠道的吸收主要通过被动扩散方式进行。非解离型药物脂溶性较高，易扩散通过生物膜，而解离型药物脂溶性较低，扩散能力比较差。因此药物与能改变胃肠道 pH 的其他药物合用，其吸收将会受到影响。如水杨酸类药物在酸性环境的吸收较好，若同时服用碳酸氢钠，将减少吸收。

（2）胃肠运动的影响：改变胃排空、肠蠕动速率的药物能明显地影响其他口服药物到达小肠吸收部位的时间和在小肠的滞留时间，从而影响它们的吸收。如抗胆碱药溴丙胺太林延缓胃排空，可使同服的对乙酰氨基酚吸收减慢，也可使左旋多巴吸收量大大减少。甲氧氯普胺则通过加速胃的排空从而使对乙酰氨基酚吸收加快。阿托品延缓利多卡因的吸收。泻药明显加快肠蠕动，减少药物的吸收。

（3）络合作用的影响：某些药物相互作用可形成不溶解和难吸收的络合物（包括整合物）和复合物，使吸收状况发生改变。如含二价或三价金属离子的药物与四环素类抗生素或喹诺酮类抗菌药发生络合反应而严重影响其吸收。可通过间隔 2 小时以上先后给药加以避免。

（4）吸附作用的影响：活性炭、白陶土、阴离子交换树脂（如考来烯胺、考来替泊）有较强的吸附作用，可使一些与其同服的药物吸收减少。如大剂量的活性炭明显减少对乙酰氨基酚在胃肠道的吸收；林可霉素与白陶土同时服用，林可霉素的血浓度减低；考来烯胺对酸性分子有很强的亲和力，可减少阿司匹林、保泰松、地高辛、华法林、甲状腺素等药物的吸收。

（5）食物的影响：一般情况食物减少药物的吸收，有时食物只延缓药物的吸收，但吸收量不受影响；有的药物在进食情况下吸收增加，如螺内酯与普通早餐食物同服，其吸收量明显高于空腹服药。食物中若有脂肪存在时往往刺激胆汁分泌，增加血液和淋巴液的流速，由于胆汁中的胆盐具有表面活性作用，故一般能增加难溶性药物的吸收，如高脂肪食物增加灰黄霉素的吸收量。

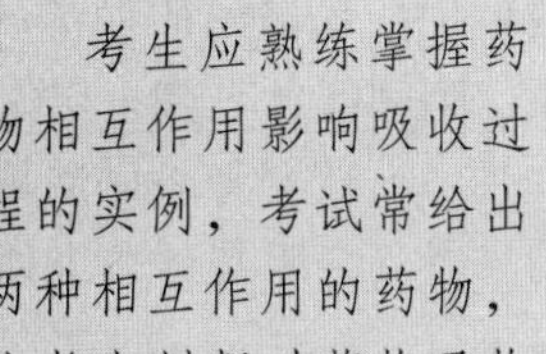

考生应熟练掌握药物相互作用影响吸收过程的实例，考试常给出两种相互作用的药物，让考生判断对药物吸收或疗效的影响。

（6）肠吸收功能的影响：细胞毒类抗肿瘤药如甲氨蝶呤、卡莫司汀、长春碱等能破坏肠壁黏膜，妨碍其他药物的吸收。

（7）肠道菌群改变的影响：口服地高辛后，地高辛能被肠道菌群大量代谢灭活，红霉素、四环素和其他广谱抗生素能抑制这些肠道菌群，使地高辛血药浓度增加；口服广谱抗生素抑制肠道菌群后，使维生素 K 合成减少，可加强香豆素类抗凝药的作用。

（8）其他因素的影响：硝酸甘油片需要充分的唾液帮助其崩解和吸收，若使用抗胆碱药，唾液分泌减少而使之降效；局麻药溶液中加入缩血管药，可减少局麻药从给药部位的吸收，保持较长的局部麻醉效果，防止其吸收中毒。

2. 分布过程的药物相互作用

（1）竞争蛋白结合部位：药物吸收进入血液循环后，分为结合型（与血浆蛋白发生可逆性结合）和游离型。结合型药物的特性：不呈现药理活性；不能通过血管壁；不被肝脏代谢；不被肾排泄。

当药物合用时，蛋白亲和力较强的药物可将另一种亲和力较弱的药物从血浆蛋白结合部位置换出来，使后一种药物的游离型增多。一般认为，被置换的药物如果分布容积小、半衰期长、治疗窗窄，则在被他药置换后，作用会显著增强易导致不良临床后果。

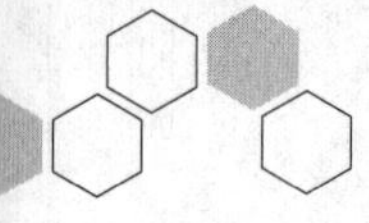

（2）改变组织分布量

1）改变组织血流量：去甲肾上腺素能减少肝脏血流量，减少利多卡因在其主要代谢部位肝脏中的分布量，从而明显减慢该药的代谢，使血药浓度增高；反之，异丙肾上腺素增加肝脏血流量，因而增加利多卡因在肝中的分布与代谢，使其血药浓度降低。

2）改变组织结合位点上的竞争置换：在组织结合位点上置换下来的游离型药物可返回到血液中，使血药浓度升高。奎尼丁能将地高辛从其骨骼肌的结合位点上置换下来，增高地高辛的血中浓度（奎尼丁也能影响地高辛的肾脏排泄），引起毒性反应。

3. 代谢过程的药物相互作用

（1）酶诱导：一些药物能增加肝药酶的合成或提高肝药酶的活性，称为酶诱导。酶诱导作用可使其他药物代谢加速，失效亦加快；但能使前体药物加速转化为活性药物而加强作用。

（2）酶抑制：一些药物能减少肝药酶的合成或降低肝药酶的活性，称为酶抑制。酶抑制作用可使其他药物的代谢受阻，消除减慢，血药浓度高于正常，药效增强。

4. 排泄过程的药物相互作用

（1）改变尿液的pH：药物在肾小管的重吸收与它的解离度有关。酸性药在酸性环境或碱性药在碱性环境时，重吸收增加，尿中排泄量减少；反之，酸性尿及碱性尿分别促进碱性药与酸性药在尿中的排泄。如苯巴比妥、水杨酸类中毒时，给予碳酸氢钠碱化尿液使药物解离度增大，重吸收减少，增加排泄。尿液pH偏碱时，碱性药物奎尼丁的抗心律失常作用增强。

（2）干扰药物从肾小管分泌：两种或两种以上通过相同机制排泌的药物联用，可以出现竞争性抑制，易于排泌的药物占据了孔道，使那些相对较不易排泌的药物的排出量减少，使之效应加强，甚至出现毒性。如丙磺舒和青霉素竞争肾小管上的酸性转运系统，可延缓青霉素的排泄，使其保持持久抗菌疗效；呋塞米和依他尼酸均能妨碍尿酸的排泄，造成尿酸在体内的堆积，引起痛风；阿司匹林可减少甲氨蝶呤的排泄而加剧其毒性反应。

> **从旁指点**
>
> 考生应熟练掌握药物相互作用对排泄过程的影响，掌握“酸酸碱碱促吸收，酸碱碱酸促排泄”；丙磺舒和青霉素合用，影响青霉素排泄；呋塞米和依他尼酸妨碍尿酸的排泄；阿司匹林减少甲氨蝶呤的排泄等，考生应理解记忆，考试常在此处出题。

（3）改变肾脏血流量：肾脏在排泄肾提取率高的药物时受肾血流量的影响较大。如服用锂盐的患者又合用某种非甾体抗炎药时，锂的排泄量减少并伴有血清锂水平的升高。

考点2　药效学方面的相互作用

药效学方面的药物相互作用是指一种药物增强或减弱另一种药物的生理作用或药物效应，而对药物的血药浓度和药代动力学无明显影响。协同作用指药理效应相同或相似的药物联合应用所产生的效应等于或者大于两药分别应用所产生的效应之和；拮抗是指两药联合应用所产生的效应小于单独应用一种药物的效应。

1. 作用于同一部位或受体的协同作用和拮抗作用（★★）

（1）协同作用

协同效果	相互作用药物	药理作用
药理作用相加	安定药与中枢抑制药	中枢抑制药的作用明显加强
	丙吡胺和β受体阻断剂	两药均有负性肌力作用，均可减慢心率和传导，合用效应过强，可致窦性心动过缓和心脏传导阻滞，及致心脏停搏

续表

协同效果	相互作用药物	药理作用
治疗作用和副作用相加	治疗帕金森病的抗胆碱药，与具有抗胆碱副作用的其他药物（如氯丙嗪、H_1受体阻断剂、三环类抗抑郁药）	引起胆碱能神经功能过度低下的中毒症状，表现为中毒性精神病、回肠无力症等
不良反应相加	红霉素与阿司匹林	两者均有一定的耳毒性，联用则毒性增强，易致耳鸣、听觉减弱
	氨基糖苷类与两性霉素B	可致肾毒性增加

（2）拮抗作用：两种药物在同一部位或受体上产生的拮抗作用称为竞争性拮抗。如阿片受体拮抗剂纳洛酮抢救吗啡过量中毒；新斯的明能特异性对抗右旋筒箭毒碱所造成的呼吸肌麻痹；在治疗虹膜炎时，交替使用毛果芸香碱和阿托品，可防止粘连。

2. 作用于不同部位的协同作用和拮抗作用（★）

（1）协同作用：磺胺药是二氢叶酸合成酶抑制剂，而甲氧苄啶是二氢叶酸还原酶抑制剂，两药合用可双重阻断四氢叶酸合成，增强磺胺药的抗菌作用。

（2）拮抗作用：作用物与拮抗物作用于不同受体或部位产生的拮抗作用叫做非竞争性拮抗。如左旋多巴不宜与维生素 B_6 合用，因维生素 B_6 增加外周多巴脱羧酶的活性，加速左旋多巴在外周的代谢，使进入中枢的量减少，降低疗效。

从旁指点

作用于同一部位或受体的协同作用和拮抗作用，考生也应该掌握，考试偶尔会在该部分出题，题型一般较简单，容易选出答案。

3. 对作用部位的增敏作用（★）

一种药物可使组织或受体对另一种药物的敏感性增强，称为增敏作用。如排钾利尿药可降低血钾浓度，使心脏对强心苷敏感性增强，易发生心律失常；长期服用胍乙啶后使肾上腺素受体的敏感性增强，可使去甲肾上腺素或肾上腺素的升压作用增强。

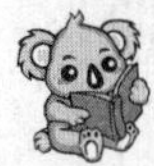

考点集锦

- 药物相互作用
  - 药动学方面
    - 吸收：①胃肠道pH影响；②胃肠运动影响；③络合作用影响；④吸附作用影响；⑤食物影响；⑥肠吸收功能影响；⑦肠道菌群改变影响；⑧其他因素的影响
    - 分布：竞争蛋白结合部位、改变组织分布量（去甲肾上腺素能减少肝脏血流量，异丙肾上腺素则增加肝脏血流量）、改变结合位点的竞争置换（奎尼丁置换地高辛）
    - 代谢：酶诱导可使前体药物加速转化为活性物而加强作用
    - 排泄：改变尿液的pH、干扰药物从肾小管分泌、改变肾脏血流量
  - 药效学方面
    - 作用同一部位
      - 协同：①药理作用相加；②治疗作用和副作用相加；③不良反应相加
      - 拮抗：阿片受体拮抗剂纳洛酮抢救吗啡中毒
    - 作用不同部位
      - 协同：磺胺药与甲氧苄啶合用
      - 拮抗：维生素B_6加速左旋多巴在外周的代谢
    - 增敏作用：长期服用胍乙啶，肾上腺素能受体敏感性增强，使去甲肾上腺素或肾上腺素升压作用增强

第五节　特殊人群用药

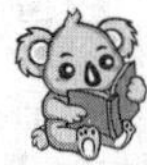

考点梳理

考点1　妊娠妇女用药

1. 妊娠期药动学特点（★★）

体内过程	药动学特点
吸收	胃酸分泌减少，胃排空时间延长，使口服药物吸收延缓，达峰时间延长，但难溶性药物（如地高辛）因药物通过肠道时间延长而生物利用度提高；心排血量增加，肺通气加大，肺容量增加，可促进吸入性药物在肺部的吸收
分布	药物分布容积明显增加，若无补偿，一般孕妇的血药浓度低于非妊娠妇女；药物会经胎盘向胎儿分布，故药物需要量高于非妊娠期妇女；蛋白结合能力下降，使药物游离部分增多，孕妇用药效力增高
代谢	孕激素浓度增高，引起肝脏微粒体药物羟化酶活性增加，苯妥英钠、苯巴比妥、扑米酮、乙琥胺、卡马西平等药物羟化过程加快；妊娠期高雌激素水平的影响，使胆汁在肝脏淤积，药物在肝脏清除速度减慢
排泄	肾血流量和肾小球滤过率增加，多数药物消除加快，尤其是主要经肾排出的药物，如硫酸镁、地高辛、碳酸锂等；但妊娠晚期仰卧位时，肾血流量减少可使肾排出药物作用延缓，孕妇应采用侧卧位以促进药物排泄

2. 药物通过胎盘的影响因素（★★）

胎盘由羊膜、叶状绒毛膜和底蜕膜构成；母体和胎儿体内的药物通过胎盘转运进入对方体内的过程，称为胎盘药物转运；胎盘药物转运的主要方式有：被动转运、主动转运、胞饮作用、膜孔或细胞裂隙通过。

（1）胎盘因素

①胎盘的发育和成熟程度：绒毛膜数量的增加，母儿间接触面积越大，胎儿血管与绒毛膜间隙组织的厚度越薄，越有利于药物通过胎盘到达胎儿。

②胎盘的血流量：母亲子宫收缩时，胎盘的血流量减少，药物由母亲血液循环通过胎盘进入胎儿血液循环的量随之减少。

③胎盘屏障：胎盘屏障被破坏时，胎盘的渗透及转运发生变化，有时使正常情况下不易通过胎盘屏障的药物变得容易通过。

④胎盘的药物代谢：胎盘含有某些药物的代谢酶，主要是催化药物氧化的氧化酶，及对内源性生物活性物质进行代谢的其他代谢酶。

（2）母体因素：主要是受孕妇体内的药物动力学过程影响和支配。

（3）药物因素

①药物的脂溶性：脂溶性高的药物易经过胎盘扩散到胎儿血液循环，如安替比林、硫喷妥钠；非脂溶性速度慢，如筒箭毒碱、肝素等。

②药物分子的大小：水溶性小分子的药物，易通过胎盘屏障；较大分子量的药物难以通过，如多肽及蛋白质；分子量大于1000的几乎不能通过胎盘。

③药物的解离程度：离子化程度低的经胎盘渗透较快。

④药物与蛋白的结合力：通过胎盘的药量与药物的蛋白结合力成反比，药物与蛋白结合后分子量越大越不易通过胎盘。

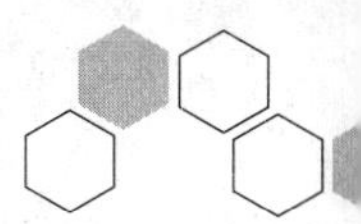

3. 药物对妊娠期不同阶段胎儿的影响（★★）

时期	影 响
妊娠前期	母体和父体在妊娠前接触过有致畸危险的药物，对后代胎儿有致畸的可能
着床前期（受精后2周内）	此期胚胎处于细胞增殖早期，细胞还未进行分化，药物损害常导致极早期流产，如只有部分细胞受损，补偿机制可使胚胎继续发育而不发生后遗问题，如在此期曾短期服用少量药物，不必过分忧虑
晚期囊胚着床后至12周左右	药物致畸最敏感的时期，药物损害可影响器官形成，导致畸形，药物毒性作用出现越早，发生畸形可能越严重
妊娠12周至分娩	胎儿各器官已分化完成，药物致畸作用减弱，但对于尚未分化完全的器官药物可能造成影响，如胎儿牙齿、生殖系统，而神经系统在整个妊娠期持续分化发育，药物对神经系统影响可以一直存在
分娩期	产程中镇痛，不宜选用呼吸抑制作用强的鸦片及吗啡类镇痛药，哌替啶是分娩镇痛常用的药物，应让胎儿在用药后1 h内或4 h后娩出为好，让出生时新生儿体内的药物处于低水平

从旁指点

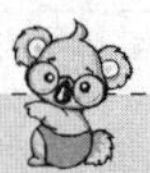

药物对妊娠期不同阶段胎儿的影响是考试的易考点和易错点，考生应分清各时期药物对胎儿致畸的特点，避免混淆。

4. 药物妊娠毒性分级（★★★）

美国FDA根据药物对胎儿的致畸情况，将药物对妊娠妇女的治疗获益和胎儿的潜在危险进行评估，将药物分为A、B、C、D、X五个级别。

分级	依 据	常见药物名称
A级	经临床对照研究，未见药物在妊娠早期与中晚期对胎儿有危害作用	氯化钾、左甲状腺素钠、维生素A、B_2、C、D、E、左甲状腺素钠、叶酸、泛酸、KCl
B级	经动物实验研究，未见对胎儿有危害，无临床对照实验，或动物研究实验中表现有副作用，但是这些副作用并未在临床研究中得到证实	青霉素类/头孢菌素类所有品种、克拉维酸、美罗培南、氨曲南、红霉素、阿奇霉素、林可霉素、克林霉素、多黏菌素B、呋喃妥因、乙胺丁醇、两性霉素B、克霉唑、咪康唑、阿昔洛韦、喷昔洛韦、泛昔洛韦、哌嗪、甲硝唑、对乙酰氨基酚、咖啡因、苯巴比妥、培高利特、毛花苷C、洋地黄、地高辛、特布他林、多巴酚丁胺、肼屈嗪、丙泊酚、氯化铵、乙酰半胱氨酸、硫糖铝、氢氧化镁、碳酸镁、兰索拉唑、昂丹司琼、乳果糖、肉碱、奥利司他、氨甲环酸、尿激酶、泼尼松、泼尼松龙、阿卡波糖、胰岛素、钙、加压素
C级	动物实验表明，对胎儿有不良影响且没有临床对照实验或没有进行动物和临床研究	亚胺培南、庆大霉素、新霉素、克拉霉素、螺旋霉素、万古霉素、甲氧苄啶、环丙沙星、对氨基水杨酸、异烟肼、利福平、吡嗪酰胺、灰黄霉素、制霉菌素、酮康唑、氟康唑、金刚烷胺、齐多夫定、伯氨喹、乙胺嘧啶、奎宁、曲马多、纳洛酮、利培酮、氯丙嗪类、拉莫三嗪、左旋多巴、卡比多巴、奎尼丁、维拉帕米、硝苯地平、乙酰胆碱、新斯的明、阿托品、东莨菪碱、苯海索、肾上腺素、异丙肾上腺素、麻黄碱、多巴胺、普萘洛尔、可乐定、利血平、泮库溴铵、氨茶碱、维生素K_1、乙酰唑胺、甘露醇、异丙嗪、格列吡嗪、干扰素

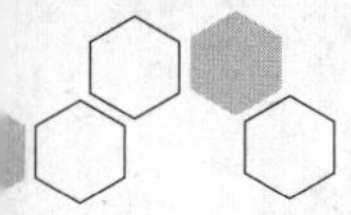

续表

分级	依　据	常见药物名称
D级	临床对照或观察实验有足够证据证明对胎儿有危害，但治疗获益可能超过潜在危害	阿米卡星、卡那霉素、链霉素、四环素所有品种、氯喹、烯丙吗啡、地西泮、阿普唑仑、丙米嗪、卡马西平、尼古丁外用贴剂、去甲肾上腺素、间羟胺、甲氧明、去氧肾上腺素、阿替洛尔、硝普钠、螺内酯、孕酮、氯磺丙脲、丙硫氧嘧啶、顺铂、环磷酰胺、长春新碱、紫杉醇、他莫昔芬、碘
X级	各种实验证实会导致胎儿异常，禁用于妊娠或即将妊娠的妇女	利巴韦林、艾司唑仑、三唑仑、辛伐他汀、洛伐他汀、己烯雌酚、雌二醇、米索前列醇、前列腺素、甲氨蝶呤、氟尿嘧啶、异维A酸

常见药物对不同时期孕妇使用注意：

药物	分级
洛美沙星、左氧氟沙星、司帕沙星	C（禁用于妊娠早期）
氧氟沙星、诺氟沙星	C（孕妇慎用，尤其妊娠早期）
可待因、吗啡、派替啶、美沙酮	B（临近分娩或长期大量使用：D）
喷他佐辛、芬太尼	C（临近分娩或长期大量使用：D）
非诺洛芬、布洛芬、吲哚美辛、萘普生	B（妊娠晚期或临产前：D）
阿司匹林、水杨酸钠	C（妊娠晚期大量用：D）
双水杨酯、塞来昔布、美洛昔康、甲氯芬酸	C（妊娠晚期或临产前：D）
卡维地洛	C（妊娠中晚期：D）
比索洛尔、美托洛尔、拉贝洛尔	C（妊娠中晚期：D）
依那普利、卡托普利	C（妊娠中晚期：D）
缬沙坦	C（妊娠中晚期及临产前：D）
利多卡因	B（作局麻药或抗心律失常药）
柳氮磺吡啶	B（分娩前用：D）
阿米洛利、氯噻嗪类、吲达帕胺	B（用于妊娠高血压：D）
呋塞米、氨苯蝶啶	C（用于妊娠高血压：D）
地塞米松、氢化可的松	C（妊娠早期用药：D）
维生素C、维生素B_2、维生素E、泛酸	A（剂量超过每日推荐量：C）
叶酸	A（剂量超过0.8 mg/d：C）
维生素D	A（剂量超过每日推荐量：D）
骨化三醇	C（剂量超过每日推荐量：D）

从旁指点

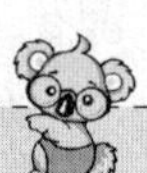

重点掌握药物妊娠毒性分级的5个级别，A到X毒性逐渐增大，适当记忆各级别的代表药物，考试若考查药物所属的妊娠毒性级别，一般难度较大。

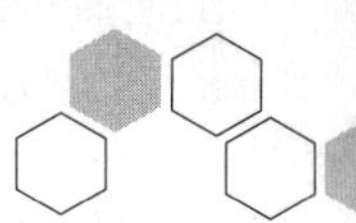

5. 妊娠期用药原则（★★★）

（1）用药时需有明确指征，应采用疗效肯定，不良反应小且已清楚的老药，且注意用药时间、疗程和剂量个体化，必要时测定血药浓度及时调整剂量；对尚未搞清是否有致畸危险的新药，尽量避免使用。

（2）小剂量有效的避免使用大剂量。

（3）单药有效的避免联合用药。

（4）妊娠前 3 个月是胚胎器官形成期，尽量避免使用药物，如应用可能对胎儿有影响的药物时，要权衡利弊后再用药。

（5）若病情需要，不应过于顾虑而延误母体必要的治疗需求，因一些疾病，如糖尿病、癫痫的惊厥发作、子宫内感染等也有致畸的可能。

（6）若病情急需，应用肯定对胎儿有危害的药物，则应先终止妊娠后再用药。

从旁指点

熟悉妊娠期用药的原则，学会理解记忆，考试题型一般较简单，容易选出答案。

考点 2　哺乳期妇女用药

1. 药物的乳汁分泌（★★）

（1）药物的脂溶性：脂溶性较高的药物易穿透生物膜进入乳汁。

（2）药物分子的大小：分子量越小越容易转运，当分子量小于 200 D 时，乳汁中的药物浓度接近乳母的血药浓度。

（3）母体的游离药物浓度：乳母体内游离药物浓度越高，则药物分子向低浓度区域的被动扩散就越容易。

（4）乳母服药的剂量大小和疗程长短。

（5）血浆与乳汁的 pH 差：正常乳汁的 pH 低于血浆，分子量小、脂溶性高而又呈弱碱性的药物，在乳汁中含量较高。一般来说，大部分药物以被动扩散从乳汁中分泌出来，浓度也比较低，只有红霉素、磺胺甲噁唑、异烟肼、卡马西平、苯巴比妥、地西泮等分子量较小或脂溶性较高的药物，从乳汁排出量较大。

从旁指点

掌握药物的乳汁分泌特点，重点记忆哪些类型的药物容易通过乳汁分泌。

2. 哺乳期合理用药原则（★★★）

需用药时，应该选用乳汁排出少、相对安全的药物；服药时间应该在哺乳后 30 分钟至下一次哺乳前 3～4 小时；最安全的办法是在服药期间暂时不哺乳或少哺乳。

哺乳期常见禁用和慎用的药物如下：

药物	对乳儿的影响
溴隐亭	抑制乳汁分泌
异烟肼	乳儿中毒性肝炎，禁用
麦角胺	呕吐，腹泻，痉挛
四环素类	乳母若连续服用，使婴儿牙齿黄染
氯霉素	新生儿骨髓抑制，禁用
苯妥英	乳儿眼球震颤

续表

药物	对乳儿的影响
阿司匹林	影响乳儿血小板功能，皮疹
锂盐	引起婴儿毒性反应，可出现低体温，青紫

考点3　新生儿用药

新生儿系指从脐带结扎到生后28天内的婴儿。

1. 新生儿药动学（★）

（1）吸收：吸收速率取决于给药方式及药物的性质。

①胃肠道给药：很难估计新生儿口服给药的吸收量。

②非胃肠道给药：尽量避免给新生儿尤其是早产儿肌内或皮下注射；静脉给药可对危重新生儿是较可靠的给药途径；经皮给药应用有限。

（2）分布：新生儿体液量大，使水溶性药物分布容积增大，减弱药物最大效应，但代谢排泄减慢而延长作用时间；新生儿血－脑屏障发育不完善，脑组织富含脂质，使脂溶性药易分布入脑，使新生儿易出现神经系统反应；药物在新生儿体内与血浆蛋白结合的能力较差，致使具有药理活性的游离型药物增多。

（3）代谢：新生儿肝功能尚未健全，影响新生儿对多种药物的代谢。

（4）排泄：新生儿肾小球滤过率和肾小管分泌功能发育不全，药物消除能力极差。

2. 药物对新生儿的不良反应（★★★）

（1）对药物有超敏反应：新生儿中枢神经系统尚未健全，对中枢神经系统的药物敏感，用吗啡可引起呼吸抑制；常规剂量的洋地黄即可出现中毒；对酸、碱和水、电解质平衡的调节能力差，过量的水杨酸可致酸中毒；应用氯丙嗪易诱发麻痹性肠梗阻；使用糖皮质激素时间长即可诱发胰腺炎。

（2）溶血、黄疸和疸红素脑病：新生儿胆红素与血浆蛋白亲和力比成人低，出生后5个月才达到成人水平；磺胺药、地西泮、阿司匹林和合成的维生素K等可将已与血浆蛋白结合的胆红素置换出来，增加的游离胆红素可透过血－脑屏障引起疸红素脑病，故出生一周内的新生儿禁用上述药物。

红细胞葡萄糖－6－磷酸脱氢酶缺乏的新生儿发生溶血的几率高，此类新生儿应用维生素K、维生素C、阿司匹林、磺胺类、萘啶酸、呋喃唑酮、抗疟药、砜类抗麻风药、氯丙嗪和噻嗪类利尿药后导致溶血性贫血，而加重黄疸。

肝细胞膜上特异受体摄取未结合的胆红素，在葡萄糖醛酸转移酶催化下与葡萄糖醛酸结合成结合型胆红素，而利福平竞争肝细胞膜特异受体，新生霉素有抑制葡萄糖醛酸转移酶的作用，两者均可使游离胆红素增高。

（3）高铁血红蛋白血症：新生儿红细胞内的葡萄糖－6－磷酸脱氢酶和谷胱甘肽还原酶不足，致使亚铁血红蛋白易被氧化成高铁血红蛋白；新生儿服用具有氧化作用的药物，有诱发高铁血红蛋白症的可能，如对氨基水杨酸、氯丙嗪、非那西丁、长效磺胺、亚甲蓝、苯佐卡因、硝基化合物、硝酸盐、次硝酸铋、苯胺或氯苯胺化合物（经皮吸收）等。

（4）出血：新生儿肝功能未完善，其凝血功能也不健全，如服用阿司匹林等非甾体抗炎药、抗凝血药等可引起消化道出血，甚至静脉输注高渗溶液均有可能导致颅内出血、出血性坏死性

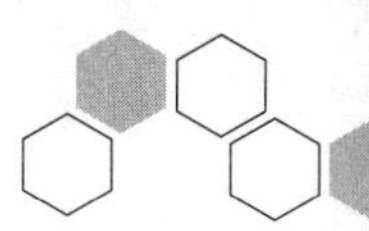

肠炎。

（5）神经系统毒性反应：新生儿的神经系统和血－脑屏障发育尚未成熟，药物易透过血－脑屏障并直接作用于较脆弱的中枢神经系统产生不良反应，如吗啡类对新生儿、婴幼儿呼吸中枢的抑制作用明显；抗组胺药、苯丙胺、氨茶碱、阿托品可致昏迷或惊厥；皮质激素易引起手足抽搐；卡那霉素、庆大霉素等氨基糖苷类药易致听神经损害。

（6）灰婴综合征：新生儿因葡萄糖醛酸结合酶不足，应用氯霉素，可能出现厌食、呕吐、腹胀，进而发展为循环衰竭，全身呈灰色称为“灰婴综合征”，如必须使用，控制范围在10～25 mg/L。

从旁指点

熟练掌握典型药物对新生儿的不良反应，该部分考试出题概率较大，需掌握的内容较多，考生应反复记忆，抓住重点，如灰婴综合征就是考试的常考点。

3. 合理用药原则（★★★）

（1）多数常用药物如抗生素、抗惊厥药等不能只根据治疗反应来决定用药。新生儿禁用的抗生素有：四环素类、磺胺类（复方磺胺甲噁唑例外）、硝基呋喃类、多黏菌素类、喹诺酮类、氨基糖苷类、新生霉素、杆菌肽、乙胺丁醇等。

（2）药物安全及中毒范围较窄，新生儿宜按照不同日龄的药代动力学参数调整用药剂量和给药间隔。

4. 剂量计算（★★★）

（1）计算药物剂量的基本公式：$D=\Delta C\times V_d$；D 为药物剂量，ΔC 为血浆药物峰－谷浓度差，ΔC＝预期的血药浓度－起初的血药浓度。

（2）负荷量和维持量的计算方法

①首次负荷量计算公式：$D=C\times V_d$；C 为预期达到的血药浓度。

②维持量和输注速度计算公式：$K_0=K\times C_{ss}$；K_0 为滴注速率，K 为药物消除速率常数，C_{ss} 为稳态血药浓度。

考点4　儿童用药

1. 儿童药效学方面的改变（★★）

（1）药酶活性不足引起的药效学改变

①导致某些药物毒性增加，如新生儿使用氯霉素造成循环衰竭综合征（“灰婴综合征”）。

②使用与胆红素竞争力强的药物如维生素 K_1、K_2（水溶性）、吲哚美辛、地西泮、新生霉素、磺胺类（尤其 SIZ），可致高胆红素血症。

（2）新生儿、婴幼儿高铁血红蛋白还原酶活性低，使用具有氧化作用的药物（如硝基化合物、对氨基水杨酸、非那西丁、氯丙嗪、磺胺药等）可致高铁血红蛋白症。

（3）神经系统特点对药效的影响：小儿神经系统发育不完善，血－脑屏障不成熟，对各类药物表现出不同反应。如吗啡类对新生儿、婴幼儿呼吸中枢的抑制作用明显。氨基糖苷类抗生素易致聋哑儿，喹诺酮类药可致颅内压增加。

（4）小儿消化道特点与用药：小儿肠管道较长，消化道面积相对较大，通透性高，吸收率高，药物过量易产生毒性和副作用。如皮质激素易引起婴幼儿肠黏膜坏死、回肠穿孔、胃溃疡；水杨

从旁指点

掌握儿童药效学的方面改变对其用药的影响；另外，某些药物对儿童的不良作用与新生儿一致，考生可结合记忆。

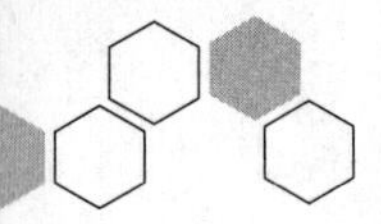

酸可能引起胃穿孔；婴幼儿不宜过早用止泻剂。

（5）泌尿系统对药物作用的影响：新生儿、婴幼儿泌尿系统不成熟，易受药物伤害，如氨基糖苷类、头孢噻啶、多黏菌素等；小儿肾脏对水、电解质平衡调节功能差，对影响水、电解质、酸碱平衡的药物敏感。

（6）药物对小儿生长发育的影响：长期应用肾上腺皮质激素和苯妥英钠可使骨骼脱钙和生长障碍；含铁食物可使小儿牙齿黑染；含激素营养补剂（如蜂王浆）长期使用引起性早熟；性激素促进小儿骨骼生长，但最后促使骨骼和骨干过早闭合，反而限制身体增高；缺钙对成人可引起骨质疏松，对小儿可引起佝偻病。

2. 儿童药动学方面的改变（★★）

（1）吸收

①口服：小儿胃酸度相对较低，胃排空时间较快。

②肌内注射：油脂类药物难吸收，易造成局部非化脓性炎症；肌注后药物吸收不佳。

③皮下注射：小儿皮下脂肪少，且易发生感染，吸收注射容量有限，故目前很少采用注射量较大的液体或药物。

（2）分布：小儿体液量比成人相对较多，间质液相对较大，故药物在体液内分布相对多，应用剂量大。

（3）与蛋白质结合：小儿药物的蛋白结合率比成人低。

（4）代谢：各种酶活性较低或缺乏，使代谢减慢，易致药物在体内蓄积。

（5）排泄：与肾脏功能的完善与否有关，年龄越小，肾脏滤过及浓缩、排泄功能越不完善。

3. 儿童用药的一般原则（★★★）

（1）严格掌握适应证：挑选疗效确切、不良反应小的药物，对中枢神经系统、肝、肾功能有损害的药物不用或少用。

（2）注意给药途径和方法：口服给药为首选；栓剂和灌肠剂是儿童使用较安全的剂型；不宜使用含刺激性较大的经皮给药制剂。

（3）严格掌握用药剂量。

（4）严密观察用药反应。

4. 剂量计算方法（★★★）

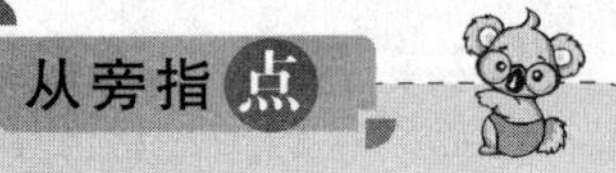

熟悉儿童用药剂量的不同计算方法的特点，重点掌握根据成人剂量按小儿体重计算和根据体表面积计算的计算方法，考试经常在此处考查，其他计算方法考生作了解即可。

（1）根据成人剂量按小儿体重计算

①根据成人剂量计算：小儿剂量 = 成人剂量×小儿体重 / 70 kg。此方法简单易记，但对年幼儿剂量偏小，而对年长儿，特别是体重过重儿，剂量偏大。

②根据推荐的小儿剂量计算：每次（日）剂量 = 小儿体重 × 每次（日）药量 / kg

（2）根据小儿年龄计算：不太实用，很少被儿科医生采用，适用于某些剂量不需要十分精确的药物。

（3）根据体表面积计算

小儿剂量 = 成人剂量×小儿体表面积 / 1.73

体表面积 =（体重× 0.035）+ 0.1

此计算方法较合理，但较烦琐，首先要计算小儿体表面积；且不适宜大于 30 kg 以上的小儿，对 10 岁以上儿童，每增加体重 5 kg，增加体表面积 0.1 m^2；体重超过 50 kg 时，则每增加体重 100 kg，增加体表面积 0.1 m^2。

（4）根据成人剂量折算表：此法得出的剂量偏小，但较安全。

（5）按药动学参数计算

$$血药浓度=\frac{剂量\times 生物利用度/给药间隔}{分布容积\times 消除速率常数}$$

考点 5　老年人用药

老年人一般指年龄超过 65 岁以上的人，老年人常患多种疾病，往往多个脏器同时有病变，并且常为慢性病。

> **从旁指点**
>
> 重点掌握老年人对β－受体激动药与β－受体阻断药的反应明显降低，使用普萘洛尔减慢心率的作用减弱，考生容易搞错，因为老年人靶器官对大多数药物敏感性增加。

1. 老年人药效学方面的改变（★★）

（1）老年人对药物的反应性改变：靶器官对某些药物敏感性增加，如老年人对巴比妥类和抗胆碱药的耐受性甚差，易引起精神错乱、烦躁等；服用利血平或氯丙嗪可能引起精神抑郁和有自杀倾向等；对具有耳毒性的氨基糖苷类抗生素、依他尼酸等更敏感，易致听力损害。对少数药物的反应性降低，如老年机体对β－受体激动药与β－受体阻断药的反应明显降低，故老年人使用普萘洛尔减慢心率的作用减弱。

（2）老年人用药个体差异大。

（3）老年人药物的不良反应增多：易引起不良反应的药物有影响精神行为的药物、抗高血压药、口服降糖药、利尿药、地高辛、抗菌药和抗心律失常药。

2. 老年人药动学方面的改变（★★）

（1）吸收：胃酸分泌减少，弱酸性药物的吸收可能减少而弱碱性药物吸收可能增多；胃肠活动减弱，肠蠕动减慢，使一些药物长时间停留在肠道内，利于大多数药物吸收，也易发生不良反应；肌内、皮下注射给药，因老年人局部循环差及肌肉萎缩、血流量减少，使药物吸收速率下降。

（2）分布

①机体组成变化：老年人水分减少，脂肪组织增加，故水溶性药物（如乙醇、地高辛、普萘洛尔、哌替啶、吗啡、奎宁、对乙酰氨基酚等）分布容积减少，血药浓度增高；脂溶性药物（如利多卡因、地西泮、氯丙嗪、氯氮䓬等）分布容积增大，血药浓度较低；此外，奎尼丁、华法林、丙硫氧嘧啶等老年人表观分布体积却没有改变。

②血浆蛋白含量：老年人血浆蛋白减少，但药物与血浆蛋白的结合率变化不大。

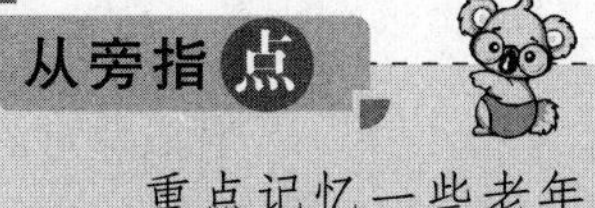

> **从旁指点**
>
> 重点记忆一些老年人与常规理解不一样的药动学方面的特点。

（3）代谢：老年人的代谢功能随年龄增长而相应降低；但有些肝药酶在老年人体内活性并不降低，如乙醇的脱氢酶、异烟肼、肼屈嗪、普鲁卡因胺的乙酰化酶及苯二氮䓬类的葡萄糖醛酸转移酶等；此外，在给老年人应用某些需经肝脏代谢后才具有活性的药物时，如可的松在肝转化为氢化可的松而起作用，应选用适当药物（使用氢化可的松而不用可的松）。

（4）排泄：随年龄增长，肾血流量减少、肾小球滤过率降低、肾小管主动分泌降低，使药物排泄能力下降；在应用地高辛、头孢菌素、四环素类、阿司匹林、磺胺类、降血糖药、锂盐、甲氨蝶呤、ACEI、阿替洛尔等药物，半衰期相应延长，应减少剂量。

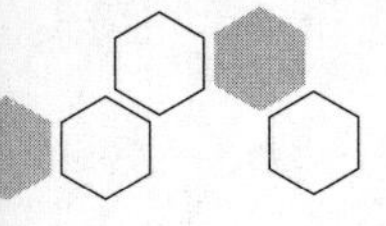

3. 老年人用药的一般原则（★★★）

（1）药物的选择：老年人在疾病诊断清楚后，配伍用药一般不宜超过 3～4 种。

（2）剂量的选择：从最低有效剂量开始治疗，或者由小剂量逐渐加大以求找到最合适的剂量，一般采用成年人的 1/2～2/3 或 3/4 的剂量，最好剂量个体化；尽量避免长期用药，疗程宜短，以防积蓄中毒；许多老年人吞药有困难，不宜选用片剂或胶囊等固体剂型而改用液体制剂；老年人胃肠道功能不稳定，不宜服用缓释制剂，因胃肠蠕动加快而释放不充分，相反又因吸收量增加产生不良反应。

（3）给药方法的选择：简化治疗方案，使老年患者易于领会与接受；使用利尿药时，限制含钾盐丰富的食物；使用强心苷和降压药应限制食物中的盐分；对饮酒的老年患者补充 B 族维生素等。

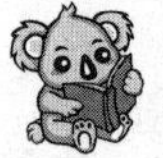

考点集锦

- 特殊人群用药
  - 妊娠妇女用药
    - 影响药物通过胎盘因素：①脂溶性高的药物易经过；②水溶性小分子的药物，易通过；③离子化程度低的经胎盘渗透较快；④通过胎盘的药量与药物的蛋白结合力成反比
    - 药物对妊娠期影响
      - 妊娠前期：妊娠前接触药物，后代有致畸可能
      - 着床前期（受精后2周内）：细胞未分化，药物损害常致极早期流产，如部分细胞受损，胚胎继续发育不发生后遗问题
      - 晚期囊胚着床后至12周左右：致畸最敏感时期
      - 妊娠12周至分娩：致畸作用减弱，但对胎儿牙齿、生殖系统、神经系统仍有影响
      - 分娩期：产程中镇痛，不宜选鸦片及吗啡类镇痛药，使用哌替啶应在用药后1 h内或4 h后娩出为好
    - 药物妊娠毒性分级：A、B、C、D、X五个级别，A到X毒性逐渐增大
  - 哺乳妇女用药：药物在乳汁的分泌：①药物脂溶性；②分子量；③游离药物浓度；④分子量小、脂溶性高而又呈弱碱性药物，乳汁中含量高
  - 新生儿用药
    - 药物不良反应：药物超敏；溶血、黄疸和核黄疸；出血；神经系统毒性反应；灰婴综合征
    - 新生儿禁用抗生素：四环素类、磺胺类（复方磺胺甲噁唑例外）、硝基呋喃类、多黏菌素类、喹诺酮类、氨基糖苷类、新生霉素、杆菌肽、乙胺丁醇等
    - 剂量计算：药物剂量基本公式：$D=\Delta C\times V\text{d}$；首次负荷量计算式：$D=C\times V\text{d}$；维持量和输注速度计算式：$K_0=KC_{ss}$
  - 儿童用药
    - 药效学改变：酶活性不足、高铁血红蛋白还原酶活性低、神经系统特点的影响、消化道特点与用药、泌尿系统不成熟、对小儿生长发育的影响
    - 一般原则：严格掌握适应证；注意给药途径和方法；严格掌握用药剂量；严密观察用药反应
    - 剂量计算
      - 按成人剂量算：小儿剂量＝成人剂量×小儿体重/70 kg
      - 按推荐的小儿剂量算：每次（日）剂量＝小儿体重×每次（日）药量/kg
      - 按体表面积算：小儿剂量＝成人剂量×小儿体表面积/1.73，体表面积＝（体重×0.035）+0.1

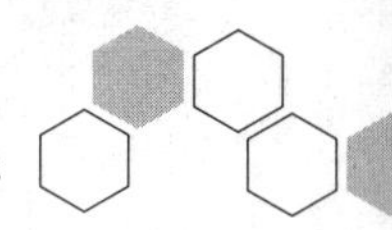

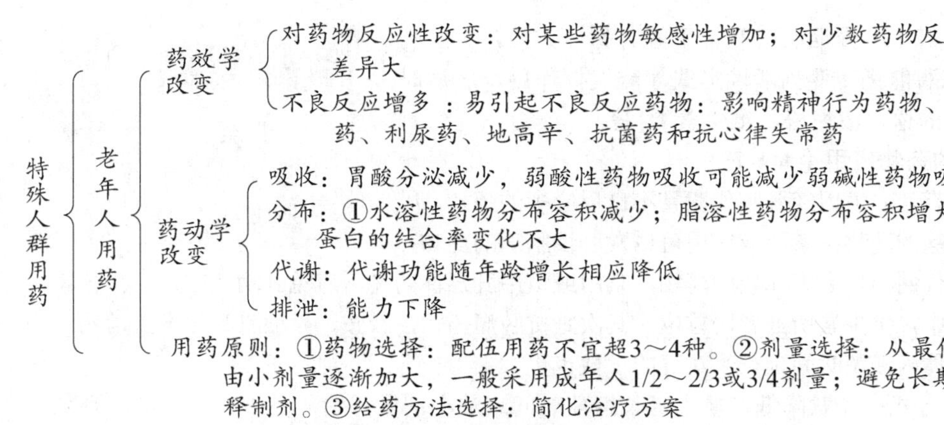
特殊人群用药
老年人用药
药效学改变
对药物反应性改变：对某些药物敏感性增加；对少数药物反应性降低用药个体差异大
不良反应增多：易引起不良反应药物：影响精神行为药物、抗高血压药、降糖药、利尿药、地高辛、抗菌药和抗心律失常药
药动学改变
吸收：胃酸分泌减少，弱酸性药物吸收可能减少弱碱性药物吸收增多
分布：①水溶性药物分布容积减少；脂溶性药物分布容积增大；②药物与血浆蛋白的结合率变化不大
代谢：代谢功能随年龄增长相应降低
排泄：能力下降
用药原则：①药物选择：配伍用药不宜超3～4种。②剂量选择：从最低有效量开始，或由小剂量逐渐加大，一般采用成年人1/2～2/3或3/4剂量；避免长期用药；不宜服缓释制剂。③给药方法选择：简化治疗方案

第六节　疾病对药物作用的影响

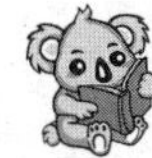

考点梳理

考点1　肝脏疾病对药物作用的影响

1. 药动学的影响（★★）

（1）对药物吸收的影响：首过效应是口服药物在胃肠道吸收后，首先要经过门静脉到肝，大部分药物被破坏灭活再进入体循环，使进入血液循环的有效药量大大减少。当有门脉吻合或肝内血管之间形成侧支循环时，可导致口服药物直接进入体循环，降低药物原有的首关消除；在慢性或严重肝病时，由于有效肝血流量降低，也可使一些口服药物肝脏首关消除减少，生物利用度提高，血药浓度上升。

（2）对药物分布的影响：在严重肝功能不全时，血浆白蛋白减少，药物血浆蛋白结合率降低，原来结合率高的药物，游离型明显增加。低蛋白血症患者使用药物，由于血液中总血药浓度降低，不利于满足菌血症或败血症的患者必须在血液中发挥药物杀菌或抑菌作用的治疗要求。

（3）对药物代谢的影响：肝脏是药物在体内代谢的主要器官。影响药物在肝脏代谢的因素很多，如肝药酶活性、肝血流量、有效肝细胞总数、门脉血液的分流、胆道的通畅与否、肝细胞对药物的摄取和排泄功能等，其中以肝药酶活性和肝血流量的影响较为明显。

（4）肝脏疾病对药物排泄的影响：肝脏疾病、胆道阻塞或肺部疾患所致的肝缺氧，将阻碍药物经胆汁排泄，致血浆内药物总浓度升高，如红霉素、利福平、四环素、地高辛、螺内酯及甾体激素等。药物的肝肾排泄有相互代偿现象。

> **从旁指点**
>
> 考生要掌握肝病对药物在体内药动学影响的具体因素及表现。

2. 药效学的影响（★★）

肝硬化患者，β受体有下调现象；肝病患者体内氨、甲硫醇及短链脂肪酸等代谢异常，使脑代谢处于非正常状态，大脑神经细胞对药物的敏感性几乎都增加，甚至诱发肝性脑病；肝细胞损伤，降低血浆假性胆碱酯酶水平，延长去极化型肌松药琥珀胆碱的作用，由于体内乙酰胆碱量增高减弱非去极化型肌松药筒箭毒碱、泮库溴铵的作用。

肝脏疾病对药物作用的影响有两方面：一方面主要有肝灭活的药物作用会加强，如利多卡因、哌替啶、普萘洛尔、地西泮、苯巴比妥、氨茶碱、氢化可的松、泼尼松龙、甲苯磺丁脲、氨苄西

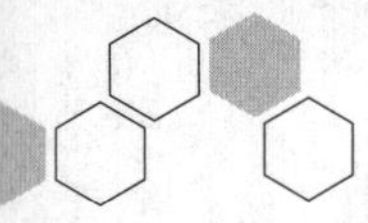

林、氯霉素、林可霉素、异烟肼、利福平等。另一方面，某些药物必须先经过肝药酶催化转变为活性形式才能发挥作用，肝病时则药效降低，如可的松、泼尼松、维生素 D_3 等。

从旁指点

考生应掌握肝脏疾病对药物作用的两种影响。

3. 肝病患者的药物应用（★★）

（1）慎重选用药物：慎用经肝脏代谢且不良反应多的药物，尽量用主要经肾脏消除的药物；禁用或慎用可诱发肝性脑病的药物；禁用或慎用经肝脏代谢活化后方起效的药物；禁用或慎用肝毒性药物，避免肝功能的进一步损害，在所有药物性肝病中，抗生素所致者居首位，其次是抗肿瘤药物，磺胺、异烟肼等化学抗菌药，肝功能不全时药物在体内滞留时间延长，对肝的毒性也更大。

（2）注意给药方式：注意降低剂量、延长给药时间或从小剂量开始，小心逐渐加量，必须使用有效血药浓度范围窄、毒性大的药物或对肝脏有毒性的药物时应进行血药浓度监测及严密的生化监护，结合用药经验和血药浓度监测结果来调整用药和用量。

考点 2 肾脏疾病对药物作用的影响

药物可经肾脏、胆道、乳腺、肠液、唾液、汗腺或泪腺等排出，以肾脏途径最为重要。

1. 影响药物肾脏排泄量的因素（★）

（1）肾小球滤过率的改变：急性肾小球肾炎及肾脏严重缺血时，肾小球滤过率明显减低，使主要经肾小球滤过的药物血药浓度和药效相应增加；低蛋白血症时，药物的血浆蛋白结合率降低，使活性的游离型药物浓度增高，药物的滤过排泄增多；肾病综合征时，肾小球滤过膜完整性破坏，无论结合型或游离型药物均可滤出。

（2）肾小管分泌功能的改变：小管可主动排泌药物，这种主动排泌不受药物与血浆蛋白结合的限制。主动排泌在同类排泌通道中缺乏底物特异性，可发生竞争性抑制作用，尤其是血药浓度治疗范围窄的药物，更应谨慎地调整剂量和给药方案。

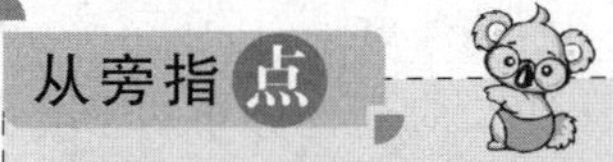

考生应掌握肾脏疾病时肾脏功能的具体改变及对药物排泄的具体影响。

（3）肾小管重吸收功能的改变：肾小管重吸收主要按简单扩散方式进行，尿液 pH 降低，弱碱性药物解离增多，重吸收减少，排泄增多；反之，尿液 pH 升高，弱酸性药物解离增多，排泄增多。肾病患者减少了药物扩散的时间，药物排泄增加。

2. 肾病时的给药方案调整（★★）

（1）选药的注意事项

注意事项	代表药物
避免或慎用肾毒性药物	加重原有肾功能不全的氮质血症的：四环素、皮质类固醇
	直接肾毒性的：各种重金属盐、造影剂、顺铂、水杨酸盐、对乙酰氨基酚、头孢噻啶、氨基糖苷类抗生素、两性霉素 B、多西环素等
	易引起肾免疫性损伤的：肼屈嗪、普鲁卡因、异烟肼、吲哚美辛、青霉素、头孢噻吩、苯唑西林等
原形或活性代谢产物主要从肾脏排出的药物须减量或延长给药间隔	巴比妥、氨基糖苷类、青霉素、头孢菌素、磺胺类、利福平、噻嗪类利尿药、呋塞米、螺内酯、依他尼酸、对氨基马尿酸、二羟丙茶碱、丙磺舒、别嘌醇、水杨酸盐、非甾体抗炎药、哌替啶、甲氨蝶呤、磺酰脲类、地高辛、普鲁卡因胺、硝普钠

续表

注意事项	代表药物
选用在较低浓度即可生效或毒性较低的药物	强利尿剂呋塞米毒性较依他尼酸钠低
	抗生素可选用红霉素、青霉素、头孢菌素类（尤以第三代头孢菌素肾毒性更小）
选用疗效易衡量判断或毒副反应易辨认的药物	选用抗高血压药时，宜选用其剂量易通过测定血压降低程度来决定，副作用易辨认并在用药前即可预知的药物
主要通过肝脏代谢的药物可用常用剂量	主要通过肝脏从体内清除，肾衰对其影响较小：地西泮、硝西泮、氯霉素、红霉素、克林霉素、华法林、肝素等

（2）剂量调整的方法：肾功能减退时，主要经肾脏排泄的药物消除能力降低，半衰期延长，如仍按常规给药，易造成蓄积而产生毒性反应。

①减少药物剂量：主要是维持量，对负荷量一般不作调整，首次给予正常剂量后，根据肾衰程度按正常间隔时间给予较小维持量，可用下式计算：

$$肾衰时药物维持量=\frac{正常时血肌酐浓度(1.3\ mg/dl)}{肾衰时血肌酐浓度}\times 正常时药物维持量$$

血肌酐大于 10 mg/dl 时，用此法无参考价值。

②延长给药间隔时间：推算公式如下：

$$肾衰时给药间隔时间=\frac{患者血肌酐浓度}{正常时血肌酐浓度(1.3\ mg/dl)}\times 正常给药间隔时间$$

此法使药物血浓度波动较大，维持有效血药浓度时间短而影响药效。

③个体化给药方案：对毒性大的氨基糖苷类抗生素、万古霉素、去甲万古霉素等进行血药浓度监测，制定个体化给药方案是最理想的方法。可按照峰－谷浓度法估算剂量或按药动学方法计算给药剂量及间隔。

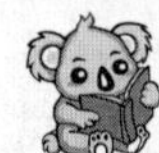

考点集锦

- 疾病对药物作用的影响
  - 肝脏疾病对药物作用的影响
    - 药动学影响
      - 对药物吸收的影响：首过效应减小
      - 对药物分布的影响：药物血浆蛋白结合率下降
      - 对药物代谢的影响：肝药酶活性和肝血流量
      - 对药物排泄的影响：阻碍胆汁排泄
    - 药效学影响
      - 主要有肝灭活的药物作用会加强
      - 某些药物必须先经过肝药酶催化转变为活性形式才能发挥作用，肝病时则药效降
    - 药物应用：尽量用主要经肾脏消除的药物
  - 肾疾病对药物作用的影响
    - 影响药物排泄量的因素
      - 肾小球滤过率的改变
      - 肾小管分泌功能的改变
      - 肾小管重吸收功能的改变
    - 给药方案调整
      - 选药注意事项
      - 剂量调整的方法：减少药物剂量、延长给药间隔时间、个体化给药方案

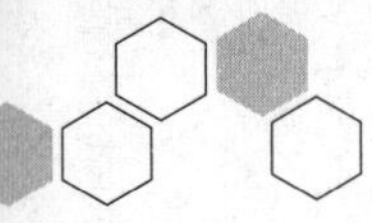

第七节　呼吸系统常见病的药物治疗

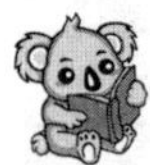

考点梳理

考点1　急性上呼吸道感染（★★）

1. 治疗原则

（1）一般治疗原则：持室内空气流通、多休息、戒烟、多饮水、补充适当的维生素。

（2）用药目的与原则：无特殊抗病毒药物，可选利巴韦林以及中药治疗；细菌感染予以抗感染治疗。宜给抗组胺药、解热镇痛药、鼻咽减充血药等对症治疗。

2. 治疗药物选择

（1）急性细菌性咽炎及扁桃体炎：病原菌主要为A组β溶血性链球菌，少数为C组或G组β溶血性链球菌。

应选择针对β溶血性链球菌感染选用抗菌药物；给药前先留取咽拭培养，有条件者可做快速抗原检测试验作为辅助病原诊断；抗菌治疗以清除病灶中细菌为目的，疗程需10天。

①青霉素为首选，可选用青霉素G，也可肌注普鲁卡因青霉素或口服青霉素V，或口服阿莫西林。

②青霉素过敏患者可口服红霉素等大环内酯类。

③其他可选药有口服第一代或第二代头孢菌素，青霉素过敏性休克史的患者不能使用。磺胺类药、四环素类药不宜选用。

（2）急性细菌性中耳炎：急性细菌性中耳炎的病原菌以肺炎链球菌、流感嗜血杆菌和卡他莫拉菌最为常见，三者约占病原菌的近80%；少数为A组溶血性链球菌、金黄色葡萄球菌等。抗菌治疗应覆盖肺炎链球菌、流感嗜血杆菌和卡他莫拉菌；中耳有渗液时需采取标本做细菌培养及药敏试验。

①初治宜口服阿莫西林。

②其他可选药物有复方磺胺甲噁唑和第一代、第二代口服头孢菌素。

③青霉素过敏患者除有青霉素过敏性休克史者外，确有用药指征时可慎用头孢菌素类。

（3）急性细菌性鼻窦炎：病原菌以肺炎链球菌和流感嗜血杆菌最为常见，两者约占病原菌的50%以上；卡他莫拉菌在成人和儿童中各约占病原菌的10%和20%。初始治疗宜选用能覆盖肺炎链球菌、流感嗜血杆菌和卡他莫拉菌的抗菌药物。抗菌药物选择同急性细菌性中耳炎。

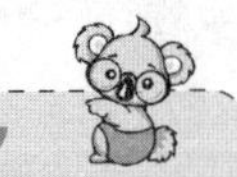

> **从旁指点**
> 考生应掌握不同部位的急性上呼吸道感染所选用的药物。

考点2　肺炎

1. 肺炎的分类（★）

根据病理形态学分类	大叶肺炎、支气管肺炎、间质性肺炎及毛细支气管炎等
根据病原体种类分类	细菌性肺炎：肺炎链球菌、葡萄球菌、流感嗜血杆菌等
	病毒性肺炎：呼吸道合胞病毒、流感病毒、副流感病毒、腺病毒等
	真菌性肺炎、肺炎支原体肺炎、肺炎衣原体肺炎等
根据病程分类	急性肺炎、迁延性肺炎及慢性肺炎，一般迁延性肺炎病程长达1～3月，超过3个月则为慢性肺炎

2. 抗菌药物的合理应用原则（★★★）

（1）抗感染治疗是肺炎治疗的最主要环节，重症肺炎首选广谱强力抗生素。

（2）应重视病原检查，给予抗菌治疗前先采取痰标本进行涂片革兰染色检查及培养，体温高、全身症状严重者同时送血培养。有阳性结果时做药敏试验。

（3）48～72 小时后应对病情进行评价，并根据培养结果选择针对性抗生素。

（4）疗程根据不同病原菌、病情严重程度、基础疾病等因素而定。宜采用注射剂，病情显著好转或稳定后并能口服时改用口服药。

3. 社区获得性肺炎治疗药物的选择（★★）

青壮年无基础疾病者可能的致病菌有肺炎链球菌、流感杆菌、肺炎支原体、肺炎衣原体等；老年人或有基础疾病者可能病原菌有肺炎链球菌、流感杆菌、需氧革兰阴性杆菌、金黄色葡萄球菌、卡他莫拉菌等。

（1）治疗原则

①尽早开始抗菌药物经验治疗。

②住院治疗患者入院后应立即采取痰标本，做涂片革兰染色检查及培养；体温高、全身症状严重者应同时送血培养。

③轻症患者可口服用药；重症患者选用静脉给药，待临床表现显著改善并能口服时改用口服药。

（2）病原治疗

病原菌	宜选药物	可选药物
肺炎链球菌	青霉素、氨苄西林	第一代或第二代头孢菌素
流感嗜血杆菌	氨苄西林、阿莫西林、氨苄西林/舒巴坦，阿莫西林/克拉维酸	第一代或第二代头孢菌素，氟喹诺酮类
肺炎支原体	红霉素等大环内酯类	氟喹诺酮类，多西环素
肺炎衣原体	红霉素等大环内酯类	氟喹诺酮类，多西环素
军团菌属	红霉素等大环内酯类	氟喹诺酮类
革兰阴性杆菌	第二代或第三代头孢菌素	氟喹诺酮类，β－内酰胺类/β－内酰胺酶抑制剂
金黄色葡萄球菌	苯唑西林、氯唑西林	第一代或第二代头孢菌素，克林霉素

4. 医院获得性肺炎治疗药物的选择（★★）

医院获得性肺炎常见的病原菌为肠杆菌科细菌、金黄色葡萄球菌，亦可为肺炎链球菌、流感嗜血杆菌、厌氧菌等。重症患者及机械通气、昏迷、激素应用等危险因素患者的病原菌可为铜绿假单胞菌、不动杆菌属及甲氧西林耐药金黄色葡萄球菌等。病原菌治疗：

病原菌	宜选药物	可选药物
金黄色葡萄球菌（甲氧西林敏感）	苯唑西林、氯唑西林	第一代或第二代头孢菌素，林可霉素，克林霉素
金黄色葡萄球菌（甲氧西林耐药）	万古霉素或去甲万古霉素	磷霉素，利福平，复方磺胺甲噁唑与万古霉素或去甲万古霉素联合，不易单用
肠杆菌科细菌	第二代或第三代头孢菌素单用或联合氨基糖苷类	氟喹诺酮类，β－内酰胺酶抑制剂，碳青霉烯类
铜绿假单胞菌	哌拉西林、头孢他啶、头孢哌酮、环丙沙星等氟喹诺酮类，联合氨基糖苷类	具有抗铜绿假单胞菌作用的 β－内酰胺酶抑制剂复方或碳青霉烯类＋氨基糖苷类
不动杆菌属	氨苄西林/舒巴坦，头孢哌酮/舒巴坦	碳青霉烯类，氟喹诺酮类

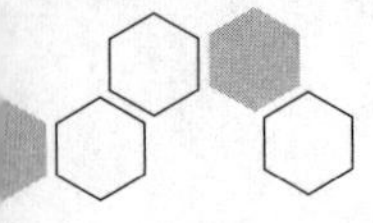

续表

病原菌	宜选药物	可选药物
真菌	氟康唑，两性霉素B	氟胞嘧啶（联合用药）
厌氧菌	克林霉素，氨苄西林/舒巴坦，阿莫西林/克拉维酸	甲硝唑

从旁指点

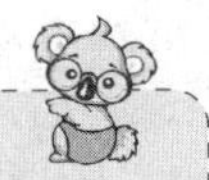

考生应掌握社区获得性肺炎和医院获得性肺炎中不同病原微生物的用药。

考点3　支气管哮喘

1. 哮喘的分期（★）

根据临床表现，哮喘可分为急性发作期、慢性持续期和临床缓解期。慢性持续期是指不同频度和（或）不同程度地出现症状（喘息、气急、胸闷、咳嗽等）；临床缓解期是指经过治疗或未经治疗症状、体征消失，肺功能恢复到急性发作前水平，并维持3个月以上。

2. 治疗原则（★★）

①尽可能控制症状，包括夜间症状；②改善活动能力和生活质量；③使肺功能接近最佳状态；④预防发作及加剧；⑤提高自我认识和处理急性加重的能力，减少急诊或住院；⑥避免影响其他医疗问题；⑦避免药物的副作用；⑧预防哮喘引起的死亡。关键是有合理的治疗方案和坚持长期治疗。吸入疗法是达到较好疗效和减少不良反应的重要措施。

3. 急性发作期用药（★★）

治疗目的是尽快缓解气道阻塞，纠正低氧血症，恢复肺功能，预防进一步恶化或再次发作，防止并发症。

（1）脱离诱发因素：寻找诱发因素。

（2）用药方案：正确认识和处理重症哮喘是避免哮喘死亡的重要环节。

（3）治疗措施

①吸氧，纠正低氧血症。

②迅速缓解气道痉挛：首选雾化吸入β_2受体激动剂。可同时加入异丙托溴铵进行雾化吸入。如果有呼吸缓慢或停止的情况，可用沙丁胺醇或特布他林加入生理盐水20 ml中静脉缓慢注射。静脉使用氨茶碱有助于缓解气道痉挛。激素的应用要足量、及时。常用琥珀酸氢化可的松、甲泼尼龙或地塞米松静脉滴注或注射。

③经上述处理未缓解，一旦出现$PaCO_2$明显增高（50 mmHg），吸氧下PaO_2 60 mmHg、极度疲劳状态、嗜睡、神志模糊，甚至呼吸减慢的情况，应及时进行人工通气。

④注意并发症的防治：预防和控制感染；补充足够液体量，避免痰液黏稠；纠正严重酸中毒和调整水电解质平衡，当$pH<7.20$时，尤其是合并代谢性酸中毒时，应适当补碱；防治自发性气胸等。

4. 慢性持续期治疗（★★）

哮喘的治疗分两种情况：一个是长期治疗方案，一个是急性发作时的治疗。哮喘患者长期治疗方案的各级治疗中除了规则的每天控制药物治疗外，需要时刻吸入短效β_2受体激动剂以缓解症状。其他可选择的缓解药物包括：吸入抗胆碱药，口服短效β_2受体激动剂、短效茶碱。

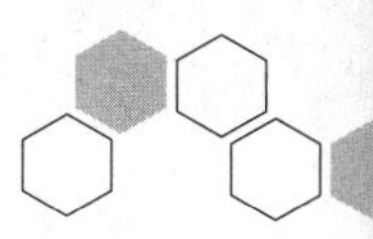

（1）间歇状态（第 1 级）：不必每天使用控制治疗药物，发生严重性发作者，应按中度持续患者处理。

（2）轻度持续（第 2 级）：吸入糖皮质激素。其他治疗选择根据治疗费用排序：缓释茶碱，色甘酸钠，白三烯调节剂。

（3）中度持续（第 3 级）：吸入糖皮质激素，联合吸入长效 β_2 受体激动剂。其他治疗选择根据价格排序：①吸入糖皮质激素，合用缓释茶碱；②吸入糖皮质激素，合用口服长效 β_2 受体激动剂；③吸入大剂量糖皮质激素，合用白三烯调节剂。

（4）重度持续（第 4 级）：吸入糖皮质激素，联合吸入长效 β_2 受体激动剂，需要时可再增加一种或一种以上下列药物，如缓释茶碱、白三烯调节剂、口服长效 β_2 受体激动剂、口服糖皮质激素。

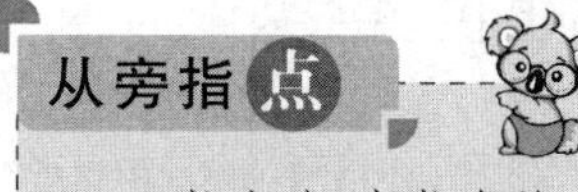

考生应对哮喘的分期有了解，并掌握相应的治疗方案。

5. 缓解期用药（★★）

哮喘缓解期治疗的目的是防止哮喘急性发作及恶化，提高生活质量。应尽量找出过敏原和各种非特异性诱因，进行病因治疗。对反复呼吸道感染诱发哮喘者，可用免疫调节剂，如哮喘菌苗、卡介苗、胸腺肽、转移因子等。药物预防可选用色甘酸钠、酮替芬等。

6. 特殊患者用药（★★）

（1）抗胆碱药：临床用途为缓解急性发作和预防夜间哮喘发作。对有吸烟史的老年哮喘患者较为适宜。伴有青光眼、前列腺肥大者、妊娠早期及哺乳妇女应慎用，对阿托品过敏者应禁用。

（2）茶碱类药物：口服给药临床常用氨茶碱和茶碱用于轻、中度哮喘的发作和维持治疗，缓、控释剂型尤适用于夜间哮喘的控制。茶碱可引起心律失常、血压下降、甚至死亡，应监测血药浓度，及时调整浓度和滴速。有发热、妊娠、肝脏疾患、充血性心力衰竭人群应用茶碱类药物时应慎用并监测其血药浓度。

（3）白三烯调节剂：包括半胱氨酰白三烯受体拮抗剂和 5－脂氧化酶抑制剂。应避免用于肝损害或肝硬化患者。

考点 4　慢性阻塞性肺病

1. 治疗药物的选用（★★）

（1）稳定期药物治疗

1）支气管舒张剂：主要包括 β_2 受体激动剂和抗胆碱药，首选吸入治疗。短效制剂适用于各级 COPD 患者，按需使用，以缓解症状；长效制剂适用于中度以上患者，可预防和减轻症状，增加运动耐力。甲基黄嘌呤类药物亦有支气管舒张作用。

①β_2 受体激动剂：短效 β_2 受体激动剂主要有沙丁胺醇、特布他林等定量雾化吸入剂；长效 β_2 受体激动剂主要有沙美特罗、福莫特罗等。

②抗胆碱药：短效抗胆碱药主要有异丙托溴铵定量雾化吸入剂，长效抗胆碱药主要有噻托溴铵。

③甲基黄嘌呤类药物：包括短效（氨茶碱）和长效（缓释茶碱）剂型。吸烟、饮酒、服用抗惊厥药、利福平等可引起肝脏酶受损并缩短茶碱半衰期，降低疗效；高龄、持续发热、心力衰竭和肝功能明显障碍者，同时应用西咪替丁、大环内酯类药物、氟喹诺酮类药物和口服避孕药等均可能使茶碱血药浓度增加。茶碱治疗浓度和中毒浓度相近，应监测茶碱的血药浓度。

2）糖皮质激素：长期规律吸入糖皮质激素适于重度和极重度且反复急性加重的患者，联合吸入糖皮质激素和长效 β_2 受体激动剂，疗效优于单一制剂。不推荐长期口服、肌注或静脉应用糖皮质激素治疗。

3）其他药物

①祛痰药：常用药物有盐酸氨溴索、乙酰半胱氨酸、羧甲司坦、标准桃金娘油等。

②抗氧化剂：有限证据提示，羧甲司坦、N－乙酰半胱氨酸等可降低疾病急性加重次数。

③疫苗：主要指流感疫苗和肺炎疫苗。接种流感疫苗可预防流感，适用于各级临床严重程度的 COPD 患者；建议年龄＞65 岁及虽低于此年龄但 FEV_1＜40%预计值的患者可接种肺炎链球菌多糖疫苗等以预防呼吸道细菌感染。

④中医治疗。

（2）急性加重期药物治疗

1）COPD 急性加重的院外治疗

①支气管舒张剂：COPD 急性加重患者的门诊治疗包括适当增加以往所用支气管舒张剂的剂量及次数。

②糖皮质激素：全身使用糖皮质激素对急性加重期患者病情缓解和肺功能改善有益。如患者的基础 FEV_1＜50%预计值，除应用支气管舒张剂外，可考虑口服糖皮质激素（泼尼松龙）。

③抗菌药物：COPD 症状加重、痰量增加特别是呈脓性时应给予抗菌药物治疗。

2）COPD 急性加重的住院治疗

①抗菌药物：抗菌药物治疗在 COPD 患者住院治疗中居重要地位。应根据病情严重程度，结合当地常见致病菌类型、耐药趋势和药敏情况尽早选择敏感药物。

②支气管舒张剂：短效 β_2 受体激动剂较适用于 COPD 急性加重的治疗。若效果不显著，建议加用抗胆碱药（异丙托溴铵、噻托溴铵等）。对于较为严重的 COPD 急性加重，可考虑静脉滴注茶碱类药物，但须警惕副作用。β_2 受体激动剂、抗胆碱药及茶碱类药物可合理联合应用以取得协同作用。

③糖皮质激素：COPD 急性加重住院患者在应用支气管舒张剂基础上，可口服或静脉滴注糖皮质激素。

④利尿剂：COPD 急性加重合并右心衰竭时可选用利尿剂。

⑤强心剂：COPD 急性加重合并有左心室功能不全时可适当应用强心剂；对于感染已控制，呼吸功能已改善，经利尿剂治疗后右心功能仍未改善者也可适当应用强心剂。应用强心剂需慎重，易发生毒性反应，引起心律失常。

⑥血管扩张剂：COPD 急性加重合并肺动脉高压和右心功能不全时，在改善呼吸功能的前提下可以应用血管扩张剂。

⑦抗凝药物：COPD 患者有高凝倾向。对卧床、红细胞增多症或脱水难以纠正的患者，如无禁忌证均可考虑使用肝素或低分子肝素。COPD 急性加重合并深静脉血栓形成和肺血栓栓塞症时应予相应抗凝治疗，发生大面积或高危肺血栓栓塞症可予溶栓治疗。

⑧呼吸兴奋剂：目前国内常用的药物为尼可刹米、洛贝林和多沙普仑等。已有呼吸肌疲劳患者应慎用。

从旁指点

考生应掌握稳定期和急性加重期的具体用药方案，尤其是急性加重期不同情况下的给药策略。

考点 5　肺结核

1. 临床表现与分型（★）

（1）临床表现：应注意约有 20%活动肺结核患者也可以无症状或仅有轻微症状。

1）咳嗽、咳痰三周或以上，可伴有咯血、胸痛、呼吸困难等症状。

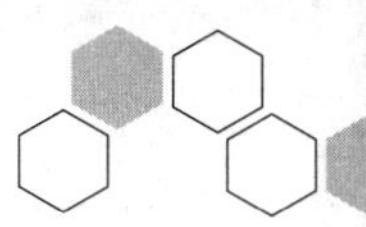

2）发热（常午后低热），可伴盗汗、乏力、食欲降低、体重减轻、月经失调。

3）结核变态反应引起的过敏表现，如结节性红斑、泡性结膜炎和结核风湿症等。

4）结核菌素皮肤试验：我国是结核病高流行国家，儿童普种卡介苗，阳性对诊断结核病意义不大，但对未种卡介苗儿童则提示已受结核分枝杆菌感染或体内有活动性结核病。当呈现强阳性时表示机体处于超过敏状态，发病几率高，可作为临床诊断结核病的参考指征。

5）患肺结核时，肺部体征常不明显。肺部病变较广泛时可有相应体征，有明显空洞或并发支气管扩张时可闻及中小水泡音。

（2）结核病分类

原发型肺结核	原发综合征、胸内淋巴结结核
血行播散型肺结核	急性血行播散（粟粒）型肺结核及亚急性、慢性血行播散型肺结核
继发型肺结核	浸润性、纤维空洞及干酪性肺炎等
结核性胸膜炎	结核性干性胸膜炎、结核性渗出性胸膜炎、结核性脓胸
其他肺外结核	按部位及脏器命名，如骨关节结核、结核性脑膜炎、肾结核、肠结核

2. 治疗原则（★★）

早期	对确诊的结核病患者及早用药，以利于杀灭结核菌株
联合	应用两种以上药物，以增强与确保疗效
适量	掌握发挥药物最大疗效而产生最小的毒副作用，并根据不同病情及不同个体确定不同给药剂量
规律	在强化阶段和巩固阶段每日一次用药或每周2～3次间歇用药均是有规律的，不可随意更改方案、无故随意停药、随意间断用药
全程	完成抗结核杆菌的全程治疗，满足连续用药的时间

根据此原则和实践证明将抗结核药物化疗的全程分为初级强化及巩固治疗。

（1）初期强化治疗期：必须采用两种或两种以上的杀菌药，另外再加上一种杀菌或抑菌药。

（2）巩固治疗期：可采取每日给药或间歇给药，以两、三种药物联用为宜。

3. 药物选择（★★）

（1）初治肺结核治疗方案：强化期2个月或巩固期4个月。常用方案为：2S（E）HRZ/4HR；2S（E）HRZ/4 H_3R_3；2S（E）$H_3R_3Z_3$/4H_3R_3；2S（E）HRZ/4HRE；2个月卫菲特/4个月卫菲宁。

（2）复治肺结核治疗方案：强化期3个月或巩固期5个月。常用方案为：2SHRZE/1HRZE/5HRE；2SHRZE/1HRZE/5$H_3R_3E_3$；2$H_3R_3Z_3E_3$/1$H_3R_3Z_3E_3$/5$H_3R_3E_3$。复治患者应作药敏试验，慢性排菌者一般认为化疗不理想且具备手术条件的，可考虑手术治疗。

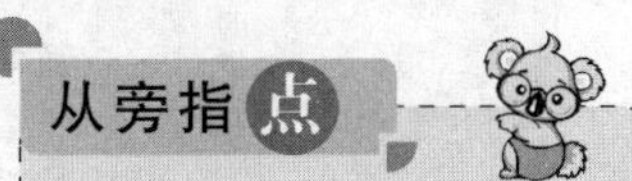

考生应掌握肺结核的治疗原则，及在强化和巩固治疗期的用药方案。

（3）耐多药肺结核（MDR－TB）治疗方案：对至少包括异烟肼（INH）和利福平（RFP）两种或两种以上药物产生耐药的结核病称耐多药肺结核（MDR－TB）。WHO推荐，除INH、RFP耐药外，仍可根据敏感情况选用部分一线和二线药混合用于治疗耐多药肺结核。二线抗结核药是治疗耐多药肺结核治疗的主药，主要有：氨基糖苷类阿米卡星、多肽类卷曲霉素、硫胺类的丙硫异烟胺和乙硫异烟胺、氟喹诺酮类药如氧氟沙星和左氧氟沙星等以及环丝氨酸、对氨基水杨酸钠、利福布汀、帕司烟肼等。

除了有效的阶段疗法，结核病用药还有其独特的给药方法：

①顿服法：异烟肼、利福平、乙胺丁醇、链霉素等主张一次给药，一些对胃肠道有较大刺激的药物可以分次服用。

②间歇疗法：因药而异。

③短程化疗：此方案中必须包括异烟肼、利福平及两种或两种以上的杀菌药在内的3～5种药物联用，其中异烟肼、利福平、链霉素主要用于繁殖活跃的结核菌，利福平、异烟肼、吡嗪酰胺主要用于消灭巨噬细胞和闭合的干酪样病变中繁殖缓慢的细菌。

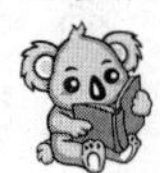

考点集锦

呼吸系统常见病的药物治疗
- 急性上呼吸道感染
  - 治疗原则：一般治疗原则、用药目的与原则
  - 治疗药物选择
    - 急性细菌性咽炎及扁桃体炎：青霉素首选
    - 急性细菌性中耳炎：阿莫西林
    - 急性细菌性鼻窦炎
- 肺炎
  - 分类
  - 抗菌药物的合理应用原则：首选广谱强力抗生素
  - 社区获得性肺炎治疗药物的选择
  - 医院获得性肺炎治疗药物的选择
- 支气管哮喘
  - 分期：急性发作期、慢性持续期和临床缓解期
  - 治疗原则 急性发作期用药
    - 吸氧
    - 迅速缓解气道痉挛：雾化吸入β_2受体激动剂
    - 注意并发症的防治：预防和控制感染；补充足够液体量，避免痰液黏稠；纠正严重酸中毒和调整水电解质平衡
  - 慢性持续期治疗：吸入短效β_2受体激动剂，吸入抗胆碱药，口服短效β_2受体激动剂、短效茶碱
  - 缓解期用药：色甘酸钠
  - 特殊患者用药
    - 抗胆碱药：有吸烟史的老年哮喘患者
    - 茶碱类：轻、中度哮喘的发作和维持治疗
    - 白三烯受体拮抗剂：避免用于肝硬化患者
- 慢性阻塞性肺炎
  - 稳定期药物治疗：支气管舒张剂、糖皮质激素、祛痰药、抗氧化剂
  - 急性加重期药物治疗：院外治疗、住院治疗
- 肺结核
  - 临床表现与分型
  - 治疗原则：早期、联合、适量、规律、全程
  - 药物选择：初期治疗方案、复治治疗方案、MDR-TB治疗方案

第八节 心血管系统常见病的药物治疗

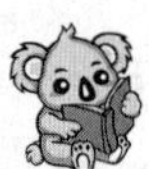

考点梳理

考点1 原发性高血压

1. 高血压的定义和分类（★★）

（1）定义：原发性高血压是以血压升高为主要临床表现的综合征，通常简称为高血压。在未

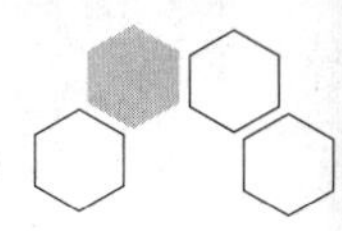

使用降压药物的情况下，非同日3次测量血压，收缩压≥140 mmHg和（或）既往有高血压史，目前正在使用降压药物，血压虽然低于140/90 mmHg，也诊断为高血压。

（2）分类

分类	收缩压（mmHg）	既往有高血压史	舒张压（mmHg）
正常血压	＜120	和	＜80
正常高值	120～139	和/或	80～89
高血压	≥140	和/或	≥90
1级	140～159	和/或	90～99
2级	160～179	和/或	100～109
3级	≥180	和/或	≥110
单纯收缩期高血压	≥140	和	＜90

2. 高血压一般治疗原则（★★）

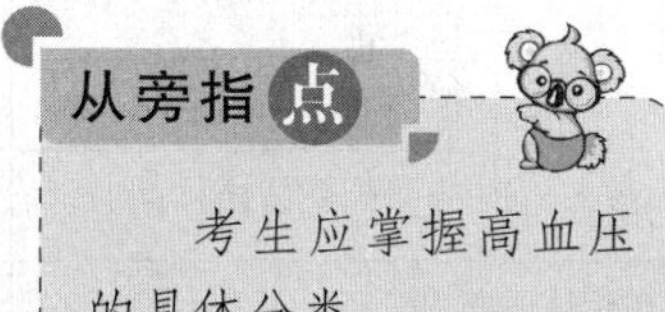

考生应掌握高血压的具体分类。

（1）基本原则：定期测量血压；规范治疗，改善治疗依从性，尽可能实现降压达标；坚持长期平稳有效地控制血压。治疗高血压的主要目的是最大程度地降低心脑血管并发症发生和死亡的总体危险，因此，应在治疗高血压的同时，干预所有其他的可逆性心血管危险因素（如吸烟、高胆固醇血症或糖尿病等），并适当处理同时存在的各种临床情况。

（2）非药物治疗：①减少钠盐摄入；②控制体重；③不吸烟；④限制饮酒；⑤体育运动；⑥减轻精神压力，保持心理平衡。

3. 高血压药物治疗原则（★★）

（1）降压的目的和平稳达标

①降压治疗的目的：通过降低血压，有效预防或延迟脑卒中、心肌梗死、心力衰竭、肾功能不全等心脑血管并发症发生；有效控制高血压的疾病进程，预防高血压急症、亚急症等重症高血压发生。

②降压达标的方式：将血压降低到目标水平（140/90 mmHg以下；高风险患者130/80 mmHg；老年人收缩压150 mmHg）。大多数高血压患者，应根据病情在数周至数月内（而非数天）将血压逐渐降至目标水平。年轻、病程较短的高血压患者，降压速度可快一点；但老年人、病程较长或已有靶器官损害或并发症的患者，降压速度则应慢一点。

③降压药物治疗的时机：高危、很高危或3级高血压患者，应立即开始降压药物治疗。确诊的2级高血压患者，应考虑开始药物治疗；1级高血压患者，可在生活方式干预数周后，血压仍≥40/90 mmHg时，再开始降压药物治疗。

（2）降压药物应用的基本原则：即小剂量开始、优先选择长效制剂、联合应用及个体化。

4. 常用降压药物的分类及代表药物（★★★）

常用降压药物包括钙通道阻滞剂（CCB）、血管紧张素转换酶抑制剂（ACEI）、血管紧张素受体阻断剂（ARB）、利尿剂和β受体阻断剂五类。α受体阻断剂或其他种类降压药有时亦可应用于某些高血压人群。

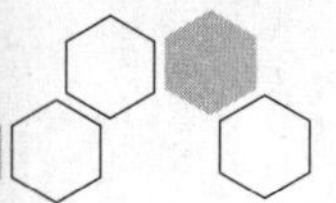

分类		代表药物	应用
钙通道阻滞剂	二氢吡啶类钙通道阻滞剂	硝苯地平、尼群地平、拉西地平、氨氯地平和非洛地平	二氢吡啶类钙通道阻滞剂可与其他 4 类药联合应用，尤其适用于老年高血压、单纯收缩期高血压、伴稳定型心绞痛、冠状动脉或颈动脉粥样硬化及周围血管病患者
	非二氢吡啶类钙通道阻滞剂	维拉帕米和地尔硫䓬	
ACEI		卡托普利、依那普利、贝那普利、雷米普利、培哚普利	对于高血压患者具有良好的靶器官保护和心血管终点事件预防作用。ACEI 单用降压作用明确，对糖脂代谢无不良影响。限盐或加用利尿剂可增加 ACEI 的降压效应
ARB		氯沙坦、缬沙坦、厄贝沙坦、替米沙坦	尤其适用于伴左室肥厚、心力衰竭、心房颤动预防、糖尿病肾病、代谢综合征、微量白蛋白尿或蛋白尿患者，以及不能耐受 ACEI 的患者
利尿剂	噻嗪类	氢氯噻嗪和吲达帕胺	噻嗪类利尿剂尤其适用于老年和高龄老年高血压、单独收缩期高血压或伴心力衰竭患者，也是难治性高血压的基础药物之一
	袢利尿剂	呋塞米	明显肾功能不全者需使用利尿剂时选择
	保钾利尿剂	阿米洛利	有时也可用于控制血压。在利钠排水的同时不增加钾的排出，在与其他具有保钾作用的降压药如 ACEI 或 ARB 合用时需注意发生高钾血症的危险
	醛固酮受体拮抗剂	螺内酯	
β 受体阻断剂		美托洛尔、比索洛尔、卡维地洛和阿替洛尔	尤其适用于伴快速性心律失常、冠心病心绞痛、慢性心力衰竭、交感神经活性增高以及高动力状态的高血压患者
α 受体阻断剂		/	适用高血压伴前列腺增生患者，也用于难治性高血压患者的治疗

5. 降压药物的选择（★★★）

（1）常用降压药物的临床选择

分类	适应证	禁忌证	
		绝对禁忌证	相对禁忌证
钙通道阻滞剂（二氢吡啶类）	老年高血压、周围血管病、单纯收缩期高血压、稳定性心绞痛、颈动脉粥样硬化、冠状动脉粥样硬化	无	快速型心律失常，心力衰竭
钙通道阻滞剂（非二氢吡啶类）	心绞痛、颈动脉粥样硬化、室上性心动过速	二至三度房室传导阻滞	心力衰竭
血管紧张素转换酶抑制剂（ACEI）	心力衰竭、心肌梗死后、左室肥厚、左室功能不全、颈动脉粥样硬化、非糖尿病肾病、糖尿病肾病、蛋白尿/微量蛋白尿代谢综合征	妊娠、高血钾、双侧肾动脉狭窄	无
血管紧张素受体阻断剂（ARB）	糖尿病肾病、蛋白尿/微量蛋白尿、心力衰竭、左室肥厚、心房纤颤预防、ACEI 引起的咳嗽、代谢综合征	妊娠、高血钾、双侧肾动脉狭窄	无
噻嗪类利尿剂	心力衰竭、老年高血压、高龄老年高血压、单纯收缩期高血压	痛风	妊娠
β 受体阻断剂	心绞痛、心肌梗死后、快速性心律失常、稳定性充血性心力衰竭	二至三度房室传导阻滞、哮喘	慢性组织性肺炎、周围血管病、糖耐量低减、运动员
α 受体阻断剂	前列腺增生、高血脂	直立性低血压	心力衰竭

（2）降压药的联合应用

1）适应证：2 级高血压和（或）伴有多种危险因素、靶器官损害或临床疾患的高危人群，往往初始治疗即需要应用两种小剂量降压药物，如仍不能达到目标水平，可在原药基础上加量或可能需要 3 种，甚至 4 种以上降压药物。

2）方法：二药联合时，降压作用机制应具有互补性，具有相加的降压，并可互相抵消或减轻不良反应。

3）联合用药方案

①ACEI 或 ARB＋噻嗪类利尿剂：与 ACEI 或 ARB 合用可抵消噻嗪类利尿剂不利于降低血压的负面作用。ACEI 和 ARB 能防止噻嗪类利尿剂长期应用所致的低血钾等不良反应。ACEI 或 ARB 加噻嗪类利尿剂联合治疗有协同作用，有利于改善降压效果。

②二氢吡啶类钙通道阻滞剂（D－CCB）＋ACEI 或 ARB：两药有协同降压作用。ACEI 或 ARB 也可部分阻断钙通道阻滞剂所致反射性交感神经张力增加和心率加快的不良反应。

③钙通道阻滞剂＋噻嗪类利尿剂：可降低高血压患者脑卒中发生风险。

④二氢吡啶类钙通道阻滞剂＋β 受体阻断剂：前者具有的扩张血管和轻度增加心率的作用，正好抵消 β 受体阻断剂的缩血管及减慢心率的作用。两药联合可使不良反应减轻。

选择方案	具体方案
我国临床主要推荐应用的	①D－CCB＋ARB；②D－CCB＋ACEI；③ARB＋噻嗪类利尿剂；④ACEI＋噻嗪类利尿剂；⑤D－CCB＋噻嗪类利尿剂；⑥D－CCB＋β 受体阻断剂
次要推荐使用的可接受的	①利尿剂＋β 受体阻断剂；②α 受体阻断剂＋β 受体阻断剂；③D－CCB＋保钾利尿剂；④噻嗪类利尿剂＋保钾利尿剂
不常规推荐的但必要时可慎用的	①ACEI＋β 受体阻断剂；②ARB＋β 受体阻断剂；③ACEI＋ARB；④中枢作用药＋β 受体阻断剂

（4）多种药物的合用

①三药联合的方案：二氢吡啶类钙通道阻滞剂＋ACEI（或 ARB）＋噻嗪类利尿剂组成的联合方案最为常用。

②四药联合的方案：主要适用于难治性高血压患者，可以在上述三药联合基础上加用第四种药物如 β 受体阻断剂、螺内酯、可乐定或 α 受体阻断剂等。

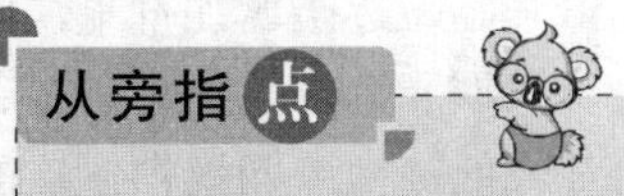

考生应掌握治疗高血压的主要联合用药方案。

考点 2　冠状动脉粥样硬化性心脏病

1．心绞痛的药物治疗原则（★★）

（1）改善预后的药物治疗原则

患者情况	治疗原则
无用药禁忌如胃肠道活动性出血、阿司匹林过敏或有不耐受阿司匹林的病史者	口服阿司匹林
不能使用阿司匹林的患者，如阿司匹林过敏者	推荐氯吡格雷替代治疗
所有冠心病稳定性心绞痛患者	他汀类药物，LDL－C 的目标值为＜2.6 mmol/L
有明确冠状动脉疾病的极高危患者	强化他汀类药物治疗，LDL－C 的目标值为＜2.07 mmol/L

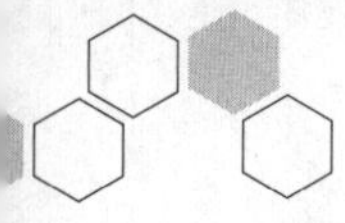

续表

患者情况	治疗原则
明确冠状动脉疾病的所有患者、所有合并糖尿病、心力衰竭、左心室收缩功能不全、高血压、心肌梗死后左室功能不全的患者	ACEI
心肌梗死后稳定性心绞痛或心力衰竭患者	推荐使用β受体阻断剂

（2）减轻症状、改善缺血的药物治疗原则

患者情况	治疗原则
缓解和预防心绞痛急性发作	短效硝酸甘油
不能耐受β受体阻断剂或受体阻断剂作为初始治疗药物效果不满意时	钙通道阻滞剂
减轻症状的治疗药物	长效硝酸酯类或尼可地尔
β受体阻断剂作为初始治疗药物效果不满意时	β受体阻断剂+长效二氢吡啶类钙通道阻滞剂或长效硝酸酯类
合并高血压的冠心病患者	长效钙通道阻滞剂作为初始治疗药物

2. 心绞痛发作期和缓解期的药物选择（★★★）

（1）改善预后的药物

①阿司匹林：只要没有用药禁忌证都应该服用。不能耐受阿司匹林的患者，可改用氯吡格雷作为替代治疗。

②氯吡格雷：主要用于支架植入以后及阿司匹林有禁忌证的患者。

③β受体阻断剂：推荐使用无内在拟交感活性的β受体阻断剂。使用剂量应个体化，从较小剂量开始，逐级增加剂量，以能缓解症状，心率不低于50次/分为宜。

④调脂治疗：在他汀类治疗基础上，可加用胆固醇吸收抑制剂依扎麦布10 mg/d。高三酰甘油血症或低高密度脂蛋白血症的高危患者可考虑联合服用降低LDL－C药物和一种贝特类药物（非诺贝特）或烟酸。高危或中度高危者接受降LDL－C药物治疗时，治疗的强度应足以使LDL－C水平至少降低30%～40%。

（2）减轻症状、改善缺血的药物

①β受体阻断剂：只要无禁忌证，β受体阻断剂应作为稳定性心绞痛的初始治疗药物。目前倾向于使用选择性β受体阻断剂（美托洛尔、阿替洛尔等）。有严重心动过缓和高度房室传导阻滞、窦房结功能紊乱、有明显的支气管痉挛或支气管哮喘的患者禁用。

②硝酸酯类：常联合负性心率药物如β受体阻断剂或非二氢吡啶类钙通道阻滞剂治疗慢性稳定性心绞痛。舌下含服或喷雾用硝酸甘油仅作为心绞痛发作时缓解症状用药。长效硝酸酯类不适宜用于心绞痛急性发作的治疗，而适宜用于慢性长期治疗。

③钙通道阻滞剂：变异性心绞痛或以冠状动脉痉挛为主的心绞痛，钙通道阻滞剂为一线药物。地尔硫䓬和维拉帕米常用于伴有心房颤动或心房扑动的心绞痛患者。长效钙通道阻滞剂联合β受体阻断剂疗效优于单一用药。

④代谢性药物（曲美他嗪）和尼可地尔。

3. 不稳定型心绞痛的药物选择（★★）

（1）抗缺血治疗：采用舌下含服或口喷硝酸甘油后静脉滴注以迅速缓解缺血及相关症状。在

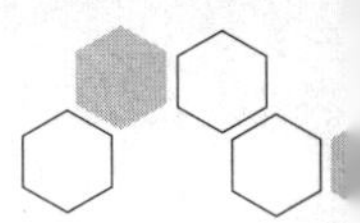

硝酸甘油不能即刻缓解症状或出现急性肺充血时，静脉注射硫酸吗啡。

（2）抗血小板与抗凝治疗：阿司匹林通过不可逆地抑制血小板内环氧化酶–1防止血栓素A_2形成，因而阻断血小板聚集。除非有禁忌证，每位UA/NSTEMI患者均应使用阿司匹林。

噻氯匹定作用不如阿司匹林快。氯吡格雷的疗效等于或大于阿司匹林，因而对不能耐受阿司匹林者，氯吡格雷可作为替代治疗。在PCI患者中应常规使用氯吡格雷。阿司匹林＋氯吡格雷可以增加择期冠脉旁路移植术患者术中、术后大出血危险，因而准备行此手术者，应停用氯吡格雷5～7 d。

从旁指点

考生应掌握抗缺血治疗及抗血小板与抗凝治疗的具体药物治疗方案。

在UA/NSTEMI中早期使用肝素可以降低患者AMI和心肌缺血的发生率，联合使用阿司匹林获益更大。低分子肝素与普通肝素疗效相似，依诺肝素疗效还优于普通肝素。普通肝素和低分子肝素在UA/NSTEMI治疗中都被推荐使用。此外，研究表明在ACS早期应用他汀类药物，可以改善预后。

4. 心肌梗死的治疗原则（★）

心肌梗死的治疗原则是保护和维持心脏功能，挽救濒死的心肌，防止梗死面积的扩大，缩小心肌缺血范围，及时处理严重心律失常、泵衰竭和各种并发症，防止猝死，使患者不但能度过急性期，且康复后还能保持尽可能多的有功能的心肌。具体治疗原则如下：

（1）休息和护理：发病后需严格休息，一般以卧床休息为宜。

（2）吸氧：吸氧对有休克或左心室功能衰竭的患者特别有用，对一般患者也有利于防止心律失常，并改善心肌缺血，有助于减轻疼痛。通常在发病早期用鼻导管或面罩吸氧。

（3）监测：在监护室内进行心电图、血压和呼吸的监测，并同时注意观察神志、出入量和末梢循环。

（4）饮食：在最初2～3天应以流质为主，以后随着症状减轻而逐渐增加。

（5）阿司匹林：如无禁忌证，嚼服阿司匹林300 mg，使其通过口腔黏膜迅速吸收，随后每日1次，3日后改为50～100 mg每日1次。

（6）解除疼痛：缓解疼痛能降低心肌耗氧量，可选用下列药物：①硝酸酯类；②镇痛剂（吗啡）；③β受体阻断剂。

5. 急性心肌梗死溶栓治疗的药物选择（★★）

（1）溶栓治疗

1）抗血小板治疗

①阿司匹林：心肌梗死急性期，所有患者只要无禁忌证，均应立即口服水溶性阿司匹林或嚼服肠溶阿司匹林。

②噻吩并吡啶类：氯吡格雷主要抑制ADP诱导的血小板聚集，口服后起效快。

③GPⅡb/Ⅲa受体拮抗剂：静脉溶栓联合此类药物可提高疗效，但出血并发症增加。

2）抗凝治疗：凝血酶是使纤维蛋白原转变为纤维蛋白最终形成血栓的关键环节，抑制凝血酶至关重要。

①普通肝素：已成为STEMI溶栓治疗最常用的辅助用药，rt–PA为选择性溶栓剂，故必须与充分抗凝治疗相结合。使用肝素期间应监测血小板计数，及时发现肝素诱导的血小板减少症。

②低分子量肝素：建议用低分子量肝素代替普通肝素。

③磺达肝癸钠：是间接Ⅹa因子抑制剂。接受溶栓或进行再灌注治疗的患者，磺达肝癸钠有利于降低死亡和再梗死，而不增加出血并发症。

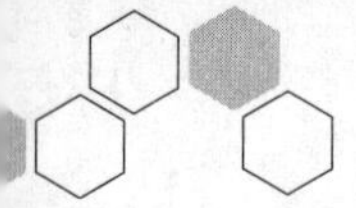

④口服抗凝剂：STEMI 急性期后，根据病情可口服抗凝剂治疗，通常选用华法林。若需在阿司匹林和氯吡格雷的基础上加用华法林时，需注意出血的风险，严密监测 INR，缩短监测间隔。

（2）心肌缺血的治疗

①硝酸酯类：STEMI 最初 24～48 h 静脉滴注硝酸酯类药物用于缓解持续缺血性胸痛、控制高血压或减轻肺水肿。常用硝酸酯类药物包括硝酸甘油、硝酸异山梨酯和单硝酸异山梨酯。

②β 受体阻断剂：可减少复发性心肌缺血、再梗死、心室颤动及其他恶性心律失常，对降低急性期病死率有肯定的疗效。

③血管紧张素转换酶抑制剂（ACEI）和血管紧张素受体阻断剂（ARB）：ACEI 的禁忌证包括 STEMI 急性期动脉收缩压＜90 mmHg、临床表现严重肾功能衰竭、双侧肾动脉狭窄、移植肾或孤立肾伴肾功能不全、对 ACEI 类制剂过敏或导致严重咳嗽者及妊娠、哺乳妇女等。

④醛固酮受体拮抗剂：通常在 ACEI 类治疗的基础上使用。ACEI 和螺内酯联合应用较 ACEI 和 ARB 联合应用有更好的效价比，一般不建议三者联合应用。

⑤钙通道阻滞剂：STEMI 患者不推荐使用短效二氢吡啶类钙通道阻滞剂。

⑥他汀类药物：所有无禁忌证的 STEMI 患者入院后应尽早开始他汀类药物治疗，且无需考虑胆固醇水平。他汀类治疗的益处不仅见于胆固醇升高患者，也见于胆固醇正常的冠心病患者。

考点 3　血脂异常和高脂蛋白血症

1. 高脂蛋白血症的分型（★）

世界卫生组织（WHO）制定了高脂蛋白血症分型，共分为 6 型，如Ⅰ、Ⅱa、Ⅱb、Ⅲ、Ⅳ和Ⅴ型。从实用角度出发，血异常可进行简易的临床分型。

分型	TC	TG	HDL－C	相当于 WHO 分型
高胆固醇血症	增高	/	/	Ⅱa
高三酰甘油血症	/	增高	/	Ⅳ、Ⅰ
混合型高脂血症	增高	增高	/	Ⅱb、Ⅲ、Ⅳ
低高密度脂蛋白血症	/	/	降低	Ⅴ

2. 血脂异常治疗药物的选择（★★）

类型	常用药物	应用	特点
他汀类	洛伐他汀、辛伐他汀、普伐他汀、氟伐他汀、阿托伐他汀和瑞舒伐他汀	目前临床上应用最广泛的一类降脂药	应用他汀类时，要监测谷丙转氨酶（ALT）、谷草转氨酶（AST）和肌酸激酶（CK），治疗期间定期监测复查
贝特类	非诺贝特、苯扎贝特、吉非贝齐	高 TG 血症或以 TG 升高为主的混合型高脂血症和低 HDL－C 血症	贝特类单用或与他汀类合用时也可发生肌病，应用贝特类药物时也需监测肝酶与肌酶
烟酸类	B 族维生素	用于除纯合子型家族性高胆固醇血症及Ⅰ型高脂蛋白血症以外的任何类型的高脂血症	有速释剂和缓释剂两种剂型，前者现多已不用；缓释型烟酸片不良反应明显减轻，较易耐受。烟酸类的绝对禁忌证为慢性肝病和严重痛风；相对禁忌证为溃疡、肝毒性和高尿酸血症

续表

类型	常用药物	应用	特点
胆酸螯合剂	考来烯胺、考来替泊	/	绝对禁忌证为异常 β 脂蛋白血症和 TG＞4.52 mmol/L；相对禁忌证为 TG＞2.26 mmol/L
胆固醇吸收抑制剂	依折麦布	/	口服后可广泛地结合成依折麦布–葡萄糖苷酸，有效地抑制胆固醇和植物固醇的吸收
其他	普罗布考	高胆固醇血症尤其是纯合子型家族性高胆固醇血症	ω–3 长链多不饱和脂肪酸主要为二十碳戊烯酸（EPA）和二十二碳己烯酸（DHA），二者为海鱼油的主要成分
	ω–3 脂肪酸	用于高 TG 血症，也可与贝特类合用治疗严重高 TG 血症，或与他汀类合用治疗混合型高脂血症	

从旁指点

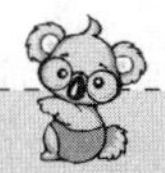

考生应掌握治疗血脂异常药物的种类及作用机制，主要是他汀类和贝特类。

考点 4　心力衰竭

1. 心衰的药物治疗机制（★）

（1） 利尿剂

1）利尿剂治疗的适应证：所有心衰患者，有液体潴留的证据或原先有过液体潴留者，均应给予利尿剂。

2）利尿剂的剂量：给药剂量通常从小剂量开始。在长期维持治疗期间，仍应根据液体潴留情况随时调整剂量。

3）利尿剂品种的选择：常用的利尿剂有袢利尿剂和噻嗪类。袢利尿剂如呋塞米或托拉塞米是多数心衰患者的首选药物，特别适用于有明显液体潴留或伴有肾功能受损的患者。噻嗪类仅适用于有轻度液体潴留、伴有高血压而肾功能正常的心衰患者。

4）对利尿剂的反应和利尿剂抵抗：当心衰进展和恶化时常需加大利尿剂剂量，最终则再大的剂量也无反应，即出现利尿剂抵抗。

可用以下方法克服：静脉应用利尿剂，如呋塞米；2 种或 2 种以上利尿剂联合使用；应用增加肾血流的药物，如短期应用小剂量的多巴胺。

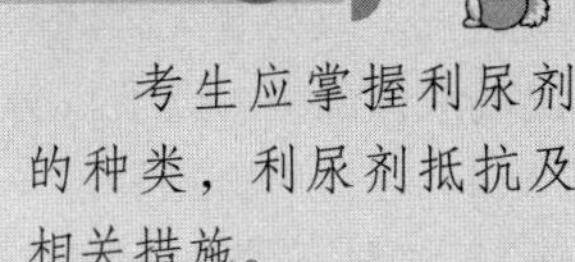

考生应掌握利尿剂的种类，利尿剂抵抗及相关措施。

5）利尿剂的效应。

6）利尿剂的不良反应：主要有电解质紊乱、症状性低血压以及肾功能不全，特别是在服用剂量大和联合用药时。①电解质紊乱：低钾、低镁血症；②神经内分泌激活：利尿剂的使用可激活内源性神经内分泌，特别是 RAAS；③低血压和氮质血症。

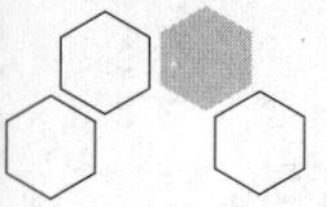

（2）ACEI类

1）适应证：①所有左室收缩功能不全的患者，均可应用此类药物，除非有禁忌证或不能耐受。②不同程度慢性心力衰竭患者的长期治疗。

2）禁忌证：曾出现过严重不良反应的患者，如血管神经性水肿、无尿性肾衰竭，以及妊娠妇女。

3）慎用ACEI的情况：双侧肾动脉狭窄；血肌酐水平显著升高（＞225 mmol/L，尚有争论）；高钾血症（＞5.5 mmol/L）；低血压。

4）剂量与品种选择：①起始剂量和递增方法：治疗前利尿剂应维持在最合适剂量。此类药物应用的基本原则是从很小剂量开始，逐步增加，直到达到目标剂量；②应该尽量将剂量增加到目标剂量或最大耐受剂量。③维持应用：一旦剂量调整到目标剂量或最大耐受剂量，应终生使用。

5）不良反应

①低血压：坚持以极小剂量开始，先停用利尿剂1～2天。

②肾功能恶化：应减少利尿剂剂量，肾功能通常会改善，不需停用ACEI。

③高血钾：血钾＞5.5 mmol/L时应停用。

④咳嗽：咳嗽不严重者可鼓励继续使用，影响正常生活者可考虑停用或换用ARB类。

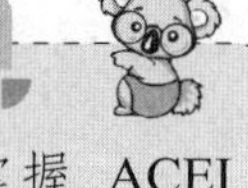

从旁指点

考生应掌握ACEI的用药剂量、使用原则及不良反应和预防手

⑤血管性水肿：危险性较大，一旦怀疑此不良反应，应终生避免应用所有的ACEI。

（3）β受体阻断剂

1）适应证：所有NYHA心功能Ⅱ、Ⅲ级患者病情稳定，LVEF＜40%者，均必须应用β受体阻断剂，除非有禁忌证或不能耐受。NYHA心功能Ⅳ级患者，如病情已稳定，无液体潴留，体重恒定，且不需要静脉用药者，可考虑在严密监护下，由专科医师指导应用。此类药物只适用于慢性心衰的长期治疗，不能作为急性心衰失代偿期的急救用。

2）禁忌证：支气管痉挛性疾病、心动过缓（心率＜60次/分钟）、二度及以上房室传导阻滞（除非已安装起搏器）。

3）剂量选择：在此类药物起始治疗前和治疗期间患者体重必须恒定，已无明显液体潴留，利尿剂已维持在最合适剂量。此类药物应从极低剂量开始应用，如前一低剂量出现不良反应，可延迟加量直至不良反应消失。

4）β受体阻断剂制剂的选择：目前的观点是选择性β_1受体阻断剂美托洛尔、比索洛尔和非选择性的卡维地洛均可用于慢性心衰。

5）β受体阻断剂应用注意事项：此类药物在使用期间，必须监测血压，避免低血压的出现，特别是有α受体阻断作用的品种更容易发生。为减少低血压的危险，可将ACEI类药物或血管扩张剂的剂量减少或与β受体阻断剂在每日不同时间里应用。一般情况下，不主张减少利尿剂的用量，避免出现液体潴留。在β受体阻断剂增加剂量的过程中，应注意避免出现心动过缓和房室传导阻滞。

（4）正性肌力药

1）洋地黄类——地高辛

①适应证：急性心衰并非地高辛的应用指征，除非伴有快速心室率的心房颤动。

②禁忌证：不能用于窦房传导阻滞、二度或高度房室传导阻滞无永久起搏器保护的患者。与能抑制窦房结或房室结功能的药物（如胺碘酮、β受体阻断剂）合用时，尽管患者常可耐受地高辛治疗，但仍需谨慎。

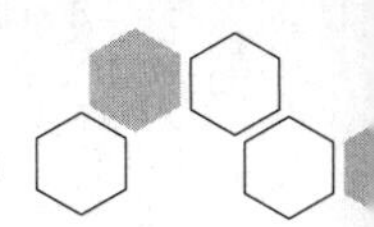

③剂量调整：多采用自开始即用固定的维持量给药方法，即维持量疗法，0.125～0.25 mg/d；对于 70 岁以上或肾功能受损者，宜采用小剂量（0.125 mg）每日 1 次或隔日 1 次。

④不良反应：心律失常（期前收缩、折返性心律失常和传导阻滞）；胃肠道症状（厌食、恶心和呕吐）；神经精神症状（视觉异常、定向力障碍、昏睡及精神错乱）。奎尼丁、维拉帕米、普鲁卡因胺、胺碘酮、丙吡胺、普罗帕酮等与地高辛合用时，可使血清地高辛浓度增加，从而增加洋地黄中毒的发生率，此时地高辛应减量。

2）磷酸二酯酶抑制剂——米力农。

①适应证：用于对洋地黄、利尿药、血管扩张剂治疗无效或欠佳的急、慢性顽固性充血性心力衰竭。

②应用注意事项：下列情况慎用：肝肾功能损害、低血压、心动过速、急性心肌梗死、急性缺血性心脏病、孕妇及哺乳期妇女、儿童。不宜用于严重瓣膜狭窄病变、肥厚型梗阻性心脏病；仅限于短期使用，长期使用增加死亡率；用药期间应监测心率、心律、血压、必要时调整剂量；对心房扑动、心房颤动患者，因可增加房室传导作用导致心室率增快，宜先用洋地黄制剂与规格控制心室率；合用强利尿剂时，可使左室充盈压过度下降，且易引起水、电解质失衡。

③剂量调整：静脉注射：负荷量 25～75 μg/kg，5～10 分钟缓慢静脉注射，以后每分钟 0.25～1.0 μg/kg 速度维持。最大剂量一日 1.13 mg/kg。

④不良反应：少见头痛、室性心律失常、无力、血小板计数减少；过量时可有低血压、心动过速。

2. 不同类型心衰的药物选择（★）

（1）急性左心衰竭的药物治疗

类型	药物及应用指征	不良反应/禁忌证
镇静剂	吗啡，静脉缓慢注射，亦可皮下或肌内注射；哌替啶 50～100 mg 肌内注射	伴 CO_2 潴留者则不宜应用；不宜大剂量应用；伴明显和持续低血压、休克、意识障碍、COPD 等患者禁忌使用。老年患者慎用或减量
支气管解痉剂	氨茶碱，以葡萄糖水稀释后静脉推注；二羟丙茶碱静脉滴注	不宜用于冠心病如急性心肌梗死或不稳定型心绞痛所致的急性心衰患者，不可用于伴心动过速或心律失常的患者
利尿剂	呋塞米、托塞米、布美他尼为首选。静脉利尿制剂，首选呋塞米。噻嗪类利尿剂、保钾利尿剂（阿米洛利、螺内酯）等仅作为袢利尿剂的辅助或替代药物或在需要时作为联合用药。适用于急性心衰伴肺循环和（或）体循环明显淤血以及容量负荷过重的患者	/
血管扩张药物	主要有硝酸酯类、硝普钠、重组人 BNP（rhBNP）、乌拉地尔、酚妥拉明，钙通道阻滞剂不推荐用于急性心衰的治疗。用于急性心衰早期阶段	收缩压＞110 mmHg 的急性心衰患者通常可以安全使用；收缩压在 90～110 mmHg 之间的患者应谨慎使用；而收缩压＜90 mmHg 的患者则禁忌使用
	硝酸酯类特别适用于急性冠状动脉综合征伴心衰的患者，与呋塞米合用治疗急性心衰有效	/
	硝普钠适用于严重心衰、原有后负荷增加以及伴心源性休克患者	临时应用宜从小剂量开始，静脉滴注，疗程不要超过 72 h。停药逐渐减量，并加用口服血管扩张剂，以避免反跳现象
	乌拉地尔适用于高血压性心脏病、缺血性心肌病（包括急性心肌梗死）和扩张型心肌病引起的急性左心衰	/

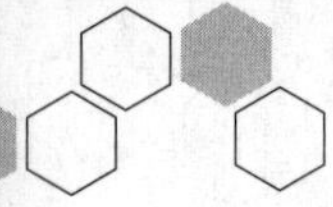

续表

类型	药物及应用指征	不良反应/禁忌证
血管扩张药物	ACEI：急性心肌梗死后的急性心衰可以试用，但须避免静脉应用，口服起始剂量宜小	急性心衰的急性期、病情尚未稳定的患者不宜应用
	适用于低心排血量综合征，如伴症状性低血压或CO降低伴有循环淤血的患者，可缓解组织低灌注所致的症状，保证重要脏器的血流供应。血压较低和对血管扩张药物及利尿剂不耐受或反应不佳的患者尤其有效	/
	洋地黄类对急性左心衰竭患者的治疗有一定帮助	/
	多巴胺	一般从小剂量开始，逐渐增加剂量，短期应用
	多巴酚丁胺短期应用可以缓解症状，但并无临床证据表明对降低病死率有益	使用时注意监测血压，常见不良反应有心律失常、心动过速，偶尔可因加重心肌缺血而出现胸痛
	磷酸二酯酶抑制剂（米力农）	常见不良反应有低血压和心律失常

（2）急性右心衰竭的药物选择

症状	治疗手段		注意事项
右心室心肌梗死伴急性右心衰竭	扩容治疗	存在心源性休克，在监测中心静脉压的基础上首要治疗是大量补液	可应用706代血浆、低分子右旋糖酐或生理盐水静脉滴注
		对于充分扩容而血压仍低者	给予多巴酚丁胺或多巴胺
		在补液过程中出现左心衰竭	应立即停止补液，此时若动脉血压不低，可小心给予血管扩张药
		右心室心肌梗死同时合并广泛左心室心肌梗死	不宜盲目扩容，防止造成急性肺水肿
急性大面积肺栓塞所致急性右心衰竭	止痛	吗啡或哌替啶	
	溶栓治疗	常用尿激酶或人重组组织型纤溶酶原激活剂（rt-PA）	停药后应继续肝素治疗

（3）慢性心衰的药物治疗：慢性心衰的常规治疗包括联合使用3大类药物，即利尿剂、ACEI（或ARB）和β受体阻断剂。为进一步改善症状、控制心率等，地高辛应是第4个联用的药物。醛固酮受体拮抗剂则可应用于重度心衰患者。

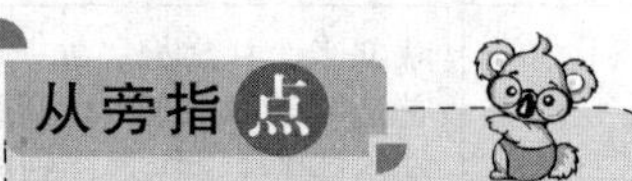

考生应掌握不同类型药物治疗急性心力衰竭的具体症状及使用注意事项。

1）利尿剂

①在心衰治疗中的地位：对有液体潴留的心衰患者，利尿剂是唯一能充分控制心衰患者液体潴留的药物，是标准治疗中必不可少的组成部分。合理使用利尿剂是其他治疗心衰药物取得成功的关键因素之一。

②临床应用：所有心衰患者有液体潴留的证据或原先有过液体潴留者，均应给予利尿剂，且应在出现水尿潴留的早期应用。利尿剂一般应与ACEI和β受体阻断剂联合应用。必需最早应用。

2）血管紧张素转换酶抑制剂：所有慢性收缩性心衰患者，包括B、C、D各个阶段人群和NYHA Ⅰ、Ⅱ、Ⅲ、Ⅳ心功能各级患者，都必须使用ACEI，而且需要终身使用。阶段A人群可考虑用 ACEI 来预防心衰。以下情况须慎用：双侧肾动脉狭窄；血肌酐显著升高；高钾血症；有症状性低血压；左心室流出道梗阻的患者，如主动脉瓣狭窄、梗阻性肥厚型心肌病。

3）β 受体阻断剂：所有慢性收缩性心衰，NYHA Ⅱ、Ⅲ级病情稳定患者，以及阶段 B、无症状性心力衰竭或 NYHA Ⅰ级的患者，均必需应用 β 受体阻断剂，而且需终身使用，除非有禁忌证或不能耐受。临床试验证实有效的制剂为美托洛尔、比索洛尔或卡维地洛。

4）地高辛：适用于已在应用 ACEI（或 ARB）、β 受体阻断剂和利尿剂治疗，而仍持续有症状的慢性收缩性心衰患者。

患者情况	治疗方案
重症患者	地高辛＋ACEI（或 ARB）＋β 受体阻断剂＋利尿剂同时应用
	醛固酮受体拮抗剂＋ACEI＋β 受体阻断剂＋利尿剂，仍不能改善症状时＋地高辛
患者已在应用地高辛	不必停用，必须＋神经内分泌抑制剂 ACEI 和 β 受体阻断剂
心衰伴有快速心室率 AF 患者	地高辛＋β 受体阻断剂对控制运动时的心室率效果更佳
急性心衰并有快速室率的 AF	可用地高辛
急性心衰	仅可作为长期治疗措施的开始阶段而发挥部分作用

5）醛固酮受体拮抗剂：适用于中、重度心衰，NYHA Ⅳ级患者；AMI 后并发心衰，且 LVEF＜40%的患者亦可应用。

6）血管紧张素Ⅱ受体拮抗剂（ARB）：ACEI 一直是治疗心衰的首选药物，近年来 ARB 类药物在心衰治疗中的地位有所提高。

考点 5　心律失常

不同类型心律失常治疗药物的选择（★）

（1）室上性快速型心律失常

1）室上性心动过速（窦速）：首选 β 受体阻断剂。若需迅速控制心率，可选用静脉制剂。不能使用 β 受体阻断剂时，可选用维拉帕米或地尔硫䓬。

2）房性期前收缩：症状十分明显者可考虑使用 β 受体阻断剂。伴有缺血或心衰的房性期前收缩，不主张长期用抗心律失常药物治疗。

3）房性心动过速（房速）：发作时治疗的目的在于终止心动过速或控制心室率。

疾病	治疗药物
房性心动过速	毛花苷 C、β 受体阻断剂、胺碘酮、普罗帕酮、维拉帕米或地尔硫䓬静脉注射
反复发作的房性心动过速	β 受体阻断剂、维拉帕米或地尔硫䓬
洋地黄可与 β 受体阻断剂或钙拮抗剂合用若心功能正常，且无心肌缺血	可选用Ⅰc 类或Ⅰa 类药物
冠心病患者	β 受体阻断剂、胺碘酮或索他洛尔
心衰患者	首选胺碘酮
特发性房性心动过速	首选射频消融治疗，无效者可用胺碘酮口服

4）室上性阵发性心动过速（室上速）

①急性发作的处理：药物治疗可选用：a. 维拉帕米静脉注射；b. 普罗帕酮缓慢静脉推注。以

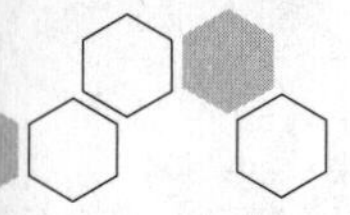

上两种药物对有器质性心脏病、心功能不全、基本心律有缓慢型心律失常的患者应慎用；c. 腺苷或三磷酸腺苷静脉快速推注；d. 毛花苷 C 静注，目前已少用；e. 静脉地尔硫䓬或胺碘酮也可考虑使用，但终止阵发性室上速有效率不高。

②防止发作：发作频繁者，应首选经导管射频消融术以根除治疗。药物有口服普罗帕酮或莫雷西嗪，必要时伴以阿替洛尔或美托洛尔。发作不频繁者不必长年服药。

5）加速性交界区自主心律：积极治疗基础疾病后心动过速仍反复发作并伴有明显症状者，可选用 β 受体阻断剂。

6）心房颤动（房颤）及心房扑动（房扑）

①房颤的治疗：地高辛和 β 受体阻断剂是常用药物。必要时二药可以合用，剂量根据心率控制情况而定。上述药物控制不满意者可以换用地尔硫䓬或维拉帕米。个别难治者也可选用胺碘酮或行射频消融改良房室结。

药物转复常用Ⅰa、Ⅰc 及Ⅲ类抗心律失常药，包括胺碘酮、普罗帕酮、莫雷西嗪、普鲁卡因胺、奎尼丁、丙吡胺、索他洛尔等。静脉给普罗帕酮、依布利特、多非利特、胺碘酮终止房颤也有效。有器质性心脏病、心功能不全的患者首选胺碘酮，没有器质性心脏病者可首选Ⅰ类药。无电复律条件者可静脉应用胺碘酮。无预激综合征的患者也可以静注毛花苷 C，效果不佳者可以使用静脉地尔硫䓬。

②房扑的治疗：房扑相对少见，药物治疗原则与房颤相同。

③房颤血栓栓塞并发症的预防：应用抗凝剂预防血栓栓塞。

（2）室性心律失常

1）室性期前收缩：对某些室性期前收缩多、心理压力大且暂时无法解决者，可考虑短时间使用Ⅰb 或Ⅰc 类抗心律失常药（如美西律或普罗帕酮）。首先应治疗原发疾病，控制促发因素。在此基础上用 β 受体阻断剂作为起始治疗。Ⅲ类抗心律失常药可用于复杂室性期前收缩的患者（胺碘酮或索他洛尔）。

2）有器质性心脏病基础的室速

①非持续性室速：在治疗主要针对病因和诱因基础上，应用 β 受体阻断剂有助于改善症状和预后。

②持续性室速：胺碘酮静脉用药安全有效。心功能正常者也可以使用普鲁卡因胺或普罗帕酮。多形室速而 Q－T 间期正常者，先静脉给予 β 受体阻断剂，常用美托洛尔 5～10 mg 稀释后在心电监护下缓慢静脉注射，室速终止立即停止给药。β 受体阻断剂无效者，再使用利多卡因或胺碘酮。药物治疗无效应予电复律。

3）无器质性心脏病基础的室速

①发作时的治疗：对起源于右室流出道的特发性室速，可选用维拉帕米、普罗帕酮、β 受体阻断剂、腺苷或利多卡因；对左室特发性室速，首选维拉帕米静脉注射。

②预防复发的治疗：对右室流出道室速，β 受体阻断剂的有效率为 25%～50%，维拉帕米和地尔硫䓬的有效率为 20%～30%，β 受体阻断剂和钙通道阻滞剂合用可增强疗效。如果无效，可换用Ⅰc 类（如普罗帕酮、氟卡尼）或Ⅰa 类（如普鲁卡因胺、奎尼丁）药物，其有效率为 25%～59%，胺碘酮和索他洛尔的有效率为 50%左右。对左室特发性室速，可选用维拉帕米 160～320 mg/d。特发性室速可用射频消融根治，成功率很高。

（3）宽 QRS 心动过速的处理：如经过上述方法仍不能明确心动过速的类型，可考虑电转复，或静脉应用普鲁卡因胺或胺碘酮。

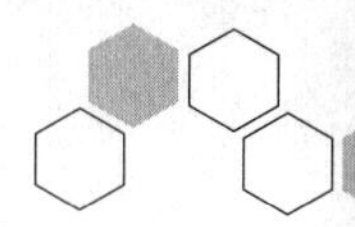

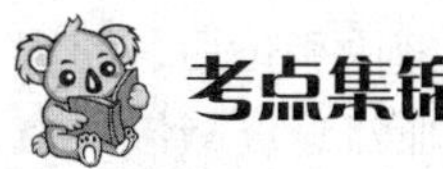

考点集锦

心血管系统常见病的药物治疗
- 原发性高血压
  - 定义：收缩压或舒张压≥140/90 mmHg
  - 分类：分为1级、2级、3级
  - 一般治疗原则
  - 药物治疗原则：小剂量开始、优先选择长效制剂、联合应用及个体化
  - 常用降压药物：常用降压药物包括钙通道阻滞剂（CCB）、血管紧张素转换酶抑制剂（ACEI）、血管紧张素受体阻断剂（ARB）、利尿剂和β受体阻断剂五类
  - 常用降压药物的临床选择及联合用药：D-CCB+ARB；D-CCB+ACEI；ARB+噻嗪类利尿剂；ACEI+噻嗪类利尿剂；D-CCB+噻嗪类利尿剂；D-CCB+β受体阻断剂
- 冠状动脉粥样硬化性心脏病
  - 心绞痛的药物治疗原则
  - 心绞痛发作期和缓解期的药物选择
  - 不稳定型心绞痛的药物选择
    - 抗缺血治疗：硝酸甘油
    - 抗血小板与抗凝治疗：阿司匹林
  - 心肌梗死的治疗原则
  - 急性心肌梗死溶栓治疗的药物选择
    - 溶栓治疗：抗血小板治疗、康宁治疗
    - 心肌缺血的治疗：硝酸酯类、β受体阻断剂、ACEI、钙通道阻滞剂、他汀类药物
- 血脂异常和高脂蛋白血症
  - 高蛋白血症分型：高胆固醇血症、高三酰甘油血症、混合型高脂血症、低密度脂蛋白血症
  - 血脂异常治疗药物的选择：他汀类、贝特类、烟酸类、胆酸螯合剂、胆固醇吸收抑制剂等
- 心力衰竭
  - 药物治疗机制：利尿剂、ACEI类、β受体阻断剂、正性肌力药
  - 不同类型心衰的药物选择：急性左心衰竭、急性右心衰竭、慢性心力衰竭
- 心律失常
  - 室上性快速型心律失常：β受体阻断剂
  - 室性心律失常：Ⅰb或Ⅰc类抗心律失常药、β受体阻断剂、胺碘酮等
  - 宽QRS心动过速的处理：普鲁卡因胺或胺碘酮

第九节 神经系统常见病的药物治疗

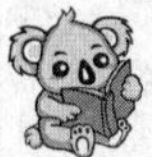

考点梳理

考点1 缺血性脑血管病

缺血性脑血管病包括短暂性脑缺血发作（TIA）、脑梗死（脑血栓形成、脑栓塞）。

1. 病因和发病机制（★）

（1）短暂性脑缺血发作：短暂性脑缺血发作是一种多病因的综合征，其主要病因是主动脉–颅脑动脉系统的粥样硬化。

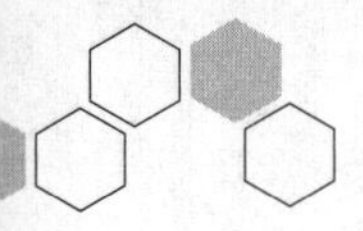

（2）脑血栓形成：①动脉管壁病变：动脉粥样硬化；②血液成分改变：血液中脂蛋白、胆固醇、纤维蛋白原等含量的增加，可使血液黏度增高，红细胞表面负电荷降低，血流速度减慢。血液病如白血病、红细胞增多症、严重贫血等各种引起血凝固性增高的因素也容易导致血栓形成；③血流动力学异常：血压改变。

（3）脑栓塞：来自身体各部的栓子，通过颈动脉或椎动脉，阻塞脑血管，使其供血区缺血、坏死，产生脑功能障碍。各种不能溶解于血液中的固体、液体或气体，如血凝块、脂肪滴、空气泡等均称为栓子。

2. 治疗原则（★）

（1）短暂性脑缺血发作：①控制危险因素；②药物治疗：包括抗血小板、抗凝和降纤治疗；③外科治疗。

（2）脑梗死

①防止并发症原则：调整血压，防止并发症，防止血栓进展，减少梗死范围即减小缺血半暗带。对于大面积脑梗死应选用脱水药和利尿药减轻脑水肿。

②换药与合并用药原则。

③综合治疗与个体化治疗相结合原则。

④早发现、早治疗原则：要特别重视超早期治疗（指发病 1～6 小时内）和急性期（指发病 48 小时内）的处理。

⑤全程治疗原则：包括急性治疗期、进展期和预防治疗、康复期治疗；强调早期康复治疗和加强护理。

3. 超早期的药物治疗（★★）

（1）超早期使用溶栓制剂，可使脑组织获得血液再灌流。

（2）常用药物有组织型纤溶酶原激活剂。发病 6 小时内的缺血性脑卒中患者，如不能运用 t－PA 可考虑静脉给予尿激酶。

（3）注意事项：①溶栓治疗应同时给予胃黏膜保护剂，防止胃出血；②溶栓前可静滴低分子右旋糖酐，也可静滴 20%甘露醇注射液以提高脑灌注压；③监测治疗前、中、后的血压变化，定期进行临床神经功能缺损评分，复查头颅 CT，注意有无出血倾向，检查出、凝血时间及血小板计数等；④一般出血均发生于溶栓后 24 小时。

4. 急性期的药物治疗（★★）

（1）血液稀释疗法：常用药物低分子右旋糖酐。

（2）抗凝治疗：常用肝素。抗凝治疗适应证包括短暂脑缺血发作、脑血栓形成和脑栓塞。尤以短暂脑缺血发作效果最佳。

（3）抗血小板治疗：①阿司匹林（ASA），国内 CAST 试验曾提出 150 mg/d 的治疗剂量能有效减少卒中再发；②双嘧达莫（DPA），DPA 缓释剂联合应用小剂量 ASA 可加强其药理作用。急性心肌梗死时不宜使用；③噻氯匹定，适用于短暂脑缺血发作和脑梗死。但可出现中性粒细胞减少等严重并发症，应引起注意。一般不作首选。

（4）降纤药物：TIA 患者有时存在血液成分的改变，如纤维蛋白原含量明显增高，或频繁发作患者可考虑选用巴曲酶或降纤酶治疗。

（5）血管扩张剂：常用药物有银杏叶制剂、罂粟碱。

（6）脱水药：甘露醇应尽可能小剂量用药，静脉滴注过快，可引起一过性头痛、视力模糊等不良反应。甘油果糖无不良反应，与甘露醇注射液交替使用效果更好。

（7）钙通道阻滞剂：常用药物有尼莫地平、尼卡地平、氟桂利嗪等。

（8）其他：胞磷胆碱、神经苷脂 GM－1。

5. 恢复期的药物治疗（★★）

治疗的主要目的是改善受损神经的功能，防止受累肌肉萎缩，防止反复发作。可口服维生素 E、维生素 C、银杏叶制剂等抗氧化剂，活血化瘀中药制剂，低剂量阿司匹林等达到恢复期治疗的目的。

考点 2　出血性脑血管病

1. 治疗原则（★）

（1）一般治疗原则：①应保持安静，卧床休息，严密观察体温、脉搏、呼吸和血压等生命体征，注意瞳孔和意识变化，保持呼吸道通畅；②水电解质平衡和营养；③控制脑水肿，降低颅内压；④控制高血压；⑤防治并发症；⑥外科治疗；⑦康复治疗。

（2）药物治疗原则

①积极控制脑水肿、降低 ICP 是脑出血急性期治疗的重要环节。

②根据患者年龄、病前有无高血压、病后血压情况等确定最适血压水平。

③积极防治感染、应激性溃疡、稀释性低钠血症、急性发作、中枢性高热、下肢深静脉血栓形成等并发症。

2. 治疗药物的选择（★★）

（1）脑出血的药物治疗

1）对症支持治疗。

2）控制血压

①对脑出血患者不要急于降血压，应先降颅内压后，再根据血压情况决定是否进行降血压治疗。

②血压≥200/110 mmHg 时，在降颅压的同时可慎重平稳降血压治疗，使血压维持在略高于发病前水平或 180/105 mmHg 左右；收缩压在 170～200 mmHg 或舒张压 100～110 mmHg，暂时尚可不必使用抗高血压药，先行脱水降颅压，并严密观察血压情况，必要时再用抗高血压药。血压降低幅度不宜过大，否则可能造成脑低灌注。

③血压过低者应升压治疗，以保持脑灌注压。

3）降低颅内压：颅内压升高是脑出血患者死亡的主要原因，因此降低颅内压为治疗脑出血的重要任务。适当限制液体入量、防治低钠血症、过度换气等都有助于降低颅内压。药物降颅压治疗首先以高渗脱水药为主，如甘露醇或甘油果糖、甘油氯化钠等，注意尿量、血钾及心肾功能。可酌情选用呋塞米、白蛋白。

4）止血药一般不用，若有凝血功能障碍，可应用，但时间不超过 1 周。

5）手术治疗。

（2）蛛网膜下隙出血的药物治疗

1）对症支持，保持生命体征稳定：烦躁者予镇静药，头痛予镇痛药，注意慎用阿司匹林等可能影响凝血功能的非甾体抗炎镇痛药或吗啡、哌替啶等可能影响呼吸功能的药物。痫性发作时可短期应用抗癫痫药如地西泮、卡马西平或丙戊酸钠。

2）降低颅内压：同脑出血降颅压治疗。

3）防止再出血。绝对卧床，调控血压。可选用钙通道阻滞剂、β 受体阻断剂或 ACEI 类。

4）抗纤维蛋白溶解药：可防止动脉瘤周围的血块溶解引起再度出血，以抑制纤维蛋白溶解酶的形成。常用氨基己酸，也可用氨甲苯酸或氨甲环酸，建议与钙通道阻滞剂同时使用。

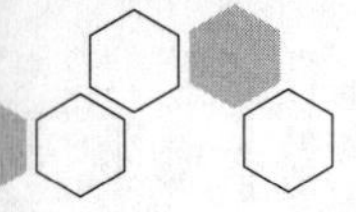

5）防治脑动脉痉挛及脑缺血

①维持正常血压和血容量：血压偏高时可给予降压治疗；在动脉瘤处理后，血压偏低者，首先应去除诱因，如减少或停用脱水药和抗高血压药；给予胶体溶液（白蛋白、血浆等）扩容升压；必要时使用升压药如多巴胺静脉滴注。

②早期使用尼莫地平，注意其低血压的不良反应。

6）防治脑积水：轻度的急、慢性脑积水都应先行药物治疗，给予乙酰唑胺等药物减少 CSF 分泌，酌情选用甘露醇、甘油果糖、呋塞米等。呋塞米与其他药物合用治疗急性肺水肿和急性脑水肿等。

考点3　癫痫

1. 发病机理及临床特征（★）

（1）发病机理

①原发性癫痫：病因不明，推测与遗传因素有关。

②继发性癫痫：脑先天性疾病（脑积水、巨脑症等）、颅脑外伤（产伤、脑挫裂伤、颅内出血等）、脑部感染（脑炎、脑膜炎、脑脓肿等）、脑血管病（脑血管畸形、脑动脉硬化、蛛网膜下隙出血、脑梗死等）、脑内肿瘤、脑部变性疾病等。

（2）临床特征

①单纯部分性发作：局部肢体抽动，有时表现为言语中断。

②复杂部分性发作：发作起始出现各种精神症状或特殊感觉症状，随后出现意识障碍或自动症和遗忘症。

③强直－阵挛性发作：以意识丧失和全身抽搐为特征。

④失神发作：在 EEG 上呈规律和对称的 3 周/秒棘慢波组合；意识短暂中断；无先兆和局部症状；发作和中止均突然；每日可发作数次至数百次；事后立即清醒，继续原先之活动，对发作无记忆。

2. 治疗药物的选择和用药注意事项（★★）

（1）根据发作类型选药的原则

①卡马西平、丙戊酸钠、拉莫三嗪、托吡酯、苯巴比妥、左乙拉西坦、唑尼沙胺、加巴喷丁、奥卡西平可用于部分性发作的单药治疗。

②丙戊酸钠、托吡酯、拉莫三嗪、左乙拉西坦可用于各种类型的全面性发作的单药治疗。卡马西平、苯巴比妥、苯妥英钠、奥卡西平可用于全面性强直－阵挛性发作的单药治疗。

③丙戊酸钠、拉莫三嗪、托吡酯、左乙拉西坦是广谱的 AEDs，对部分性发作和全面性发作均有效，可作为发作分类不确定时的选择。

④所有的新型 AEDs 物都可以作为部分性癫痫的添加治疗。

（2）有些抗癫痫药可能使某些发作类型加重，在某些情况应避免使用。

发作类型	一线药物	可能加重发作的药物
强直－阵挛性发作	丙戊酸钠	/
失神性发作	丙戊酸钠、拉莫三嗪	卡马西平、奥卡西平、苯巴比妥、加巴喷丁
肌阵挛发作	丙戊酸钠、托吡酯	卡马西平、奥卡西平、苯妥英钠、加巴喷丁
强直性发作	丙戊酸钠	卡马西平、奥卡西平

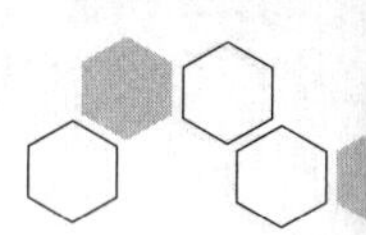

续表

发作类型	一线药物	可能加重发作的药物
失张力发作	丙戊酸钠、拉莫三嗪	卡马西平、奥卡西平
部分性发作	丙戊酸钠、拉莫三嗪、卡马西平、奥卡西平	/

（3）苯巴比妥是最早用于临床的抗癫痫药，属于作用谱较广的抗癫痫药、疗效确切、价格低廉，主要用于强直－阵挛性发作的控制。

（4）氯硝西泮目前仍较多的用于肌阵挛发作和一部分难治性癫痫的治疗，但其镇静作用比较明显，并且有耐受性和成瘾性，增减剂量均应缓慢进行。

从旁指点

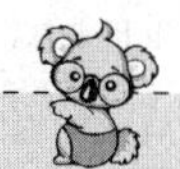

考生应掌握不同类型癫痫发作使用的一线药物，及可能会加重癫痫发作的药物。

考点4　帕金森病

1. 药物治疗机制（★）

（1）拟多巴胺类药：通过直接补充多巴胺前体物或抑制多巴胺降解而产生抗帕金森病作用。

（2）抗胆碱药：通过拮抗相对过高的胆碱能神经功能而缓解症状。

2. 治疗药物的选择和用药注意事项（★★）

（1）保护性治疗：目的是延缓疾病的发展，改善患者的症状。目前临床上作为保护性治疗的药物主要是单胺氧化酶B型（MAO－B）抑制剂司来吉兰。

（2）症状性治疗

1）早期治疗

①何时开始用药：若疾病影响患者的日常生活和工作能力，则应开始症状性治疗。

②首选药物原则

老年前期（＜65岁）患者，且不伴认知障碍	DR激动剂
	司来吉兰或＋维生素E
	复方左旋多巴＋儿茶酚氧位甲基转移酶（COMT）抑制剂
	金刚烷胺和（或）抗胆碱能药
	震颤明显而其他抗PD药物效果不佳时，选用抗胆碱能药
	复方左旋多巴一般在DR激动剂、司来吉兰、金刚烷胺和（或）抗胆碱能药方案治疗效果不佳时可加用
老年（≥65岁）患者，或伴认知障碍	首选复方左旋多巴，必要时可加用DR激动剂、MAO－B抑制剂或COMT抑制剂

③治疗药物

治疗药物	适应证	慎用	禁用
抗胆碱药：苯海索、开马君、苯扎托品、东莨菪碱、环戊丙醇和安克痉	有震颤的患者	老年患者	闭角型青光眼及前列腺肥大患者
金刚烷胺	对少动、强直、震颤均有改善作用，对伴异动症患者可能有帮助	肾功能不全、癫痫、严重胃溃疡、肝病患者	哺乳期妇女

续表

治疗药物	适应证	慎用	禁用
复方左旋多巴（苄丝肼左旋多巴、卡比多巴左旋多巴）	/	活动性消化道溃疡者	闭角型青光眼、精神病患者
DR 激动剂：溴隐亭、培高利特、吡贝地尔缓释片、α-二氢麦角隐亭	对于早期的年轻患者为首选药物	/	/
MAO-B 抑制剂：司来吉兰，国内尚未上市的药物有拉扎贝胺和雷沙吉兰	/	胃溃疡者	禁与 5-羟色胺再摄取抑制剂（SSRIs）合用
COMT 抑制剂：恩托卡朋或托卡朋，后者须与复方左旋多巴合用，单用无效	/	不良反应有腹泻、头痛、多汗、口干、丙氨酸氨基转移酶升高、腹痛、尿色变黄等。托卡朋有可能导致肝功能损害	

2）中期治疗：若在早期阶段首选 DR 激动剂、司来吉兰或金刚烷胺/抗胆碱药治疗的患者，发展至中期阶段时，则症状改善往往已不明显，此时应添加复方左旋多巴治疗；若在早期阶段选低剂量复方左旋多巴治疗的患者，症状改善往往也不显著了，此时应适当加大剂量或添加 DR 激动剂、司来吉兰或金刚烷胺，或 COMT 抑制剂。

从旁指点

考生应掌握治疗帕金森的不同药物及相关适应证和禁忌证。

3）晚期治疗

①运动并发症的治疗：运动并发症（症状波动和异动症）是晚期患者在治疗中最棘手的不良反应，治疗包括药物剂量、用法等治疗方案调整和手术治疗（主要是脑深部电刺激术）。

a. 症状波动的治疗：在复方左旋多巴应用的同时，首选增加半衰期长的 DR 激动剂，或增加对纹状体产生持续性 DA 能刺激的 COMT 抑制剂，或增加 MAO-B 抑制剂；也可以维持总剂量不变，增加左旋多巴的次数，减少每次服药剂量；也可改用控释制剂或缓释制剂以延长左旋多巴的作用时间。严重"关"期患者可采用皮下注射阿扑吗啡。

b. 异动症的治疗：异动症包括剂峰异动症、双向异动症和肌张力障碍。其治疗首先考虑减少左旋多巴的用量。

②非运动症状的治疗：PD 的非运动症状包括神经精神障碍、自主神经功能紊乱、摔跤和睡眠障碍等。

a. 神经精神障碍的治疗

患者情况	治疗方案
出现精神症状时	先停用最后应用的药物或首先考虑依次逐减或停用抗胆碱药、金刚烷胺、司来吉兰、DR 激动剂
若仍有症状	左旋多巴逐步减量
认知障碍和痴呆	应用胆碱酯酶抑制剂如石杉碱甲、多奈哌齐、利斯的明或加兰他敏
幻觉和谵妄	选用氯氮平、奥氮平等
抑郁	选择性 5-羟色胺再摄取抑制剂（SSRIs）
易激惹状	劳拉西泮和地西泮

b. 自主神经功能障碍的治疗：最常见的自主神经功能障碍包括便秘、泌尿障碍和直立性低血压等。对于便秘，可以考虑停用抗胆碱药。乳果糖、龙苔丸、大黄片、番泻叶等治疗有效。直立

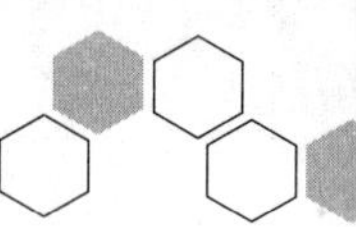

性低血压患者应增加盐和水的摄入量。

c. 姿势反射障碍、冻结和慌张步态的治疗：PD 患者摔跤的最常见原因。目前缺乏有效的治疗措施。

d. 睡眠障碍的治疗：睡眠障碍主要包括失眠、不宁腿综合征（RLS）和周期性肢体运动病（PLMS）。

睡眠障碍原因	治疗方法
与夜间的 PD 症状相关	加用左旋多巴控释片、DR 激动剂或 COMT 抑制剂
异动症引起	将睡前服用的抗 PD 药物减量
正在服用司来吉兰或金刚烷胺	考虑减量或停用
特发性失眠患者	选用短效的镇静催眠药
RLS 和 PLMS	DR 激动剂或增加睡前左旋多巴控释片的剂量

考点 5 老年痴呆

1. 药物治疗机制（★）

见药理学第十四节。

2. 治疗药物的选择和用药注意事项（★★）

（1）目前已广泛应用的抗痴呆药有：胆碱酯酶抑制药、N－甲基－D－天（门）冬氨酸（NMDA）受体拮抗药等。

（2）胆碱酯酶抑制药用于 AD 的治疗，尤其是轻中度 AD 的治疗，可改善认知功能。胆碱酯酶抑制药可能引发剂量依赖性胆碱能效应，故应从小剂量用起。临床应用药物有多奈哌齐、加兰他敏、利斯的明、石杉碱甲。

（3）美金刚是 N－甲基－D－天（门）冬氨酸（NMDA）受体拮抗药，影响谷氨酸传递，用于治疗中到重度的阿尔茨海默病。

（4）用于 AD 的药物还有脑代谢改善剂如茴拉西坦、银杏叶提取物、5－HT 受体拮抗药如金刚烷胺等，对认知功能障碍也有一定改善。

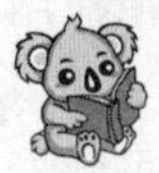

考点集锦

神经系统常见病的药物治疗
- 缺血性脑血管病
  - 超早期药物治疗：溶栓治疗
  - 急性期药物治疗：右旋糖酐、阿司匹林、双嘧达莫、氯吡格雷、肝素、巴曲酶、甘露醇
  - 恢复期药物治疗：维生素E、维生素C等
- 出血性脑血管病
  - 脑出血药物治疗：甘露醇或甘油果糖、甘油氯化钠等
  - 蛛网膜下隙出血的药物治疗：降低颅内压、防止再出血、防治脑动脉痉挛及脑缺血、防治脑积水
- 癫痫
  - 部分性发作的单药治疗：卡马西平、丙戊酸钠、拉莫三嗪、托吡酯、苯巴比妥、左乙拉西坦
  - 全面性发作的单药治疗：丙戊酸钠、托吡酯、拉莫三嗪、左乙拉西坦
  - 全面性强直－阵挛性发作的单药治疗：卡马西平、苯巴比妥、苯妥英钠、奥卡平西；广谱的AEDs；丙戊酸钠、拉莫三嗪、托吡酯、左乙拉西坦
- 帕金森病
  - 保护性治疗：司来吉兰
  - 早期治疗、中期治疗晚期治疗
- 老年痴呆症：胆碱酯酶抑制药、N－甲基－D－天（门）冬氨酸（NMDA）受体拮抗药等

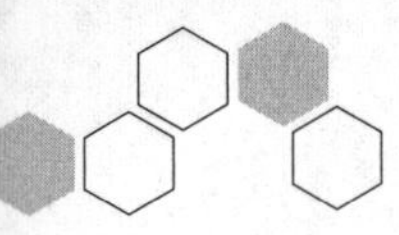

第十节　消化系统常见病的药物治疗

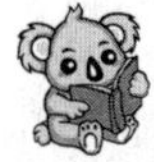

考点梳理

考点1　消化性溃疡

1. 消化性溃疡药物治疗原则（★★）

药物治疗原则包括：①降低胃酸；②修复黏膜；③抗 Hp 感染；④促进胃肠动力。

治疗消化性溃疡的药物主要包括降低胃酸的药物、根除幽门螺杆菌感染的药物和增强胃黏膜保护作用的药物。

（1）降低胃酸药物

1）抗酸药：碳酸氢钠、碳酸钙、氧化镁、氢氧化铝、三硅酸镁等。其治疗作用在于：①中和 H^+；②提高胃液的 pH，降低胃蛋白酶的活性。抗酸药分可溶性和不溶性两大类，碳酸氢钠属于可溶性，止痛效果快，但长期和大量应用时，副作用较大。含钙、铋、铝的制酸剂可致便秘，镁制剂可致腹泻，常将两种或多种抗酸药制成复合剂，以抵消其副作用。

2）抗胃酸分泌药物：主要有 H_2 受体拮抗剂和质子泵抑制剂两类。

①H_2 受体拮抗剂：组胺 H_2 受体拮抗剂选择性竞争 H_2 受体，从而使壁细胞胃酸分泌减少，故对治疗消化性溃疡有效。

②质子泵抑制剂：质子泵即 H^+，K^+-ATP 酶。质子泵抑制剂可明显减少任何刺激引发的酸分泌。

（2）Hp 感染的治疗：应用具有杀菌作用的药物。清除指药物治疗结束时 Hp 消失，根除指药物治疗结束后至少 4 周无 Hp 复发。临床上要求达到 Hp 根除，中性 pH 条件下，Hp 对青霉素最为敏感，对氨基糖苷类、四环素类、头孢菌素类、氧氟沙星、环丙沙星、红霉素、利福平等高度敏感；对大环内酯类、呋喃类、氯霉素等中度敏感；对万古霉素有高度抗药性。但 Hp 对秘盐中度敏感。

（3）加强胃黏膜保护作用的药物

①枸橼酸铋钾：对消化性溃疡的疗效大体与 H_2 受体拮抗剂相似。严重肾功能不全者忌用。

②前列腺素 E：前列腺素具有细胞保护作用，能加强胃肠黏膜的防卫能力，但其抗溃疡作用主要基于其对胃酸分泌的抑制。

③硫糖铝：是硫酸化二糖和氢氧化铝的复合物，在酸性胃液中，凝聚成糊状黏稠物，可附着于胃、十二指肠黏膜表面，与溃疡面附着作用尤为显著。

④表皮生长因子（EGF）：EGF 是一种多肽，不被肠道吸收，能抵抗蛋白酶的消化，在黏膜防御和创伤愈合中起重要作用。

⑤生长抑素：能抑制胃泌素分泌，而抑制胃酸分泌。可协同前列腺素对胃黏膜起保护作用。主要应用于治疗胃、十二指肠溃疡并发出血。

（4）促进胃动力药物：甲氧氯普胺、多潘立酮和西沙必利。

（5）药物治疗的选择

①药物的选用原则：组胺 H_2 受体拮抗剂可作为胃、十二指肠溃疡的首选药物。抗酸药和硫糖铝也可用作第一线药物治疗，但疗效不及 H_2 受体拮抗剂。前列腺素拟似品米索前列醇主要预防 NSAIDs 相关性溃疡的发生。奥美拉唑可用作第一线药物，但在更多的情况下，用于其他药物治疗失败的顽固性溃疡。Hp 阳性的病例，应采用双联或三联疗法根除 Hp 感染。

②难治性和顽固性溃疡的治疗：可尝试增加 H_2 受体拮抗剂的剂量，或应用奥美拉唑，后者可

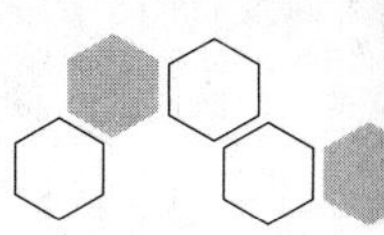

使90%的顽固性溃疡愈合。铋剂和抗生素联合治疗清除Hp感染，对某些顽固性溃疡也有一定效果。

③NSAIDs相关性溃疡的治疗：NSAIDs性溃疡发生后应尽可能停用NSAIDs或减量或换用其他制剂。奥美拉唑有良好效果，不管是否停用NSAIDs，均可使溃疡愈合。米索前列醇单用或H_2受体拮抗剂合用，已被证明有助于溃疡愈合。

④溃疡复发的防治：吸烟、胃高分泌、长期的病史和以前有过并发症、使用致溃疡药物、幽门螺杆菌感染是导致溃疡复发的重要危险因素。

⑤消化性溃疡的维持治疗：维持方法：西咪替丁400 mg或雷尼替丁150 mg或法莫替丁20 mg，睡前一次服用，也可口服硫糖铝1 g，每日2次。

2. 质子泵抑制剂的治疗机制和代表药物（★★★）

（1）质子泵抑制剂的作用机制：在受体和第二信使的作用下，位于胃壁细胞分泌管上的H^+，K^+－ATP酶分解ATP获得能量，通过H^+－K^+转运机制，将胞浆内H^+泵入胃腔，再与Cl^-形成胃酸。抑制H^+，K^+－ATP酶的活性即可阻断由任何刺激引起的胃酸分泌。

（2）代表药物：

①奥美拉唑：近年来开发的奥美拉唑口服混悬剂是首个和唯一的PPI口服迅速释放制剂，是唯一获准用于临床危重患者使用的口服PPI，可通过口－胃管或鼻－胃管给药，用于减少危重患者上消化道出血、短期（4～6周）治疗良性活动期胃溃疡。

②兰索拉唑：生物利用率较奥美拉唑提高了30%。

③泮托拉唑：与质子泵结合具有更高的选择性，在分子水平上比奥美拉唑、兰索拉唑作用更为准确，生物利用率比奥美拉唑提高7倍，为75%以上，在酸性条件下比奥美拉唑及伴托拉唑均稳定，血浆半衰期为1.18 h。

④雷贝拉唑：是一个部分可逆的H^+，K^+－ATP酶抑制剂，可作用于H^+，K^+－ATP酶的4个部位，由于结合靶点增多，较其他药物作用更快、更持久、抑酸强度更强。

⑤埃索美拉唑：生物利用度和血药浓度较奥美拉唑高，半衰期延长为2 h以上，故药效比奥美拉唑强而持久。

3. 活动期溃疡的药物治疗（★★）

（1）抑制胃酸分泌：①PPI目前已作为活动期消化性溃疡治疗的首选药物，尤其是疼痛严重、合并出血或其他治疗失败的患者应首先应用；②组胺H_2受体拮抗药。

（2）保护胃黏膜：抑酸剂和胃黏膜保护剂。铋剂特别适用于合并Hp感染的消化性溃疡患者。

（3）抗酸剂：传统抗酸药碳酸氢钠、氧化镁、氢氧化铝、碳酸钙等；新一代抗酸药铝碳酸镁。

4. 根除幽门杆菌的适应证和常用治疗方案（★★）

（1）质子泵抑制剂＋克拉霉素（0.5 g）＋阿莫西林（1 g），每日2次，共7天。

（2）质子泵抑制剂＋克拉霉素（0.5 g）＋甲硝唑（0.4 g），每日2次，共7天。

（3）质子泵抑制剂＋阿莫西林（1 g）＋甲硝唑（0.4 g），每日2次，共7天。

（4）铋制剂＋阿莫西林（1 g）＋甲硝唑（0.4 g），每日2次，共14天。

（5）铋制剂＋四环素（0.75 g或1 g）＋甲硝唑（0.4 g），每日2次，共14天。

（6）质子泵抑制剂＋铋制剂＋甲硝唑（0.4 g）＋四环素（1 g），每日2次，疗程7～14天。

考点2 胃食管反流病（GERD）

1. 胃食管反流病的药物治疗原则（★★）

目前胃食管反流病的药物治疗以抑酸为中心，分为控制发作和维持治疗两个阶段。症状发作

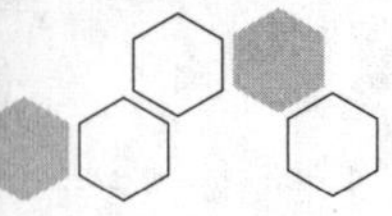

时，治疗药物应足量、足疗程，必要时多种药物联合使用，根据不同病情采用递增疗法或降阶疗法。维持期则以按需为主要策略。

2. 胃食管反流病治疗药物种类和各自特点（★★）

（1）抑酸剂：主要包括 H_2 受体拮抗药和 PPI。PPI 可长时间、高效抑制基础胃酸以及刺激后胃酸分泌，明显降低反流物的酸度和数量。H_2 受体拮抗药与组胺竞争结合胃壁细胞 H_2 受体，抑制食物、组胺及五肽胃泌素刺激壁细胞引起的胃酸分泌，尤其能减少夜间泌酸。

（2）胃肠动力药：①多巴胺受体拮抗剂（甲氧氯普胺和多潘立酮）；②5－HT 受体激动剂（莫沙必利、西沙比利）；③抗胆碱药（阿托品、哌仑西平）、胃动素受体激动剂（红霉素）。

（3）抗酸剂：可迅速中和胃酸，提高胃内及食管下段 pH，降低反流物酸性和胃蛋白酶活性，减轻酸性反流物对食管黏膜的损伤，并轻度增加下食管括约肌张力。常用药物有氢氧化铝、氧化镁、三硅酸镁、碳酸钙等。

（4）黏膜保护剂：可覆盖病变表面，形成保护膜，减轻症状，促进食管炎愈合。常用药物有硫糖铝、胶体铋剂。

3. 控制发作治疗药物选择（★★）

（1）H_2RA 仅适用于轻至中度 GERD 治疗。

（2）PPI 抑酸能力强，是 GERD 治疗中最常用的药物，疗效明显优于 H_2RA。

（3）伴有食管炎的 GERD 治疗首选 PPI。

（4）非糜烂性 GERD 治疗的主要药物是 PPI。

（5）凡具有胃灼热、反流等典型症状者，如无警戒症状即可予以 PPI 进行经验性治疗。

（6）发作期治疗主要分为降阶治疗和升阶治疗。①降阶治疗：初始治疗时即采用最有效的药物 PPI，迅速缓解症状；②升阶治疗：从 H_2 受体拮抗剂开始用起，若症状不能缓解则继续采用抑酸能力更强的药物。

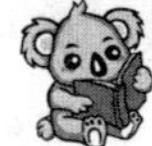

考点集锦

消化系统常见病的药物治疗
- 消化性溃疡
  - 药物治疗原则包括：①降低胃酸；②修复黏膜；③抗Hp感染；④促进胃肠动力
  - 降低胃酸药物
    - 抗酸药：碳酸氢钠、碳酸钙、氧化镁、氢氧化铝、三硅酸镁等
    - 抗胃酸分泌药物：H_2受体拮抗剂和质子泵抑制剂
  - Hp感染的治疗：青霉素、氨基糖苷类、四环素类、头孢菌素类、氧氟沙星、环丙沙星、红霉素、利福平
  - 加强胃黏膜保护作用的药物：枸橼酸铋钾、前列腺素E、硫糖铝、表皮生长因子、生长抑素、促进胃动力药物
  - 质子泵抑制剂
    - 机制：抑制H^+，K^+－ATP酶的活性即可阻断由任何刺激引起的胃酸分泌
    - 代表药物：奥美拉唑、兰索拉唑、泮托拉唑、雷贝拉唑、埃索美拉唑
- 胃食管反流病
  - 抑制胃酸分泌：H_2受体拮抗剂（H_2RA）和PPI等
  - 发作期治疗主要分为降阶治疗和升阶治疗

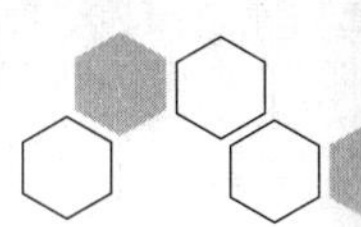

第十一节 内分泌及代谢性疾病的药物治疗

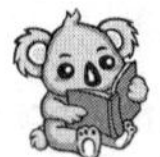

考点梳理

考点1 甲状腺功能亢进症（★★）

1. 药物治疗机制

（1）抗甲状腺药物：主要是通过抑制甲状腺的过氧化酶而减少甲状腺激素合成，还可抑制免疫球蛋白的生成，使甲状腺中淋巴细胞减少，甲状腺刺激抗体下降。

（2）甲亢的辅助治疗药物：主要是β受体阻断药，能阻断甲状腺激素对心脏的兴奋作用，并抑制外周组织 T_4 转变成 T_3。

（3）大剂量的碘剂：通过抑制甲状腺球蛋白水解酶，而减少甲状腺激素的释放。

2. 治疗药物的选用

（1）抗甲状腺药物的适应证：①症状较轻，甲状腺轻、中度肿大的患者；②20岁以下的青少年及儿童患者；③甲状腺次全切除后复发又不适合放射性碘（^{131}I）治疗的患者；④妊娠期妇女、年老体弱或兼有心、肝、肾、出血性疾病等而不宜手术者；⑤甲亢手术前准备；⑥放射性 ^{131}I 治疗前后的辅助治疗。

（2）临床最常选用的是甲硫氧嘧啶和丙硫氧嘧啶。β受体阻断剂用于不宜用抗甲状腺药、不宜手术及 ^{131}I 治疗的患者，常用普萘洛尔，支气管哮喘时可用阿替洛尔或美托洛尔；碘剂仅用于甲状腺术前准备和甲状腺危象的治疗。

考点2 糖尿病

1. 病因和发病机制（★）

（1）1型糖尿病：主要是胰岛B细胞遭到严重破坏使胰岛素分泌绝对不足所致。1型糖尿病的病因和发病机制尚未完全阐明，但遗传因素、环境因素及自身免疫因素与其相关。

（2）2型糖尿病：一般认为2型糖尿病的进程开始于胰岛素抵抗（IR），导致IR的主要因素是胰岛素受体和受体后信号转导的缺陷。一些环境因素也易降低胰岛素敏感性，促进糖尿病的发生，如肥胖、摄入高热量及结构不合理的膳食（高脂肪、高蛋白、低碳水化合物）、久坐的生活方式等。

2. 治疗原则（★★）

（1）一般治疗原则

①早期治疗：1型糖尿病诊断成立应及早给予胰岛素治疗，避免或减少酮症酸中毒的发生；2型糖尿病应在调整膳食、运动治疗无效时及早进行药物治疗。

②长期治疗：目前对糖尿病尚缺乏针对病因的有效治疗手段，故必须坚持长期治疗，治疗中不要随意自动停药，尤其是1型糖尿病随意停止胰岛素治疗，有诱发酮症酸中毒的危险。

③综合治疗：包括药物、膳食、运动及心理治疗。

（2）药物治疗原则：①积极控制血糖是药物治疗的根本；②纠正脂肪代谢紊乱；③治疗用药个体化。

3. 常用降糖药的治疗机制（★★）

（1）磺酰脲类：刺激胰岛B细胞分泌胰岛素，使血中胰岛素。

（2）双胍类：减少葡萄糖经肠道吸收、促进组织摄取葡萄糖、增加肌肉组织中糖的无氧酵解、

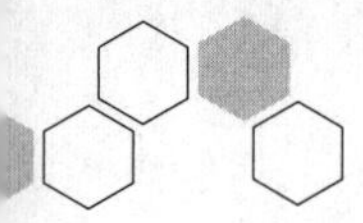

减少糖异生、增加胰岛素与受体的结合能力、抑制胰高血糖素的释放等。

（3）α－葡萄糖苷酶抑制剂：竞争性抑制小肠α－葡萄糖苷酶，使淀粉类和蔗糖分解转化为单糖的速度减慢，减少葡萄糖的吸收，从而降低餐后血糖。

（4）胰岛素增敏剂：可增强靶细胞对胰岛素的敏感性，提高细胞对葡萄糖的利用而降低血糖。

（5）胰岛素：胰岛素与胰岛素受体的α－亚基结合后迅速引起β－亚基的自身磷酸化，进而激活β－亚基上的酪氨酸蛋白激酶，由此导致对其他细胞内活性蛋白的连续磷酸化反应，进而产生降血糖等生物效应。

4. 2型糖尿病的药物治疗（★★★）

药物名称	适应证	特点
胰岛素	①有酮症酸中毒、乳酸性酸中毒、高渗性非酮症糖尿病昏迷；②各种应激、手术、妊娠、分娩等；③对口服降糖药有严重不良反应不能坚持用药者；④经饮食、运动及口服降糖药（包括联合用药）治疗血糖仍控制不良者；⑤合并有视网膜病变、神经病变、肾病变、下肢坏疽等；⑥合并慢性消耗性疾病、急性心肌梗死、脑卒中等	/
磺酰脲类	经饮食控制及体育锻炼2~3个月疗效不满意、胰岛B细胞功能尚存的轻、中度2型糖尿病患者	餐前服用
双胍类	2型糖尿病，尤适用于肥胖和伴高胰岛素血症者	与磺酰脲类合用有协同作用，与胰岛素合用，可减少胰岛素用量。常用二甲双胍，可餐前即刻服用
α－葡萄糖苷酶抑制剂	轻度至中度2型糖尿病，特别是肥胖者或以餐后血糖升高为主的患者；磺酰脲类和（或）双胍类药物血糖控制不理想者，可与本类药物联合应用	常用阿卡波糖，餐前即刻吞服或与第一口主食一起咀嚼服用
非磺酰脲类促胰岛素分泌剂	胰岛B细胞尚有一定分泌功能的2型糖尿病患者，特别是餐后胰岛素或C肽早相胰岛素分泌低平、高峰后延、餐后血糖升高明显者及无急性并发症、不合并妊娠、无严重肝肾功能不全者	应用较多的是瑞格列奈，餐前30分钟内服用。可与二甲双胍合用
噻唑烷二酮类	以胰岛素抵抗为主，伴有高胰岛素血症的2型糖尿病和糖耐量减低的患者	/

5. 糖尿病合并妊娠的治疗（★）

（1）糖尿病妇女计划怀孕前，应开始接受强化胰岛素治疗，直到妊娠结束，饮食治疗同非妊娠糖尿病患者。

（2）妊娠糖尿病患者也应采用胰岛素治疗。妊娠时患者应选用人胰岛素短效制剂，必要时加用中效制剂，忌用口服降糖药。

考点3 骨质疏松症

1. 治疗原则（★★）

骨质疏松症的治疗应遵循综合治疗、早期治疗原则。综合治疗指除药物治疗外还包括饮食、体育、心理治疗；早期治疗可减轻症状，延缓病变进展，改善预后，降低骨折发生率。

从旁指点

考生要熟记两种骨质疏松症的药物治疗，考试时易出现选择题。

骨质疏松症的药物治疗原则是：①预防为主，防治结合；②局部治疗与整体治疗相结合；③个体化用药原则：根据患者年

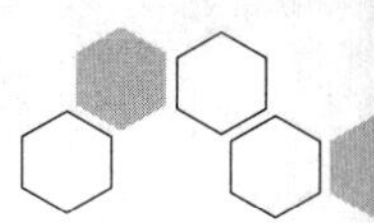

龄、性别、药物疗效和不良反应等制定不同的用药方案。

2. 不同类型骨质疏松症的药物治疗（★★）

（1）老年性骨质疏松症：钙制剂＋维生素D＋骨吸收抑制剂。

（2）妇女绝经后骨质疏松症：钙制剂＋维生素D＋雌激素或选择性雌激素受体调节剂。

考点4　痛风

1. 治疗原则（★★）

（1）急性痛风性关节炎：以控制关节炎的症状为目的。常用药有非甾体抗炎药（阿司匹林及水杨酸钠禁用）和秋水仙碱。如上述两类药效果差或不宜用时可考虑用糖皮质激素。

（2）高血尿酸治疗：痛风性关节炎症状基本控制后2～3周开始采取降血尿酸措施。目的是预防急性关节炎复发，导致关节骨破坏，肾结石形成。降血尿酸药物有抑制尿酸生成的别嘌醇和促使尿酸通过肾脏排出的苯溴马隆及丙磺舒。

（3）非药物治疗：如禁酒、饮食控制、生活调节极为重要。如能遵照可避免或减少口服降尿酸药的许多不良反应和应用剂量。

（4）抗痛风治疗是终生的。

（5）无症状的高尿血症不一定需要治疗。

2. 痛风急性期和发作间期治疗药物的选择（★★）

（1）急性期

①秋水仙碱治疗急性痛风适用于肝、肾功能或骨髓功能正常，尤其是非甾体类抗炎药禁忌或不能耐受的患者。

②非甾体抗炎药：本类药物逐渐成为治疗急性痛风的一线用药，虽不及秋水仙碱作用迅速，但也有很好的抗炎镇痛作用，且药源充足，不良反应相对较少，是一种很好的替代药物。

③糖皮质激素：治疗急性痛风有效，但一般只是在患者不能耐受秋水仙碱和非甾体抗炎药或有相对禁忌证时使用。应该强调的是，当肾功能不全的患者发作急性痛风时，不应选用秋水仙碱或非甾体抗炎药，而应选用糖皮质激素。

（2）发作间期：预防治疗需用秋水仙碱。

①排尿酸药：为防止尿酸在肾脏大量排出时引起肾脏损害及肾结石的副作用，均应从小剂量开始，并考虑碱化尿液。常用药物包括丙磺舒、磺吡酮、苯溴马龙。

②抑制尿酸生成药：别嘌醇可迅速降低血尿酸值，抑制痛风石和肾结石形成，并促进痛风石溶解。

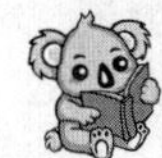

考点集锦

抗甲状腺功能药
- 临床最常选用的是甲硫氧嘧啶和丙硫氧嘧啶
- 抗甲状腺药物通过抑制甲状腺的过氧化酶而减少甲状腺激素合成
- 甲亢的辅助治疗药物是β受体阻断药
- 大剂量的碘剂通过抑制甲状腺球蛋白水解酶，而减少甲状腺激素的释放

糖尿病
- 1型糖尿病诊断成立应及早给予胰岛素治疗，避免或减少酮症酸中毒的发生
- 2型糖尿病应在调整膳食、运动治疗无效时及早进行药物治疗
- 2型糖尿病有伴妊娠、分娩等应使用胰岛素；磺酰脲类药物均安排在餐前服用；双胍类适应证为2型糖尿病，尤适用于肥胖和伴高胰岛素血症者

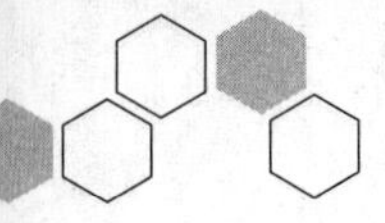

骨质疏松症
- 老年性骨质疏松症：钙制剂+维生素D+骨吸收抑制剂
- 妇女绝经后骨质疏松症：钙制剂+维生素D+雌激素或选择性雌激素受体调节剂

痛风：秋水仙碱、非甾体抗炎药、糖皮质激素

第十二节　泌尿系统常见疾病的药物治疗

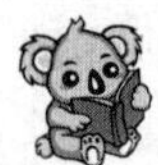

考点梳理

考点 1　急性肾小球肾炎

1. 病因和发病机制（★）

（1）病因：①β 溶血性链球菌 A 组链球菌感染；②内链素、肾炎株伴随蛋白、带正电荷的链球菌体外成分、链球菌神经氨酸酶等致病原；③宿主的易感性。

（2）发病机制：①免疫复合物沉积于肾脏；②抗肾小球基底膜抗体；③自身免疫反应；④低补体血症；⑤免疫介导的炎症反应。

2. 药物治疗原则（★★）

主要通过对症治疗，防治急性期并发症、保护肾功能，以利其自然恢复。

3. 治疗药物的选择（★★）

（1）急性期

①感染灶的治疗：对仍有咽部、皮肤感染灶者应给予青霉素或其他敏感药物治疗 7～10 天。

②利尿剂的应用：利尿消肿作用，且有助于防治并发症。凡经控制水、盐而仍尿少、水肿、血压高者均应给予利尿剂。噻嗪类无效时可用强有力的袢利尿剂如呋塞米。

③降压药的应用：凡经休息、限水盐、利尿而血压仍高者应给予降压药。

（2）急性期并发症的治疗

①急性循环充血的治疗：除应用利尿剂外，必要时加用酚妥拉明或硝普钠以减轻心脏前后负荷。经上述治疗仍未能控制者可行腹膜透析，以及时迅速缓解循环的过度负荷。

②高血压脑病的治疗：除以强有效的降压药控制血压外，要注意对症处理。对持续抽搐者可静脉注射地西泮，或采用其他止痉药。利尿剂有协助降压的效果，本症常伴脑水肿，宜采用速效有力的利尿剂。

③急性肾衰竭：在少尿期维持水电解质及酸碱平衡，加强利尿，严格控制水分摄入。

（3）其他治疗：一般不用肾上腺皮质激素。对内科治疗无效的严重少尿或无尿、高度循环充血状态及不能控制的高血压可用透析治疗。

考点 2　慢性肾小球肾炎

1. 药物治疗机制（★）

（1）降压药：血管紧张素转换酶抑制剂不仅降低外周血管阻力，尚可抑制组织中肾素血管紧张素系统，降低肾小球出球小动脉张力，改善肾小球内血流动力学。但在氮质血症时使用剂量不宜过大，且应密切观察肾功能，更不宜使用保钾利尿剂，以免发生高钾血症。

（2）糖皮质激素和免疫抑制剂：一般型和高血压型患者一般不必用激素等药，而对肾病型及多数急性发作型患者需加用激素，以作用时间快、疗程短为原则，最合适者为微小病变、肾间质

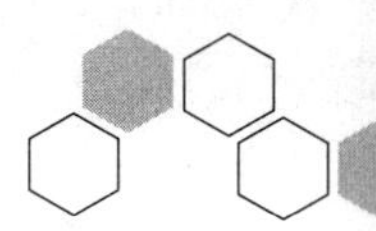

炎症病变、早期膜性、系膜增殖等。

2. 常用抗高血压药的类别和代表药物（★★）

血管紧张素转换酶抑制剂常用药物为卡托普利、依那普利、福辛普利等。若未能控制高血压，可加用氨氯地平。也可使用血管紧张素Ⅱ受体拮抗剂如缬沙坦。

发生急进性高血压甚至高血压危象时需用硝普钠静脉滴注，控制血压在正常上限，严密随访血压和心功能。

考点3　肾病综合征（★★）

1. 药物治疗原则和治疗目标

（1）低盐饮食：水肿时应低盐（<3 g/d）。

（2）利尿消肿：①噻嗪类利尿剂：适用于轻度浮肿患者，常用氢氯噻嗪，长期服用应防止低钾、低钠血症。②潴钾利尿剂：适用于低钾血症，常用螺内酯或氨苯蝶啶。③袢利尿剂：适用于中、重度水肿患者，常用呋塞米或布美他尼。④右旋糖酐或代血浆：常用不含钠的右旋糖酐-40或羟乙基淀粉静脉滴注，隔日1次。随后加袢利尿剂可增强利尿效果。

（3）减少尿蛋白：ACEI或ARB有不依赖于降低全身血压的减少尿蛋白作用，应用其降尿蛋白时，剂量一般应比常规降压剂量大，才能获得良好疗效。血容量严重不足或应用强利尿剂后应慎用，以免诱发急性肾功能不全。

2. 药物治疗机制及治疗药物的选择

（1）抗炎及免疫抑制治疗

1）糖皮质激素：可通过抑制炎症反应、抑制免疫反应、抑制醛固酮和抗利尿激素分泌、影响肾小球基底膜通透性等综合作用而发挥其利尿、消除尿蛋白的疗效。是治疗肾病综合征的基础药物。

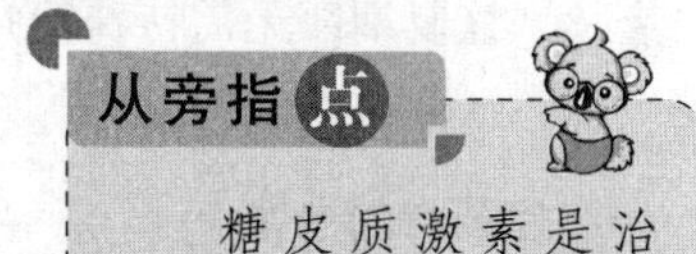

糖皮质激素是治疗肾病综合征的基础药物，请考生牢记。

2）免疫抑制剂：这类药物可用于“激素依赖型”或“激素抵抗型”的患者，协同激素治疗。若无激素禁忌，一般不作为首选或单独治疗用药。

①环磷酰胺：是国内外最常用的细胞毒药物，在体内被肝细胞微粒体羟化，产生有烷化作用的代谢产物而具有较强的免疫抑制作用。

②环孢素：选择抑制辅助性T细胞及细胞毒效应T细胞，已作为二线药物用于治疗激素及细胞毒药物无效的难治性NS。

③吗替麦考酚酯：选择性抑制T、B淋巴细胞增殖及抗体形成达到治疗目的。

④他克莫司：体内与FK506结合蛋白（FKBPs）结合形成复合物，抑制钙调磷酸酶，从而抑制T细胞钙离子依赖型信息传导，抑制细胞毒性淋巴细胞的生成，作为强抗排异药物，用于肝、肾等器官移植患者。

⑤雷公藤总苷。

3. 肾病综合征中高脂血症的治疗方案

肾病综合征患者高脂血症与低蛋白血症密切相关，提高血白蛋白浓度可降低高脂血症程度，但对肾病综合征多次复发、病程较长者，其高脂血症持续时间也久，部分患者即使肾病综合征缓解后，高脂血症仍持续存在。可选用的降脂药物有：

（1）贝特类：降血三酰甘油作用强于降胆固醇。

（2）HMG-CoA还原酶抑制剂：主要使细胞内胆固醇下降，降低血浆LDL-C浓度，减少肝

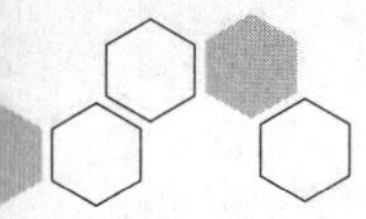

细胞产生 VLDL 及 LDL。

（3）血管紧张素转换酶抑制剂：主要作用有降低血浆中胆固醇及三酰甘油浓度；使血浆中高密度脂蛋白升高，而且其主要的载脂蛋白也升高，可加速清除周围组织中的胆固醇；减少 LDL 对动脉内膜的浸润，保护动脉管壁。此外尚有不同程度降低蛋白尿的作用。

考点 4　急性肾衰竭（★）

治疗药物的选择

（1）少尿期治疗：控制液体入量，以"量出为入"为原则。代谢性酸中毒可口服或静脉滴注碳酸氢钠，高钾血症多采取普通胰岛素与葡萄糖溶液静脉滴注，和（或）10%葡萄糖酸钙 10 ml 静脉注射，和（或）钙型或钠型降钾离子交换树脂如聚磺苯乙烯钠口服或保留灌肠等。

急性肾衰竭开始血液净化治疗的指征为：①利尿剂（如呋塞米 20～400 mg/d）难以控制的容量负荷过重（肺水肿、脑水肿和高血压等）；②药物治疗难以控制的高钾血症；③肾功能严重受损，血肌酐水平迅速升高（48 h 升高至基线值的 300%以上）。血液净化治疗包括血液透析、腹膜透析和连续性血液净化等。对于高分解代谢型的急性肾衰竭患者，应尽早进行血液净化治疗。

蛋白质摄入量宜控制至 0.6～0.8 g/（kg・d），并补充足够的热量 30～35 kcal/（kg・d）。已进行血液净化治疗的患者则应适当增加蛋白质的摄入量。

（2）多尿期治疗：重点是维持水、电解质和酸碱平衡，控制氮质血症和防止各种并发症。

（3）恢复期：无需特殊治疗，需随访肾功能。

考点 5　慢性肾衰竭（★）

治疗药物的选择

（1）营养治疗：通常从肾功能失代偿期开始给予优质低蛋白饮食治疗，推荐蛋白质摄入量一般为 0.6～0.8 g/（kg・d）；如肾功能严重受损（GFR≤30 ml/min）或蛋白摄入较低［0.4～0.6 g/（kg・d）］，则应补充必需氨基酸制剂（0.1～0.2 g/d）或复方 α－酮酸。患者必需摄入足够热量，一般为 30～35 kcal/（kg・d）。已接受血液透析或腹膜透析治疗的患者应适当增加蛋白质的摄入量。

（2）控制高血压：主张联合用药，如 ACEI（福辛普利）或 ARB（厄贝沙坦）加利尿剂（氢氯噻嗪或托拉塞米）、长效 CCB（氨氯地平）加 ACEI 或 ARB 等，若血压仍未达标，可以加用 β 和（或）α 受体阻断剂（卡维地洛）及血管扩张剂等，也可选用复方制剂（氯沙坦氢氯噻嗪片或厄贝沙坦氢氯噻嗪片）。血肌酐＞265 μmol/L 或 GFR＜30 ml/min 的患者应谨慎使用 ACEI 或 ARB，务必密切监测肾功能和血钾。已经接受血液净化治疗的患者可以选用 ACEI 或 ARB。

（3）纠正肾性贫血：血红蛋白＜100～110 g/L 的患者即可开始使用重组人促红细胞生成素（rhEPO）治疗，皮下注射或静脉注射，直至血红蛋白上升至 120 g/L 为达标。在维持达标的前提下，其后每月调整用量，适当减少用量。在应用 rhEPO 的同时应补充铁剂（口服硫酸亚铁或富马酸亚铁或静脉补充铁剂）、叶酸、维生素 B_{12} 类药物。

（4）钙磷代谢紊乱和肾性骨病的治疗

疾病情况	用药
GFR＜30 ml/min 时	限制磷摄入，应用磷结合剂口服，以口服碳酸钙较好，餐中服用
明显高磷血症或血清钙磷乘积＞65 mg/dl	暂停应用钙剂，短期服用氢氧化铝制剂，待钙磷乘积＜65 mg/dl 时，再服用钙剂
明显低钙血症者	口服骨化三醇

续表

疾病情况	用药
口服钙及活性维生素 D_3 者	需要监测血钙、磷、甲状旁腺激素浓度，使透析前患者血全段甲状旁腺激素（iPTH）保持在 35～110 pg/ml（正常参考值为 10～65 pg/ml）；使透析患者血钙磷乘积尽量接近目标值的低限，血 iPTH 保持在 150～300 pg/ml
已有不良性骨病者	不宜应用骨化三醇或其类似物

（5）纠正代谢性中毒：主要是补充碳酸氢钠，必要时可静脉输入。对有明显心衰的患者，要防止碳酸氢钠输入过多，输入速度宜慢，以免加重心脏负荷。

（6）水钠代谢紊乱的防治：水肿者应限制盐和水的摄入，也可根据需要应用袢利尿剂，噻嗪类利尿剂及潴钾利尿剂对慢性肾衰竭患者（Scr＞220 μmol/L）不宜应用。对并发急性左心衰竭患者，常需及时给予血液透析或持续性血液滤过治疗。

（7）高钾血症的防治：当 GFR＜25 ml/min 时，即应适当限制钾的摄入。在限制钾摄入的同时，还应注意及时纠正酸中毒。对已有高钾血症的患者，应采取更积极的措施：①积极纠正酸中毒，除口服碳酸氢钠外，必要时可静脉给予碳酸氢钠；②给予袢利尿剂：最好静脉注射呋塞米或布美他尼；③应用葡萄糖－胰岛素溶液输入；④口服降钾树脂如聚苯乙烯磺酸钙，增加肠道钾排出，还能释放游离钙；⑤对严重高钾血症（血钾＞6.5 mmol/L）且伴有少尿、利尿效果欠佳者，应及时给予血液透析治疗。

尿毒症期的患者应接受血液净化治疗。糖尿病肾病所致慢性肾衰竭患者的血肌酐≥530.4 μmol/L、GFR≤15 ml/min 时即可考虑进行血透或腹透治疗。

考点 6　肾移植排异反应（★）

药物治疗原则及治疗药物的选择

（1）药物治疗原则：肾移植与透析相结合已经成为治疗不可逆，慢性肾衰竭的有效措施。为预防移植后排异反应，接受肾移植的患者均应终身服用免疫抑制药，且应根据供受者配型相符程度、免疫抑制药对受者的疗效及副作用制定个体化治疗方案，并且术后不同时期也应有不同用药方案。

（2）治疗药物的选择：常用的免疫抑制药有环孢素（CsA）、他克莫司（FK506）、吗替麦考酚酯（MMF）等。常用二联、三联、短期四联用药。

①二联：CsA 或 FK506 或硫唑嘌呤（Aza）＋泼尼松或 CsA；FK506＋Aza。

②三联：CsA 或 FK506＋Aza 或 MMF＋泼尼松。

③四联：CsA 或 FK506＋Aza 或 MMF＋泼尼松＋短期使用生物制剂。

肾移植术后 3 个月内，尤其是术后 2～4 周内，是移植成功的关键阶段，急性排斥反应大部分都发生在这一时期，为了加强预防移植肾急性排斥反应的效果，移植前就可用药预防。目前最常用的抗排异药物是 CsA 和糖皮质激素。经济条件许可时，可用 FK506 替代 CsA。如果患者有肝功能异常、慢性肝炎，则宜用 MMF 替代 Aza，FK506 替代 CsA，以防加重肝损害。

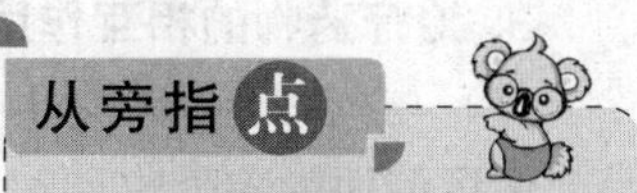

移植术后，在治疗过程中注意 CsA 或 FK506 的血药浓度，调整药物用量。

移植术后 3～6 个月，若患者无并发症发生，则进入了维持治疗期间。此期的免疫治疗方案各个移植中心并不相同，往往取决于患者的病情、经济状况及肾移植医生的临床用药经验，大多使

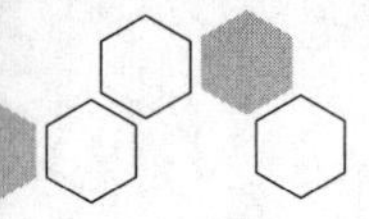

用二联、三联治疗。在治疗过程中应特别注意 CsA 或 FK506 的血药浓度，调整药物用量。

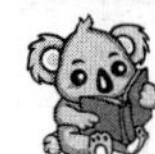

考点集锦

- 泌尿系统常见疾病的药物治疗
  - 急性肾小球肾炎
    - 病因（A组β溶血性链球菌）和发病机制
    - 对症治疗，防治急性期并发症、保护肾功能
    - 选择利尿剂与降压药，感染灶期给予青霉素
  - 慢性肾小球肾炎
    - 药物治疗机制：降压药、糖皮质激素和免疫抑制剂
    - 常用药物为卡托普利、依那普利、福辛普利等
  - 肾病综合征
    - 药物治疗原则和治疗目标：低盐饮食、利尿消肿、减少尿蛋白
    - 抗炎及免疫抑制治疗：糖皮质激素是治疗肾病综合症的基础药物；免疫抑制剂（环磷酰胺、环孢素、吗替麦考酚酯、他克莫司、雷公藤总苷等）
    - 肾病综合征中高脂血症的治疗：贝特类、HMG-CoA还原酶抑制剂、血管紧张素转换酶抑制剂
  - 急、慢性肾衰竭：发生代谢性酸中毒可口服或静脉滴注碳酸氢钠
  - 肾移植的排异反应：移植术后，在治疗过程中注意CsA或FK506的血药浓度

第十三节 血液系统疾病的药物治疗

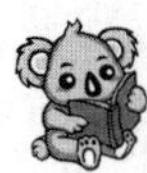

考点梳理

考点1 缺铁性贫血（★★）

1. 药物治疗原则

缺铁性贫血的治疗原则是补充足够的铁，直到恢复正常铁贮存量，以及去除引起缺铁的病因。

2. 治疗药物的选择

（1）口服：铁剂的选择以口服制剂为首选，亚铁制剂因铁吸收较高为首选。

（2）注射铁剂的临床应用：①口服铁剂后胃肠道反应严重而不能耐受者；②口服铁剂而不能奏效者；③需要迅速纠正缺铁者；④严重消化道疾患，口服铁剂可能加强原发病者；⑤不易控制的慢性出血，失铁量超过肠道所能吸收的铁量。

3. 治疗药物的相互作用

（1）与抗酸药、磷酸盐类及含鞣酸的食物、药物或饮料同用，易产生沉淀而影响吸收。

（2）与西咪替丁、去铁胺、二硫丙醇、胰酶、胰脂肪酶等同用，可影响铁的吸收。

（3）可影响四环素类、氟喹诺酮类、青霉胺及锌剂的吸收。

（4）与维生素 C 同服，可增加吸收，但也易致胃肠道反应。

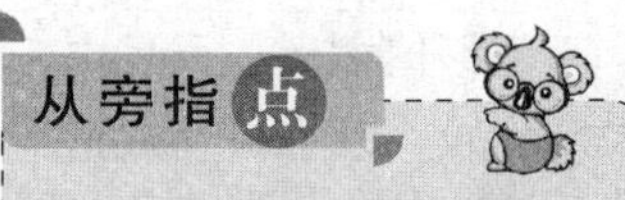

> **从旁指点**
> 血液系统疾病治疗药物的相互作用需要考生掌握，考试会要求考生进行辨别。

考点2 再生障碍性贫血（★★）

1. 治疗原则

（1）一般治疗原则：对获得性再生障碍性贫血（再障）应寻找致病原因，并立即脱离接触，

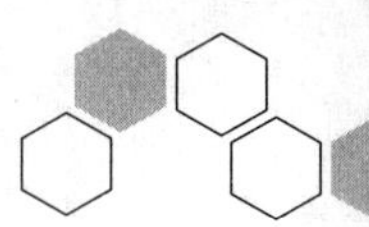

积极防治出血和感染，必要时可成分血输注。再障治疗宜采用综合措施，并应强调早期联合治疗。加强支持治疗是再障患者治疗的重要组成部分。

（2）药物治疗原则：慢性或轻型再生障碍性贫血以雄激素治疗为主，急性或重型再生障碍性贫血应以免疫抑制剂为主。

2. 常用药物作用特点

（1）雄激素：治疗慢性再障的首选药物。必须在一定量残存的造血干细胞基础上才能发挥作用，严重再障常无效。慢性再障有一定的疗效，但用药剂量大，持续时间长。

分类	常用药物
17α-烷基雄激素类	司坦唑酮、甲氧雄烯醇酮、羟甲烯龙、氟甲睾酮
睾丸素酯类	丙酸睾酮、庚酸睾酮、环戊丙酸睾酮、十一酸睾酮和混合睾酮酯
非 17α-烷基雄激素类	苯丙酸诺龙和葵酸诺龙
中间活性代谢产物	苯胆烷醇酮、达那唑

（2）免疫抑制剂：适用于年龄大于 40 岁或无合适供髓者的严重型再障。最常用的是抗胸腺球蛋白和抗淋巴细胞球蛋白。

考点 3　巨幼细胞贫血

1. 病因和发病机制（★）

巨幼细胞贫血是由于脱氧核糖核酸合成障碍所引起的一组贫血，主要系体内缺乏维生素 B_{12} 或叶酸所致，亦可因遗传性或药物等获得性 DNA 合成障碍引起。

2. 药物治疗原则（★★）

（1）对于叶酸缺乏性巨幼细胞贫血，血红蛋白恢复正常即可，不需维持治疗。

（2）对于恶性贫血或胃全部切除的维生素 B_{12} 缺乏性巨幼细胞贫血者需终生维生素 B_{12} 维持。

3. 治疗药物的选择（★★）

（1）补充维生素 B_{12}。

（2）补充铁剂。

4. 治疗药物的相互作用（★★）

（1）营养性巨幼细胞贫血常合并缺铁，应同时补铁，并补充蛋白质和 B 族维生素。

（2）维生素 C 可促进叶酸转化为有活性的四氢叶酸，并提高四氢叶酸及其衍生物的稳定性。

（3）叶酸和维生素 B_{12} 都是合成 DNA 的辅酶，用于治疗巨幼细胞贫血，二者有互补作用。

（4）甲氨蝶呤、乙胺嘧啶、甲氧苄啶等药物抑制二氢叶酸还原酶，阻止叶酸利用。

（5）维生素 B_{12} 不能与维生素 C 溶液混合给药。长期大剂量使用维生素 C 可使血清维生素 B_{12} 浓度降低，因此，在使用维生素 B_{12} 后 1 h 内不宜摄入大量维生素 C。

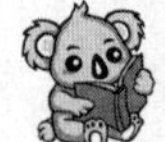

考点集锦

血液系统疾病的药物治疗
- 缺铁性贫血：铁剂的选择以口服制剂为首选，亚铁制剂因铁吸收较高为首选
- 再生障碍性贫血：雄激素、免疫抑制剂（抗胸腺球蛋白和抗淋巴细胞球蛋白）
- 巨幼细胞贫血：补充维生素 B_{12}、补充铁剂

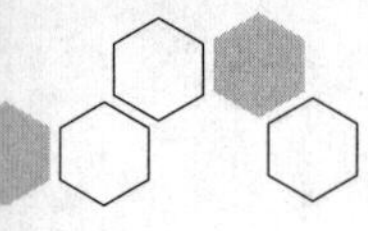

第十四节　恶性肿瘤的药物治疗

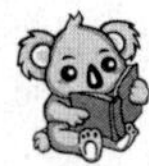

考点梳理

考点1　概论（★★）

1. 常用抗肿瘤药物

常用药物	适应证
氮芥	适用于霍奇金淋巴瘤、恶性淋巴瘤与肺癌，腔内注射用于控制癌性胸水
环磷酰胺	适用于恶性淋巴瘤、急性或慢性淋巴细胞白血病、多发性骨髓瘤、乳腺癌、睾丸肿瘤、卵巢癌、肺癌、头颈部鳞癌、鼻咽癌、神经母细胞癌、横纹肌肉瘤及骨肉瘤
顺铂	适用于小细胞与非小细胞肺癌、睾丸癌、卵巢癌、宫颈癌、子宫内膜癌、前列腺癌、膀胱癌、黑色素瘤、肉瘤、头颈部肿瘤及各种鳞状上皮癌和恶性淋巴瘤
柔红霉素	急性粒细胞白血病、急性淋巴细胞白血病、其他肿瘤
丝裂霉素	适用于胃癌、结肠及直肠癌、肺癌、胰腺癌、肝癌、宫颈癌、宫体癌、乳腺癌、头颈部肿瘤、膀胱肿瘤
甲氨蝶呤	适用于乳腺癌，妊娠性绒毛膜癌，恶性葡萄胎或葡萄胎，急性白血病，恶性淋巴瘤，非霍奇金淋巴瘤，多发性骨髓瘤，卵巢癌，宫颈癌，睾丸癌，头颈部癌，支气管肺癌，软组织肉瘤，高剂量用于骨肉瘤，鞘内注射用于预防和治疗脑膜白血病以及恶性淋巴瘤的神经侵犯，银屑病
放线菌素 D	适用于霍奇金淋巴瘤，神经母细胞瘤，绒癌，睾丸癌，联合放疗治疗儿童肾母细胞瘤，尤文肉瘤，横纹肌肉瘤
长春新碱	适用于急性白血病，急性淋巴细胞白血病，慢性淋巴细胞白血病，恶性淋巴瘤，生殖细胞肿瘤，小细胞肺癌，尤文肉瘤，肾母细胞瘤，神经母细胞瘤，乳腺癌，消化道癌，黑色素瘤，多发性骨髓瘤

2. 抗肿瘤药物的应用原则

（1）权衡利弊，最大获益。

（2）目的明确，治疗有序。

（3）医患沟通，知情同意。

（4）治疗适度，规范合理。

（5）熟知病情，因人而异。

（6）不良反应，谨慎处理。

（7）临床试验，积极鼓励。

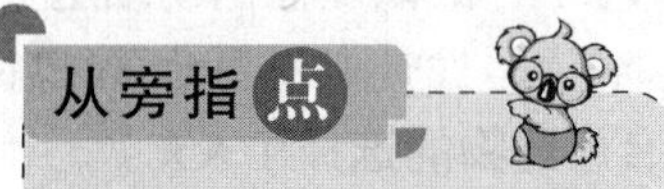

常用抗肿瘤药物的分类及代表药物需要考生掌握，考试时可能需要考生进行配伍选择。

考点2　白血病（★）

1. 治疗原则

白血病的主要治疗措施为化学治疗、造血干细胞移植、支持疗法及放疗。药物治疗原则：是早期、联合、充分、间歇、个体化。

2. 药物治疗

1）急性淋巴细胞白血病

①诱导缓解治疗：基本方案是由长春新碱和泼尼松组成的 VP 方案；VP＋蒽环类药物柔红霉素组成 VDP 方案；再加门冬酰胺酶即为 VDLP 方案；加环磷酰胺组成 VDCP 方案。

②缓解后治疗

强化巩固治疗：高剂量 Ara－C、高剂量 MTX；维持治疗：6－MP 和 MTX 联合。

（2）急性非淋巴细胞白血病

①诱导缓解治疗：标准方案为 DA 方案。还有 DAT 方案。其他有 IA 方案、HA 方案、HOAP 方案等。M3 诱导分化：维 A 酸、亚砷酸。

②缓解后治疗

强化巩固治疗：原诱导方案巩固 4～6 个疗程；以中等剂量阿糖胞苷为主，联合米托蒽醌、柔红霉素等早期强化治疗。

（3）慢性粒细胞白血病：①羟基脲：目前是慢性粒细胞白血病治疗的首选药物；②白消安；③阿糖胞苷、高三尖杉酯碱、6－MP、CTX 等作为二线药物；④α－干扰素；⑤伊马替尼。

（4）慢性淋巴细胞白血病：①苯丁酸氮芥：是慢性淋巴细胞白血病治疗的首选药物；②氟达拉滨；③联合化疗：COP 方案、CHOP 方案、CLB＋泼尼松、CTX＋泼尼松、氟达拉滨＋CLB 等。

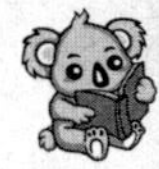

考点集锦

恶性肿瘤的药物治疗
- 常用抗肿瘤药物
  - 作用于DNA化学结构的药物:氮芥、环磷酰胺、铂类化合物、柔红霉素等
  - 破坏DNA的抗生素：丝裂霉素，甲氨蝶呤，放线菌素D，伊立替康，长春新碱，高三尖杉酯碱，门冬酰胺
- 抗肿瘤药物的应用原则
- 白血病
  - 急性淋巴细胞白血病：VP方案（缓解诱导）、高剂量Ara－C、MTX（强化巩固）、Ara－C+MTX（维持）
  - 急性非淋巴细胞白血病：DA方案（缓解诱导）
  - 慢性粒细胞白血病：羟基脲（首选）、白消安、阿糖胞苷、高三尖杉酯碱、6－MP、CTX、α－干扰素、伊马替尼
  - 慢性淋巴细胞白血病：苯丁酸氮芥（首选）、氟达拉滨

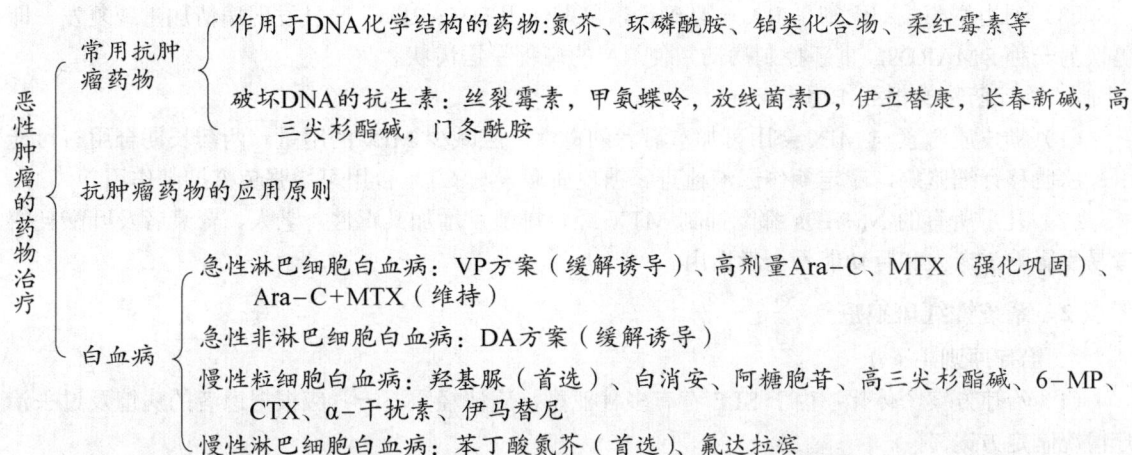

第十五节　自身免疫性疾病的药物治疗

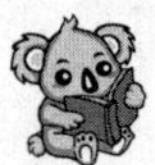

考点梳理

考点 1　类风湿关节炎

1. 抗类风湿药物的分类（★★）

（1）非甾体抗炎药（NSAIDs），此类药物是改善关节炎症状的首选药。

（2）改变病情抗风湿药（DMARDs），二线抗风湿药。

（3）糖皮质激素，为治疗类风湿关节炎的三线药。

> **从旁指点**
> 柳氮磺吡啶、羟氯喹、金制剂、青霉胺、甲氨蝶呤、环磷酰胺、巯唑嘌呤等属于改变病情抗风湿药。

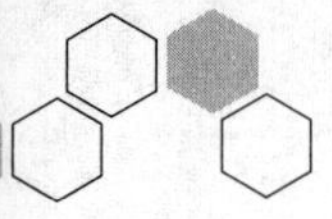

2. 常用NSAIDs类药物的用法及不良反应（★★★）

（1）常用 NSAIDs 类药物用法：饭后服药，避免或减少饮酒，不宜同时服用一种以上的NSAIDs，只有在一种药物足量使用 1～2 周后无效时才更换另一种药物。

（2）不良反应：胃肠道反应是多数NSAIDs共同的不良反应。布洛芬最常表现为消化性溃疡；吲哚美辛多引起恶心、厌食、腹痛，诱发或加重消化性溃疡；双氯芬酸主要表现为上腹部不适、胃肠出血和穿孔等。

> **从旁指点**
>
> NSAIDs类药物应饭后服药，避免饮酒，其共同的不良反应是胃肠道反应。

3. 常用的药物治疗方案（★★）

（1）金字塔模式：原则是对 RA 初发患者从一线药开始，即以NSAIDs为首选药；如果不能控制病情或患者不能耐受时，再改用二线药DMARDs；如仍不能控制病情则改用三线药，即糖皮质激素。

（2）下台阶模式：对病情较重的RA患者，一般在2年内即发生骨侵蚀性改变，其原则是早期使用起效快的糖皮质激素（或 NSAIDs）和甲氨蝶呤抑制炎症，一旦炎症得到控制，即逐渐停用第一台阶的药物而改用DMARDs，以最大限度地发挥各种药物的不同作用。

（3）锯齿型模式：原则是RA一旦确诊，早期使用DMARDs，一旦发现病情加重或复发，即更换另一种DMARDs，重新控制病情，使RA的病程呈锯齿状。

4. 治疗药物的相互作用（★★）

（1）糖皮质激素与MIX合用可加重后者的毒性，应减少MIX的用量。两药长期合用有可能引起膀胱移行细胞癌，应定期作尿液检查。糖皮质激素与CTX合用可增强免疫抑制作用。

（2）几乎所有的NSAIDs都能抑制MTX经肾排泄，增加其毒性，老人、肾衰者及叶酸耗竭者易受影响，老人和肾功能不全者慎用。

考点2　系统性红斑狼疮

1. 治疗原则（★）

（1）治疗方案个体化：由于SLE存有多种亚型，病情轻重不一，应根据患者的病情及过去治疗情况制定方案。

（2）分期治疗：疾病活动期及病情重者以强有力的药物控制，使病情缓解，达到长期平稳。缓解后接受维持性治疗。

（3）权衡风险/效果比：许多药物可控制SLE，但均有不同的毒性，必须在控制病情活动和药物毒性之间寻求最适宜的药物种类、剂量和疗程。

2. 治疗方法（★）

（1）轻型SLE：药物治疗包括：

① 非甾体抗炎药：可用于控制关节炎。

② 抗疟药：可控制皮疹和减轻光敏感，对抗疟药不敏感的顽固性皮损可选择沙利度胺；对只有皮疹者，可短期局部应用激素，但不应超过1周。若皮疹多，外用激素无效，尤其是对光过敏和伴有关节症状者，可用抗疟药，辅以非甾体类抗炎药；小剂量激素（泼尼松≤10 mg/d）有助于控制病情；权衡利弊，必要时可用硫唑嘌呤、甲氨蝶呤等免疫抑制剂。

（2）中度活动型SLE：正确的治疗个体化糖皮质激素治疗是必要的，常用泼尼松。需要联用其他免疫抑制剂。

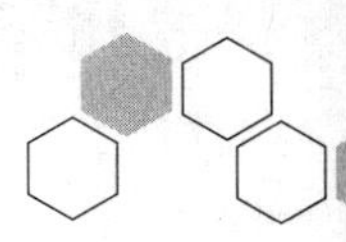

（3）重型 SLE：治疗分为诱导缓解和巩固治疗两个阶段，据病情选用日≥1 mg/kg 剂量的糖皮质激素及免疫抑制剂如环磷酰胺并用，病情好转后再调整药物。维持期糖皮质激素量减为≤10 mg/d，免疫抑制剂也可调整剂量和类别。

（4）急性暴发性危重 SLE：对于急性暴发性危重 SLE，应使用激素冲击疗法，对活动程度严重的 SLE，加用细胞毒药物有利于更好地控制 SLE 活动，减少暴发，同时减少激素的需用量。

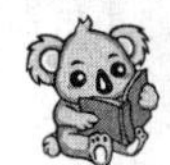

考点集锦

- 自身免疫性疾病的治疗
  - 类风湿关节炎
    - 非甾体抗炎药(NSAIDs)（首选药）：应饭后服药，避免饮酒，其共同的不良反应是胃肠道反应
    - 改变病情抗风湿药：柳氮磺吡啶、羟氯喹、金制剂、青霉胺、甲氨蝶呤、环磷酰胺、巯唑嘌呤等
    - 糖皮质激素：不作为常规治疗
    - 治疗方案：金字塔、下台阶、锯齿形模式
  - 系统性红斑狼疮
    - 药物治疗原则：方案个体化、分期治疗、权衡风险/效果比
    - 治疗药物：糖皮质激素、抗疟药、免疫抑制剂

第十六节　病毒性疾病的药物治疗

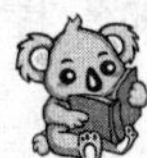

考点梳理

考点 1　病毒性肝炎

1. 病因（★）

病毒性肝炎是由多种肝炎病毒引起的常见传染病，根据病毒的生物特征、临床、流行病学特征将常见病毒性肝炎分为甲、乙、丙、丁、戊等 5 型。

甲型和戊型肝炎（戊肝）的传播方式相似，主要传染源是急性期患者和亚临床感染者，以粪–口途径传播。乙型和丁型肝炎（丁肝）的传染源均是急、慢性患者以及病毒携带者，主要经血液和密切接触传播，具有明显的家庭聚集性，垂直传播是其主要特点。丙型肝炎的主要传染源是急性和慢性患者，尤其是慢性病毒携带者，主要经输血或血制品、血液透析或器官移植传播，性接触或静脉注射毒品也可导致本病传播。

2. 慢性肝炎的抗病毒治疗药物选择（★★）

（1）干扰素：生物活性非常广泛，具有抗病毒、抗细胞增殖、抗肿瘤、免疫调节和抗肝脏纤维化五大作用。干扰素的应用，改变了以往慢性病毒性肝炎没有有效抗病毒药物的局面，是 HBV、HCV 和 HDV 感染的标准治疗药物。

（2）核苷类似物：迄今大多数有效的抗病毒药物都属于核苷类似物。其抗病毒机制是抑制松弛环状 DNA 向 cccDNA 转化，长期服用这类药物能够清除细胞内的 cccDNA 池。有效降低病毒复制及受染肝细胞数，消除肝损伤及有效降低肝癌危险性。常用药物有拉米夫定，恩替卡韦，阿德福韦。

考点2　艾滋病

1. 病因（★）

艾滋病是人类因为感染人类免疫缺陷病毒（HIV）后导致免疫缺陷，并发一系列机会性感染及肿瘤，严重者可导致死亡的综合征。

2. 艾滋病的抗病毒治疗药物选择（★★）

（1）核苷类逆转录酶抑制剂：齐多夫定、去羟肌苷、扎西他滨、拉米夫定、司他夫定等。

（2）非核苷逆转录酶抑制剂：临床应用的为奈韦拉平、地拉韦定和依法韦恩。

（3）蛋白酶抑制剂：已经应用于临床的有沙奎那韦、茚地那韦、瑞托那韦、奈非那韦和阿普那韦。

（4）融合抑制剂：Fuzeon（商品名）是近年来唯一用于 HIV 治疗的融合抑制剂。

考点3　带状疱疹（★）

1. 治疗机制

带状疱疹的对症治疗主要给予止痛药和镇静药。

（1）止痛药：非甾体抗炎药的镇痛和抗炎的作用机制是抑制炎症时前列腺素（PG）的合成，同时降低对缓激肽等致痛物质的敏感性，从而发挥镇痛和抗炎作用。卡马西平镇痛的作用机制是阻滞 Na^+ 通道，抑制疼痛引起的神经元放电，从而使疼痛减轻。

（2）抗病毒药：阿昔洛韦为嘌呤核苷类抗病毒药，其作用机制是阿昔洛韦在感染细胞中经病毒的 TK 酶及细胞中的激酶催化，生成三磷酸无环鸟苷，干扰病毒 DNA 多聚酶而抑制病毒的复制。

2. 带状疱疹神经痛的治疗药物选择

给予止痛药。可选用对乙酰氨基酚或吲哚美辛、卡马西平、西咪替丁等。亦可采用中成药七叶片。重的尚可作普鲁卡因局部封闭，维生素 B_1、B_{12} 等亦可酌情用。

3. 急性带状疱疹治疗药物选择

应采用抗病毒治疗。阿昔洛韦早期应用能减轻疼痛，减少新的皮损，减少内脏并发症，但对神经痛效果不显著。其他药物有伐昔洛韦、阿糖腺苷、聚肌胞等。

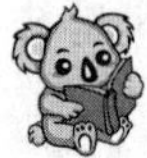

考点集锦

- 病毒性肝炎
  - 病毒性肝炎分为甲、乙、丙、丁、戊等5型，由肝炎病毒引起
  - 治疗药物：干扰素、拉米夫定
- 艾滋病治疗药物：核苷类逆转录酶抑制剂（齐多夫定）、非核苷逆转录酶抑制剂（奈韦拉平）、蛋白酶抑制剂、融合抑制剂（Fuzeon）
- 带状疱疹：抗病毒治疗（阿昔洛韦）

第十七节　精神病的药物治疗

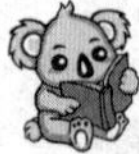

考点梳理

考点1　精神分裂症

1. 药物治疗机制（★）

（1）第一代抗精神病药物主要通过阻断中脑-边缘系统通路和中脑-皮层通路多巴胺 D_2 受体

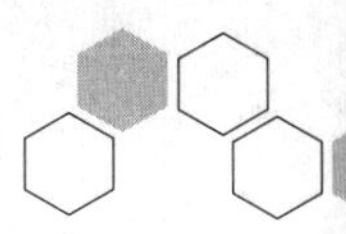

而发挥抗精神病作用。

（2）第二代抗精神病药物主要阻断 5－HT_2受体和D_2受体。

2. 药物选择、药物常见副作用及处理（★★）

> **从旁指点**
> 本节重点内容为精神病治疗药物的选择，考生应熟练掌握。

根据临床症状、药物作用特点、药物不良反应、患者个体因素及经济因素选择合适的要药物。

（1）以幻觉、妄想等阳性症状为主要表现的患者，可选择第一代抗精神病药物如氯丙嗪、奋乃静、氟奋乃静、氟哌啶醇、三氟拉嗪等，也可选择第二代抗精神病药物如利培酮、奥氮平、氯氮平、喹硫平等，两类药物阳性症的疗效相当。

（2）以淡漠退缩、主动性缺乏等阴性症状为主要表现的患者，首选第二代抗精神病药物，也可选择第一代抗精神病药物的舒必利、氟奋乃静等。

（3）以兴奋、激越为主要表现的患者，选用有镇静作用的第一代抗精神病药物或第二代抗精神病药物口服合并苯二氮䓬类药物注射。

（4）伴有抑郁症的精神分裂症患者，宜选用第二代抗精神病药物（利培酮、奥氮平、氯氮平等）或第一代抗精神病药物（舒必利、硫利达嗪），若用抗精神病药物不能完全改善抑郁症可合并使用抗抑郁药物。

（5）伴有躁狂症的精神分裂症患者可首选第二代抗精神病药物，也可选择第一代抗精神病药物，若治疗无效可合并使用心境稳定剂。

（6）以紧张症状群为主的患者，首选舒必利静脉滴注或肌内注射。

（7）精神分裂症复发患者在药物上可参考既往用药史，首选既往治疗反应最好的药物和有效量，也可适当增加药物剂量，若治疗有效则继续治疗，若治疗无效则可换用其他抗精神病药物。

考点2　焦虑症

1. 药物治疗机制（★）

（1）苯二氮䓬类药物：中枢抑制作用是通过与中枢神经系统苯二氮䓬受体结合、从而增强中枢 GABA 能神经的功能而产生的。

（2）阿扎哌隆类药物：其抗焦虑作用是通过影响突触前膜和突触后膜的 5－HT_{1A}受体、从而使 5－HT 功能降低而产生的。

2. 治疗药物选择（★★）

（1）苯二氮䓬类药物

依据		选用药物
根据焦虑特征和药物作用时间长短选药	发作性焦虑	短、中效药物
	持续性焦虑	中、长效药物
	入睡困难者	短、中效药物
	易惊醒或早醒者	中、长效药物
根据临床症状和药物作用特点选药	抗焦虑作用	氟硝西泮、阿普唑仑、艾司唑仑为佳
	抗惊恐作用	阿普唑仑、氟硝西泮、地西泮、劳拉西泮为佳
根据临床症状和药物作用特点选药	镇静催眠作用	氟西泮、硝西泮、地西泮和艾司唑仑为佳
	肌肉松弛作用	地西泮、氟硝西泮为佳

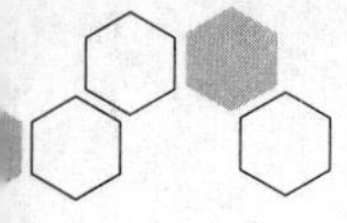

续表

依据		选用药物
根据患者个体情况和药物的药动学特点选药	肝病或老年患者	不需在肝脏代谢的劳拉西泮和奥沙西泮

（2）丁螺环酮：主要用于广泛性焦虑障碍，能缓解同时存在的抑郁症状。至少应连续应用 6 周以上才能决定是否有效。

（3）抗抑郁药物：惊恐障碍患者常伴抑郁症状，治疗时常首先使用抗抑郁药物。

（4）β 受体阻断药：对减轻焦虑症伴有的躯体症状如心悸、震颤等有较好疗效，但对减轻精神焦虑和防止惊恐发作效果不大。常用普萘洛尔。

考点 3　心境障碍

1. 药物治疗机制（★）

（1）抑郁发作的药物治疗：作用机制可能是通过不同的途径增强中枢 5-HT 能神经和（或）NA 能神经的功能。

（2）躁狂发作的药物治疗

①苯二氮䓬类药物：中枢抑制作用是通过与中枢神经系统苯二氮䓬受体结合、从而增强中枢 GABA 能神经的功能而产生的。

②第二代抗精神病药物主要阻断 5-HT_2 受体和 D_2 受体。

2. 治疗药物选择（★★）

（1）抑郁发作的药物治疗

①伴有明显激越者可优先选用有镇静作用的抗抑郁药。

②伴有强迫症状者可优先选用 SSRIs 和氯米帕明。

③伴有精神病性症状者可优先选用阿莫沙平，不宜使用安非他酮，且往往需要在抗抑郁药的基础上合用舒必利、利培酮、奥氮平等抗精神病药。

④伴有明显失眠和焦虑症状者宜选用 TCAs，也可合用苯二氮䓬类。

⑤伴有明显精神运动性迟滞者，选用米帕明，吗氯贝胺为佳。

⑥非典型抑郁者可选用 MAOIs、SSRIs。

⑦伴有躯体疾病者和老年患者可优先选用安全性高、不良反应少、耐受性好和药物相互作用少的抗抑郁药如 SSRIs、文拉法辛、吗氯贝胺。

（2）躁狂发作的药物治疗

①锂盐：锂盐是治疗躁狂发作的首选。既可用于躁狂的急性发作，也可用于缓解期的维持治疗。临床常用碳酸锂。

②抗癫痫药：当碳酸锂疗效不佳或不能耐受时可选用此类药物。目前临床主要使用卡马西平和丙戊酸盐（钠盐、镁盐）。

③抗精神病药：对具有严重兴奋、激惹、攻击或伴有精神病性症状的急性严重躁狂或混合性发作患者，在治疗的早期阶段可短期联合应用抗精神病药。第一代抗精神病药对躁狂发作有效，对运动性激越的疗效优于锂盐。氯丙嗪和氟哌啶醇能较快地控制躁狂发作的精神运动性兴奋和精神病性症状，且效果较好。

④苯二氮䓬类药：临床上在躁狂发作治疗的早期阶段，常联合使用苯二氮䓬类药，以控制兴奋、激惹、攻击等急性症状，并改善失眠。

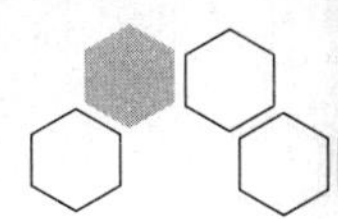

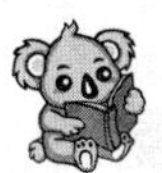

考点集锦

精神病的药物治疗
- 精神分裂症
  - 药物治疗机制：阻断中脑–边缘系统通路和中脑–皮层通路多巴胺D_2受体和阻断5–HT_2受体和D_2受体。
  - 药物选择、药物常见副作用及处理：第一代抗精神病药物，以改善阳性症和控制兴奋、躁动为主；第二代抗精神病药物，除阳性症有效外，对阴性症、伴发的抑郁症、认知障碍等也有明显改善作用，更适用于首发患者
- 焦虑症
  - 药物治疗机制
  - 治疗药物选择：苯二氮䓬类药物、丁螺环酮、抗抑郁药物、β受体阻断药（普萘洛尔）
- 心境障碍
  - 抑郁发作的药物治疗
    - 伴有明显激越者可优先选用有镇静作用的抗抑郁药
    - 伴有强迫症状者可优先选用SSRIs和氯米帕明
    - 伴有精神病性症状者可优先选用阿莫沙平
    - 伴有明显失眠和焦虑症状者宜选用TCAs，也可合用苯二氮䓬类
    - 伴有明显精神运动性迟滞者，选用米帕明，吗氯贝胺为佳
    - 非典型抑郁者可选用MAOIs、SSRIs
    - 伴有躯体疾病者和老年患者可选用SSRIs、文拉法辛、吗氯贝胺
  - 躁狂发作的药物治疗
    - 锂盐：锂盐（碳酸锂）是治疗躁狂发作的首选
    - 抗癫痫药：当碳酸锤锂疗效不佳或不能耐受时可选用此类药物
    - 抗精神病药：氯丙嗪、氟哌啶醇、氯氮平等
    - 苯二氮䓬类药：临床上在躁狂发作治疗的早期阶段

第十八节 疼痛的药物治疗

考点1 疼痛治疗的基础知识

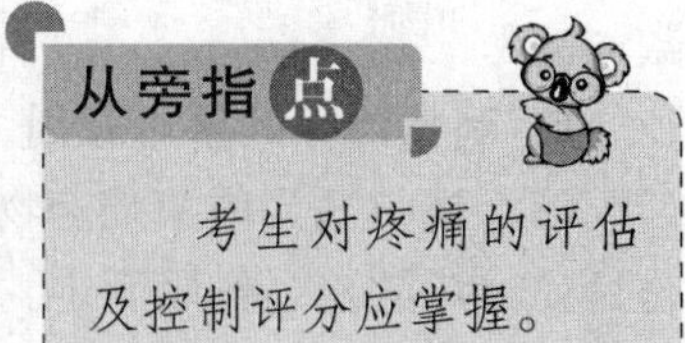

考生对疼痛的评估及控制评分应掌握。

1. 疼痛的测定和评估（★★）

（1）口诉言词评分法（VRS）：通过患者描述自身感受的疼痛状态，一般将疼痛分为四级，每级 1 分，此法虽很简单，患者也易理解，但不够精确。

分级	记分	表现	具体表现
0	1	无痛	/
1	2	轻微疼痛	虽有疼痛但仍可忍受，并能正常生活，睡眠不受干扰
2	3	中度疼痛	疼痛明显，不能忍受，要求服用镇痛药物，睡眠受干扰
3	4	剧烈疼痛	疼痛剧烈，不能忍受，需要镇痛药物，睡眠受到严重干扰，可伴有自主神经功能紊乱表现或被动体位

（2）视觉模拟评分法（VAS）：在纸上画一条直线，长度为 10 cm，两端标明“0”和 “10”字样。“0”端代表无痛，“10”端代表最剧烈的疼痛。让患者根据自己所感受到的疼痛程度，在直线上标出相应的位置，然后用尺量出起点至记号点的距离长度，即为评分值。

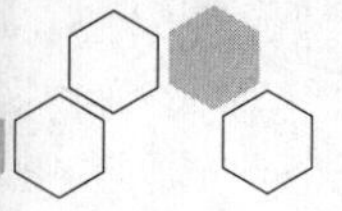

评分值越高，表示疼痛的程度越重。目前临床上多采用 VAS 疼痛定量方法。

（3）数字分级法（NRS）：将疼痛分为 0～10，“0”为无痛，“10”为极度痛，让患者圈出一个最能代表自己疼痛程度的数字。并将记分大致分为三级：1～3 为轻度疼痛，4～6 为中度疼痛，7～10 为重度疼痛。国际上推行这一分级法。

2. 疼痛的诊断及评价（★）

（1）掌握正确的评估方法：临床上对疼痛的评价和记录要求客观、准确、直观、便捷。初始评价内容包括：①疼痛病史及疼痛对社会、职业、生理和心理功能的影响；②既往接受的诊断评估方法、其他来源的咨询结果和结论以及手术和药物治疗史；③药物、精神疾病和物质滥用史，评估合并疾病或其他情况；④有目的地进行体格检查；⑤疼痛程度评估。由于疼痛是一种主观感受，因此在进行疼痛强度的评价时应始终强调患者本人叙述自身疼痛。

（2）定期再评价：关于再评价的时间间隔，不同诊断、不同疼痛强度，以及不同治疗计划都有不同要求，但一般来讲，对慢性疼痛患者应该每个月至少进行 1 次评价。评价内容包括治疗的疗效与安全性（如主观疼痛评价、功能变化、生活质量、不良反应、情绪的改善）、患者的依从性。

3. 疼痛的治疗（★★）

（1）制定疼痛治疗计划：治疗计划的制定需要考虑疼痛强度、疼痛类型、患者的基础健康状态、合并疾病以及患者对镇痛效果的期望和对生活质量的要求。规范化治疗的关键是遵循用药和治疗原则。

（2）处理不良反应：要重视对不良反应的处理，镇痛药物与控制不良反应的药物应合理配伍，同等考虑。此外，在疼痛治疗过程中，要重视患者的心理、精神问题的识别与处理。

（3）采取有效的治疗：包括采用多种形式综合疗法治疗疼痛。一般应以药物治疗为主，除此之外还有非药物疗法。药物疗法的主要镇痛药物为非甾体抗炎药和阿片类药物。

4. 疼痛控制的标准（★★）

数字评估法的疼痛强度＜3 或达到 0；24 h 内突发性疼痛次数＜3 次；24 h 内需要镇痛药的次数＜3 次。

5. 药物治疗的基本原则（★★）

（1）选择适当的镇痛药物和剂量：选择适当药物是基于每个疼痛患者的疼痛类型和疼痛强度与目前治疗的相互作用而定。

（2）选择给药途径：首选给药途径为口服或无创给药，此类方法简单，易于掌握，患者愿意接受。

（3）制定适当的给药间期：根据药物不同的药动学特点，制定合适的给药间期，不仅可能提高药物的镇痛疗效，还可减少不良反应。

（4）调整药物剂量：在疼痛治疗之初有一个药物剂量调整过程。

（5）镇痛药物的不良反应及处理。

（6）辅助治疗：治疗的方法和目的应依不同病种、不同类型的疼痛而定，同时，辅助治疗可以加强某些镇痛药的镇痛效果，减少镇痛药的用量，减轻镇痛药的不良反应。

考点 2　慢性疼痛的药物治疗

1. 药物治疗原则（★★）

遵循 WHO 用于癌痛治疗的三阶梯镇痛原则。

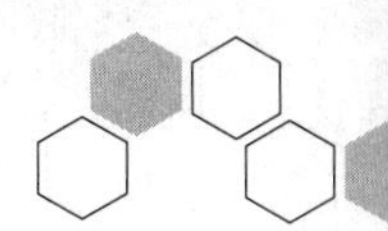

（1）口服给药：采用口服给药途径，避免创伤性给药途径。若患者不能口服，则选用直肠或经皮的无创伤性给药途径。只有在以上方法不适合或无效时，才考虑肠道外给药途径。

（2）按时给药：按间隔时间给药，不是按需给药。

（3）按阶梯给药

疼痛程度	治疗药物
轻度	非阿片类镇痛药＋辅助药物
中度	弱阿片类＋非阿片类镇痛药＋辅助药物
重度	强阿片类＋非阿片类镇痛药＋辅助药物

（4）个体化给药。

（5）注意具体细节：严密观察患者用药后的变化，及时处理各类药物的不良反应。观察评定药物疗效，及时调整药物剂量。

2. 治疗药物的选用（★★★）

药物类别		作用机制	常用药物	适应证
非甾体抗炎药		通过抑制环氧酶（COX）减少前列腺素（PG）等炎性介质的合成而产生外周镇痛作用	阿司匹林、对乙酰氨基酚、保泰松、吲哚美辛	头痛、牙痛、神经痛、关节痛、肌肉痛及月经痛等中等程度的钝痛效果较好，对轻度癌性疼痛也有较好镇痛作用，对外伤性剧痛及内脏平滑肌绞痛无效
中枢性镇痛药		阿片类镇痛药通过激动中枢阿片受体产生强大的镇痛作用	麻醉性镇痛药	一般年龄＞40 岁、疼痛病史≥4 周、无阿片类药物滥用史的中、重度慢性疼痛患者，在其他镇痛方法无效时，可考虑采用强阿片类药物治疗
M 受体阻断药		通过阻断 M 受体松弛胃肠平滑肌而缓解内脏疼痛	阿托品	胃肠痉挛引起的疼痛、肾绞痛、胆绞痛、胃及十二指肠溃疡疼痛时皮下注射 0.5 mg
			山莨胆碱	胃及十二指肠溃疡疼痛时，肌内注射或静脉注射每次 5～10 mg
辅助药物	糖皮质激素类	通过减轻疼痛部位的充血、水肿、阻止炎性介质对组织的刺激而缓解疼痛	泼尼松、泼尼松龙、倍他米松	/
	三环类抗抑郁药	/	阿米替林、氟西汀	治疗慢性疼痛的常用辅助药
	抗惊厥药	抑制神经元放电	卡马西平、苯妥英钠	特种神经痛（自发性闪电样或刀割样疼痛、放化疗后疼痛）
辅助药物	镇静催眠药	通过减轻患者的焦虑状态或改善烦躁情绪，提高睡眠质量	地西泮、艾司唑仑	/
	局麻药	/	利多卡因	对慢性疼痛合并电击样痛效果好

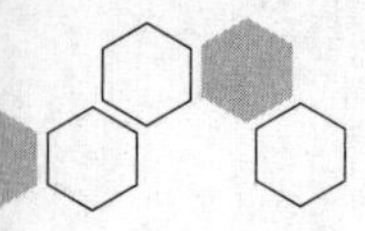

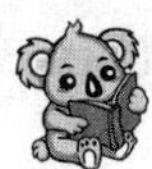

考点集锦

疼痛的药物治疗
- 疼痛的测定和评估
  - 口诉言词评分法
  - 视觉模拟评分法
  - 数字分级法：1～3为轻度疼痛，4～6为中度疼痛，7～10为重度疼痛
- 疼痛的诊断及评价
- 疼痛的治疗：制定疼痛治疗计划；处理不良反应；采取有效的治疗
- 疼痛控制的标准：数字评估法的疼痛强度<3或达到0；24 h内突发性疼痛次数<3次；24 h内需要镇痛药的次数<3次
- 药物治疗的基本原则
  - 选择适当的镇痛药物和剂量
  - 选择给药途径
  - 制定适当的给药间期
  - 调整药物剂量
  - 镇痛药物的不良反应及处理
  - 辅助治疗
- 慢性疼痛的药物治疗
  - 三阶镇痛原则：口服给药、按时给药、按阶梯给药、个体化给药、注意具体细节
  - 药物的选择：非甾体抗炎药、中枢性镇痛药、M受体阻断药、辅助药物（糖皮质激素类、三环类抗抑郁药、抗惊厥药、镇静催眠药、局麻药）

第十九节　中毒解救

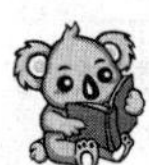

考点梳理

考点1　急性中毒的诊断

1. 病史（★）

包括患者起病情况，平时健康状况，从事何种工作，如职业、工种、生产过程中有无接触毒物，毒物的种类、量及可能入侵的途径等。

2. 临床表现（★★）

神经系统	昏迷	镇静催眠药、麻醉药等中毒；有机溶剂中毒；一氧化碳、硫化氢、氰化物等中毒；高铁血红蛋白生成性毒物中毒；有机磷农药中毒
	谵妄	阿托品、乙醇中毒
神经系统	惊厥	窒息性毒物中毒以及异烟肼、有机氯杀虫剂、拟除虫菊酯杀虫剂中毒
	肌纤维颤动	有机磷杀虫剂、氨基甲酸酯杀虫剂中毒
	瘫痪	可溶性钡盐、箭毒、蛇毒中毒
	精神失常	四乙铅、二硫化碳、一氧化碳中毒

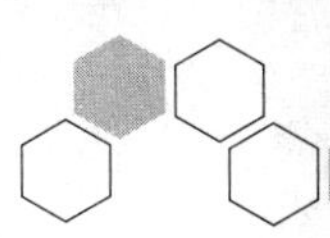

续表

心血管系统	心律失常	阿托品、拟肾上腺素药、洋地黄、夹竹桃、乌头、蟾酥中毒
	心脏骤停	洋地黄、奎尼丁、锑剂、依米丁、河豚、窒息性毒物、可溶性钡盐、棉酚、排钾性利尿剂中毒
	休克	三氧化二砷、强碱、强酸、苯酚、三氧化二砷、巴比妥类中毒
	心肌损害	依米丁、锑中毒、砷中毒
呼吸系统	呼吸气味	酒味——有机溶剂；苦杏仁味——氰化物；蒜味——有机磷杀虫剂、黄磷；苯酚味——苯酚、来苏尔
	呼吸加快	水杨酸、甲醇、刺激性气体
	呼吸减慢	吗啡、催眠药中毒、中毒性脑水肿
	肺水肿	刺激性气体、磷化锌、地西泮、有机磷杀虫剂
消化系统	流涎	毛果芸香碱、槟榔碱、毒扁豆碱、有机磷中毒、毒蕈中毒
	口干	抗胆碱类药物、麻黄碱
	腹痛/腹部绞痛	铅、钡、升汞、砷、磷、有机磷、腐蚀性毒物、氟化物、麦角、烟碱、乌头碱、毒扁豆碱、毛果芸香碱、毒蕈、巴豆
	中毒性肝损害	无机磷、有机溶剂、四氯化碳
泌尿系统	肾中毒伴肾小管坏死	升汞、四氯化碳、苯酚、磺胺、氨基糖苷类抗生素、毒蕈、蛇毒、鱼胆、斑蝥中毒
	肾小管堵塞	砷化氢中毒、磺胺结晶
	肾缺血	产生休克的毒物
血液系统	溶血性贫血	砷化氢中毒
	白细胞减少	氯霉素、抗癌药中毒
	出血	阿司匹林、氯霉素、氢氯噻嗪、抗癌药、肝素、双香豆素、水杨酸制剂、敌鼠、蛇毒
皮肤黏膜	皮肤及口腔黏膜灼伤	强酸、强碱、甲醛、苯酚、来苏儿
	发绀	有机溶剂、麻醉药、亚硝酸盐、苯胺、硝基苯
瞳孔表现	扩大	抗胆碱药、醚、三氯甲烷、罂粟碱、抗组胺药、可卡因、樟脑、乌头碱、苯、铊、肉毒素、氰化物中毒
	缩小	阿片类、巴比妥类、毒扁豆碱、毛果芸香碱、烟碱中毒

考点2　催眠药、镇静药、阿片类及其他常用药物中毒（★★）

1. 药物特征与救治措施

中毒药物	中毒症状	中毒解救
苯二氮䓬类药物	肌肉（肌无力、肌张力低下、共济失调、发音困难）和中枢神经系统（嗜睡、昏迷、血压降低等）	①立即催吐、洗胃、硫酸钠导泻，以排除药物；②血压下降时，选用升压药；③输液，保持体液平衡并促进药物从肾脏排出；④必要时做人工呼吸，酌用呼吸中枢兴奋药（尼可刹米）；⑤特异性治疗药物为氟马西尼；⑥严重中毒者可采用透析治疗

续表

中毒药物		中毒症状	中毒解救
三环类抗抑郁药中毒		中枢症状（激动、躁动、幻觉、嗜睡、昏迷、休克）、躯体症状（瞳孔扩大、血压升高或降低、尿潴留）和心血管系统症状（心律失常、心力衰竭）	①口服吐根糖浆催吐，高锰酸钾洗胃，硫酸钠导泻；②给予毒扁豆碱；③发生心律失常时可用普鲁卡因胺或利多卡因，发生心力衰竭时应用毒毛花苷 K 或毛花苷 C；④对低血压或癫痫可对症处理
抗癫痫药物中毒	苯妥英钠	眼球震颤、复视、共济失调及昏睡昏迷状态	①催吐，用硫酸镁导泻；②静滴 10%葡萄糖，加速排泄；③严重中毒出现呼吸抑制者可用烯丙吗啡，血压下降者用升压药，心动过缓或传导阻滞用阿托品；④谷氨酸及γ-氨基丁酸对抗惊厥并促进大脑功能障碍的恢复；⑤口服叶酸、维生素 B_6、利血生，防止其对造血系统影响
	卡马西平	①呼吸不规则、呼吸抑制；②意识丧失、昏迷，躁动、肌肉痉挛、震颤，共济失调、瞳孔散大；③胃肠道症状有恶心、呕吐；④过量服用会出现心律失常、血压升高或降低、休克	①催吐、洗胃，使用药用炭吸附以减少药物的吸收；②应用利尿剂促进排泄，透析治疗只适用于肾衰的严重中毒患者；③防止呼吸抑制，如表现为躁狂，可使用地西泮或巴比妥类药物；④应进行呼吸、心脏、肾脏、膀胱等功能以及血压、体温、瞳孔反射等监护
阿片类药物		急性中毒出现恶心、呕吐、头晕、无力、呼吸浅慢、瞳孔极度缩小、血压下降、各种反射减弱或消失，而后完全昏迷、潮式呼吸，最终呼吸衰竭而死亡。慢性中毒表现为食欲不振、便秘、消瘦、早衰等症状	①洗胃、导泻；②静滴葡萄糖生理盐水，促进排泄，防止脱水；③保持呼吸道畅通，有呼吸抑制时，可行人工呼吸，交替给予戊四氮和尼可刹米等呼吸兴奋剂；④及早应用阿片碱类解毒药，纳洛酮和丙烯吗啡为阿片类药物中毒的首选拮抗剂；⑤救治期间禁用中枢兴奋剂催醒，亦不可用阿扑吗啡催吐
巴比妥类药物		急性中毒主要表现为中枢神经系统抑制症状：嗜睡、言语不清、各种反射消失、瞳孔缩小、呼吸困难，严重者可出现昏迷、呼吸衰竭及休克	①洗胃、导泻；②静脉输液并加入碳酸氢钠或乳酸钠，以碱化尿液，加速药物的排泄，同时给予利尿剂加快药物的排除；③昏迷或呼吸衰竭患者可选用中枢兴奋剂；④对中、长效药物中毒者，主要以支持疗法为主；中毒严重或肾功能不全患者可考虑血液透析和腹膜透析

2. 常用解毒药和拮抗药的作用机制、选择和临床应用

（1）氟马西尼为苯二氮䓬类药物的特异性拮抗剂，竞争性与受体结合而拮抗苯二氮䓬类作用。

（2）毒扁豆碱是对抗三环类抗抑郁药物引起的抗胆碱能症状的有效药物，其能透过血-脑屏障，故对三环类抗抑郁药中毒后的中枢症状和周围反应均有作用。

（3）纳洛酮和丙烯吗啡为阿片类药物中毒的首选拮抗剂，其化学结构与吗啡相似，但与阿片受体的亲和力大于阿片类药物，能阻止吗啡样物质与受体结合，从而消除吗啡等药物引起的呼吸和循环抑制等症状。

从旁指点

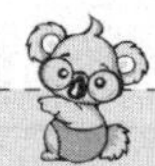

对易导致中毒的药物及其中毒症状，特效解毒剂考生应掌握。氟马西尼为苯二氮䓬类药物中毒的特异性治疗药物；纳洛酮和丙烯吗啡为阿片类药物中毒的首选拮抗剂。

考点 3　有机磷、香豆素类杀鼠药、氟乙酰胺、氰化物、磷化锌以及各种重金属中毒中毒表现、治疗原则及治疗药物选择（★★）

（1）有机磷农药中毒

①中毒表现：中毒症状为 M 样症状、N 样症状和中枢神经系统症状三大综合征。

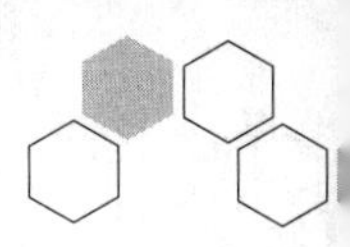

②救治原则：急性中毒解救：清洗皮肤、脱离毒源；及早给予阿托品解除M样症状与胆碱酯酶复活剂合用，解除N样症状。慢性中毒的解救：暂时避开中毒源。

③药物选择：碘解磷定

（2）拟除虫菊酯类药物中毒

①中毒表现：以神经系统和消化系统症状为主。

②救治原则：冲洗被污染局部，消除毒物。洗胃，导泻；皮肤、眼部须局部用药加以保护；吸入中毒者，给予乙酰半胱氨酸雾化吸入。

③药物选择：抗流涎症状药物阿托品；抗运动症状药物美索巴莫、地西泮；β受体阻断剂普萘洛尔。

从旁指点

对特殊解毒剂考生应掌握。香豆素类杀鼠药中毒特效解毒剂：静脉滴注维生素K_1；氰化物中毒特效解毒药包括亚硝酸异戊酯、亚甲蓝或亚硝酸钠、硫代硫酸钠以及钴化物。

（3）氨基甲酸酯类中毒

①中毒表现：M样症状、N样症状、中枢神经系统症状和皮肤黏膜刺激症状。

②治疗原则及药物治疗：脱离中毒环境，用肥皂水或2%碳酸氢钠清洗染毒部位；洗胃，导泻。给予阿托品或东莨菪碱，严重中毒者可选用糖皮质激素。

（4）香豆素类杀鼠药中毒

①中毒表现：表现为恶心、呕吐、食欲缺乏及精神不振等。以后可出现鼻出血、齿龈出血、咯血、便血、尿血、凝血时间延长。并可有关节疼痛、腹部疼痛、低热及舒张压偏低等，皮肤紫癜。

②治疗原则及药物治疗：应及早催吐、洗胃和导泻；特效解毒剂：静滴维生素K_1；其他措施：大剂量维生素C可降低血管的通透性，促进止血。

（5）氟乙酰胺中毒

①中毒表现：中毒表现神经系统障碍和心血管系统障碍为主的两大综合征。

②治疗原则及药物治疗：有效解毒剂是乙酰胺；对抽搐症状用琥珀胆碱控制；口服普鲁卡因胺可防止心律失常、心室纤颤；使用大剂量维生素B_1，有助于病程恢复；可应用青霉素预防肺部感染。

（6）亚硝酸盐中毒

①中毒表现：中毒症状主要为上唇发绀、全身发紫、指端呈紫蓝色、全身寒战、四肢发冷、恶心、呕吐、腹痛、腹胀、腹泻、头痛、头晕、无力、烦躁不安、嗜睡、神志不清、惊厥或昏迷。

②治疗原则及药物治疗：迅速催吐、洗胃、导泻；小剂量应用特效解毒剂亚甲蓝；给予大剂量维生素C；有惊厥者予以地西泮、水合氯醛或苯巴比妥治疗。血压下降时可使用收缩血管升压药；心力衰竭时可给予毒毛花苷K或毛花苷C。

（7）氰化物中毒及解救

①中毒表现：出现流涎、恶心、呕吐、腹痛、腹泻、头晕、乏力、嗜睡、气急、心悸等症状、重症者可有呼吸困难、意识丧失、血压下降、心动过缓、阵发性抽搐、昏迷、呼吸中枢麻痹而致死亡。

②治疗原则及药物治疗：催吐，洗胃，或口服硫酸亚铁溶液解毒；特效解毒药包括亚硝酸异戊酯、亚甲蓝或亚硝酸钠、硫代硫酸钠以及钴化物等。紧急静注25%～50%葡萄糖溶液100～200 ml；抽搐者应予以地西泮、苯巴比妥、苯妥英钠及水合氯醛等药治疗；呼吸困难者应给氧及呼吸兴奋剂，必要时做人工呼吸；恢复期可使用大剂量的维生素C。

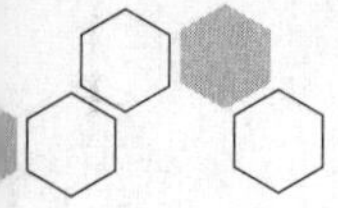

考点4　一般救治措施

1. 毒物的排出（★★）

（1）非食入性中毒的处理

①吸入性中毒：应立即脱离中毒现场，呼吸新鲜空气、吸氧，以排除呼吸道内残留毒气，及时吸出呼吸道分泌物，保持呼吸道通畅。

②接触性中毒：一般用清水清洗体表，并选择适当的中和液或解毒液冲洗。毒物污染眼内，必须立即用清水冲洗，至少5分钟，并滴入相应中和剂。

（2）食入性中毒的处理

①清除胃肠道内尚未被吸收的毒物：强酸中毒者以服用氢氧化铝凝胶或镁乳60 ml等弱碱性药物中和毒物，但忌用碳酸氢钠；强碱中毒者以服用食醋或5%醋酸等弱酸性药物中和毒物，但碳酸盐类中毒忌用醋酸类。无论是强酸或强碱类中毒均可服用加水鸡蛋清、牛奶或植物油200 ml左右。

②催吐：对神志清醒者，最好方法是催吐。其他催吐的方法主要有药物催吐，但对中枢抑制药中毒以及处于休克和昏迷的患者禁用，对惊厥未控制者亦不宜用。药物催吐首选吐根糖浆，其次为阿扑吗啡。

③洗胃：一般服毒物后4～6小时内洗胃最为有效，超过4～6小时，毒物大多吸收。

④导泻及灌肠：对食入性中毒患者，除催吐及洗胃外，尚需导泻及灌肠，常用泻剂为25%硫酸钠或50%硫酸镁。灌肠适用于已服用毒物数小时，而导泻尚未发生作用者。灌肠用1%微温肥皂水作高位连续清洗。

⑤利尿：通常采用的方法为静脉补液后，给予静脉注射呋塞米。

⑥血液净化。

2. 特殊解毒剂的应用（★）

（1）金属中毒解毒剂：依地酸二钠钙、二乙烯三胺五乙酸、二巯丙醇、二巯基丙磺酸钠、二巯丁二钠、青霉胺。

（2）高铁血红蛋白血症解毒剂：亚甲蓝。

（3）氰化物中毒解毒剂，一般采用亚硝酸盐－硫代硫酸钠疗法。

（4）有机磷农药中毒解毒剂，阿托品、胆碱酯酶复能剂。

3. 支持对症治疗（★）

（1）卧床休息、保暖、密切观察生命体征。

（2）输液或鼻饲以维持营养、纠正水电解质及酸碱平衡紊乱。

（3）昏迷患者注意保持呼吸道通畅，定期翻身以免发生肺炎和褥疮。

（4）根据具体情况，适当选用抗生素预防和治疗继发感染。

（5）低血压患者如中心静脉压偏低，充分补液是最好的方法。

（6）对于心律失常的患者应根据不同的心律失常类型选用药物。心脏骤停患者，应进行及时有效的心肺复苏处理。

（7）中毒性脑病主要由于亲神经药物引起，有脑水肿昏迷时应积极采用脱水方法。

（8）对因麻醉剂过量而抑制呼吸中枢者采用纳洛酮0.4 mg静注较为有效。抢救中毒性肺水肿，应积极进行氧疗，配合加压辅助呼吸及大量肾上腺皮质激素。

（9）中毒性高温必须物理降温，如果没有禁忌可考虑同时用氯丙嗪化学降温。

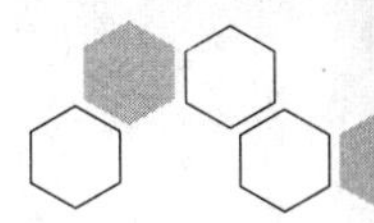

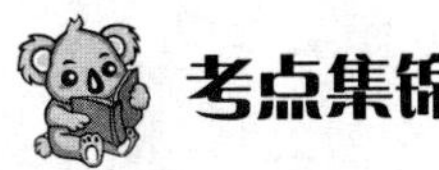

考点集锦

药物毒物中毒和急救药物应用

- 急性中毒的诊断：临床表现：神经系统、心血管系统、呼吸系统、消化系统、泌尿系统、血液系统、皮肤黏膜、瞳孔表现
- 催眠药、镇静药、阿片类及其他常用药物中毒
  - 中毒药物的确认
  - 急性中毒特征
    - 苯二氮䓬类药物：肌肉和中枢神经系统
    - 三环类抗抑郁药中毒：中枢症状、躯体症状和心血管系统症状
    - 抗癫痫药物中毒：震颤、共济失调及昏睡昏迷
    - 阿片类药物：恶心、缩瞳、呼吸衰竭
    - 巴比妥类药物：中枢神经系统抑制症状
  - 救治措施
    - 苯二氮䓬类药物：催吐、洗胃、导泻，特异性治疗药物为氟马西尼
    - 三环类抗抑郁药中毒：催吐，洗胃导泻；给予毒扁豆碱
    - 抗癫痫药物中毒：催吐，导泻；静滴10%葡萄糖严重中毒出现呼吸抑制者可用烯丙吗啡
    - 阿片类药物：洗胃、导泻；及早应用阿片碱类解毒药
    - 巴比妥类药物：洗胃、导泻、碱化尿液
  - 常用解毒药和拮抗药的作用机制、选择和临床应用
    - 氟马西尼：竞争性与受体结合而拮抗苯二氮䓬类作用
    - 毒扁豆碱：对抗三环类抗抑郁药物引起的抗胆碱能症状的有效药物
    - 纳洛酮：能阻止吗啡样物质与受体结合，从而消除吗啡等药物引起的呼吸和循环抑制等症状
- 有机磷、香豆素类杀鼠药、氟乙酰胺、氰化物、磷化锌以及各种重金属中毒
  - 有机磷农药中毒：中毒症状为M样症状、N样症状和中枢神经系统症状；碘解磷定解毒
  - 拟除虫菊酯类药物中毒：中毒症状以神经系统和消化系统症状为主；解毒药物为抗流涎症状药物、抗运动症状药物、β受体阻断剂
  - 氨基甲酸酯类中毒：中毒表现M样症状、N样症状、中枢神经系统症状和皮肤黏膜刺激症状；给予阿托品或东莨菪碱，严重中毒者可选用糖皮质激素
  - 香豆素类杀鼠药中毒：中毒表现恶心、出血、关节疼痛；特效解毒剂为维生素K_1
  - 氟乙酰胺中毒：中毒表现神经系统障碍和心血管系统障碍为主的两大综合征；有效解毒剂是乙酰胺
  - 亚硝酸盐中毒：中毒表现为全身发紫、指端呈紫蓝色；小剂量应用特效解毒剂亚甲蓝；给予大剂量维生素C
  - 氰化物中毒及解救：中毒表现流涎、恶心、呼吸困难；特效解毒药包括亚硝酸异戊酯、亚甲蓝或亚硝酸钠、硫代硫酸钠以及钴化物等
- 一般救治措施：毒物的排出、特殊解毒剂的应用、对症治疗